Lippincott's Manual of
Psychiatric
Nursing Care Plans
6th edition
Judith M. Schultz
and
Sheila L. Videbeck

看護診断にもとづく
精神看護ケアプラン
第2版

著
ジュディス M. シュルツ
シェイラ L. ヴィデベック

監訳
田崎博一
弘前愛成会病院院長
阿保順子
北海道医療大学大学院看護福祉学研究科特任教授
佐久間えりか
元北海道医療大学准教授・看護福祉学部

訳
田崎博一
弘前愛成会病院院長
阿保順子
北海道医療大学大学院看護福祉学研究科特任教授
佐久間えりか
元北海道医療大学准教授・看護福祉学部
笹木弘美
北海道科学大学准教授・保健医療学部
内田直子
前北海道医療大学看護福祉学部
吉野賀寿美
五稜会病院看護部長
坂江千寿子
佐久大学教授・看護学部
佐藤寧子
慶應義塾大学看護医療学部
岡田 実
長野県看護大学教授・看護学部

医学書院

[著者]

Judith M. Schultz, RN, MS
Provider Services Manager
American Healthways, Inc.
San Francisco, California, USA

Sheila L. Videbeck, RN, PhD
Nursing Instructor
Des Moines Area Community College
Ankeny, Iowa, USA

Authorized translation of the original English language edition
"Lippincott's Manual of Psychiatric Nursing Care Plans" (6th ed), published by arrangement with Lippincott Williams & Wilkins Inc., USA
Copyright ©2002 by Lippincott Williams & Wilkins

All right reserved.
©Second Japanese edition 2007 by Igaku-Shoin Ltd., Tokyo

Printed and bound in Japan

本書に記載の薬の用法・用量・注意事項等は時に変更されることがあります。読者は医薬品の添付文書を必ずご確認ください。

看護診断にもとづく精神看護ケアプラン

発　行	1997年6月1日 第1版第1刷
	2006年7月1日 第1版第8刷
	2007年3月1日 第2版第1刷
	2018年12月15日 第2版第7刷

著　者　ジュディス M. シュルツ，シェイラ L. ヴィデベック
監訳者　田崎博一・阿保順子・佐久間えりか
発行者　株式会社　医学書院
　　　　代表取締役　金原　俊
　　　　〒113-8719 東京都文京区本郷 1-28-23
　　　　電話 03-3817-5600（社内案内）
印刷・製本　アイワード

本書の複製権・翻訳権・上映権・譲渡権・貸与権・公衆送信権（送信可能化権を含む）は株式会社医学書院が保有します．

ISBN978-4-260-00248-6

本書を無断で複製する行為（複写，スキャン，デジタルデータ化など）は，「私的使用のための複製」など著作権法上の限られた例外を除き禁じられています．大学，病院，診療所，企業などにおいて，業務上使用する目的（診療，研究活動を含む）で上記の行為を行うことは，その使用範囲が内部的であっても，私的使用には該当せず，違法です．また私的使用に該当する場合であっても，代行業者等の第三者に依頼して上記の行為を行うことは違法となります．

JCOPY 〈出版者著作権管理機構 委託出版物〉
本書の無断複製は著作権法上での例外を除き禁じられています．複製される場合は，そのつど事前に，出版者著作権管理機構（電話 03-5244-5088，FAX 03-5244-5089，info@jcopy.or.jp）の許諾を得てください．

第 2 版 監訳者序

　今回訳出したのは，Schultzらによって2002年に出版された『Lippincott's Manual of Psychiatric Nursing Care Plans，第6版』である。われわれが，原著第2版を『看護診断に基づく精神科看護ケアプラン』として訳出したのが1990年，原著第4版を『看護診断に基づく精神看護ケアプラン』として訳出したのが1997年で，それから数えても10年が過ぎようとしている。拙い翻訳にもかかわらず，ありがたいことに多くの読者を得た。まさにロングセラーと言ってもよいだろう。このシリーズが日本の精神科看護における実践マニュアルとして多くの貢献をしてきたものと確信している。このように3度目の翻訳を行う機会を与えられたが，原著書は版を重ねるごとに充実し，これまでと同様に何人かの仲間で取り組んだものの質，量ともになかなかの強敵であった。ところで，1990年版（原著第2版）の訳者序を繙いてみるとこんなことが書いてある（私が書いたらしいがすでに忘却の彼方であった）。

　「わが国の精神医療をめぐる潮流はこの数年一つの転換期を迎えている。1988年の精神保健法改正はその流れの結果でもあろうし，今後の源流としても捉えられよう。精神医療の場は病院という枠を超えた展開が求められ，外来への比重は日増しに高まっている。そして同時にリハビリテーション活動や社会復帰施設の充実へとその歩を進めようとしている。また，高齢化社会に向けての対応として，関連分野のネットワークづくりが急務となっている。これらは，精神医療にかかわる職種が今後さらに拡大し，精神を病む人間と彼らを生み出す社会の双方への理解に基づいた柔軟な役割分担が必要になることを示している。」

　この潮流は十数年を経た今も精神科医療のなかに確かに存在する。潮流はあるが，この間にいったい何が変わり，その流れはどこに向かっているのだろうか。諸外国に比較して圧倒的に長い平均在院日数，圧倒的に多い人口対精神科病床数はいまだにわれわれの抱える大きな課題である。その一方で，精神科救急や急性期医療，重度療養，認知症高齢者，児童青年期，ストレスケア，リハビリテーション，在宅支援など精神科医療の機能分化は進展し，必然的に精神科看護ケアにおいてもより専門性を求められるようになった。精神科訪問看護は多くの精神科医療機関やステーションで展開され，医療的支援ツールとしてすっかり定着した。看護師が在宅生活を直接支援する活動の積み重ねは入院における看護にもフィードバックされ，より現実的なケアの提供につながっていると考える。行政機関や福祉領域専門職者など，他職種との連携も明らかに進展している。しかし，精神科医療従事者でこの現状に満足している者はきわめて少数であろう。国の精神保健福祉政策は「入院医療中心から地域生活中心へ」と方向づけられ，約7万床を目標に精神科病床削減が進められている。障害者自立支援法は障害者施策の3障害一元化と利用者本位のサービスへの再編を謳っている。医療・保健・福祉はこのような法的，制度的な枠組みのなかで展開せざるを得ないが，われわれ専門職者自身がその枠組みへの適応で右往左往しているようにもみえる。関連領域に従事する専門職のなかで看護師は最も多数を占め，膨大な実践の蓄積もある。それにもかかわらず，この領域の進む方向を導くだけのパワーがない。もし，持てる能力を最大限に発揮できたならばというもどかしさと，可能性への期待がある。そのためには理論が必要であり，実践を言語化し，経験知を共有する作業が求められる。本書が，このような可能性を実現する礎に

なることを望んでいる。

　本書の内容はこれまでの版と同様に簡潔明瞭であり，「患者をひとりの人間として尊重する」という理念が貫徹されている。また，患者の病気や障害，症状や問題となる行動に焦点を当てることにとどまらず，患者のもつ適応能力や対処能力を認識し，それらが最大限発揮される可能性を探り，看護師として支援するという立場をとっていることが特徴である。「第2部　基本概念」には，精神科看護実践の根拠として重要ないくつかの概念について論じているが，前版での記載に加え「訪問看護」「文化」「孤独」「ホームレス」「地域での暴力」「危機介入」「多職種からなるチーム」などの項目が追加された。追加された項目を見ると，「地域において多職種連携を図りながら精神科看護の専門性を発揮する」という，最近日本においても課題となっている問題を論じており，国や地域を越えた精神科看護の共時代性を見て取れる。「第3部　ケアプラン」は54のケアプランから構成される。各ケアプランはDSM-Ⅳ-TR（APA, 2000）の診断，分類，情報を反映し，最新のものに改訂されている。本書は看護実践や教育のさまざまな場面で活用されるものと思う。実際には，担当になった患者のケアプランを作成する際に該当する頁を読んで参考にするという使いかたが多くなるのであろうが，少し時間があり，かつ知的活動の内的要求が高まっているときには是非とも「第2部　基本概念」を読んでいただきたい。これから精神科看護を学ぼうとする若い人はここから読み始めるのも悪くないかもしれない。

　先にも述べたように，精神科医療，あるいは精神保健医療福祉の効果的展開と質的向上という課題において，看護師に期待される役割は大きい。精神科看護実践のリソースとして本書が活用されることを願っている。

　遅々として進まぬ作業を根気強く待ち，かつ励まし続けていただいた医学書院の横川明夫氏と筒井進氏に，この場を借りて深く御礼申し上げる。

2007年　睦月

訳者を代表して　田崎博一

第 1 版 訳者序

　1990年に『看護診断にもとづく精神科看護ケアプラン』を訳出してから，早いもので6年余が過ぎた。医学書院から定期的に販売冊数なる数字の連絡をいただくのであるが，この領域の本としては予想外の売れ行きを見せているという。訳者としてたいへん嬉しく思っているが，正直なところ驚いてもいる。わが国とは環境や生活習慣の異なるアメリカの精神医療を基盤にしており「完全互換」ではないこと，私どもの翻訳能力自体にかなりの問題があったことなどのハンディを背負いながらも多くの読者を得たということは，原著書の質の高さを証明するものであり，この本が日本の精神医療においても実践マニュアルとして役に立つことができたものと，訳者として認識している。おそらく，疾患を単位とするのではなく，臨床の場で実際に現れるさまざまな行動ごとに記載してあることに加え，看護診断にもとづくケアプランを作成・実施していこうという最近の看護現場の潮流とこの本の構成がうまく適合したこと，そして本文中で繰り返し述べられているいくつかの理念が読者に理解され受け入れられたことによるものであろう。

　今回訳出したのは，同じ著者らによって1994年に出版された『Manual of Psychiatric Nursing Care Plans, 第4版』である。看護場面で出会うさまざまな行動上の問題と，それに対する実践的なアプローチを提示するという基本的なスタイルは前版と同様であるが，内容は大幅に追加され，改訂が試みられている。精神科病棟での看護に限らず，精神のケアに携わる者にとって心得ておくべき事項が網羅され，総合的に述べられている。翻訳にあたっても，全く新たな本を訳しているような手応えがあった。本書を，前訳書の改訂版としてではなく，書名も新たに『看護診断にもとづく精神看護ケアプラン』と改めて世に出すことにした所以である。

　新たに「慢性精神病」「青年期の患者」「神経精神医学的疾患」「喪失」の各章が分離独立し，前版で36であったケアプランの数は53に増えている。それぞれのケアプランでは，取り扱う問題の概念や定義が述べられ，それに続いて看護過程の理論にもとづいた看護診断ごとのアセスメントデータ（診断指標と関連因子）あるいは危険因子のリスト，期待される成果と治療目標，そして具体的・実際的な看護ケアとその理論的根拠が記載されている。看護診断自体は，現在，日本の看護界においても，大いに論議されているところである。だが，われわれは，今の段階での論議に加わるつもりはない。「診断する」ということの意味についての根本的な議論があまりなされていないように思うからである。本書では，アセスメントデータ，特に診断指標は，その内容から考えてレベルの異なる項目が羅列されており，今後の整理が待たれるところである。しかし，たとえそういった未整理な部分があるにしろ，本書の有用性が減じるものではない。

　内容は前版同様に簡潔明瞭であり，一定の理念に沿った首尾一貫性を保っている。その理念とは，「看護過程は看護者-患者相互作用と問題解決過程からなるダイナミックな活動であ

ること」「患者は自分自身の感情，行動，生活に対して責任を負うこと」「患者はそれぞれ独自の背景，環境，行動様式，問題，能力を持った人格であること」「患者は単なるケアの受け手ではない。それぞれの機能レベルに応じた自立を目指して看護過程に参加する役割を担うこと」「看護者は専門家として自らの感情を認識し，表現しなければならないこと」などであり，これらは本書の中で繰り返し述べられている。あえて，これらのことを一言で表現してみると，「患者をひとりの人間として尊重する」ということになるのだろう。言い古されたフレーズかもしれないが，医療や福祉の分野では常に肝に銘じ，自らを検証しながら取り組んでいかなければならないことであると考える。

　もう1つ，本書の理念として読み取れることとして，患者の病気や障害，問題行動といった側面に注目し治療対象とするのではなく，これら負の側面を評価・認識した上で患者の持つ適応能力や対処能力に焦点を当て，それが最大限機能する可能性を探るという立場をとっていることがあげられる。身体疾患治療の専門化，細分化に対して，「病気を診て人を診ず」と揶揄されることがしばしばあるが，これは精神医療に関しても同じことが言える。人を診ているつもりで，実は病気しか診ていなかったというようなことがないよう，自分の視点はどこにあるかを認識する必要があるだろう。

　本書は臨床や教育のさまざまな場面で利用されるものと思う。実際には，受け持ち患者のケアプランを作成する際のマニュアルとして該当する頁を読んでいくという使い方が多くなるのであろうが，少し時間のある時には是非とも「第Ⅱ部基本概念」を読んでいただきたい。これから精神看護を学ぼうという若い人はここから読み始めるのも悪くない。できれば，医療や福祉にかかわる人すべてに，ここだけは読んでいただきたいと思ったりもする。

　翻訳にあたっては，できる限りわれわれが日常使っている言葉で表現し，わかりやすい文章にしようと努力をしたが，理想と現実の隔たりは如何ともしがたい。それでも著者の伝えんとするところを何とか読み取っていただきたいと，わがままなお願いをする次第である。そして，本書がわが国の精神医療の治療レベルの向上にいくらかでも資することができればと望んでいる。

　遅々として進まぬ作業を根気よくお待ちいただき，かつ私どもを励まし続けてくれた医学書院の宇津木利征，柳谷七郎両氏に，この場を借りて深く御礼申し上げる。

1997年 花残月

訳者を代表して　田崎　博一

原著序

"Lippincott's Manual of Psychiatric Nursing Care Plans"は初版以来，看護を学ぶ学生，精神科看護やメンタルヘルスの現場で働く看護師の有用なリソースとして活用され続け，この改訂で第6版となる。本マニュアルは教科書や参考書としてさまざまな場面や状況で活用できるように情報，概念，原理を簡潔明瞭な構成で紹介している。このマニュアルは理論的一般看護テキストを補完し，看護過程の精神科臨床場面への適用を学んでいる学生にとって信頼性の高い指針を提供している。わかりやすい表現と看護過程の効果的活用は学生の理解を深め，実践を支援するための便利なツールとなるだろう。

学生は，精神科臨床実習の準備が十分でないと感じていることが多く，その不安は精神科看護の学習と理解の双方を妨げている。本マニュアルは，提示された特定の行動に関する具体的看護実践手順とその理論的根拠と併せて看護過程を活用することによって，また臨床的なスキルを身につけるための確実な基礎を学生に提示することによって，この不安を軽減することに寄与するだろう。

このマニュアルが広く普及し，長期にわたって活用されているという事実は，情緒的あるいは精神疾患を背景とする問題を抱えた患者の看護ケアプランに関する，このような実践的手引書が必要であるというわれわれの信念を支持するものである。患者はそれぞれ個別の存在であり，それぞれのニーズ，問題，状況に即して作成された独自の看護ケアプランを必要としている。このマニュアルのケアプランは，アセスメント，個別の看護診断，期待される成果，看護ケア，ケアの評価などにおける看護師のスキルを代替するものではない。これらのプランは，看護師が遭遇するある範囲の情緒的・行動的問題と，それに対して実践可能ないくつかのアプローチを提示するものである。個々の患者のケアを計画する際には，この情報を適宜修正して活用されたい。

テキストの構成

本マニュアルは3部から構成される。

第1部「本マニュアルの使用にあたって」は看護学生，指導者，臨床現場の看護師が，精神科看護スキルを向上させることを支援し，教室でのケーススタディ，ロールプレイ，ビデオによる相互作用などを活用することで，相互作用のスキル獲得のための指針を提供し，さらに看護ケアプランを作成するための戦略を提供している。

第2部「基本概念」は，精神科看護実践の根拠として重要と考えられる諸概念を提示している。治療的環境の活用，訪問看護，および性的欲求，スピリチュアリティ，文化，高齢の患者，孤独，HIV疾患，ホームレス，地域での暴力，ストレス，危機介入，看護過程，多職種からなる治療チーム，看護師-患者の相互作用，精神科看護師と患者の役割などの概念が記載されている。

第3部「ケアプラン」は54のケアプランを13章に整理した。各章の表題は「基礎的ケアプラン」「地域を基盤としたケア」「幼児期や青年期に診断された障害」「せん妄と認知症」「物質関連障害」「統合失調症と精神障害/症候」「気分障害とそれに関連する諸行動」「不安障害」「身体化障害と解離性障害」「摂食障害」「睡眠障害と適応障害」「パーソナリティ障害」「行動や問題に基づくケアプラン」である。

看護過程の枠組み

本マニュアルでは，看護ケアの枠組みとして看護過程を一貫して活用しており，個々のケアプランは看護診断によって整理されている。ケアプランは成果に焦点を当てたアプローチを提供しており，治療目標の趣旨は第2部「基本概念」と各ケアプランの導入段落に述べられている。

この版で刷新されたこと

- 第6版で各ケアプランは改訂され，最新のものとなった。
- この版のケアプランはDSM-Ⅳ-TR(APA, 2000)の診断，分類，情報を反映している。
- ケアプランの導入部分には病因，疫学，経過，プランで扱う疾患の一般的介入などの情報を記載している。
- 第2部「基本概念」にも新たな情報，「訪問看護」「ホームレス」「地域での暴力」「危機介入」「多職種からなる治療チーム」を加えた。これらの章は地域ケアの問題とさまざまな場面で多職種からなるチームで協働している現状に関連する鍵概念を重視している。
- インターネットを通してアクセス可能な参考文献や情報を各章に記載した。
- 新しいケアプランとして，「身体化障害」を加えた。

本マニュアルはメンタルヘルスの現場，一般的な臨床現場，在宅看護において個別的なケアプランを作成する際に活用できる理想的な教科書であり参考書である。新人には，さまざまな問題に対する明確で具体的なアプローチを示す指針をも提供するだろう。このマニュアルはとくに身体疾患ケア施設や長期療養施設において役立つだろう。このような施設の職員は対処が困難なさまざまな患者の行動に直面することが少なくない。このマニュアルは情緒的問題を抱える患者に対応することに自信をもてない専門職者に確かな指針を提供する。

われわれは，効果的なケアは個々の患者の包括的全体像をとらえることから始めるべきだと考える。つまり患者の生活は身体，情緒，スピリチュアリティ，対人関係，文化，社会経済，環境などの要因からなる複合体で構成されている。われわれは，『Lippincott's Manual of Psychiatric Nursing Care Plans 第6版』が批判を差し挟まない包括的看護ケアの提供に，また学生の(確固とした看護の枠組みに基礎づけられた)確かな知識とスキルの修得に貢献し続けることを切望している。

謝辞

これまでの専門職者としての活動のなかで出会い，われわれの学びと成長を援助してくれた方々，このマニュアル第6版の執筆を支えてくれたすべての方に感謝の意を表したい。われわれは彼らと知り合い，協働する機会をもてたことを深く感謝している。最後に，われわれ，そして6回の改訂と25年間に及ぶわれわれの仕事を支え続けてくれた家族や友人に心からの感謝を捧げたい。

Judith M. Schulz, RN, MS
Sheila L.Videbeck, RN, PhD

本書は以下の方々の校閲を得た。記して感謝する。

Melanie Daniel, BSN, MSN
Patricia Davidson, RN, MN
Rauda Gelazis, RN, PhD, CS, CTN

Jayalakshmi Jambunathan, RN, PhD
Dawn M. Scheick, MN, RN, CS
Janet Mattson Starr, RN, BS, BSN, MEd

目　次

第 2 版監訳者序 …………………………………………………………………… *iii*
第 1 版訳者序 ……………………………………………………………………… *v*
原著序 ……………………………………………………………………………… *vii*

第 1 部　本マニュアルの使用にあたって　　1

看護学生および指導者 ………………………………………………………… 3
臨床の看護スタッフ …………………………………………………………… 5

第 2 部　基本概念　　9

基本的信念 ……………………………………………………………………… 11
治療的環境 ……………………………………………………………………… 11
訪問看護 ………………………………………………………………………… 14
性的欲求 ………………………………………………………………………… 16
スピリチュアリティ …………………………………………………………… 17
文化 ……………………………………………………………………………… 18
高齢の患者 ……………………………………………………………………… 21
孤独 ……………………………………………………………………………… 21
HIV 疾患とエイズ ……………………………………………………………… 22
ホームレス ……………………………………………………………………… 25
地域での暴力 …………………………………………………………………… 25
ストレス ………………………………………………………………………… 25
危機介入 ………………………………………………………………………… 26
看護過程 ………………………………………………………………………… 26
多職種からなる治療チーム …………………………………………………… 32
看護師-患者の相互作用 ………………………………………………………… 32
精神科看護師の役割 …………………………………………………………… 37
患者の役割 ……………………………………………………………………… 40

第 3 部　ケアプラン　　43

看護診断 ………………………………………………………………………… 46

第1章　基礎的ケアプラン ── 47
　　ケアプラン1　信頼関係の樹立　48
　　ケアプラン2　退院計画　54
　　ケアプラン3　知識不足　61
　　ケアプラン4　ノンコンプライアンス　65
　　ケアプラン5　介護者のサポート　72

第2章　地域を基盤としたケア ── 79
　　ケアプラン6　持続性重度精神病　80
　　ケアプラン7　急性増悪期のケア　89
　　ケアプラン8　部分的コミュニティサポート　97

第3章　幼児期や青年期に診断された障害 ── 110
　　ケアプラン9　注意欠陥/多動性障害　111
　　ケアプラン10　行為障害　117
　　ケアプラン11　青年期の適応障害　125

第4章　せん妄と認知症 ── 134
　　ケアプラン12　せん妄　135
　　ケアプラン13　認知症　140

第5章　物質関連障害 ── 151
　　ケアプラン14　アルコール離脱　152
　　ケアプラン15　物質離脱　158
　　ケアプラン16　二重診断　165

第6章　統合失調症と精神病性障害/症状 ── 172
　　ケアプラン17　統合失調症　173
　　ケアプラン18　妄想　182
　　ケアプラン19　幻覚　188
　　ケアプラン20　妄想性障害　194
　　ケアプラン21　身体疾患に関連する精神病的行動　198

第7章　気分障害とそれに関連する諸行動 ── 204
　　ケアプラン22　大うつ病性障害　205
　　ケアプラン23　自殺行動　216
　　ケアプラン24　双極性障害，躁病エピソード　229

第8章　不安障害 ── 240
　　ケアプラン25　不安行動　241
　　ケアプラン26　恐怖症　248
　　ケアプラン27　強迫性障害　253

ケアプラン 28 心的外傷後ストレス障害　259

第 9 章　身体化障害と解離性障害 ——————————— 268
ケアプラン 29　身体化障害　269
ケアプラン 30　転換性障害　277
ケアプラン 31　心気症　284
ケアプラン 32　解離性障害　293

第 10 章　摂食障害 ——————————————————— 301
ケアプラン 33　神経性無食欲症　302
ケアプラン 34　神経性大食症　314

第 11 章　睡眠障害と適応障害 ————————————— 324
ケアプラン 35　睡眠障害　325
ケアプラン 36　成人期の適応障害　330

第 12 章　パーソナリティ障害 ————————————— 335
ケアプラン 37　妄想性パーソナリティ障害　336
ケアプラン 38　シゾイドパーソナリティ障害と
　　　　　　　 失調型パーソナリティ障害　346
ケアプラン 39　反社会性パーソナリティ障害　351
ケアプラン 40　境界性パーソナリティ障害　356
ケアプラン 41　依存性パーソナリティ障害　364
ケアプラン 42　受動攻撃性パーソナリティ障害　369

第 13 章　行動や問題に関するケアプラン ——————— 376
ケアプラン 43　引きこもり　377
ケアプラン 44　敵対行動　385
ケアプラン 45　攻撃行動　393
ケアプラン 46　性的・情緒的・身体的虐待　405
ケアプラン 47　悲嘆　417
ケアプラン 48　ボディイメージ混乱　424
ケアプラン 49　慢性あるいは終末期の疾患とともに生きる　433
ケアプラン 50　神経疾患　441
ケアプラン 51　頭部外傷　447
ケアプラン 52　物質依存治療プログラム　454
ケアプラン 53　アルコール依存症の親をもつアダルトチルドレン　460
ケアプラン 54　食べようとしないクライアント　467

文献 ……………………………………………………………… 476
用語集 …………………………………………………………… 478
付録A　DSM-IV-TR の分類 …………………………………… 486

	DSM-IV-TR 機能の全体的評価（GAF）尺度	504
付録B	NANDA 分類法 II　領域・類・診断概念・看護診断	505
付録C	心理社会的アセスメント用紙（例）	514
付録D	コミュニケーション技法	516
付録E	防衛機制	519
付録F	精神科治療薬	521
付録G	Mini-Mental State（MMS）	527

索引 …………………………………………………………………………… 529

第1部

本マニュアルの使用にあたって

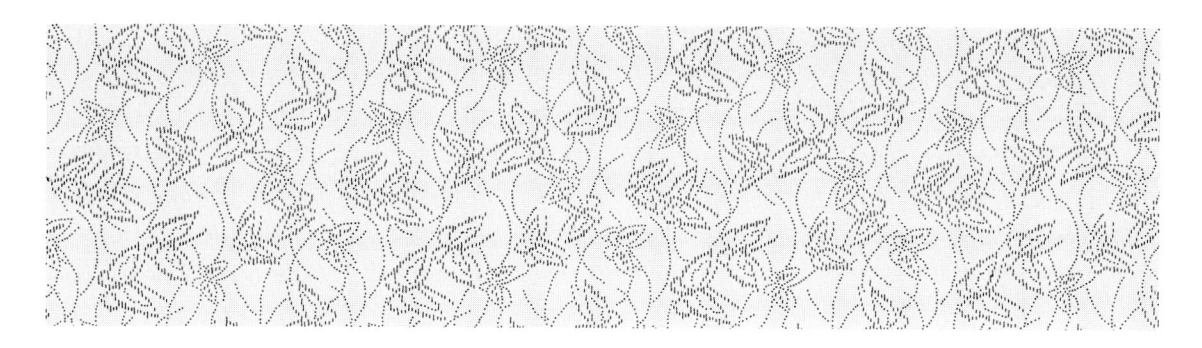

本マニュアルは看護教育と臨床の両場面で活用できるように考えられている。それぞれの看護診断ごとに看護過程の基本的要素に従ってケアプランが構成されているため，どのような教科書に対しても効果的に補完する参考書になりうるし，いかなる理論的枠組みにおいても活用できる。プランは精神障害，患者の行動，および臨床的問題に基づいているので，本マニュアルは看護教育の学部学生と大学院生どちらのレベルにも適切である。

　本マニュアルは臨床におけるあらゆる看護場面で有用である。すなわち，以下のような状況における個別的な看護ケアプランを作成するために利用できるだろう。
① 入院治療，部分的施設ケア，外来治療
② 精神科治療のさまざまな場面で（長期入院病棟と急性期病棟，閉鎖病棟と開放病棟，青年期の患者群と成人患者群）
③ 地域ケアを進めるうえで（個人の状況と集団の状況）
④ 一般診療科において（精神科的な診断をもつ患者ケア，およびそのような診断には当てはまらないが，本マニュアルで扱う行動や問題を示す患者のケア）
⑤ 熟練した看護主体の施設および長期在宅患者のデイケアや外来治療において

看護学生および指導者

学生の精神科看護スキルの向上

　看護学生が精神科患者とかかわりながら看護スキルと満足感を向上させる営みは，人間発達，精神医学，人間関係，自己認識，行動およびコミュニケーションの技術，看護過程などの知識を精神科看護の臨床的経験を通して統合していく複雑なプロセスである。このプロセスは学生と指導者双方にとって魅力的，刺激的，かつ満足を与えうるが，一方では困難，失望，脅威にもなりうる。われわれは，前者となることを期待すると同時に，上記のプロセスにおいて本マニュアルを利用し，看護学生の知識の根拠に加え，看護過程の活用を推し進め，そして良質で効率的な看護ケアを実践し，自信を高め，精神科看護を楽しむことができるような患者との相互作用の方法を学び取っていくことを望んでいる。

　適切な相互作用スキルはすべての種類の看護において必須であり，その修得によって学生の看護ケア能力は高められる。さらに，コミュニケーションスキルを身につけることで，学生（および看護師）は患者とのかかわりに喜びを感じられるようになる。これは後々に起こりうるバーンアウトを防ぐことにもつながるだろう。看護過程の効率的な活用と，ケアプランを記載して利用するスキルも，フラストレーションや無駄な重複を減らし，スタッフ間の効果的なコミュニケーションを促進することによって，バーンアウトの予防に貢献する。

　言語および非言語の両要素からなる相互作用を意識して行うことは，精神科看護スキルの1つとして重要である。精神科看護において，相互作用は介入の最も重要な手段である。このような相互作用を認識することは，社交的な付き合いとは区別される「治療的」相互作用を保証するために必要であり，それにはいくつかの水準での検討が求められる。第1に，看護師は患者の現在の行動と問題について理解していなければならない。第2に，相互作用はゴールを志向したものでなければ

ならない。看護診断と期待される成果を考慮した相互作用の目的とは何かを考える。第3に，コミュニケーションの技術や技法を見出し，相互作用の構造化を図らなければならない。最後に，相互作用の間，看護師は継続的に患者の反応に注意し，相互作用の効果を評価し，適宜修正していかなければならない。

相互作用スキルを修得する方法

授業，グループでの臨床実習，教員と学生間の個別のかかわりなどにおいて，さまざまな教育方法と併せて本マニュアルを利用することによって，相互作用スキルとその認識の向上がもたらされるだろう。効果的な技法として以下のようなものが挙げられる。

ケーススタディ：指導者あるいは学生によるケース（臨床場面で経験した患者，仮定の事例，あるいは理論的ケース）の呈示。ケースは文書，ロールプレイ，あるいは口頭での説明というかたちで呈示される。学生は（個人的に，あるいはグループで）本マニュアルをリソースとしてアセスメントを行い，その患者のケアプランを作成する。

ロールプレイとフィードバック：ケーススタディと併せて行ったり，特定のコミュニケーションスキルを修得するために行う。実際の患者との相互作用を，コミュニケーション技法の確認と評価のために再現することができる。あるいは指導者がある行動を示す患者の役割を演じ，学生はそれに対してさまざまなコミュニケーションスキルを使い，学生と指導者の両者がそこで起こった相互作用に関してフィードバックを与え合うことができる。

ビデオテープによる相互作用：ケースの呈示やロールプレイ場面を撮影することで，学生は自分の行動を実際に見て，「外部の観察者」としての視点で全体的に相互作用を眺めることが可能になり，認識が深められる。指導者と学生の両者によるテープの再検討（学生にとって好ましいなら，グループで）によってフィードバック，話し合い，代替策の模索などが行われる。

プロセスレコードの記述：短時間の相互作用や相互作用の一場面を文字で記述しておくことは，ビデオ録画の有無にかかわらず有用である。相互作用をプロセスレコードとして十分なだけ詳細に文書に再現することは，学生にとって相互作用を行っている間の自覚を高め，また他の文書作成時にも役立つ記憶スキルの訓練になる。プロセスレコードには患者と学生で交わされた言葉や行動の記録に加えて，ゴールの同定，スキルや手段の検討ないしは言葉や行動に対する患者の反応の評価，および相互作用を変化させる方法（つまり，やり直すとすれば…）などが含まれる。

ケアプランの記述：学生のアセスメントに基づいて，それぞれの患者ごとにケアプランを記述する。患者との相互作用に先立って，指導者は学生とともにプランを検討し，また学生は期待される成果，看護介入，自分が用いようとしている相互作用などを確認する。相互作用を行った後，ケアプランと具体的な相互作用の両方を吟味し，修正する。

精神科看護教育におけるマニュアルの利用

指導者は，本マニュアルが授業やディスカッションの資料を整理する際に役立つことに気づいているだろう。「第2部　基本概念」では，精神科看護の実践全般，および患者に対して批判的とならない看護ケアの提供に関連する多くの問題を検討している。ケアプランのそれぞれの項目は，学生が精神科の現場で遭遇するであろう一連の諸問題について論じている。これらのケアプランは，学生あるいは看護師が患者や家族へのケアを計画し実践する際に利用できる，一般的なアセスメントと介入を示している。本マニュアルの「第2部　基本概念」では，学生や看護師が個々の患者のケアを計画し実施することを前提にセクシュアリティ，スピリチュアリティ，文化，加齢などに関する情報を提供している。学生は小グループに分かれ，これらの話題（たとえば，喪失あるいは化学物質依存）のなかの1つについてクラス全員の前で発表し，その後，具体的な行動，問題点，看護診断，看護の実施などについての討論を行うという課題を果たすことができるだろう。研究課題と試験問題は「第2部　基本概念」の各項，各ケ

アプランの導入部，アセスメントデータおよび他の部分にある情報をもとに作成することができる。

臨床の看護スタッフ

個々の患者のケアプランを作成し活用することは，あらゆる臨床場面において必要であり，それはいくつかの理由に基づく。第1に，看護ケアプラン作成により，看護過程を展開するときの焦点がそれぞれの患者ごとに熟考を経て明確になる。第2に，作成されたケアプランは，看護介入の効果を評価する際の根拠となる。また，明文化された計画に基づくケアの修正は認められる一方で，不明確で無計画な看護介入は容認されなくなる。第3に，別々の勤務帯で仕事をしたり，その患者のことを十分に知らない(フロートナース，派遣ナース，パートタイムナースなど)複数の異なった看護スタッフの間で，患者ケアをめぐる効果的なコミュニケーションをもとうとすれば，明文化されたケアプランが唯一の手段となる。第4に，ケアの協調のために必要な情報の要点と到達目標が明確になり，制限や介入などの一貫した対応が可能となる。ある看護師が勤務時間を超えて患者とかかわろうとするとき(たとえば，在宅ケアや地域を基盤とした他のケア，あるいは私的な実践)でも，明文化されたケアプランが活用されてこそ，一貫性を維持することができる。第5に，看護基準や法的認可基準としても患者ごとに明文化されたケアプランが求められる。最後に，ケアプランが病棟の日常業務に組み込まれることで，時間の節約や看護師のバーンアウト防止がもたらされ，効率的なケアが可能となる。

しかしながら，ケアプラン作成は面倒で時間の無駄，役に立たない，患者の実際のケアに無関係であるなどとみなされることが少なくなかった。本マニュアルは，患者の精神医学的問題に対処するためのケアプランを記述する際の難しさを軽減するために企画されたものである。患者は1人1人異なり，そのニーズも異なっているといわれるが，多くの看護師にとって，ある患者の行動は過去に経験した別の患者のそれによく似ていることが多いものである。それでも看護師は，ケアプラン作成のために机に向かうたびに「無駄な時間を費やさなければならない」と思っていた。本マニュアルは，まず第1にケアプランを作成するための文典として書かれた。包括的なケアプランのなかからケースにふさわしいいくつかを選択し，その患者のニーズに応じてそれらを適用したり，さらに細かい条件を追加することができるように書かれている。看護診断，アセスメントデータ，期待される成果，看護介入を提示している本マニュアルは，精神科患者ケアの可能性についてのカタログとみなすことができる(もっとも，すべての可能性が本マニュアルに盛り込まれているとは考えていないが)。また同時に，患者のためのケアを立案する出発点として，看護ケアについて考えるきっかけとなるよう意図している。さらに系統立ててケアプランを作成するということを通して看護過程の使いかたを理解することができる。本マニュアルによって，看護師は患者のニーズに効果的に対応できるようになる。

作成されたケアプランの活用を進めるためのストラテジー

本マニュアルがリソースとして存在したとしても，看護スタッフはケアプランの作成と活用に抵抗を示すことがある。作成されたケアプランの活用を推進するためには，どのような障壁が活用を妨げているかを明らかにしたうえで，障壁を克服するためのストラテジーを考え，実行する必要がある。さらに，作成されたケアプランを看護スタッフの実際の日常業務に容易に組み込めるようにすることと，看護スタッフ自身にとっても実際的で役に立つととらえられるようなしかたで(患者のためばかりでなく，他の目的，たとえば法的認可要件として)提示することが有用であろう。

作成されたケアプランの活用に対する障壁と，それを克服するために考えられるストラテジーを示す。

障壁：ケアプランを作成するための時間が十分にない。

ストラテジー：看護の担当を決める際に，新たに入院した患者の入院時プロセスの一部としてケアプラン作成を位置づけ，そのための時間を配分

する。職員配置を見直すときは，ケアプランを作成する時間を確保する必要性が認められるように，看護管理者の支援を得る。業務評価基準にケアプランの作成と活用を加え，この領域における看護師の努力に肯定的なフィードバックを与える。スーパーバイザーおよび看護教育担当者も，日常業務としてプランを作成することに関してスタッフを支援することが可能である。

障壁：1つのケアプランごとに最初から作成するのは「時間の無駄」である。

ストラテジー：本マニュアルをケアプラン作成においてアセスメントのパラメータ，看護診断，その他を提示しているリソースとして，さらに患者のケアを考えることを刺激する手段として活用する。もし現在の職場に，ある状況（たとえば，行動の修正，薬物離脱）のための標準プロトコールがあるのならば，それらに下線を入れた空欄（＿＿）を加えて，ケアプランの基本様式とし，適宜個別のパラメータや期待される成果の基準を書き込む。

障壁：ケアプランは多くの記載が必要である。あるいは様式が煩雑である。

ストラテジー：ケアプランの様式を簡素化し，コミュニケーションや修正という点で使いやすくデザインする。ケアプラン作成のためのカンファレンス，あるいは非公式，臨時のミーティングなどを利用し，他の看護スタッフの協力を得ながらプランを作成する。一貫して利用でき，個別のニーズ（たとえば，自殺予防策のレベル）に対応可能な，一般的問題を扱うシステムをデザインする。これらは病棟の参考文書の中に具体的に記載したり，ケアプラン自体に簡潔に記入しておくことができる（たとえば，「自殺予防策：レベル　1」219頁を参照）。

障壁：ケアプランが作成されてしまうと，誰もそれを活用しなくなる。

ストラテジー：交替時の申し送り，スタッフの割振り，ケースカンファレンス，記録などの基本的枠組みにケアプランの活用を組み入れる。たとえば，看護師が申し送りのなかで患者を再評価したときには，現在の問題に応じて看護介入と期待される成果の内容を再検討し，必要ならケアプランを修正する。ケアプランの看護診断に基づいた問題指向的な記録を行い，患者について記録しながらケアプランを更新していくなど。

それぞれの看護単位における具体的な障壁を確認し，スタッフが協働してそれらの克服に取り組むためには，スタッフミーティングを欠かさないこと，すべてのスタッフからの情報を求めることが有用である。

作成されたケアプランを活用することの付加的な価値

これまで述べてきたような抵抗を克服することに加えて，ケアプランの活用の利点を明示することも有用であろう。作成されたケアプランの活用により看護ケアの一貫性と効率が高められ，それはまた，スタッフの満足感につながり，バーンアウトの回避にも役立つ。作成されたケアプラン活用の利点として以下のようなことが挙げられる。

- 看護スタッフとヘルスケアチームの他のメンバー間のコミュニケーションが増す。
- 期待される成果とストラテジーがはっきりと認識される。
- 重複が少なくなる（たとえば，看護スタッフ1人1人が，非公式なものも含めて，患者ごとのアセスメント，診断，成果や看護介入の確認などを独力で行う必要がなくなる）。
- 看護介入の評価と修正が日常的なものとして行われるようになる。
- 看護介入のストラテジーが効果的でないことによるフラストレーションが少なくなる。もし介入が無効であった場合，それは修正され，タイミングを見計らって別の介入を実施することができる。
- 看護ケアの提供における一貫性が高まる。
- 調整され，一貫性の保たれた看護ケアの結果，患者とのかかわりにおける満足感が高まる。
- 交替時の申し送り，スタッフの割振りやケースカンファレンス，記録などにおける取り決めが変化し，効率的で，役に立つものとなる。
- 記録を完全なものにしておけば，質の保証，利用状況調査，法的認可，賠償の問題などに対応する際の時間と労力が少なくなる。

ケアプランの活用を促進強化するために，現場の看護スタッフと協力して取り組むという観点から述べてきたが，それに加えてケアプランとその活用を他の看護教育プログラムの中に取り入れることも有用である。たとえば，看護総回診に，作成されたケアプランを枠組みとして準備されたケーススタディを取り入れることができよう。作成されたケアプランを，参加者への配付資料，プレゼンテーション（スライドやオーバーヘッドプロジェクターにて），課題として利用することもできる。オリエンテーションプログラムの中で，あるいは看護アセスメント，看護計画，看護介入などを話し合うためのビデオテープやロールプレイを用いたセッションで，作成されたケアプランあるいはその一部を利用することができる。同様に，本マニュアルは上述したようなプログラムを立案するためのリソースとして利用することが可能であり，あるいはプログラム実施中に参加者が利用することもできる。「第2部 基本概念」で扱う話題，第3部の各章，具体的なケアプランは現職者への話題提供，現任教育，オリエンテーションプログラムの計画と実施に利用できる。最後に，本マニュアルのケアプランで用いた様式は，臨床場面で使いやすい様式に修正できる（たとえば，「理論的根拠」の欄を削除し，「期待される成果」の欄と置き換える）。

作成された精神科看護ケアプランの精神科以外の状況における活用

精神科以外の状況で情緒的あるいは精神科的なニーズに対処するためのケアプラン作成はとくに重要である。精神科以外では，確定的な精神医学的問題に出くわすことはまれであり，看護スタッフはそれらの問題に速やかに対応するだけの自信や知識を持ち合わせていない。このような状況で本マニュアルを利用すると，疾患や問題に関する背景情報に加えて，ケアのための具体的な示唆を得られ，包括的なケアの計画が可能になる。また，ケアプランは，アセスメントされた問題や行動に関して，スタッフによる再評価，あるいは看護を実施していくうえでの根拠として活用できる。

第 2 部

基本概念

逍遙遊

憨山本慧

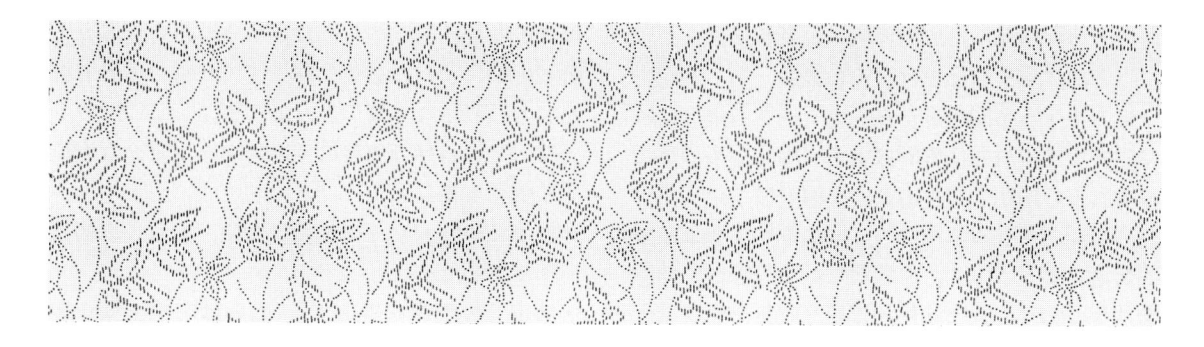

本書におけるケアプランは，いくつかの重要な概念を共通の基礎としている。ここでは，それらの概念や信念について述べる。患者とかかわる際には，これらの事項に照らして考えを進めることを期待する。

基本的信念

1. 看護師は，患者が自分のことを処理できなくなったときにのみ必要なケアを提供する。
2. 患者は，基本的には自分自身の感情や行動，生活に対して責任を負う（「患者の責任」41頁を参照）。それは，その人の能力が制限されているときや援助を必要としている場合でも同様である。
3. 患者はそれぞれ独自の背景や環境を有し，個々に異なった能力，行動様式，問題をもった人格として看護されるべきである。精神障害を抱えた，単なる治療や管理の対象とみなされるべきではない。
4. 患者は，ケアの消極的な受け手ではない。看護師と患者は互いに望ましい目標や結果を定め，そこに到達すべくともに努力するのである。患者は現在の機能レベルに応じて，看護過程のあらゆる段階に参加するよう促されるべきである（「患者の責任」41頁を参照）。
5. 患者との共同作業の目ざすところはあくまでも健康である。単に病的過程が消失するとか，軽減するということではない。このことは，患者が最終的には病院やスタッフから自立することが治療の1つの目標であることを意味する。もしそれが不可能であっても，患者はその役割や自立において，最も自分に適したレベルに到達すべきである。
6. 患者は，フィードバックの機会が保障され，ニーズを満たし，かつ実行可能な代替方法を見出すことができれば，より適切な対処機制を身につけ健康的なライフスタイルの実現を選択するだろう。
7. 身体的健康と精神的健康とは互いに関連している。したがって，身体的健康は精神的問題を扱う際の目標として最適である。看護ケアはこの考えかたを取り入れて，健康を回復するための方法として適切な栄養や休息，適度な運動，物質依存（タバコ，カフェイン，アルコール，売薬，その他の薬物を含む）を絶つことなどに焦点を当てるべきである。
8. 多職種連携の治療チームでは，看護師は他の保健専門職（および非専門職）と協力して作業することになる。その際，看護師はコーディネーターとしての役割を担うだろう。このようなチームは，患者の全体像を把握し，効果的な治療を行うという目的に見合うように構造化された治療環境下で，はじめて機能する。

治療的環境

目的と定義

治療的環境とは，患者との協働作業にとって理想的かつ活動的な場として構造化され，維持されている環境である。この環境には，安全な物的環境条件，治療チームのすべてのスタッフと患者たちが含まれる。そして，制限の維持（「制限の設定」13頁を参照）と行動の期待を明示し，一貫性を保つことによって支えられる。治療の場では，騒音や乱雑さなどの環境的ストレス，ならびに睡眠不足や物質乱用などの因子による身体的ストレスが最小限に抑えられなければならない。ストレ

スの多い環境から治療的環境に患者を移すことによって，休息や自己をはぐくむ機会，もてる能力や体力を培う時間がもたらされる。さらに，問題に対する別の対処法や解決策を見出すための学習やそれらの問題の精神力動的な洞察について学ぶ機会が提供される。また，このような環境は治療的交流にとどまらず，患者同士がその感情や体験を共有したり，社会的相互作用や成長を享受できるコミュニティでもありうる。看護師は，ダイナミックで形式にとらわれないグループ治療を立ち上げ継続することによって，患者間のコミュニケーションや感情，体験の共有を促す（あるいはそのモデルとなる）という独自の役割を担うことができる。これは，定められた治療プログラム（たとえば，物質依存治療プログラム）のいくつかの内容を実施したり，患者個々のケアプランに基づいた治療的相互作用を活用したり，治療グループづくりを援助するという活動を通して行うことができよう。

治療的環境とは「安全な空間」，すなわちケアリングを基本原則とする非罰的な環境である。このような環境であれば，問題に直面させることも，患者がそれに耐えることができるので有効な治療手段となるだろう。この治療的環境において看護師や治療チームのスタッフは，（鍵で自分の立場や支配力を誇示するような）権威主義的行動をできるだけとらないようにしながら，揺るぎのなさと安全を維持するという自らの役割を認識していなければならない（「看護の責任と機能」37頁を参照）。患者が自己の責任をもてるようになるには，それが可能な病棟環境がまず求められる。他の患者からのフィードバック，および治療プログラムの中で作業や任務を共同で行うことは患者の成長を促す。

安全な環境の維持

治療的環境としての1つの重要な条件は，患者が自分自身や他者を傷つけることに使用するような物品や状況が排除されていることである。これはメンタルヘルスに関するケアにおいてとくに重要であるが，他のどのようなヘルスケアの状況でも考慮されるべきことであろう。看護スタッフは標準的な危険防止のために定められた各施設の方針に従い，また，必要に応じてこれらの方針を補足しなければならない。たとえば，

- すべての針類は患者の手の届かない安全な場所に保管する。
- マッチやライターの使用は制限，もしくは観察下で行わせる。
- 寝室での喫煙を禁止する（患者は向精神薬を服用しているため，ついうとうとしてしまうことがある）。
- 物質乱用が疑われるようなら，口腔洗浄液，オーデコロン，アフターシェーブローションなどを撤去する。

次に挙げる事柄は，自分自身や他者に対して，直接的な脅威や危害を与える行動をとる患者のいる病棟で適応される最も厳しい制限方法である。これらの制限は，患者の行動のアセスメントに基づいて適宜修正していく。

- ガラスの容器（灰皿，コップ，花瓶，塩や胡椒入れ）を使用しない，あるいは使えないようにする。
- 鏡は簡単に壊されることがないよう安全な場所に取り付ける。
- 鋭利なもの（ハサミ，小刀，編み棒）は患者の手の届かないところに置き，監督下でのみ使用を許可する。可能なら電気カミソリを使用させる（ディスポの剃刀は簡単に壊れる）。
- 凶器になりうるもの（モップの柄，ハンマー，ビリヤードのキュー，野球のバット）や危険な備品（電気コード，メス，軟膏べら）を確認し，患者の手の届かないところに置く。
- 洗剤，漂白剤，モップ，その他の道具が入れてある清掃用カートや営繕車を患者のケア区域に放置しない。
- 薬剤は放置したり，鍵をかけ忘れない。
- 各自の鍵は常に管理する（病棟のドア，薬剤保管庫）。
- 口にすると有害なものに気をつける。たとえば，血圧計の中の水銀。
- 患者が入院したときには，患者自身とその携行品をすべて点検し，針金製のハンガーやロープ，ベルト，安全ピン，ハサミその他の鋭利な

もの，武器，薬物のような危険性のあるものは取り除くべきである。それらの携行品は，患者の手の届かない決められた場所に保管する。また，面会者の持ってきた荷物も点検する(場合によっては面会者自身も調べなければならない)。そのためには，このような規則が必要な理由を手短に説明し，例外を設けてはならない。

信頼関係

治療的環境のキーポイントの1つは，信頼を確立することである。それは，患者が看護師を信頼するということだけではなく，看護師も1人の治療者としての自分自身を信頼し，また患者が変化していこうとする意思や能力をもつということを信頼しなければならない。患者と看護師の双方が，その治療が望ましいものであり，生産的なものであることを信じなければならない。信頼が治療関係の基盤だとすれば，制限の設定と一貫性はその上に重ねられるべき土台石である。看護師と患者の間の信頼関係が，看護過程を活用しながら，両者それぞれが定めたゴールに向けて最大限の努力をすることを可能とする作業空間を作り出す(ケアプラン1「信頼関係の樹立」を参照)。

自尊感情の確立

健康な身体がストレスにうまく耐えられるのと同様に，適切な，あるいは高い自尊感情をもっている人は精神的な困難をうまく処理できる。したがって，患者の自尊感情の確立を援助することは患者ケアの大切な要素である。しかし，患者はそれぞれ自分自身の感情に対する責任を有している。人は他人に特定の感じかたを強制することはできないので，看護師が直接的に患者の自尊感情を高めることは不可能である。

自尊感情を確立し高めるための援助は個別的でなくてはならず，それはまた看護師の誠実さと患者の力に基づいて進められなければならない。一般的な提言を以下に述べる。

- 患者との信頼関係を確かなものにする(ケアプラン1「信頼関係の樹立」を参照)。
- 制限を設定し，それを維持する(次の「制限の設定」を参照)。
- 患者を1人の人間として受け入れる。
- いかなる時も批判的な見かたをしない。
- 構造(枠組み)を定める(たとえば，患者の生活時間と活動の枠組みを定める)。
- 患者に対する現実的な期待をもち，その期待を患者にはっきり示す。
- 最初は患者が容易に達成できそうな課題，責任，活動を準備する。彼らが進歩したら，より高度な課題へと進ませる。
- わずかなことでも，患者が成し遂げたことをほめる。期待に応えたり，課題を達成したり，責任を果たしたときなどには誠実で適切なフィードバックを与える。
- 患者にいい加減なお世辞を言ったり，不正直であってはならない。
- 相反するメッセージを避け，患者への否定的なフィードバックは最小限にとどめる(制限を破った場合には設定してある制限を強化する。叱りつけるのではなく患者への関心を示さないようにする)。
- 問題に直面させるときは，慎重，かつ支持的な態度で臨む。これは患者がそのことに耐えられるときにのみ行う。
- 可能なかぎり患者が自分で意思決定できるようにする。自らの意思決定の結果に彼らが満足しているときは，その決定に対して責任をとれたことを指摘し，肯定的なフィードバックを与える。満足していない場合には，誰もが失敗を冒すし，またやり直すことができるということを指摘し，その問題の別な解決策を探せるように援助する。患者が問題解決や自らの努力に対して責任をとることについては肯定的なフィードバックを与える。

制限の設定

制限を設定しそれを維持することは，信頼関係と治療的環境にとって不可欠である。効果的な制限は，言葉では伝えきれないケアの構造と意味を明確に示す。制限はまた，治療のなかで起こりうる患者の操作行動や二次的利得を最小にする。

制限とそれに伴う帰結を説明する前に，制限を

設定する理由について手短に話し合い，患者をこの段階のケアプランに参加させてもよい。具体的な制限と帰結を共同で決定してもよいだろう。しかし，もしそれが不可能なら，患者には制限を手短に説明するにとどめ，説得したり長々と議論にふけってはならない。また，制限に違反した場合の帰結について過度の注意を与えない。制限を効果的に活用するためのいくつかの基本的ガイドラインを以下に示す。

1. 患者に対する期待もしくは制限をできるだけはっきりと，直接的かつ簡潔に述べる。患者が制限を破ったときの帰結（どのように処置されるか）について最初にはっきりと述べておかなければならない。
2. 帰結は直接的かつ簡潔で，できるだけその制限になんらかの関係をもたせるようにする。そして，報酬とか二次的利得をもたらすものではなく，認めがたい結果であることを気づかせるものでなければならない。たとえば，患者が何かをしに出かけることを許さないという処置が下されたとしよう。その場合，もし患者が，①どこへも出かけたくないと思っている，②代わりにテレビを見ることは許されている（むしろ患者はそのほうを望んでいるかもしれない），③スタッフから特別の関心を向けられる（患者はそれを望んでいるかもしれない）としたら，帰結の効果は期待できないだろう。
3. 帰結は患者が制限を破ったら直ちに施行されるべきであり，また時間的にも（制限を破ったらそのつど施行する），スタッフ間でも（スタッフ全員が実行する）一貫していなければならない。一貫性を保つために，制限に関する意思決定を1人のスタッフに任せることがあるが，その人がいない場合には，そのままにせずに，別のスタッフが責任をもたなければならない。

これらの帰結は制限を設定し維持していくために重要であるが，それは患者に対する懲罰の機会ではないことを銘記すべきである。患者が期待に応えたり制限を守ったときには関心を示し，支持を与えるようにしているかぎり，患者が制限を破ったときに関心を示さないことが，おそらく最も優れた，かつわかりやすい帰結となる処置であろう（看護師が関心を示さないことによって患者の安全を危うくすることにならないならば，であるが）。もし，制限を破ったときにだけ看護者の関心やフィードバックが与えられるならば，たとえそれが否定的なものであったとしても，その患者はそういうやりかたで関心を引こうとし続けるだろう。患者は，期待に応えることの肯定的な意味を理解しなければならない。そのためには制限を守っていることに対して正当に報いることが必要なのである。

制限を扱うときには，患者が看護師を，友人あるいは制限に例外を作ってくれる思いやりのある同情者として必要としているという幻想を抱いてはならない。もし制限を破ることを許せば，看護師は患者に混同したメッセージを与えることになり，患者ばかりでなく，他のスタッフをも傷つけることになるだろう。そして，患者の成長と幸福のために十分なケアをせずに，制限を強化するのだというように患者に伝わるだろう。患者が自分をコントロールできないと感じ，他の人からのコントロールの必要性を感じるまさにその時に，看護師に備わっているべきコントロール能力の欠如が露呈することになろう（「看護の責任と機能」37頁を参照）。

訪問看護

長い間，メンタルヘルスケアの大部分は入院という設定で提供されてきた。1970年代より，できるだけ制限の少ない設定での，あるいは地域社会を拠点とした治療が行われるようになっている。マネジドケアによってもたらされた変化の1つとして，急性期ケアや入院という設定での在院期間が短縮したことが挙げられる。このような傾向には多くの肯定的な側面があるが，入院ケアの代わりになるような地域プログラムを展開するためにはそのニーズと必要な資金との間に依然として開きがある。さらに，サービスを受け入れたがらない，あるいは利用したがらない精神疾患患者もあり，彼らはニーズが十分に満たされていない群に算入されることになる。

現在，入院治療の環境に入ってくる者を見る

と，以前に比べ入院時の症状が激しく，かつ入院期間は短くなっている。これは，入院ケアにおいて患者の症状や行動の安定化，速やかで効果的な退院計画立案，達成可能な短期目標を示した具体的な治療計画，地域への照会と継続ケアということに焦点を当てる必要があることを意味している。

部分的な施設ケアプログラムは，患者がその生活を入院からより自立したものへと緩やかに移行させるのを援助するために計画される(Pittman, Parson, & Peterson, 1990)。デイケアのプログラムでは患者は夜間自宅に帰り，イブニングケアではその逆となる。部分的プログラムのサービスは変更可能で柔軟なものであるが，通常はコミュニケーションと社会的スキル，問題解決，薬剤管理，教育などの課題に取り組むいくつかのグループが機能している。これらのプログラムでは個人カウンセリング，職業面の援助，作業療法やレクリエーション療法なども提供される(Videbeck, 2001)。

在宅治療は患者それぞれの背景に応じて多岐にわたるサービスが提供される。たとえば，一時的な住居とケアプログラムが，より自立した生活への進展を期待して提供される。別のプログラムでは，必要な期間は何年でも住むことのできる住宅が提供される。食事とケア付きホームは住居，洗濯設備，1日1回のふつうの食事が提供されるが，ケアプログラムの提供はほとんどない。成人依託扶養ホーム(adult foster home)は1人ないし3人の精神障害者を家族的な雰囲気のなかで世話するもので，ここでは家族とともに食事や社会的活動を行う。ハーフウェイハウス(halfway house)は患者が自立した生活を準備するためにケアプログラムと支援が提供される一時的な居住場所として機能している。グループホームは通常6〜10人が入居し，1〜2人のスタッフの指導のもと，交替で食事の支度をしたり家事を分担する。複数の患者が部屋を分割して利用するようなアパート群が，自立した生活のためのプログラムとしてしばしば提供される。スタッフは危機介入，移送，家計および他の日常生活活動，薬剤の管理，他のプログラムや医療サービスへの紹介などにおいてその役割を果たすことになる。

精神医学的あるいは精神社会学的リハビリテーションプログラムは，上述したような，あるいは支援を必要としないものも含めた住居の調整や手配と連動していることが多い。これらのサービスは，症状コントロールや薬剤管理を超えて個人の成長，エンパワメント，地域社会への再統合，QOLの改善などに焦点を合わせている(Wilbur & Arns, 1998)。地域での支援サービスにはたまり場(drop-in center)，整理された社会教育プログラム，職業プログラム，および地域でうまく生活していくために必要なさまざまなスキルや活動に関する援助が含まれる。ニューヨークのFountain Houseが先駆けとなったクラブハウスモデルは，メンバー(生涯にわたってメンバーである)に対して保障された「出かける場所，意味のある仕事，意味のある人間関係，帰ってくる場所」という4つの権利を基本理念としている(Aquila, Santos, Malamud, & McCrory, 1999)。

ACT(assertive community treatment，包括型地域生活支援プログラム)は精神疾患をもつ人々にとって最も効果的な地域を基盤とするアプローチの1つである。ACTのプログラムには問題解決の方向づけが組み込まれている。いかにありふれたことであろうと，個別の生活上の問題にスタッフが対応する。ほとんどのサービスは直接提供され，他のプログラムや機関への委託にはよらない。また，これらは施設ではなく，患者の家や地域において実施される。ACTサービスは他のタイプのプログラムに比較して集中的である。患者のニーズを満たすために，週に3回あるいはそれ以上の対面での接触が計画される。チームアプローチにより，すべてのスタッフが等しくすべての患者と親しくなる。そのため，患者は担当のスタッフを待つ必要がない。また，ACTプログラムでは長期間にわたって患者とかかわりをもつことになる。サービスはニーズが継続するかぎり提供され，時間的な制約はない(McGrew, Wilson, & Bonds, 1996)。患者の住む地域において利用でき，そして地域からアクセス可能な各種の仕事，プログラム，サービス資源のすべてを認識し，それらに精通しているためには，多職種から

なる治療チームと作業することが看護師にとって重要である。

性的欲求

人間の性的欲求の問題は，しばしばスタッフの感情を刺激する領域であり，慎重に扱われる必要がある。これは誰にとっても基本的なことで，どの患者においてもなんらかのかたちで問題の一因をなしている。この問題に対する看護師と患者双方の戸惑いは，しばしば患者ケアを妨げる。看護師であるからには自分自身の感情に対処し，患者の生活におけるこの側面に対して専門家としてアプローチすることで，そのような戸惑いを克服することが可能になる。

患者はさまざまな状況で性的な問題あるいは性的欲求に関連する事柄に遭遇する。第1に，患者は初めての性体験，結婚，性的パートナーの喪失，あるいは障害や疾病ないしは機能障害などの結果起こる性行動の習慣や感情の変化に適応することが困難となっていることがある（ケアプラン48「ボディイメージ混乱」を参照）。第2に，患者は近親相姦やレイプなどの性的行為による外傷体験の犠牲者で，その結果として性的欲求に関する問題を抱いていることがある（ケアプラン28「心的外傷後ストレス障害」，ケアプラン46「性的・情緒的・身体的虐待」を参照）。第3に，患者は近親相姦，露出症，レイプなどの性的行動に関する犯罪で告発，あるいは判決を受けているという話をすることがある（「法的問題を抱える患者」40頁を参照）。第4に，性的欲求のある特定の側面が患者にとって問題になっていることもある。すなわち患者は，インポテンスであったり更年期症状を体験しているかもしれない。自らの性的な感情に対し戸惑ったり混乱したり，あるいは受け入れがたいと感じているかもしれない。あるいはマスターベーションや婚外交渉に罪悪感を抱いているかもしれない。最後に，患者は疾患や薬物治療とのかかわりで性的欲求面への援助を必要としていることがある。たとえば，社交や親密な関係，デート，あるいは嫌な相手に言い寄られたときにどうやって「嫌だ」と言うかなどに関する教育やソーシャルスキルの向上を必要としているかもしれない。性的活動に不都合な影響を及ぼすなどの向精神薬（あるいは他の薬剤）の副作用で困っているかもしれない(Thompson, 1996)。このような問題を率直に話し合えば，それに代わる薬剤を見出したり，治療のゴールを目ざし副作用に順応するのを援助することができ，薬物治療のノンコンプライアンスを防ぐことが可能になる。

これらの問題が最初に患者から表明されたり，何人ものスタッフや他の患者と共有されることは困難である。このような状況では，看護師から性的欲求を話題として持ち出したり，あるいは初期のアセスメントで性的欲求に関連する問題について尋ねることが患者の助けになることが多い。ケアを計画する際には，患者の感情に敏感でなければならない（このような場合，患者を参加させることがとりわけ有効であろう）。男性も女性も同様に性的充足の欲求をもっていることを忘れてはならない。性的欲求に対しては，看護師が当然のこととして受け止める態度でアプローチすることが，患者の戸惑いを軽減するのに役立つだろう。

性的な行動やあからさまな性的会話が病棟内でなされる場合があるが，これらは性的欲求に関連する別の問題に発展することがある。これには，患者同士の性的問題，スタッフや他の患者に対する性的誘惑や見せびらかし，病棟内での公然の自慰行為などが含まれる。病棟内での性的な行動化は，制限の設定と維持により，他の行動化と同じように効果的に対処することができる（前述の「制限の設定」を参照）。再度述べるが，性的欲求に対しては，当然のこととして受け止める態度でのアプローチが有効である。

居住型あるいは長期のケア施設では，親密な関係や性的行動に関する患者のニーズがデリケートかつ複雑な問題を引き起こす可能性がある。性的関係に関する患者の権利と患者を危害から守る責務について法的な検討を行い，それを具体化した方針を作成する必要がある(Thompson, 1996)。これらの方針には性行動への同意能力を判断し，プライバシー（たとえば，マスターベーション，その他の性行動）を提供するクライテリアを設定するためのガイドライン，および患者教育（親密

な関係を作るソーシャルスキル，望んでいない誘惑や言い寄りに「嫌だ」と言うこと，解剖学と性的欲求の基礎知識，避妊，HIV感染や他の性感染症の予防などに関する）などが盛り込まれるだろう。

患者の性的欲求やライフスタイルがスタッフを動揺させ，その一方で，患者はそれを問題であるとは認識していなかったり，問題視することのほうが問題だと考えていることがある。たとえば，若者や老人の性行動，スタッフに馴染みのない性行動，服装倒錯，同性愛などは，スタッフの不快感，批判，その他の感情を刺激する。実際にはそうではないのに何か問題があるように決めつけることで新たな問題を作ってしまったり，患者の自己認識を損なうことがある。そうならないように，看護師自身がこのような自分の感情に気づき，自分の責任としてそれを処理することが重要である。性的欲求に関連する領域では，批判を差し挟まないケアを提供することがとりわけ重要である。なぜなら，患者は罪悪感，恥，自尊感情の低さを強化するような非難を以前に専門家から受けていることがあったり，またそれを予期しているかもしれないからである。

同性愛自体は，今ではもうメンタルヘルスの障害とは認識されていない。また患者のほうもゲイであろうとレズビアンであろうと，彼ら自身はそれを問題とは感じていない。実際，多くのレズビアンやゲイは自分たちの同性愛に対して肯定的な感情を抱いており，それを変えようとはしない。もし，同性愛者が他の問題（うつ病のような）で治療を求めてきたとしても，その問題が患者の同性愛に起因するとか関係があると考えてはならない。しかし，その一方でわれわれの社会では，同性愛者であるということがその人に多くの重大なストレスになっている可能性がある。それらは，患者の問題に影響を与えることも，そうでないこともある。一般の社会的非難はさておき，患者は同性愛を明らかにされると，家族の支持，職業，住居，あるいは子どもなどを失う可能性に直面する。ゲイやレズビアンの患者は，日常的にこれらの問題に対処しなければならない。しかし，このようなストレスがあったとしても，それを患者の性的欲求自体と混同してはならない。

患者はその生活のなかで，同性愛に関することや他の性的問題を治療スタッフや家族にも，他者（雇用主など）にも隠すという選択をするかもしれない。この場合，彼らは自分の同性愛を知られてしまうことで失うものがあるという可能性を察知している。したがって，秘密にすること自体が重要であり，看護スタッフはそのことを尊重しなければならない。患者の性的傾向が打ち明けられているかどうかにかかわらず，彼らの重要な支持者となるのは，家族よりはむしろパートナー，恋人，ルームメイト，友人たちである。患者のこのような重要他者を，異性愛の患者をケアする場合の家族と同様に，ケア計画や退院計画，教育や他のケアに参加させることが大切である。看護師は，同性愛についての自分自身の感情を認識し，それを処理する責任を負うことで，あらゆる患者に効果的で批判を差し挟まないような看護ケアを提供することができるのである。

性的な事柄はまた，患者とスタッフ双方に宗教的信念や文化的価値をめぐる葛藤をもたらすことがある。患者の文化的背景と治療への影響を理解するだけでなく，看護師自身の文化的価値観とそれが患者に対するケアにどのように影響しているかを認識することが重要なのである。治療チームに牧師や他の聖職者を加えることも有用であろう。妊娠中絶，独身主義，不妊，インポテンス，同性愛，および性に関するその他のさまざま側面が論点となるような道徳的・宗教的局面で患者と作業するときの基本は次のような事柄である。①患者に対する尊厳を保つこと，②看護師自身の感情を吟味すること，③患者に対しては批判的でない態度を維持すること，④患者の感情表出を促すこと，⑤患者自身が決断するのを認めること。

スピリチュアリティ

スピリチュアリティとは，人間の信念，価値，人生哲学を包含する。患者は，スピリチュアリティを非常に大切なものと考えている場合もあれば，生活のほんの一部でしかないと思っている場合もある。スピリチュアルな領域は，患者の生活において強さ，支え，安心，幸福などの源泉と

なっていることもある。他方で患者は，さまざまな問題を抱えており，それによって信念を失い，幻滅し，絶望していることがある。あるいは患者の精神症状の中核になんらかのかたちで，宗教のようなスピリチュアルな信念に関連するものがあるかもしれない。

　スピリチュアルな信念体系は人によって大いに異なる。そのような体系は，伝統的西欧宗教（たとえばキリスト教やユダヤ教）から東洋信仰（道教や仏教）や，前衛的あるいは新世代の信念（ヒーリングやチャネリングなども含まれる）まで段階づけることができる。それらはまた，そのような組織化された集団とは関係ない個人の信念や哲学であることもある。患者の生活上のスピリチュアリティは，とくにそれが彼らが抱えている当面の問題と生活状況に関連している場合には，患者の他の側面とともにアセスメントすることが大切である。スピリチュアルな領域における患者の信念と感情を尊重すること，そしてその信念にかかわらず批判を差し挟まない看護ケアを提供することもまた重要である。スピリチュアルな問題は患者の文化的背景にも密接に関連している。言うまでもないが，患者の文化的価値観とそれに対する自分自身の感情をよく認識し，それらの感情を処理して患者のスピリチュアリティに対する否定的なメッセージが伝わるのを避けることが重要である。患者は，自分の信念をもつ権利を有していることを忘れてはならない。看護ケアを行うなかで，看護師が信じていることを患者に納得させようとしたり，あるいは看護師の信念を患者に押しつけるようなことがあってはならない。

　もしその患者が，スピリチュアルな苦悩を感じているのであれば，施設の牧師に引き合わせるか，あるいはその患者の宗派または宗教団体の牧師やリーダーに照会するのが適切である。看護ケアは，そのような領域の専門家と引き合わせることを通じて，患者のニーズを尊重し，包括的な立場に立ってそれを満たすことができるのである。その一方で，看護師の役割はスピリチュアルな苦悩を緩和することに限定されず，スピリチュアリティをあらゆる患者の有する様相としてとらえ，全体的なケア計画にスピリチュアリティとその成長を統合することまで含まれうると考えていくことが重要である（Berggren-Thomas & Griggs, 1995）。

文化

　多くの人は人種，民族，家系，あるいは出身国などから文化を思い浮かべるが，実際のところ文化とはそれにとどまらず，個人的な背景および価値観や習慣，信念などを含む自己や同一性の感覚という多様な側面をも包含するものである。文化的同一性は多くの要素，すなわち信仰，言語，年齢や仲間，社会経済的地位，環境やコミュニティ（たとえば都会，郊外，田舎），性役割，性的志向，交友や家族の状況や背景（結婚の状況など），身体的能力や障害，政治的信念，職業と教育歴などから構成される。したがって，個人の文化的背景は多次元的あるいは重層的にとらえることができ，また各個人はいくつかの文化的グループに所属していると考えられる。たとえば，ある患者は女性で，白人で，不可知論者で，看護師で，同性愛者で，田舎に住み，若い成人ということになる。さらに，それぞれの文化の間のみでなく，特定の文化のなかにも，下位グループや個人間のバリエーションを含めた違いが存在する。たとえば，アジア文化は単一ではなく多くの文化を有する。それぞれの文化には，個人の生来の文化的志向に影響を与える要因があり，さらに人々が伝統的な文化的価値を認めたり，他の価値観や信念を取り入れてきたという奥深さがある。文化的な違いがはっきりしている場合もあるが，それが微妙な場合はまったく見逃されてしまうこともある。

　看護ケアの提供は文化的な影響を受けやすいので，患者と自分自身双方の文化的ありかたについて基本的な点を理解しておく必要がある。個人の文化的志向が生活のさまざまな側面に影響していること，そしてこの影響は非常に強いにもかかわらず，多くの人々は文化的影響についてそれほど気がついていないということを再認識しておくことも求められる。精神疾患患者とのかかわりにおいて，看護師は文化に対する独自の認識を常に研ぎ澄ませておく必要があり，それは文化的志向が看護師と明らかに異なっている患者とのかかわり

ばかりでなく，すべての患者に当てはまる。なぜならば，文化的志向とはさまざまな性質をもっているからである。もし看護師が適切に患者をアセスメントし，文化的に適切なケアプランを作成しようとするのであれば，文化的な違いがある可能性，および患者にとって文化がどのような意味をもつのかを認識することは重要である。

看護師は，患者と彼らの行動に対して異なった理解や期待を抱くことがあり，それは患者や看護師の文化的な背景に基づくものである。この解離は，患者と看護師の背景の違いが大きいほど深くなるだろう。しかし，患者の文化が看護師のそれと似ていたり，似ていると看護師が感じたときにはその解離は気づかれなかったり，否認される可能性がある。看護師がまったく気づかないままこのような状況が起こると，最も危険である。個々の患者に対する看護師自身の態度と期待を検証することは重要であり，とくに特定の患者について完全な参加や回復を期待していないときは注意する必要がある。

患者もまた同様に，文化的な違い，およびこれまで受けたケアやその提供者との体験に基づいて，スタッフとヘルスケアに対する期待や理解を抱く。たとえば，もし文化や言語において大きな相違が存在するならば，患者は恐れを抱いたり用心深くなるので，安心を与える必要が出てくる。

患者の文化は自分自身の疾患や治療，回復への期待に対するとらえかたに大きな影響を与えうる。たとえば，精神疾患はある文化では恥や罪，あるいは社会的排斥に関連し，他の文化では運命として諦めるべきものとしてとらえられている。同様に，ある文化的背景をもつ患者は健康に対する高い期待を抱き，回復することを何よりもまず果たさなければならない過程としてとらえている。その一方で，異なった文化的背景の患者は疾患を運命として，あるいは外的な力や存在による支配としてとらえ，回復を期待したり，自分が回復に影響を与えることできると感じることはない。患者の文化的志向によって，いかなる行動を「正常」と考えるかが大きく左右され，また，「異常な」行動と解釈するための枠組みも決まってくる。時に，伝統的な治療目標（たとえば，両親に対する怒りの感情の表出）はある文化の標準（たとえば，両親の権威は常に尊重されるべきである）と対立してしまう。さらに，異なった文化的背景をもつ患者は，代替ヘルスケア専門家の助言や薬草や伝統的薬物の使用など，優勢な文化のメンタルヘルスケアと治療的介入の種類とはまったく異なった治療を求めるかもしれない。このような情報は評価したうえで患者のケアプランに統合しておくべきである。病気に対する多くの文化特異的な解釈があり，とくに精神疾患ではそうである（Andrews & Boyle, 1995）。患者の行動を評価し，その行動の変化を期待するのであれば患者の文化的背景を考慮すること，そして期待と介入が文化的に適切であったときに治療がうまくいくチャンスが高まることを念頭に置くことが重要である。

意識的であれ無意識的であれ，主要な文化に属する人々は他の文化の人々が自分たちの文化の価値を取り入れることを期待するということに注意する。実際，多くの人々は自分たちの文化的価値が生きるための「正しい方法」であると考え，その価値観を受け入れない他者に強い批判を抱くことがある。看護ケアのすべての側面においてそうであるように，この種の非難や期待は不適切である。看護師は自分自身の思考と感情を検証し，すべての患者に対して批判的ではないケアを提供する必要がある。自己検証を開始するため，およびケアを実施する際に自己知覚が確実に維持されるためには，次のような質問が有用である。

・自分はこの患者をどのようにとらえているか。
・この患者は自分とどのように異なるか。
・この患者の文化的背景は自分のそれとどのように異なるか。
・この患者にアプローチする最良の方法は何か。
・この患者に何を期待しているか（注：患者の行動，治療計画への参加，期待される成果，その他に関する質問）。
・この患者への期待と他の患者への期待はどのように異なるか。
・自分の期待は何を根拠としているのか。
・自分の価値観は患者の価値観や信念との間に葛藤を生じていないか。

- この患者(あるいは患者の価値観や信念)に対して欲求不満を抱いていないか。
- この患者を避けていないか。
- この患者の文化的志向を適切に理解しているか。
- この患者を奇妙に感じていないか。
- この患者に対して陰性感情を抱いていないか。
- この患者にふさわしい、あるいはふさわしくないと思われる文化特異性のある治療があるか。

　文化的な差異とその影響ははっきりしていることもあれば、とらえにくいこともある。多文化的な社会では、看護師は多くの異なった文化集団と作業することになるが、個々の患者ごとに文化的に適切なケアを提供するために必要な、それらの文化についての学習を期待するのは容易ではない。しかし、看護師は患者が彼らの領域で最も頻繁に表す文化について学ばなければならないし、それは可能である。その知見を根拠として、患者個々をその文化的背景という観点で評価することができる。

　文化的背景が患者と同じスタッフを組み合わせること(たとえば、看護ケアの担当を割り当てる)は必ずしも好ましいことではないことに留意する。これは善意で行われるであろうが、患者は差別、価値下げ、あるいは固定観念としてとらえるかもしれない。さらに、患者、看護師の双方が文化を超えた関係を発展させることで利益を得ることができる。

　文化を超えたケアを行ううえで最も障害となるのは、看護師があらかじめ患者の文化について精通していないことにあるのではなく、看護師の文化的配慮の欠如、患者に関する憶測や偏見、患者のこれらの側面について学ぶことの必要性を認められないこと、あるいは患者が自分自身の文化的志向と矛盾するやりかたで振る舞うことへの期待である。したがって、文化に敏感なケアを提供するためには、看護師は患者個々の独自の文化的志向について学習する習慣を身につけなければならない。この学習は、患者自身およびその家族や重要他者を含めたさまざまところから情報を集めることで成し遂げられる。たとえば、看護師はある種のコミュニケーション技法や介入の妥当性や可能性について、あるいは回復への期待と行動や疾患に対する患者の考えについて質問をしたいかもしれない。適切なコミュニケーションスキルは文化の違いを仲立ちしてくれる可能性がある。たとえば、もし患者がある種の領域に関する直接的な質問に不快感を示すようであれば、「このようなことについて話すのは気が進まないようですね。でも、お話ししていただければケアの役に立つと思うのですが…」と言いながら質問を始めてもよいだろう。また、患者および家族や重要他者に彼らの文化について尋ねることは、患者自身とその文化を看護師が尊重し、関心を抱いていることが伝わることになり、信頼関係構築に有用であろう。看護師が本心から学びたいと思い、これまで何も知らなかったのに気づいたことを伝えれば、治療に関して患者と連携し、患者が治療に参加するための基礎を作ることにつながる可能性もある。これらはまた、これまで優勢な文化に身を置くケア提供者や他者との間に否定的な体験を繰り返してきた患者を安心させることができるかもしれない。そのうえで、学んだことを他のスタッフと共有し、患者のケアプランの記述に組み入れることが必要である。

　看護介入は文化と密接な関係があり、このことはケアプランを作成、実施するときに考慮される必要がある。ある種の介入、たとえば苦しんでいる患者を和らげるために体に触れる方法を用いるときなどはとくに配慮を要する。それだけではなく、直接的なアイコンタクト、患者の疾患について直接的に話すこと、患者や家族、重要他者と情緒的な話題(たとえば性的欲求)を話し合うことなど、他にも同様に文化的に配慮すべき介入とコミュニケーション技法がある。特定の文化のある側面を「学習」することで、看護師に誤った自信を与えることがある。看護師は学んだことをその文化に属するすべての患者に当てはめたとしても、それは型にはまったものになりかねない。個々の看護師が、かかわっている患者全員の文化的な微妙な差異のすべてを完全に把握することはできないので、文化的影響があることを常に認識し、看護過程のそれぞれの段階でこのことを評価

することが最善のストラテジーといえる。

高齢の患者

生きているかぎり人々は老いていく。成長と発達，挑戦，変化，それらに伴う数々の喪失が生から死への連続線上に布置される。ライフステージを歩みながら，人々は日常生活のさまざまな場面で変化を体験する。それら変化には，ほとんど気づかれないほど緩やかに起こるものもあるし，突発的なものやその人の生活を根底から揺るがすような出来事によって刻印されるものもある。老化は，役割，対人関係，責任，スキルや能力，職業，余暇，社会経済的レベルなどの変化に適応していくことを人々に求める。さらに，自己イメージや自立，依存の変化，そして身体的，感情的，精神的，スピリチュアルな人生の諸側面の変化に対する適応をも要請する。青年期から成人前期への適応は必然的に自立や役割，関係性の点において重要な転換を課する。成人前期から中年期，初老期への移行，さらに老年期への進行はさまざまな変化をもたらす。それらの変化のあるものは自尊感情やボディイメージに影響し，それはやがて重大な喪失体験に結びつくかもしれない。これらの喪失体験は年を経て，その人の生活に重大な影響を及ぼすことがある。身体的機能の低下，ボディイメージの変容，愛する人の喪失，自立の障害，経済的安定や社会的地位の喪失，将来への希望や過去の喪失体験からの回復の感覚の喪失などが，重要な問題として患者の心のなかに存在している可能性がある。たとえば，絶望，スピリチュアルな幻滅，うつ病，自殺行動などの誘因として，このような人生上の変化が主たる役割を果たしていることがある。患者の当面の問題が老化に直接関係していないようにみえたとしても，患者の全体像をつかむためには加齢や発達，適応上の問題をアセスメントする必要がある。

高齢の患者も個人としての能力と欲求をもつ人格であることを忘れてはならない。ある年齢を超えると，器質的な脳の病変が生じるとか，性的な感情や自立の欲求がなくなると決めてかかってはならない。患者の年齢にかかわらず，最適な生活レベルでの自立を促すこと，そして患者の欲求に対し過度に関心を払うことがないようにしながら，必要な身体的ケアと援助を提供することが大切である。患者はそれまで他者からケアを受ける必要がなかったかもしれないし，そのような依存的立場を屈辱と感じているかもしれない。これまで自立を誇りとし，そのことで高い自尊心を保持していたのかもしれない。これらの患者は「お荷物」になると考えてぞっとしたり，恐れを抱き絶望に陥ることがある。そのような患者の感情を，気に入らないからといって無視してはならない。そうではなく，患者の感情表現を促し，また可能なかぎり自立を促進しながら支援していく必要がある(ケアプラン22「大うつ病性障害」，ケアプラン47「悲嘆」，ケアプラン48「ボディイメージ混乱」を参照)。

加齢に関する感情は文化的背景やスピリチュアルな信念に強く影響される。それ以上に，加齢とは多くの喪失と悲嘆を伴う万人共通の体験である。したがって，治療チームのメンバーにとっても対処の困難な問題であり，不快な感情，否認，患者に対する拒絶なども起こりうる。対処困難な問題に直面したときに湧き起こるのと同じある種の不快感が加齢の問題や高齢者とのかかわりにおいて出現し，患者へのケア提供に影響を及ぼす。患者の尊厳を損なうことのない良質な看護ケアを提供するためには，看護師は患者を個人として尊重するとともに，自分自身と患者双方の文化と感情をよく認識しておく必要がある。

孤独

孤独とは関係性の質あるいは量に関する不満からなる感情状態である。孤独は親密さに対する満たされない欲求に関連する苦痛の感情として記載されてきた。精神医学的問題を抱える患者は精神疾患の結果(たとえば，それまでの関係が患者の疾患のために悪化するなど)としての孤独を体験しているかもしれないし，孤独自体が患者の疾患に影響を与える要因ともなりうる(Lee, Coenen, & Heim, 1994)。孤独は患者のケア提供者にとっても問題であり，彼らが主たる，あるいは唯一のケア提供者の場合や他の誰も患者と同居していない場合はとくにそうである。

孤独の感情は物理的に1人であることによってもたらされるが、それは物理的あるいは社会的孤立の状況に限定したものではない。孤独は情緒的な孤立、あるいは他者とのつながりの欠如の感情をも包含する。ただし、社会的孤立は孤独をもたらしうる要因ではあるが、孤独そのものではない。孤独とは本人が否定的、不快、かつ望ましくない状態と感じているものである。社会的孤立や他者との交流の欠如は孤独を伴うことなしにも出現するし、場合によっては患者自身が望み、選択した状況であるかもしれない。患者はさまざまな理由で1人でいることを望み、それは精神医学的問題に関連している場合も、していない場合もあり、また寂しさを感じていない場合も、その状況を変えたいと願っていない場合もある。患者の孤独を決定する重要な要因は本人が満たされていないと感じ、かつ不快を体験していることである。患者が1人でいることを選択したにもかかわらず、寂しさを感じる場合もあることを最後に述べておく。それは、1人でいることを選択したことでもたらされた孤独の感情に満足していないということである。

看護師は入院や入所、通院治療、および地域ケアにおいて患者と協働作業を行うにあたって、孤独の状況とそのリスクを認識しなければならない。施設にいる患者の評価には、入院・入所してからの孤独感のみでなく、過去の孤独も含まれるべきである。孤独のリスクファクターとして、精神疾患（うつ病、統合失調症など）、社会的孤立、特定の年代（青年期、老年期など）、慢性の身体疾患や機能障害、アルコールや薬物乱用、重要他者の喪失、住居の変化、仕事の喪失などが挙げられる。しかし、孤独はこれらの要因、あるいはそれ以外の確認できる要因なしに起こりうるものであり、その場合、本人にとっても自分のなかにあるなんらかの感情としかとらえられていない状態であろう。それは情緒的な状態であるために、必ずしも「合理的」ではない。すなわち、患者はきわめて支持的な家族や社会ネットワークをもっているようにみえるにもかかわらず、寂しいという感情を訴えるのである（反対に、患者は支援システムや交流関係をまったくもっていないようにみえて、その状況に満足していることもある）。リスクファクターの評価は孤独とその関連因子を同定することに有用だが、孤独を発見する手がかりは患者が自分の感情をどうとらえているかにあることを忘れてはならない。また、孤独のアセスメントには孤独感の強度と持続期間（Davidson, 1995）、孤独の一因となっていると患者がとらえている要因、社会的交流と重要他者との関係の質、およびそれらの関係における自分自身についての患者の認識、一般の他者（地域社会など）とのつながりに関する患者の認識、信仰上の信念や関係性から得られる援助に関する患者の信仰心や感情（超自然との関係など）、過去において孤独を和らげるためにとった行動とその効果なども含まれるべきである。

孤独のリスクあるいは孤独の状況に対処するために多くの看護介入が役に立つ可能性がある。たとえば、患者の社会的、および対人関係、余暇活動に関するスキルの向上を促すこと、自己評価を増進すること、患者の生活状況や地域における社会交流や支援の拠り所を見出すこと（対人交流、もし患者が動物の世話をできるのであればペットの飼育を促すこと、適切なグループ活動への紹介、継続治療のための資源を定めることなど）が挙げられる。さらに、患者とその重要他者に孤独、情緒的な支援と親密さのニーズ、これらの問題についてどのように伝え合うか（寂しいと感じたときに他者にどのように話したらよいか患者が学ぶこと、あるいはいかにして患者の話を傾聴したり寄り添って対応するかについて重要他者が学ぶことを援助するなど）についての教育を行うことが効果的な介入になりうるだろう（ケアプラン8「部分的コミュニティサポート」を参照）。

HIV 疾患とエイズ

エイズ（AIDS、後天性免疫不全症候群）は、今や米国および世界のほとんどの国々でよく知られている疾患である。エイズはヒト免疫不全ウイルス（human immunodeficiency virus）、いわゆるHIVを原因とすると考えられている。エイズと診断されるということは、その人はすでにHIVに感染しており、米国疾患管理センター（Centers for Disease Control and Prevention; CDC)がエイズの症状として指定した免疫システムの高度の障害を示唆するような病気を，1つあるいはそれ以上もっていることを意味する。しかし実際のところ，相当数の人々がHIVに感染していながらまったく症状を示していない。このような人々の多くが感染していることに気づいておらず，感染のリスクをもつことさえも知らない。HIVに感染した人のすべてがエイズになるかどうかについては，まだ明らかになっていない。新たな治療が開発され，HIV感染の治療に効果をもたらし，エイズ発症を予防するかもしれない。しかしながら現時点では，HIVに感染している人は他者に感染させるとみなされ，疾患の伝染予防策をとる必要がある。

HIV感染は通常，HIVに対する抗体の存在を調べることで決定される。HIVに対する抗体を有する人はHIV陽性と呼ばれる。感染者は3～6カ月の期間を経て抗体が検出可能な水準になると考えられている(たとえば，感染後まもないために検出可能な水準の抗体ができていない場合，血清抗体値陽性とはならないだろう)。HIV陽性となることは差別，保険適応の喪失，その他の問題につながる可能性があるので，HIVの検査はしばしば厳密な秘密事項として，州によっては法的規制のもとで管理される。多くの人々が差別に対する脅威のために検査を回避しているという現実もある。HIVに関連するすべての問題についてそれぞれの州や施設の方針を知っておかなければならない。

本書を執筆中の現在，HIV疾患あるいはエイズを治癒することはできないが，HIV感染とHIV関連疾患の双方の治療に用いられる各種の薬物が数多くある。新しい治療法の活用とともに，HIV陽性患者とエイズに罹患した患者の看護ケアは主としてHIV疾患および有用な治療と薬物についての教育，健康状態の監視，一般的健康の増進，慢性疾患を抱えながら生活するなどの心理社会的問題への対処などに向けられるだろう(ケアプラン48「ボディイメージ混乱」，ケアプラン49「慢性あるいは終末期の疾患とともに生きる」を参照)。一方，エイズに罹患している患者あるいは一定の治療を行っていない患者の看護ケアはエイズ関連感染症の防止，症状のマネジメントとコントロール，栄養管理と健康の維持，緩和および安楽対策，慢性疾患と死に関する心理社会的問題などに焦点が当てられることになるだろう。

新しい治療法の開発が継続され，研究者はHIV疾患の治療およびワクチンの研究を進めているが，HIVの感染予防はエイズ流行をコントロールするうえで最も重要である。HIV感染は主として血液あるいは性的接触を介して，人がウイルスに曝露したときに起こる。血液あるいはその他の体液や物質に触れるすべての状況で，一般的感染予防措置が励行されなければならない。患者から看護師へ，看護師から患者へ，および患者から患者への伝染のリスクを最小にするために予防措置が実施される。性行動の活発な患者や性的行動化を示す患者は，感染予防の教育に加え，性的活動に対する厳重な指導を必要とする。

誰がHIVに感染しているかを特定することは不可能なので，血液や体液への接触の可能性のある場合には，すべての患者において予防措置をとるべきである。このような状況では，ヘルスケア職員と患者の双方を守るために日常的に予防措置がとられなければならない。日常的な予防措置を以下に挙げる。

1．患者ケアの前後には常に完全な手洗いをする。
2．針刺し外傷を避ける。注射針は使用後にリキャップをしない。適切な容器に針を捨てる。使用済み注射針を持ち歩くのを避けるために，注射針が使われる場所に容器を置く。
3．救急蘇生にはアンビューバッグやマウスピースを使用する。
4．血液や体液に触れる可能性のあるとき(たとえば外傷処置や採血)には手袋を使用する。手袋をはずしたり捨てた後は手を洗う。
5．霧状になった体液を浴びる可能性のあるときはマスクか防御用アイシールド，あるいはその両方を着用する。
6．血液や体液に曝露する可能性のあるときはガウンを着用する。

7. もし看護師が妊娠している場合，エイズの患者を直接ケアするとサイトメガロウイルスに曝露するリスクが生じる。このウイルスはしばしばエイズの患者にみられ，妊娠中に感染すると出産時障害の原因となる。

現在の具体的な勧告内容，および不測の曝露（たとえば針刺し事故による）に関する方針についてはそれぞれの施設の感染管理部門に問い合わせること。HIV に関する情報は CDC（情報：1-800-458-5231，ホットライン：1-800-342-2437，ウェブサイト：www.cdc.gov/hiv/dhap.html），地方および州政府の保健部門，地域のエイズ協会から入手することができる。もし血液や体液への曝露が予測されないならば，予防措置は適応とならないことに留意する。HIV 感染者との日常的接触に関する研究が多数あるが，調理，会話，肌に触れるなどの日常の接触による伝染の根拠は得られていない。

あらゆるヘルスケア場面で働く看護師にとって，患者，家族，重要他者および一般市民に，HIV の感染と伝染，HIV 疾患に関する教育を行うことは重要である。精神医学的問題を抱える患者では，伝染についての教育やリスクの高い行動についての指導をとくに必要とする場合がある。精神科領域における HIV 陽性患者は複合した問題を呈する場合が多く，HIV 関連疾患（たとえば認知症），HIV に関連している可能性のある精神医学的問題（たとえば抑うつ），および HIV 疾患とは直接関連のないその他の問題（たとえば人格障害）に伴う症状や行動について，注意深く評価される必要がある。さらに，エイズに罹患している患者は，他の患者に比較して向精神薬に敏感であったり，必要な投与量が通常よりも少ないことがある。これらの患者は向精神薬の副作用に関して重大な事態に至るリスクをもつ。

HIV に関する教育はウイルス伝染の防止を重要な目的とする。静脈注射で薬物を使用している患者は，HIV に感染している可能性のある人物と注射針を共用するために感染リスクが高い。これらの患者に対する教育として，他の人と注射針を共用すべきではないこと，注射針は漂白剤（水10 に対して漂白剤 1 の割合）を用いて清潔にし，もし共用したときはこれを用いて洗浄することの推奨が挙げられる。すべての人々がそうであるように，すべての患者は感染している人と体液を交換することを含む性行動によって HIV 感染のリスクをもっている。感染のリスクを減らす性行為，すなわち「より安全なセックス」として推奨されるのは，ペニスによるセックスにはコンドームや nonoxynol-9（ウイルスも殺す殺精子剤），口と腟あるいは口と肛門によるセックスにはラテックスのシート（たとえば dental dam）を使うことが挙げられる。具体的な勧告や教材については行政府の保健部門や地域のエイズ協会に照会すること。

誰がエイズに感染しているかを知るのは不可能であることを銘記すること。米国におけるエイズ流行初期には，特定のグループの人々が，早い時期から HIV 感染があり，一般人口よりも多数の感染者がみられたことにより，ハイリスク群とみなされた。しかし，HIV 関連疾患はウイルスに曝露したあらゆる人に発症しうるのである。

HIV 関連疾患は免疫システムを障害し，多くの日和見感染に対する脆弱性を形成する。その結果，神経学的問題を含むさまざまなタイプの症状が引き起こされる。また，HIV は直接神経系をおかし，さまざまな神経学的問題（ケアプラン 50「神経疾患」を参照）と末梢神経障害を引き起こす。さらに，HIV 疾患の根治はできないので，HIV に感染した患者はうつ病や自殺のリスクが高くなるだろう（ケアプラン 22「大うつ病性障害」を参照）。

HIV に感染した患者は雇用，住居，保険，医療ケア，社会サービスなどにおける差別に直面する可能性がある。さらに，流行初期に HIV に感染した人の多くがゲイの男性，血管注射薬物常用者であったため，患者が実際に男性同性愛であるかどうか，あるいは薬物を常用しているかどうかに関係なく，それらに関連しているという社会的スティグマがあると考えられる。誰も HIV に感染することを望んでいないこと，そしてすべての患者が批判的でない看護ケアを受ける権利をもつということを忘れてはならない。

ホームレス

ホームレスという現象は看護師および他のヘルスケア専門職,さらには社会全体に対して重要な課題を提示している。また,あらゆるタイプのヘルスケア場面でホームレスの状態にある患者に遭遇する可能性がある。精神疾患を病むホームレスの人々は収容施設や刑務所でみられるばかりでなく,路上でも生活している。米国では,ホームレスの約1/3は精神疾患を有しており,また50%以上が物質関連の問題を抱えている。精神疾患のないホームレスと比較すると,精神疾患を有する群ではホームレス状態の期間が長い,施設滞在期間が長い,家族とのかかわりが少ない,刑務所収容期間が長い,雇用に関する障害に直面しやすいなどの特徴が見出される(Haungland, Siegel, Hopper, & Alexander, 1997)。これらの人々に対する専門職者の援助の主眼は,家族機能を代行することである。

これまでの研究は,住居提供のみでは精神障害を有するホームレスの状況に確かな変化をもたらすことはできないことを示している(Dickey et al., 1996, Shern et al., 1997)。地域での住居の確保に加えて,精神科的治療,社会的サービス,リハビリテーションサービスなどの利用を支援する活動は,これらの人々の生活に有意な変化が生じる可能性をより高くする。これらのプログラムの1つに「地域ケアおよび効果的なサービスと支援の方法(Access to Community Care and Effective Services and Support; ACCESS)」というプロジェクトがある。全米から18の地域を選定し,それぞれの地域で,年間100例の重度精神障害を有するホームレスに対して福祉サービスと集中的なケースマネジメントを実施する(Chinman, Rosenheck, & Lam 1999)。このプロジェクトにおいては,ケースマネジャーと良好な関係を結んだ患者はケースマネジャーとの関係をもたない患者に比較して,多くの社会的支援の情報を得,多くの公的支援と教育を受け,精神病症状は少なく,ホームレスの期間が短く,中毒の期間も相対的に短かった。ホームレスの人々を治療的関係に引き入れることは容易ではないが,関係が確立すれば良好な結果が得られるだろう(Videbeck, 2001)。ホームレスの状態にある患者にとってのリソースの調整を保証し,患者の将来にわたるニーズを踏まえた計画立案を促進するためには,看護師が異なる分野からなるチームと効果的に作業することがとくに重要である。

地域での暴力

年間200万件を超える暴力事件が発生する米国においては,暴力および虐待は国家的な健康問題であり,介入が重要であると認識されている(Tyra, 1996)。虐待の被害者は乳児から高齢者まで,あらゆる年齢層に及ぶ。加害者との関係は子ども,配偶者,パートナー,親,知人とさまざまである。虐待は,被害者がよく知っている誰かによって行われることがほとんどである。子どもが暴力を目撃することに対しても関心が払われるようになった。多くの研究の結果,暴力に遭遇することは子どもの認知的・社会的・心理的機能およびモラルの発達に深刻な影響を与えることが示唆されている(Fry-Bowers, 1997)。

自宅や地域において暴力を体験あるいは目撃した子どもおよび成人と協働する看護師は,これらの体験によってもたらされる心理的・情緒的苦悩を理解し,認識する必要がある(Jones, 1997)。これらの人々は診療所,病院の診療室,学校などの場面,あるいは他の医学的問題の治療の際などに発見されることがある。看護師の課題は人々が生活のなかで暴力の被害に遭っているとき,それを認識し,彼らを支援し,他の分野の専門職者との協働を図り,起こりうる情緒的問題に対処できるように専門家に紹介することである。

ストレス

患者はさまざまな問題を抱えて,メンタルヘルス機関を訪れる。これらの問題の多くは,ストレスに対する反応,あるいは強いストレスに直面してふだんの対処策が通用しないときに起こるものと考えられる。たとえば,ほとんどすべての人に悲痛を引き起こすような重大なストレスへの反応として,心的外傷後行動が知られている。また,悲嘆は喪失や変化に反応してごくふつうに出現す

るプロセスである。ストレス因子（ストレッサー）は必ずしも1つの大きな出来事であるとはかぎらない。ある種の問題は貧困，少数派集団，抑圧など長期間の，あるいは固定したストレスに由来することがある。ストレッサーは一般に不快で否定的な出来事と考えられているが，結婚や子どもの誕生などの明らかに「幸福な」出来事が患者の生活の大きな転機となり，通常の対処策を圧倒してしまうこともある。

患者の抱える問題を引き起こしている重要な要因がストレスである場合がある。たとえば，心身症，摂食障害，自殺行動などはすべてストレス，およびストレッサーに対する反応と関連している。すべての患者について，症状として表れている問題にとらわれず，生活上のストレス（本人が知覚しているものと外から観察されるものの両方），およびストレスへの反応をアセスメントすることが重要である。

極度のストレスにさらされている人が援助を求めてきたとき，それに病気のレッテルを貼ることは危険である。レッテルを貼ることは，他の「正常な」人々からその人を区別することである。そうすると看護師は，その人を，能力を有し日々の生活のなかでストレスに対処している唯一無二かつ多様な人間としてみていこうとするのではなく，いつの間にか病的行動を予期するようになるだろう。ストレッサーは現実そのものであり，すべての人々，すなわち患者とその重要他者，そして治療チームのメンバーからの反応を要求するものであることを認識することが重要である。病気とケアの提供それ自体がストレッサーなのである（ケアプラン5「介護者のサポート」と，「スタッフの要件」38頁を参照）。看護ケアにおける大切な治療目的の1つは，患者の当面の問題であるストレスに対処し，また将来ストレスに対処できるようなスキルと資源を確立できるよう援助することである。ストレスを認識する方法，リラクセーションの技法，問題解決のプロセスというストレスマネジメントのスキルを教えることは，患者教育の重要な要素である（「患者教育」35頁を参照）。

危機介入

人は，自分がこれまで用いてきた対処策では効果的に解決できないようななんらかの状況や，ストレッサーに直面したときに危機を体験する。Caplan(1964)は危機の段階を記述した。(1)ストレッサーに遭遇し，不安を体験し，慣れ親しんだ方法で対処しようとする，(2)慣れ親しんだ対処策が有効でないときに不安が増大する，(3)ストレッサーに対処するために，新しい対処法を含めて自分に可能なあらゆる努力をする，(4)それまでの対処策が成功しないとき，人は不安定となり，強い苦痛を体験する。危機は外的な刺激，すなわち予期しない人生の転換，心的外傷ストレス，成長や発達上の問題，人格障害などの精神病理，薬物過剰摂取や精神病などの精神医学的問題などに対する急性の反応として出現する(Baldwin, 1978)。

Aguilera(1998)は人が危機を体験するかどうかに影響を与える3つの因子を明らかにした。出来事に対する本人の認知，その場の支援の効果，適切な対処メカニズムの効果である。危機状態にある人が援助を求めるとき，これら3つの因子が効果的な介入の指標となる。人は出来事や問題を異なった観点から認知できるようになりうる。そう考えれば，危機は脅威ではなく成長や変化のチャンスなのである。現存する支援を活用できるよう補助したり，新たな資源を発見するのを援助することで，孤独で圧倒されているという感情は軽減されるだろう。最終的に，新たな対処法の学習を促すことは，現在の危機の解決を助け，さらに将来活用できる新たなコーピングスキルを獲得させるだろう。

危機を体験している人の多くは苦しんでおり，おそらくはその苦痛に対する援助を求めている。彼らは学習の準備ができている。それどころか，苦痛から解放される方法である新たなコーピングスキルを試みたいと熱望さえしている。これは，成功の可能性が高い，介入の理想的なタイミングといえる。

看護過程

看護過程は，看護師-患者相互作用と問題解決

過程からなるダイナミックかつ継続的な活動である。患者はこのプロセスにおいて必要不可欠な存在であるので，情報，意思決定，評価に関する患者からの入力は重要である。理想的には，患者も可能なかぎりチームのメンバーとして参加すべきであり，加えて患者の家族や重要他者も看護過程に参加させることが望ましい。なぜなら患者はそれらの人たちと相互に影響を及ぼし合っており，そのような相互作用システムの一員であると考えられるからである。患者および重要他者と契約を結ぶことは，看護過程への参加を促す効果的で直接的な方法であり，また彼らがこの変化の過程に積極的にかかわっていることを認識させるのに役立つだろう。

看護過程は次のような段階よりなる。
1. 患者に関するデータのアセスメント。個人の能力と諸資源の評価を含む。
2. 看護診断の作成
3. 期待される成果の設定。達成期間と具体的な患者中心の到達目標を設定する。
4. 治療の目的，あるいは看護目標の設定
5. 起こりうる問題に対する看護介入と解決策の明確化および実施
6. 看護過程のすべての段階における評価と修正（常に行う）

患者は，それぞれ独自の状況に置かれているので，ケアプランは個別的に作成すべきである。本書のケアプランは，ある行動や問題に関連する背景要因と，その問題を抱えている患者に当てはまるような1つあるいはそれ以上の看護診断から構成されている。ほかにも関連する看護診断が考えられるであろうが，本書のケアプランは看護過程の根拠となるような基本的な診断名を用いて書かれている。それぞれの看護診断ごとに，可能性のあるアセスメントデータ，診断に見合った期待される成果の記載例，そしてそのような看護診断を受けた患者に効果的な看護ケア（および理論的根拠）が列挙されている。これらは看護診断に基づき，具体的なデータの使用，結果，看護ケアという個別的なケアプランを作成するために使用されることを念頭に置かれている。

アセスメント

看護過程の第1段階としての患者アセスメントはきわめて重要である。メンタルヘルスの看護分野で看護診断を作成し，ケアを計画・実施するために患者をアセスメントする際には，以下の点が重要である（巻末の付録C「心理社会的アセスメント用紙」を参照）。

1. **患者の参加**：入院生活やスタッフに対する患者の期待だけでなく，患者自身が考えていることも聞き出さなければならない。患者が変化させたいと思っているのは何か。それはどうすれば可能か。今現在の患者の関心事は何か。
2. **患者の能力**：患者自身および看護師は，患者の能力をどのように認識しているか。
3. **患者の対処行動パターン**：患者はふだん問題をどのように処理しているか。現在の状況をどのように処理しようとしているか。
4. **患者の家族もしくは重要他者の参加**：他の人々の行動や問題は患者にどのような影響を及ぼしているか。また患者は他の人々にどのように影響を与えているか。家族の現在および過去の行動パターンに注目する。患者の家族もしくは重要他者は患者の病気，入院，および回復への希望に関して何を考えているか。
5. **本来の言語**：患者が本来使用していた言語は何か。その言語を読んでいるか。英語の読み書きができるか。患者および重要他者との相互作用や教育のために通訳が必要か。
6. **文化的背景についての考慮**：患者の文化的背景はどのようなものか。どのような文化的環境で生活しているか（あるいは育ってきたか）。集団としてのアイデンティティはどのようなものか。患者の文化的背景が，治療や回復に関する患者の期待にいかなる影響を与えているか（文化的背景とは人種や民族にとどまらないことに留意すること。前述した「文化」18頁を参照）。文化に関連する健康についての患者の信念や活動はどのようなものか。文化に関連する資源や支援を患者はもっているか。患者が行ってきた，あるいは現在も行っている文化的基盤をもつ健康活動は何か（現在の問題，あるいは他の問題との関連において）。

7．**外観**：患者の風貌，服装，衛生状態を記述する。

8．**物質使用と依存**：カフェイン(不安症状とカフェインの過剰摂取による症状はよく似ている)，タバコ，アルコール，密売薬，処方薬，市販薬の使用に注意する(たとえばブロマイド中毒は，ある種の市販薬の乱用によって起こりうる)。

9．**見当識と記憶**：人物，場所，時間に関する見当識と，近時記憶，遠隔記憶についてチェックする。

10．**食品と薬物のアレルギー**：重要他者に確かな情報を尋ねたり，もし可能ならば過去の記録をチェックする。

11．**身体所見の精査**：患者は身体的問題を軽視したり，過大視したり，あるいは気がついていないこともある。

12．**義歯または口腔**：栄養上の問題の一要因となっていることがある。

13．**身体的障害や人工補綴**(義歯，義眼など)：患者は歩行その他の日常生活動作で介助を必要としているか。

14．**薬剤**：最後の薬剤投与をいつ受けたのか，ならびに薬剤の処方内容，作用と副作用について患者が知っているかどうかを尋ねる。さらに，患者がこれまで服用した向精神薬を尋ね，現在服用していないのは指示に基づくのかどうかを確認する。

15．**自殺念慮**：自殺念慮があるか。計画，そぶり，企図などの自殺行動の既往があるか。

16．**知覚，幻覚や妄想の有無**：幻覚や妄想の内容と出現頻度を記述する。それらを患者はどう感じているか。

17．**攻撃性**：他者への攻撃，殺人の意思や計画，凶器の所有歴があるか。現在はどうか。

18．**家族歴**：患者の家族にこれまでメンタルヘルス面の問題があったか。

19．**現在の生活状況**：患者はそれについてどのように感じているか。

20．**他者との関係**：他者をどう見ているか。現在の関係は患者にとって役に立っているか，それともストレスとなっているか。誰か相談できる人，信頼できる人がいるか。依存関係にあるか，それとも虐待関係にあるか。

21．**性的欲求**：問題を起こすような性的欲求にかかわる事柄はないか。

22．**行動と活動の水準**：アセスメント時点での一般的な行動について記述する。精神運動面での活動水準はどれくらいか。自分自身のためにできることは何か。

23．**アイコンタクト**：スタッフや重要他者と視線を合わせることができるか。その頻度と時間はどうか。

24．**感情と気分**：全般的な気分，表情，態度を記述する。

25．**コミュニケーション能力**：言語的コミュニケーションと非言語的コミュニケーションの質と量。重要他者が患者の代わりに話していないか。

26．**震えや落ち着きのなさ**：繰り返される運動の質，程度，頻度

27．**日常生活習慣**：終日何をしているか。問題が起こる以前と現在とではどのように異なるか。

28．**健康管理**：適切な食事をとっているか。睡眠は十分か。規則的な運動をしているか。服薬は規則的か。

29．**認知機能と知的機能**：現在の能力，判断力，洞察力ならびに教育程度と以前の能力や業績

30．**職業**：現在の仕事，職歴，および患者の職業観

31．**所得水準**：収入の程度は患者の要求にかなうものか。それは生活上のストレスになっていないか。

32．**信仰**：信仰は患者にとって重要か。患者の人生において支えとなっているか。看護師として認識しておくべき，患者の文化特有の宗教的信念や儀式があるか。患者の病気に宗教が関連する側面があるか。

33．**価値体系と個人の規範**：患者は自分自身や他者に対して高すぎる規範を設けていないか。患者は個人としての責任を明らかにしているか。

34．**関心事と趣味**：問題が持ち上がる以前の趣味と，今も興味をもっている趣味。

35．**入院歴**：一般病院と精神科病院への入院歴。

入院の期間と理由も記載する。

看護過程の実施の第1段階として，患者の生活，行動，感情に関するあらゆる情報を集め，包括的な視点に立ってアセスメントを行う。初回アセスメントで始まるケアの焦点は，患者の健康の最適レベルの達成と病院からの自立を目ざしていることを忘れてはならない。

看護診断

看護過程の第2段階は看護診断を行うことである。看護診断は，看護ケアを必要とする顕在している，あるいは潜在する問題や状況の記述である。それは看護アセスメントから始まる患者の状態像の判断に基づいている。看護診断は，看護ケアにおける計画，実施，評価のための情報とその焦点をはっきりさせ，それらを看護スタッフに伝えるのに役立つ。

看護診断は医学的診断とは異なる。精神医学的診断は精神疾患を分類し記述するためにつけられるものである。「精神疾患の診断と統計の手引：改訂版」(DSM-Ⅳ-TR，米国精神医学会，2000)はすべての精神疾患を具体的な診断基準に従って記述した分類である。DSM-Ⅳ-TRは，それぞれの疾患ごとに症状，特徴，検査所見，発病率，病因，疾患の経過，好発年齢，性差，文化的特徴などについても情報を提供している。この手引書はすべてのメンタルヘルス分野で精神疾患の診断のために用いられている。診断カテゴリーの一覧が付録Aに記載されている。

5つの軸あるいは情報領域に基づく評価からなる多軸診断は，専門職者が個人の状態に関連する，あるいは影響を与えている要因を認識することを促す。

- Ⅰ軸は主要な(精神遅滞と人格障害を除く)精神疾患を同定しており，大うつ病，統合失調症，双極性障害，不安などがこれに含まれる。
- Ⅱ軸には精神遅滞，人格障害および顕著な不適応性の人格特徴と防衛機制の一覧が記載されている。
- Ⅲ軸では個人およびその精神疾患の理解または管理に関連する可能性のある現存の一般身体疾患を記録する。
- Ⅳ軸は精神疾患の診断，治療，予後に影響を与える心理社会的および環境的問題の一覧が記載されている。主たる支援グループ，社会環境，教育，職業，住居，経済状況，健康管理の方法，法的状況などが挙げられる。
- Ⅴ軸は，臨床家が0～100の点数で評価する「機能の全体的評定(Global Assessment of Functioning; GAF)尺度」を用いて評価したその人の心理機能の全体的レベルを記録する。点数は一般にその人の現在の機能に基づいて求められ，また情報が得られるときは過去の機能によって求められることもある(過去1年間で最も高いGAF，6カ月前のGAFなど)。

DSM-Ⅳ-TRは，看護学生やスタッフが患者を診断するために用いることはないが，種々の疾患の特徴を記述するための資源として有用である。

看護診断は医学的診断とは異なり，医学的問題に対する患者の反応，あるいはその問題が患者の日常生活能力にどのように影響しているかということを関心の対象とする。つまり看護ケアに委ねられる問題のみが看護診断によって示されるのである。そして看護診断は，看護過程の他の段階と同様，患者を中心として策定される。すなわち，看護診断の焦点は，たとえばスタッフが看護ケアにおいて抱えているような問題ではなく，患者自身の問題や状況なのである。

看護診断の記述は，問題あるいは患者の反応，そして問題や反応に関連する1つないしはそれ以上の要因からなる。関連する要因は，患者の問題やそれに対する反応に影響ないし寄与する事柄である。徴候や症状または診断指標は，看護診断を支持する主観的・客観的データとなりうるが，これらは診断名記述の段階ではふつうは記載されない。看護診断の記述における2番目の部分は，問題に関連する因子，あるいはその原因に寄与する因子として看護師が把握したことを伝えるために記載される。「関連する」という言葉は，原因と結果それ自体を表すのではなく，問題と因子の関連を表している。看護診断が策定される時点でこれらの寄与因子の関連がわからない場合は，それ

に触れないで問題のみが記述される。本書では，問題の記述あるいは診断カテゴリーは，個々の患者をケアしている看護師が「〜に関連する」という言葉を使って記載するようになっている。

北米看護診断協会(North American Nursing Diagnosis Association; NANDA)は，正式に承認された看護診断の分類を開発している。NANDAは提案された看護診断を，明解で一貫性が保たれた完全な記載を担保する一定の基準に従って審査した。公式の診断リストはヘルスプロモーション，栄養，排泄，活動/休憩，知覚/認知，自己知覚，役割関係，セクシュアリティ，コーピング/ストレス耐性，生活原理，安全/防御，安楽，成長/発達という13の領域(ドメイン)に分類されている。看護師は他の看護診断を開発し，それを活用して承認を得るためにNANDAに提出することをNANDAから奨励されている。

本書における個々のケアプランは，焦点を当てた疾患や行動，問題について最も頻回に確認された看護診断を用いて記述されている。さらに，それらのケアプランで扱われる問題にしばしば関係するものを，関連する看護診断と定めた。患者個々の看護ケアプランにおける具体的な看護診断は，当該患者の看護アセスメントによって集められた実際のデータに基づいたものになろう。

期待される成果

次の段階は期待される成果を定めることであり，それによって看護過程に方向性と焦点が与えられ，また実施した看護ケアの効果を評価するための論拠が得られる。期待される成果は患者を中心とし，問題や看護診断の解決，あるいは潜在的ないしはそのリスクが高いと考えられる問題の予防に対する患者の進歩を反映させた記述となる。期待される成果は，「成果の評価基準(outcome criteria)」とか「到達目標」とも呼ばれ，個別的情報(修正因子)と時間的因子(最終期限)が含まれる。したがって，それらは測定可能であり，患者の進歩に応じて評価，修正されうる。患者個々の具体的な期待される成果を記載するのに役立つよう，本書における期待される成果は一般的な記述となっている。本書における一般的な成果の記述は，時間的枠組みを示すために入院初期，安定期，あるいは地域での成果として同定されているが，具体的な時間設定は個別の看護ケアプランでなされなければならない。たとえば期待される成果は次のように書くことができよう。「患者は11月18日(＝時間的因子)まで毎日10分間(＝修正因子)，喪失(修正因子)についてあるスタッフ(修正因子)と話し合う」。個別的評価基準には，食事と水分量，時間，活動ないしは行動，話題，特定の人やグループなどが考えられる。期待される成果は行動として記載できる，もしくは測定可能な用語で記述すべきである。さらにそれは，合理的なものであり，定められた期限内に達成可能なものでなければならない。看護師は，具体的なケアプランにおいては期待される成果の優先順位を示すことになろうが，本書に提示した成果の記述には優先順位を示す指示はとくに書かれていない。

看護の実施

看護介入の策定とその実施が，看護過程の次の段階である。ここでは期待される成果を達成するための具体的な方法が選択，実施される。看護介入は，看護行為，看護アプローチ，看護指示あるいは看護処方などと呼ばれることもある。それらは個別的なものであって，変数として明確にとらえられるいくつかの修正因子を含むものでなければならない。看護介入とは具体的な問題を扱い，患者のニーズを充足したり，患者がそれぞれの期待される成果を目ざせるよう援助する際に看護師が活用する実現可能な解決策や代替案を示すものである。ケアプランに具体的な看護介入の内容を記載することは，スタッフ間の患者へのアプローチの一貫性を保証し，ケアの評価にも役立つ。問題解決の具体的方策に加えて，付加的データの収集とアセスメント，健康増進と病気の予防活動，看護処置，照会，患者教育などが看護介入として位置づけられる。

評価と修正

看護過程の最終段階は，実際には最後の段階ではない。他のすべての段階の評価と修正が看護過程全体に組み入れられることで，その活動が継続

していく。患者のケアを行う間に新たなデータが発見され，それらは当初のアセスメントに付け加えられなければならない。患者が新たな情報（あるいはこれまでと異なった情報）を提供するかもしれないし，また患者の行動は時間の経過とともに確実に変化するであろう。したがって，その診断は正確か，診断の変更を求められる異なった因子，付加因子，関連因子がないかという観点で看護診断を評価しなければならない。期待される成果もまた評価が必要で，患者の進歩に応じて修正因子と時間的因子は変化するであろう。また，実施した看護の有効性について，別のアプローチを用いるべきかどうか確かめる必要がある。看護介入に含まれる具体的な修正因子は経過とともに修正され，さらに新しい問題への対応が求められるだろう。その他評価・修正が必要なのは，患者の参加と自己責任の程度（患者は進歩に応じて治療にもケアの計画にも参加し，責任を果たすようになる），およびスタッフの一貫性（スタッフは個別的な看護を一貫して実施しているか）についてである。

理想的には，患者に対する日常のケアに評価と修正が組み込まれるべきであろう。それぞれの観察や看護師と患者の相互作用がケアプランの構成要素を評価し，修正する機会となる。ケアプランの有効性を評価し看護介入と期待される成果の基準を修正するには，勤務交替の申し送りの時間を活用するのが理想的である。定期または随時のミーティング，看護師と患者の話し合いなどのカンファレンスは修正案を検討するために活用できるであろう。看護スタッフは各勤務帯ごとに，あるいは週に数回，あるいはその病棟で定められた時間割の中でケアプランを評価し，話し合う時間を設けることが望ましい。それがどのように計画されるにせよ，評価と修正を個々の患者のケアプランに組み入れ，看護ケアを柔軟でダイナミック，臨機応変かつ熟慮されたプロセスとしてとらえることが重要である。

治療目標

治療目標とは，患者との協働作業における治療プロセスについての看護師の理解を導くものであり，看護目標とも考えられる。看護診断で記載された問題を解決し，患者の健康を改善するための具体的な介入を看護師が選択する際に，患者との協働作業における看護師の役割の治療的枠組みを自覚しておくことは大切である。多くの異なった問題や行動を示す患者のケアに，一般的な看護目標を適用することができる。そのような目標のいくつかを以下に挙げる。

・患者や他の人々が傷つくのを防ぐ。
・患者および他の人々を外傷から守る。
・患者および他の人々にとって安全で，支持的で，脅威的でない治療的環境を整える。
・患者との親和的関係を作る。
・患者との信頼関係を確かなものにする。
・精神病症状および自殺行動や攻撃的行動を少なくする，あるいはなくす。
・治療プログラムに患者が参加することを促す。
・関連する，あるいはその他の問題に関する治療を促す。
・基本的ニーズとニーズを満たすために最低限必要なセルフケア活動の充足に関して患者を援助し，セルフケアにおける患者の自立を高める。
・適切な栄養と水分の摂取，排泄，休息，活動を整える。
・患者と重要他者に患者の疾患，治療，薬物治療について教育する。
・自尊感情を高める。
・患者の適切な感情表出を促す。
・疾患や状況についての洞察を促す。
・コーピングスキルの発達を促す。
・患者の問題解決のスキルと意思決定能力を高める。
・患者と重要他者に情緒的な支援を提供する。
・急性期の環境から退院に向けて，あるいはより高い水準の自立を目ざし準備させる。

期待される成果と看護介入の直結に焦点を当てた患者中心のケア計画を維持するために，本マニュアルではそれぞれの看護診断ごとの治療目標を記載した項を置かなかった。その代わりに，個別の問題や行動を示す患者との協働作業においてとくに重要な具体的治療目標（前述したものに加

記録

　看護および多職種でのチームケアのもう1つの側面に記録がある。記録はさまざまな理由で重要である。まず第1に，患者個々のケアプランは，記録として記載されることによってすべてのスタッフに伝えられ協力を得られる。記載されたケアプランを用いることで，個々の患者のケアにおけるスタッフ全員の一貫性と包括性が保証される。ケアプランの評価と修正のなかに，患者のニーズの変化およびそれに対応するケアの変化が反映される。第2に，グループとして全員が一堂に会することが困難なスタッフ(たとえば，異なる勤務帯の看護師，フロートナース，スーパーバイザーなど)にとって，記載されたケアプランは効果的，効率的なコミュニケーションの媒体となる。第3に，患者診療記録の看護に関する記録やチャートは，多職種からなる治療チームの他のメンバー(たとえば，医師，ソーシャルワーカー，退院計画立案者など)に看護観察と看護ケアを明確に伝えるのに役立つ。記録の情報はまた，他の施設への転院，継続看護，その後の入院などの場合にも経過記録として役立つ。第4に，記録は公式の文書であり，看護ケアの記録はその患者に関する法的手続きにおいて活用される可能性がある。最後に，ケアに関する記録は，認可と償還の目的においても重要である。医療の質を審査する機関(quality assurance department)や施設の活用状況を審査する機関(utilization review department)，行われている医療が一定の基準を満たしているかどうかを審査する機関(accreditation body)，あるいは第三者機関はケアの質を審査したり，適切な償還額を決定するために記録を必要とする。

多職種からなる治療チーム

　すべての治療およびリハビリテーションの場面あるいは計画において，精神疾患を有する人の抱える多様な問題に対処するためには多職種からなるチームアプローチが最も効果的である。チームのメンバーがそれぞれ特定の領域の専門性を有し，その協働の取組みによって患者のニーズを満たすことができる。多職種協働治療チームの構成員は精神科医，臨床心理士，精神科看護師，精神科ソーシャルワーカー，作業療法士，レクリエーション療法士，職業リハビリテーションの専門職などからなる。患者のニーズによっては栄養士，薬剤師，理学療法士，言語聴覚士，宗教的助言者，聖職者などの協力を得ることもある。チームの各領域の常勤メンバーがすべての場面に存在するわけではなく，当該場面で必要なプログラムやサービスによりチームの編成が決定される。

　ケースマネジャーの役割は最近の潮流であるマネジドケアの環境において，そしてより多彩なサービスを求める患者ニーズを背景に重要性を増している。しかし，ケースマネジャーのための一定の標準的教育課程は存在せず，さまざまに異なった経歴の人がこの役割を担っているといえよう。その多くはソーシャルワーカーや看護師であったり，心理学など関連領域の学士号をもつ人たちである。さらに，その他の人たちはそのスキルと経験によってケースマネジャーの役割をこなしていると考えられる。精神科看護師は精神薬理学，患者および家族教育，そして身体疾患ばかりでなく精神疾患に関する知識とスキルをもち，ケースマネジャーの役割を果たすのには理想的な立場にある。あなたが精神科看護師としてケースマネジャーの役割を担うかどうかはさておき，多職種からなるチームの必要不可欠な存在として機能することが重要である。有用なメンバーとして，チームに対して看護の専門的知見と臨床的見通しを提供するのである。さらに，それぞれのチームメンバーは，他の専門領域の専門的知見と臨床的見通しからさまざまな利益を得られると同時に，患者のためにより多くの情報と資源にアクセスすることが可能となる。

看護師-患者の相互作用

コミュニケーション・スキル

　効果的に機能している看護師-患者間の治療的コミュニケーションとは，意識的で目標を志向したプロセスであり，それは日常の何気ない相互作

用，あるいは社交的な相互作用とは大いに異なっている。治療的コミュニケーションは，目的をもってケアを行うという看護ケアの特徴に基盤を置く。治療的コミュニケーションは看護ケアの手段である。それは患者との間に信頼関係を作り，好ましい変化や健康の促進を図る。また制限の設定，強化，あるいは治療を方向づけること，さらに関心をもっていることの伝達，目標の認識とその達成のための作業，教育，その他の看護ケアの提供にも欠かせないものである。看護師は，コミュニケーションに際して患者と患者のニーズを理解しなければならない。あらゆる看護ケアと同様，満たされるべきは看護師のニーズではなく患者のニーズである。

治療的会話は目標志向的である。治療の目標を実現するための，あるいは患者がゴールに到達できるよう援助するための看護介入として計画的に活用される。とはいえ，患者との治療的コミュニケーションは，患者を上手にあしらうために，決まりきった言葉を杓子定規に，機械的に朗読することではない。それはむしろ，会話とケアリング，制限と強化，コミュニケーション技術と人間としての言葉との調和という看護のアートとサイエンスの領域に属するものである。患者とのコミュニケーションは，黙って患者の傍らにいることから，綿密に組み立てられ慎重に選ばれた（たとえば，行動修正の技法のような）話しかたまでさまざまな段階がある。患者との相互作用は，日常の社交や娯楽的な活動のなかでも生じている。看護はそのような日常的場面でも意識的に「社交的」会話をもつことによって，積極的にソーシャルスキルを教育し，そのモデルを示している。どのような状況にあっても，患者との相互作用は看護師としての専門的役割の一部であり，患者とそのニーズを重んじなければならないということを忘れてはならない。このことは常に大切である。

患者との相互作用において有効なコミュニケーションの技術と技法が数多く知られている（付録D「コミュニケーション技法」を参照）。これらの技法はコミュニケーションのためのツールである。個々の患者のニーズを満たすように選択され，ニーズの充足を最良のものとするよう，また看護師が最も効果的に活用できるように修正されることもある。それは効果的であると同時に，看護師にとって違和感のないものであることが大切である。すなわち，自分の言葉を使用すること，会話のなかに目的の明確なコミュニケーション技法を統合すること，相互作用後にその効果と看護師に生じる感情を評価すること，そして次の相互作用の機会に技法を修正することなどが重要である。看護ケアの他の側面と同様に，コミュニケーションはダイナミックなものであり，評価や修正が可能であり，かつ必要でもある。以下に挙げるのは，治療的コミュニケーションを改善するための提案あるいはガイドラインである。

- 一定時間のコミュニケーションをもちたい旨を患者に申し出る。患者と話がしたいとうことを伝える。
- 患者を姓名で呼び，また患者にも看護師の姓名を認識させる。ただし，その施設または個々の病棟の方針，あるいは看護師と患者の親しさの程度や患者の問題の性質によっては名前（ファーストネーム）で呼び合うこともある。
- 患者が視線に耐えられるようなときに視線を合わせる。ただし，凝視してはならない。
- 患者に耳を傾ける。患者が言語的，非言語的に伝えようとしていることに集中する。
- コミュニケーションのツールとしての沈黙を活用し，気持ちを楽にさせる。
- 看護師自身のことやスタッフ，または他の患者についてではなく，その患者が感じていることを話題にする。
- 自由回答式質問法（open-ended question）を用いる。ひと言の答えですむような質問は避ける。
- 患者が話せるよう，十分な時間をとる。
- 患者に対しては正直さを保つ。
- 批判的な態度をとらない。必要ならば，批判しないことを患者に直接伝えて安心させる。
- 自分自身の感情を認識し，感情的な偏見を患者との相互作用に持ち込まないようにする。
- 患者が感情を表出できるように促す。
- 患者が話したことを反復して返す。単純に返すときは，語尾を高くして繰り返し，問いかけて

いることを示す。もう少し複雑な返しかたとして，患者の述べたことを，患者が表現しようとしている感情を反映するような別の言葉で言い直してみる。そうすることで，患者は自分の言おうとしていることが看護師にきちんと伝わったかどうかがわかり，それを修正することも可能になる。看護師はまた，一見矛盾している内容を指摘し，もっとはっきりさせるよう求めることもできる（これは直面化になることもあるが，そうならないこともある）。患者が感じていると推測したことを，安易に自分の言葉で言ってはならない。そうではなくて，「あなたは…と言っていましたね。それはあなたが感じていることですか？ あなたはそうおっしゃりたかったのですね？」などの言い回しを使う。

- 患者の言おうとしていることが理解できない場合は，そのことを患者に伝える。理解できない責任は看護師自身が引き受け，わかりやすく話してくれるよう患者に頼む。これは，言いたいことを相手がわかるように説明する責任を患者にもたせることになる。
- 患者の感情表現に対して，慣用句や決まり文句で応じてはならない。これらは，患者の感情を軽んじることになる。信頼を損ない，その後のコミュニケーションを妨げるだろう。
- 患者の問題に関連づけて，看護師の個人的な意見，信念，体験を話してはならない。
- アドバイスしたり，患者に代わって意思決定を行ってはならない。というのは，そのアドバイスが「適切」なものである場合（たとえばうまく解決できた場合），患者は自分で問題を解決する，あるいは適切な決断によって責任を果たしたり，功績を認められる機会をもてないことになる。また成功によって自尊感情が高まる喜びを味わうこともできない。逆に看護師のアドバイスが「不適切」なものである場合，患者は失敗から何かを学ぶという機会や，また失敗しても修復できることを認識する機会を逸してしまうことになる。このような場合，事実上患者は意思決定の責任を回避し，それどころか，その意思決定による結果をすべてスタッフや病院のせいにするだろう。
- 患者が問題解決プロセスを活用できるよう援助する（「患者教育」35頁を参照）。患者が代わりの方法を見つけ，吟味できるよう援助する。
- 観察に基づいて，患者に対し率直で非罰的なフィードバックを与える。
- 患者をばかにしたり，操作しようとしてはならない。
- 患者を相手に議論したり，権力争いに巻き込んではならない。
- 患者の怒りや否定的な表現を，個人的感情で受け止めてはならない。
- ユーモアを思慮深く使う。患者をからかったり，軽蔑的なユーモアを使ってはならない。ある種の問題をもっている患者は，ユーモアのような抽象概念を理解できないことに注意する。ユーモアの活用については個々の患者ごとに検討する必要がある。

感情の表現

　患者がいかに感情を表現するかは治療の1つの鍵である。「書く」「話す」「描く」「身体的活動で表現する」などの害のない受け入れやすい方法で，患者が自分の感情を表現できるように援助することが大切である。感情を表現すること，どのような表現方法を容認するかということは，患者の文化的背景によって強く影響を受ける可能性がある。これまでどのような感情表現をしてきたか，そして家族，仲間，文化的集団においてどのような表現方法を用いてきたかを尋ねることで，患者がさまざまな感情を表現し，それらの感情を抱きながら作業するために効果的，かつ文化的に受け入れやすい方法を見出すことができるだろう。

　患者（あるいは看護師）にとっては必ずしも気持ちのよいものではないかもしれないが，「泣く」という表現を促すことが好ましいこともある。泣いてもよいと言葉で伝える，沈黙の技法を使う，ティッシュペーパーをそっと渡す，表出のための十分な時間をとる（内容を詮索したり，話すそばから意見を差し挟まない）ことで，患者の感情表出を促すことができる。

　患者との協働作業の目標は，苦痛の感情を避け

ることではなく，憎しみ，絶望，激しい怒りのような「否定的」な感情さえも表現させ，それに向かい合い，それらを受け入れられるようにすることである。患者の感情を受け入れるとは，患者が言うことのすべてを同意したり認めることではない。患者に同意したり，感情を共有しなくても，患者が感情表出を経験しているという事実をそのまま認めることによって看護師は患者を支持することができる。患者の感情表出によって不快感を自覚するときは，自分の感情を吟味したうえで他のスタッフと話し合うか，または患者の感情表出をそれほど気にしないですむスタッフと交替する必要がある。

患者教育

患者教育は，患者擁護と合わせ，良質な看護ケアを構成する重要な要素である。メンタルヘルスの看護分野において，患者教育の形式はさまざまであり，内容も多岐に及ぶ。初期のアセスメントや退院計画についてはいうまでもなく，入院の全期間を通じて，患者と重要他者の学習のニーズを考慮に入れることは重要である。教育に関する患者(あるいは重要他者)のアセスメントでは次のことを考慮する。

- 現在の知識や理解の程度
- 現在の最大の関心事(看護師は，患者が情報収集に取り組めるようになる前に主な関心事を調べておく必要があるだろう)
- 教育の必要性に対する患者の認識
- 意識レベル，見当識，注意を持続できる時間，集中できる時間
- 幻覚，その他の精神症状や神経症状
- 薬物療法の効果
- 短期記憶，長期記憶
- 使用言語
- 教育レベル
- 視覚，聴覚，または他の感覚器官の障害
- 学習方法に関する患者の好み
- 文化的要因
- 学習障害
- 学習への動機づけ
- 学習に対する抵抗(精神障害に関連した否認や恥の感覚など)

入院期間中は，教育効果を減じるさまざまな要因が存在するため，患者教育や学習に関しては最適な状態とはいえないかもしれない。とはいえ，入院期間は教育に最良の機会であり，一定の情報(とくに薬物治療とセルフケア行動に関する)が退院の前に伝えられるべきである。さらに，退院後の継続教育のためのセッション予約を行ってもよい。必要があれば，教育を強化するために重要他者の援助を得ることや在宅ケアのなかで教育を継続することも可能である。

その患者や状況に最もかなった教育の様式を選ぶこともまた大切である。活用可能なさまざまな教育技術や手段があり，それらは患者のニーズや臨床場面，利用できる資源，看護師の専門性などに応じて教育計画に組み入れられる。効果的な教育手段を以下に挙げる。

- **情報の提供**(グループあるいは個人への)：講義，ディスカッション，質疑応答形式の話し合い；そのためには言葉で伝えたり，文書を利用したり，視聴覚教材(スライド，オーバーヘッドプロジェクター，カセット，ビデオテープなど)を用いる。
- **簡単な図表などを使用しての指導**：絵や写真，あるいは両方を使用する(とくに，読み書きが困難な患者，あるいは使用言語が異なる患者のために)。
- **繰り返す，強化する，同じ内容を違った言いかたで再度述べる。**
- **グループ討議**(薬物の安全な服用などの共通した話題を取り上げ，教育と仲間間での支持を活用して薬物治療のコンプライアンスを高める)
- **社交あるいは娯楽**(たとえば，ソーシャルスキルを教える)
- **ロールプレイ**(脅威のない支持的環境でスキルを実践させ，建設的なフィードバックを与える)
- **役割モデルを示す**：スキル，適切な行動，効果的なコミュニケーションを実際に示す。
- **通訳や翻訳された教材**(患者の使用言語が看護師のそれと異なっている場合)

- **デモンストレーションや説明を反復させる**：提供された情報を患者がどのように認識しているか尋ねてみることは大切である。患者は看護師を喜ばせたいとか自分の教養レベルが低いのが恥ずかしいとか，あるいは「そうあらねばならぬ」と思い込んでいるため，理解しているような態度をとることがある。教育がなされたとしても，必ずしもそれを学習しているわけではないことに注意する。

教材は，患者の文化，言語，学習能力と調和したときに最も効果的であるということを忘れてはならない。もし，文化的に適合した教材が手元にないときは，文化的に配慮され，人種多様性の認識が反映された教材を選択，開発しなければならない。使用されている言語のために，あるいは患者の読字スキルが十分でないために，文字の教材が利用できないときは，絵で表した教材を活用する。

教育，その他の相互作用に通訳の活用を要する場合，患者の家族や重要他者は通訳者として最適ではないことに留意する。患者は，家族や重要他者のいるところでは話すのに抵抗がある話題もあるだろうし，家族や重要他者にしても，患者のことや病気などに対する彼ら自身の感情のために正確に通訳できないかもしれない。スタッフやボランティアが利用できないために，患者の重要他者を通訳者として活用しなければならないとしたら，このような問題があることを認識し，そのことについて患者や通訳者と話し合ってみるのが適切である。理想的には，メンタルヘルス分野の相互作用と教育に関する通訳に慣れたヘルスケアワーカーが通訳者であることが望ましい。

しかしながら，通訳によるセッションには，経験を積んだ通訳者であったとしても多くの難問がある。第1に，セッションのために十分な時間を配分する必要がある。というのは，コミュニケーションの正確さを保つために，看護師からの情報は通訳者を通して患者に伝えられ，次に患者はその情報を通訳者に言葉で返すことによって理解したことを示す。さらに，通訳者はそれを看護師に伝えることになる。第2に，これらの相互作用では（通訳者にではなく）患者に向かって話しかけなければならない。いくつかのポイントでは通訳者と会話をしなければならないが，情報を提示したり，質問をしたり，患者の反応に耳を傾けるときは直接患者とかかわることが必要になる。患者に直接話しかけることで，視線を合わせ，患者を1人の人間として認めていることを示し，関心や配慮を伝えるために声のトーンや表情を活用することになる。第3に，抽象的な概念や実例を第三者や別の言語を通して伝えることは容易ではないということに留意する。通訳を使うときは，できるだけ簡潔かつ直接的であることが最もよい。第4に，ジェスチャー，画像，実際の物品（たとえば，患者が自宅で薬剤を計ることになる薬剤カップ），その他の単純な道具（たとえば，服薬を記録するカレンダー）が役に立つ。第5に，患者に自分の言語でメモをとらせておくと，通訳者が看護師，患者とともに正確を期すために再検討することができる。最後に，可能ならば患者と少なくとも2回の通訳によるセッションをもつようにする。そうすることで，最初のセッションにおける学習成果と通訳の正確さを継続して評価する機会を得ることができる。

看護師の行う患者教育にふさわしい話題や内容は次のとおりである。

- **健康全般と安寧**：栄養，運動，休息，清潔および身体的健康と精神的健康の関係についての基本的情報
- **精神的健康**：情緒的発散の方法，感情の表現，自尊感情を高めること
- **ストレスマネジメント**：ストレッサーの確認，自分自身のストレスに対する反応の認識，ストレスを選択すること，リラクセーション技法，ストレスと病気の関連
- **問題解決と意思決定のスキル**：問題解決過程の活用。すなわち，状況のアセスメント，問題の確認，目標の設定，可能な選択肢や解決策の発見，選択肢や解決策の選択，評価，修正
- **コミュニケーションスキル**：効果的なコミュニケーションの技術，自分のニーズの表現，傾聴のスキル，アサーション（自己表現）トレーニング

- **ソーシャルスキル**：信用を築くこと，社交の基本，公の場や社会的状況にふさわしい行動，他者との食事，レストランでの食事，親密な関係，望まない言い寄りや口説きに「ノー」と言うこと
- **余暇活動**：余暇に対する関心の自覚，地域のレクリエーション資源の活用方法，図書館の利用
- **地域の諸資源**：ソーシャルサービス，支援グループなどの認識と活用
- **職業スキル**：職に就くうえでの基本的な義務，面接スキル，職場という状況にふさわしい行動
- **日常生活スキル**：金銭管理（銀行取引，家賃，公共料金の支払いなど），電話の使いかた，食料雑貨の買い物）
- **特定の精神力動的なプロセス**：たとえば悲嘆，発達段階
- **特定のメンタルヘルス問題**：たとえば摂食障害，統合失調症，心気症的行動，自殺行動
- **特定の身体疾患，病態生理**：たとえばHIVやエイズ，糖尿病
- **病気の予防**：たとえばHIVの感染予防
- **関係性のダイナミクス**：健全な対人関係，二次的利得，虐待的関係
- **セルフケアあるいはケア提供者の責務**：たとえば更衣の方法，運動の範囲や制限，神経疾患に関する安全性と管理
- **薬物治療**：目的，作用，副作用（どのようなことが起こりうるか，少なくするためにはどうするか，可能ならば専門家にどんな時に連絡するか），投与量，コンプライアンスを保つ方法，特別な情報（薬剤の血中濃度をモニターすることなど），過剰服用あるいは中毒の徴候と症状

精神科看護師の役割

看護の責任と機能

ヘルスケア施設において，あるいは患者との治療関係において，看護師は一定の責任をもっている。それは次のようなことである。

- 患者を個人として認め，受け入れる。
- 患者を擁護する（「患者の擁護」39頁を参照）。
- 患者のアセスメントと看護ケアの立案を行う。
- 看護過程に患者とその重要他者を参加させる。
- 患者の苦痛とその訴えを受け入れる（苦痛や病気の証明を患者に要求してはならない）。
- 安全な環境を整え，患者と他者を傷害から守る。
- 患者が自己コントロールを維持できるようになるまでの間，外的なコントロールを提供する。
- 治療的環境を提供する。
- 自分自身の感情を認識，吟味し，それらの感情を踏まえて意識的に行動する。
- ケア計画に際しては，患者が述べたニーズや願望，目標（安全や倫理，正しい看護ケアの範囲内で）を尊重する。
- 患者の健康と機能の最適レベルをそれぞれ同定し，そのレベルを看護過程の目標とする。
- 患者のケアにおけるさまざまな側面で他の分野の専門職者と協力する。多分野からのアプローチを調整する。
- 患者の行動を正確に観察し，記録する。
- 患者の文化，文化的価値と習慣を常に意識し，尊重する。とくに，看護師のそれと異なる場合は注意する。
- 薬物の投与と（それによる）治療，個人間の相互作用（言語的・非言語的），公式・非公式のグループ形成，種々の活動，ロールプレイなどの看護ケアを安全に提供する。
- 患者と重要他者に対する教育を行う。
- 患者に対し，行動の観察に基づいたフィードバックを提供する。
- 常に正直であり，かつ批判を差し挟まない態度を維持する。
- 患者に対する専門家としての役割を維持する（次項「専門家としての役割」を参照）。
- 患者に意思決定や試行錯誤の機会，自らの感情と生活に責任を負う機会を提供する。
- 患者に現実的かつ具体的な期待を伝える。
- 看護教育，および新しい構想，理論，研究の探求を継続する。

専門家としての役割

専門家としての役割を維持することは，患者とのかかわるうえできわめて重要である。患者は交際に加わるためにヘルスケア施設に来るのではな

く，援助を求めて来るのである。彼らが必要としているのは，友人ではなく看護師であることを忘れてはならない。治療的状況では，患者が個人的に看護師を好きになることは必要なことでも，また望ましいことでもない（看護師の患者に対する感情についても同じことがいえる）。

治療的環境は社会的環境とは異なるので，そこでの患者との相互作用は，社会的相互作用のスキルを教育することと患者の対人関係能力を高めることのみを目標にするべきである。看護師は自分の個人情報や信仰を患者に教えるべきではなく，また，看護師-患者関係のなかで自分自身の要求を満たそうとしてはならない。厳しいと思われるかもしれないが，このことの重要性は治療的環境の確立と維持にとどまらない。たとえば，中絶を考えていながらまだそのことを明らかにしていない患者は，看護師にカトリックかどうかを尋ねることがある。その返事が「はい」だったら，患者は看護師が中絶に反対すると考え，ますますこの問題について話し合うのを嫌がるだろう。ここで重要なことは，個人の信念とかかわりなく，看護師が自分を1人の人格として認め，その感情とニーズを受け入れるだろうと患者が感じられるようになることである。もし看護師が自分自身の個人情報を明かしてしまうと，患者は看護師は自分を受け入れないだろうとか，治療的関係の現状と目的を混同するのではないかと考えてしまうおそれがある。

治療的関係は社会的なものではないので，看護師が自分の結婚のことを話題にしたり，住所や電話番号を患者に伝える必要はない。このような個人情報を患者から求められたときは，それらの情報は不必要であり，治療的関係にとっては不適切であると返事をするのがよい。看護師は，このような機会を（社会的関係と対比して）治療的関係の原則と重要性を強化するために利用することができる。患者は治療的関係の本質について教育を受ける必要があるかもしれない。なぜなら，彼らは今回のケアを受けるまでそのような関係を体験したことがないからである。個人的な情報を患者に知らせることでヘルスケア環境以外での社会的関係が形成され，専門家としての役割を終了してからもスタッフに依存することを助長したり，その患者が攻撃的になったり敵意を抱いた場合，看護師に危険が及ぶことにもなりかねない。

スタッフの要件

本書では，治療チームのスタッフが患者とかかわるときに抱く感情を認識，意識化，表現することの重要性について繰り返し言及している。看護師（あらゆるスタッフ）が患者とその問題に対して情緒的反応を起こしているということを認識することは重要である。多くの状況が看護師に情緒的反応を起こし（たとえば，性的欲求や宗教の問題），自分の（現在あるいは過去の）類似の体験を想起させるだろう。このような情緒的反応としては，苦痛や不快を抱かせるもの，恐怖，嫌悪感，批判を呼び起こすもの，あるいは漠然として認識しがたいものもある。これらの感情を認識し，それに影響されずにケアを行うことの重要性は次のような事実に基づく。すなわち，そうしなくても患者に対応することはできるだろうが，その場合には，看護師と患者双方に望ましくない影響が及ぶことがあるということである。たとえば，看護師は無意識のうちに患者に対し非難の気持ちを伝えたり，ある種の話題や問題について患者とかかわりをもつのを避けてしまうかもしれない。自分の感情を否認し，それを患者に投影したり，患者に対するフラストレーション耐性がきわめて低下するかもしれない。患者の問題が，看護師の忘れていた自分自身の悲痛な体験（虐待や近親姦など）を想起させるような場合は，看護師は患者の感情にできるだけ触れないようにしたり，患者から距離をとるかもしれない。ついには，患者とのかかわりが非常なストレスとなり，バーンアウトに陥って看護職を放棄することにもなりかねない。自分のこのような感情を無視しようとすると，患者の感情にも気づかなくなり治療的関係が妨げられる。そればかりでなく，看護師自身の感情も損なわれ，対人関係業務におけるストレスを増大させる。

患者に対して情緒的反応が起こるのは当然で，それが専門家らしくないとはいえないことを理解しておくことは重要である。もちろん，そのよう

な反応を患者に向かって行動で表すのは専門家らしくないが，これらの問題をよく認識し，その責任を引き受けるのは看護師の専門家としての役割である。スタッフが自分たちの感情に対する認識を深めるよい方法は，定期的な患者ケアカンファレンスやスタッフミーティング（必ずしもきちんと計画したり公式でなくてもよい）をもつことである。少なくともこれらのミーティングの一部は，患者に関するスタッフの感情表出に利用できる。たとえば，スタッフは患者が治療に反応しないことでフラストレーションに陥るとする。カンファレンスでこれらの感情を吟味し，ケアプランの評価と修正を行うことができる。それは，ケアプランの改善にとどまらず，無力感に対処し，患者に対する無関心を防止することになる。スタッフミーティングは，スタッフの感情を支えるのに役立ち，患者に対して情緒的に反応しているのは自分だけではないという感触を得る機会となる。さらに，そのような目的に活用できるカンファレンスの別の形態として，感情について話し合ったり看護ケアを計画するために定期的，あるいは随時に行われる，スーパーバイザーや精神科看護コンサルタントあるいはスペシャリストを含めたミーティングがある。

また，別な状況でスタッフは，操作的，敵対的あるいは攻撃的な患者に対して自分自身が怒りを抱いているのに気づくことがある。もしこのような感情が患者ケアを妨害しているのであれば，とりあえずは自分自身の情緒を確かめ，（安全性において可能ならば）慎重に患者から離れることが大切である。たとえば，自分が患者に腹を立てたり，懲罰的に対応しているのに気づいたら，別のスタッフにその患者への対応を依頼するのが望ましい。あるいは，患者の行動が，（躁的行動でみられるように）単に長時間は我慢できないとか協働できないだけのことかもしれない。このような事例では，患者カンファレンスの場を使って看護ケアの割振りを検討し，スタッフと患者の接触を短時間（1回に約1，2時間）にとどめるようにするとよい。患者が攻撃的になり，拘束や隔離などの介入が必要となったときは，短時間のカンファレンスを行って，介入に関することだけでなく，その患者の行動によって引き起こされた感情，および安全を確保するための方法についても話し合う。

しかし，（スタッフの）感情表出は，患者やその行動に対する批判が含まれるべきではないことに注意する。それはむしろ，患者ケアに際して批判的，あるいは受動攻撃的になるのを避けるために行われるものである。その他，スタッフの要件として，次のようなことが挙げられる。①それぞれの病棟で休憩時間を設け，活用を促す，②スタッフとしての経験や患者とのかかわりの程度が多様となる勤務割を作成する，③スタッフの教育活動，および専門家としての成長を図れる機会を支援する，④他の病棟のスタッフも含めて看護スタッフを支援するグループを活用する。

患者の擁護

メンタルヘルスケア場面における看護師は，患者の擁護者という独特の，そしてきわめて重大な役割を担っている。精神的問題を抱える患者は，自分たちの権利を知らなかったり，自分の関心に基づいて行動できないことが多い。（意思に反して入院させられたり，拘束されている）患者は，人権の保護を完全にスタッフに委ねているといえる。また，患者とその重要他者はメンタルヘルス施設に入るという心的外傷と混乱に圧倒され，人権の保護に関して極端に受動的になることがある。個別的看護ケアの立案と実施に最善を尽くすのに加え，看護師は特別な状況（たとえば命令入院）はもちろんのこと，入院患者の一般的な権利についても熟知し，さらにその視点に基づいて患者ケアの他の諸側面も監視すべきである。看護師は患者とその家族あるいは重要他者に，患者の擁護者として援助を提供することができる。

患者の権利

メンタルヘルスの問題が関与するあらゆる看護実践において，看護師は患者の権利および患者ケアの特定の局面に関する国や州の法律を知っておかなければならない。治療上必要だが，それが患者の意思に反するようなことについては，患者の健康や看護師の良心という点からだけでなく，法

律に照らして吟味すべきである。患者の治療が法的または倫理的制限内で行われているかどうかについて，治療チームや施設内の誰か他の人がその責任を負っている，あるいは負ってくれるだろうと考えてはならない。患者の擁護者としての看護師の役割がここではとくに重要である。命令入院，身体拘束の適用，患者の意思に反する薬物や電気けいれん療法または他の侵襲を与えうる治療に関しては，看護師が慎重に検討し，対応しなければならない。

　法的問題に関連しそうな状況ではどのような場合でも，看護師は法律を知り，患者を厳密に観察し，その観察を正確に記録しなければならない。正確な記録はきわめて重要であり，またあらゆる点において具体的でなければならない。たとえば，患者を身体的に拘束する際には，看護師は次のようなことを記録しなければならない。

・拘束のきっかけとなった要因，状況，行動，拘束の理由
・拘束の開始時刻と方法
・拘束している間に，患者の基本的欲求と権利を満たすためにとられた処置(たとえば，一肢の拘束を解いたこと，関節可動域の運動をさせたこと，水分と食べ物を与えたこと，ポータブル便器を使わせたことなど)
・拘束している間の頻回かつ個別的な観察。拘束を継続するかどうかの観察と判断も含まれる。
・拘束から解放した時刻
・解放時の患者の行動
・その他の関連情報

　法的配慮を要すると思われる患者の処遇について，看護師と治療チームの他のスタッフ(医師など)との意見が一致しない場合，困難な事態が生じる可能性がある。たとえば，看護師は患者の自殺の可能性が高いと信じているのに，他のメンバーは週末の外泊をさせてもよいと考えているような場合である。このような状況においては，看護師は判断材料となった観察事項をすべて記録し，師長，スーパーバイザー，看護部長，施設管理者などの指示を仰ぐべきである。

法的問題を抱える患者

　困難を来すもう1つの状況は，レイプ，家庭内虐待，子どもへの虐待や性的暴行，近親相姦，殺人，放火などの犯罪で起訴されていたり，有罪となっている患者，あるいはそういうことを病院内で吹聴する患者を治療する場合である。この場合にも，そのような患者の治療に関する法的側面を心得ておくことがきわめて重要である。たとえば，患者はなぜ治療施設に入院しているか。責任能力の有無を判定するために裁判所から観察を依頼されたのか。犯罪に対する判決を免除されて，あるいは判決の一部として裁判所に命じられた治療なのか。他の問題で入院し，治療を受けている間に自分の犯罪をスタッフに打ち明けたのか。

　もし観察目的の入院であれば，実際にその患者に(安全性を考慮したうえで)なんらかの治療を行うか，それとも観察し，それを記録することだけにするのかについて明確にしなければならない。いずれの場合にも観察は正確に行い，患者記録に記載しなければならない。患者記録は法的文書であり，法廷に証拠として提出される場合もある。

　犯罪行為にかかわる状況では，看護師はその患者に対する自分の感情を吟味することが重要である。効果的に患者とかかわりながら批判を差し挟まない態度を保つために，看護師は自分の感情を意識化し，常に自覚していなければならない。たとえば，患者について「罪はないのに」と感じたり，あるいは「こんなことができるとはなんと卑劣な…」と感じていたら，看護師はその患者を客観的に治療しているとはいえない。しかしながら，患者ケアにかかわる者なら誰でも，犯罪に対してなんらかの感情を抱くのは実に当然のことでもある。感情を表出し，それを吟味して適切に対処することによって，客観的な看護ケアを維持できるよう，スタッフ間のカンファレンスと相互作用を活用すべきである。

患者の役割

　治療関係においては，患者もまた積極的役割を担う。ケア計画と治療に関しては可能なかぎり彼らと契約することが大切である。治療の目的を認識させることで，患者は自らの役割を能動的なも

のとみなし，さらにそのことは実行される具体策の成果に反映されてくるだろう。看護ケアの効果の評価に参加させることによって，治療への期待，進歩，最終的には退院に焦点を当てられ，患者自身の自己コントロール感と責任感を助長することができる。

患者の責任

患者は治療関係のなかで一定の責任をもつ。これらの責任を患者がどの程度受け入れ，それを果たすことができるかは，その患者の精神状態や抱える問題によってさまざまである。回復していくに従って，患者の果たせる責任の程度は増大するはずである。一定の責任とは次のようなものである。

- 入院や治療を，最適なレベルの健康を目ざした肯定的なステップとして認識し，それを受け入れる。
- 看護師を治療者として認識し，受け入れる。
- 自分の感情的問題を認識し，それを受け入れる。
- 自分の感情がたとえ困難，あるいは苦痛なものであったり，望んでいる自己イメージと相容れないものであったとしても，自分自身の感情に対する責任を受け入れる。
- 治療において積極的な役割を受け入れ，また最適なレベルの健康を達成しようという目的に向けて動機づけられている。
- できるだけ早期に，かつできるだけ多く，ケアの立案と実施に積極的に参加する。
- 身体的健康と精神的健康が関連することを認識し，それを受け入れる。
- 情報は，たとえそれが望ましくないものと感じられても，ケアの立案と評価の正確なデータとなるので正直に報告する。

推薦図書

Arnold, E. (2000). Mind over matter: Helping a mentally ill patient in the acute care setting. *Nursing2000, 30*(10), 50–54.

Bechtel, G., Giger, J.N., & Davidhizer, R. (1998). Case managing patients from other cultures. *Journal of Care Management, 4*(5), 87–91.

Deering, C.G. (1999). To speak or not to speak: Self-disclosure with patients. *American Journal of Nursing, 99*(1), 34–39.

Finley, L.Y. (1998). The cultural context: Families coping with severe mental illness. *Psychiatric Rehabilitation Journal, 21*(3), 230–240.

Gallop, R. (1998). Abuse of power in the nurse-client relationship. *Nursing Standard, 12*(37), 43–47.

Johnson, M., Samberg, L., Calsyn, R., Blasinsky, M., Landow, W., & Goldman, H. (1999). Case management models for persons who are homeless and mentally ill. The ACCESS demonstration project. *Community Mental Health Journal, 35*(4), 325–345.

Lipson, J.G., Dibble, S.L., & Minarik, P.A. (Eds.). (1996). *Culture & nursing care: A pocket guide.* San Francisco: UCSF Nursing Press.

Scott, R.L. (2000). Evaluation of a mobile crisis program: Effectiveness, efficacy, and consumer satisfaction. *Psychiatric Services, 51*(9), 1153–1156.

ウェブ情報

American Association for Geriatric Psychiatry
http://aagpgpa.org

American Counseling Association
www.counseling.org

American Psychiatric Association
www.psych.org

American Psychiatric Nurses Association
www.apna.org

American Psychological Association
www.apa.org

Center for Mental Health Services Knowledge Exchange Network
www.mentalhealth.org

Centers for Disease Control Division of Violence Prevention
www.cdc.gov/ncipc/dvp/dvp.htm

Division of HIV/AIDS Prevention, National Center for HIV, STD, and TB Prevention
www.cdc.gov/hiv/dhap.html

International Society of Psychiatric-Mental Health Nurses
www.ispn-psych.org

Mental Health Infosource
www.mhsource.com/cme

National Center for Complementary and Alternative Medicine
http://nccam.nih.gov

National Institute of Allergy and Infectious Diseases, AIDS Division
www.niaid.nih.gov/aidstherapeutics

National Institute of Mental Health
www.nimh.nih.gov

National Institute on Aging
www.nih.gov/nia

National Mental Health Association
www.nmha.org

National Multicultural Institute
www.nmci.org

第3部

ケアプラン

第3部

サンプル

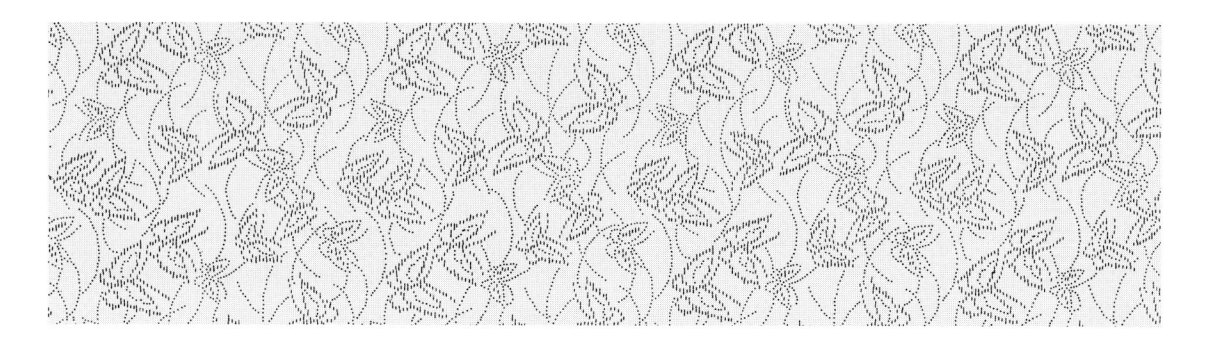

精神看護ケアプランは，個々の患者ケアを立案する際に，そのリソースとなることを意図している。患者はそれぞれ独自の成育背景・文化・家庭環境，サポートシステム，そして特定の行動様式，問題，能力，ニーズ，目標をもつ個人であるがゆえに，その看護ケアもそれぞれ個別的であることが求められる。これから述べるケアプランは，患者の行動に関する一般的情報，および患者のケアプランの中で活用される可能性の最も高い看護診断を提示する。ケアプランではそれぞれの看護診断について，以下のことに関する提示がなされる。
・患者のアセスメントによって得られる情報
・3つの時間的枠組みにおける期待される成果（①直後，通常24〜48時間以内；②安定化期，あるいは急性期治療の終了前；③地域，患者が地域での支援により安定した状態を保っているとき）
・看護介入
・理論的根拠

　患者1人1人の違いがあり，また本マニュアルのケアプランは基本的に（医学的あるいは精神医学的診断や症候の集まりではなく）行動に基づくものなので，患者個々のケアを立案するにあたって本マニュアルのプランを逐語的に書き写すべきではない。事実，なかには同じ問題に対して異なったアプローチを必要とする，あるいは別のアプローチが考えられるなど一見相反する問題を記載したケアプランもいくつか含まれている。それゆえ，本マニュアルの各ケアプランは，個々のケースにおいて活用するときに適切な情報項目を探し出したり，示唆を得るためのリソースとみなすのがよいだろう。

　本マニュアルは何よりも患者の行動に焦点を当てている。この点をわれわれが基本的に重要だと考えるのは，それぞれの患者は独自の存在だからであるが，そればかりでなく，一般に患者は教科書の記載にあるような医学的な診断や問題を常に示すわけではないからでもある。本マニュアルの行動学的アプローチにより，看護師は確かな精神医学的診断が得られない場合でも本マニュアルを使ってケアプランを立てることができる。このように，看護ケアプランは，医学的あるいは精神医学的診断に依拠することなく，看護アセスメントをもとにして記述された看護診断を活用して立案することができる。これはいくつかの理由で重要である。すなわち，精神医療の場に現れるすべての患者が情緒的あるいは精神医学的な問題を有するわけではなく，また精神医学的診断がつけられるわけでもない。さらに，精神医学的診断が迅速に決定されるともかぎらない。とくに重要なことは，良質な看護ケアを提供するためには，患者を精神医学的診断からのみとらえるのではなく，看護の理論的枠組みを活用して包括的視点からとらえていく必要があるということである。

　看護過程には，アセスメント，看護診断の記述，期待される成果の決定，それによって導かれる看護介入の確認，すべての段階に評価の最終期限もしくはタイムテーブルを設定すること，および適当な時期でのそれぞれの段階の修正が含まれる。このダイナミックで継続的な過程の各段階は個人によって異なり，それぞれの患者ごとに決定されるべきである。本マニュアルの各プランに含まれる「項」は，リソースとして，また参考として役に立つと筆者らが判断したものである。ある

患者の看護ケアを計画する際には，看護師はここにあるケアプランから適切な項目を選び，それを患者によりふさわしいケアを計画するための知識や枠組みとして活用し，タイミングを考慮し，状況に応じた評価・修正を図らなければならない。次に，本書の各ケアプランに含まれる「項」について簡単に説明する。

最初の項には，そのケアプランで扱う診断や行動，問題についての情報をまとめてある。すなわち，問題の概要，重要な定義，病因，疫学，疾病の経過，一般的な介入などである。

看護診断

ケアプランで扱われるであろう行動や問題を示す患者のアセスメントにおいて導かれる可能性の高い看護診断を示す。次いで，関連するその他の看護診断のリストを示す。診断のリストは，一般的なすべての看護診断を網羅しているわけではない。むしろ，ここに記載された看護診断は一般的にみられる諸問題の所在を示しているのである。それらは，看護師が個々の患者に見合った診断を記述する際の道案内になる。

ケアプランで示された各看護診断では，ケア計画のための次のような要素が述べられる。

アセスメントデータ：この項には，患者の外観・行動・状況に関して評価されることの多い情報が含まれる。

期待される成果：この項は，期待される成果，あるいは成果の基準を示す。看護師と患者は，これらがケアプランの中に，看護ケア，患者の進歩，ケアプランの有効性評価の目安として盛り込まれていることを確認できるだろう。成果の基準あるいは到達目標は患者の行動を指標にして記載されている。看護師はこれらの成果をできるだけ具体的な言葉で記載すべきである。そうすることで評価と修正の根拠としてそれを活用することができる。期限や時間的な基準を，期待される成果のそれぞれについて患者ごとに明記する必要がある。

相互作用の程度，特定の人や関係する職種（たとえばスタッフや他の患者），食物や水分の量など，他の細々とした事項（あるいは修正事項）も含まれる。たとえば，ある患者のケアプランとして作成された期待される成果は，次のようになる。「3月6日まで，毎日10分間，喪失についてスタッフと話し合う」（第2部 基本概念「看護過程」26頁以下を参照）

看護の実施（看護介入と理論的根拠）：この項には，期待される成果を達成するための方法として，看護師が（できれば患者と一緒に）選べるような選択肢と代替方法が提示されている。看護介入は看護指示あるいは看護処方とも呼ばれ，具体的で現実的な提言として述べられている。また，1つのアプローチに限定することなく細目が示されているため，示された行動や問題の1人1人の違いに応じたケアプランを作成することができる。看護師は多職種からなる治療チームの欠くことのできないメンバーであり，ケアの提供，および共通の目標，成果，介入への支援において，他の保健専門職者，患者，患者の重要他者と協働する。本文中に取り上げた介入で，とくに本来協働的なものはアスタリスクで示してある。繰り返しになるが，個々のケアプランでの看護介入を記述するときは修正事項を追加する必要がある。それは期待される成果の記述についても同様である。看護介入の理論的根拠は看護過程の重要な要素ではあるが，実際に患者個々のケアプランにおいて記載されることはまれである。本マニュアルでは，提示した介入がいかなる原理を基盤としているのかを伝え，また看護介入は必ず理論的根拠に裏づけられていることを示すために，この項が設けられている。すなわち，理論的根拠ははっきりと記載されることもあれば，各ケアプランの構成のなかにそれとなく示されることもある。看護研究によって看護ナレッジの総体が増大するに従って，看護介入の理論的根拠はより明確で具体的なものとなるだろう。

第1章 基礎的ケアプラン

　本章の最初の2つのケアプランは，治療的関係の確立と患者(以下，クライアント)が自立していくための計画という治療上最も重要な2つの側面にかかわるものである。したがって，どのクライアントのケアプランにも欠くことができないものである。クライアントケアを効果的に進めるためには，しっかりとした信頼関係に基づいている必要がある。クライアントと看護師(以下，看護者)は，ケアプラン1「信頼関係の樹立」で述べるように，互いに尊重し合い，ケアを価値あるものとみなし，また相互に合意した到達目標に向かって努力し，さらにはともに問題解決過程を踏んでいかなければならない。

　同じように重要なことは，治療されること，あるいは治療的関係からクライアントが解放されることである。退院計画は治療の開始と同時に立案に取りかかるべきである。到達目標を目ざして焦点を定め，可能なかぎり自立へと導く必要がある。クライアントと早期から退院計画を話し合うことが，退院への恐れを軽減し，到達目標をはっきり認識させ，積極的なクライアント役割を促進するであろう。ケアプラン2「退院計画」を利用することによって，看護者は，クライアントの能力にかなった役割遂行レベル，家庭状況および重要他者との関係の質，看護ケアの計画や実施において常に必要とされるクライアント教育などを見越した対応ができるであろう。

　ケアプラン3「知識不足」では，クライアントおよび重要他者が病気の状態や治療，薬物の安全な使用法，その他のニーズに関しての知識や理解が不足している状況を述べる。自分の中心的問題や行動にもかかわらず，治療計画に従うことができない，あるいは従う意思がないクライアントについてはケアプラン4「ノンコンプライアンス」で取り上げる。この2つのケアプランで挙げた看護診断とケア計画は，本書の他のケアプランに示されているさまざまな行動をとるクライアントに活用できる。

　しばしば，クライアントは家庭で家族やパートナー，あるいは友人によってケアを受けている。介護者は，準備や知識がほとんどないまま，そして自分自身のニーズに注意を向けることなく，ケアを行っていることがある。ケアプラン5「介護者のサポート」は，介護者について配慮すべきこと，あるいは介護者のニーズについて検討する。それは，クライアントの退院後のケア計画に際して，また良好な治療結果の維持に貢献してくれるこれら介護者のニーズに注意を向けるために役立つであろう。

ケアプラン 1

信頼関係の樹立

　看護者-クライアント関係とは，クライアントが自分のニーズを評価し，問題を解決し，自分の感情や考えを伝え，新しい対処策を習得するというような自己成長の過程を援助することを意図して展開される対人的な過程である(Stuart & Sundeen, 1995)。治療的関係は，個人的な付き合いや社交的関係と異なり，特定の到達目標や期待をもち，時間的制限(期限)を備えている。さらに，クライアントの学習，ニーズの充足，成長に焦点が当てられる。クライアントにはこのような看護者-クライアント関係に参加することが治療の重要な部分をなすことを期待する権利がある。看護者にはその関係を促進し，終結に至るまで導いていく責任がある。

看護者-クライアント関係の諸段階
　クライアントと看護者間の信頼関係は，4つの時期または段階に分けて考えることができる。それぞれの時期は中心となる課題と特徴をもっているが，その移行は漸進的であり，はっきりと線を引けるとはかぎらない。4つの時期とは次のとおりである。

1. 導入あるいはオリエンテーションの時期
　　この時期は看護者-クライアント関係の土台となる。看護者と知り合い，良好な関係を作り，互いの信頼を築き上げる。目的，到達目標，期限，期待されることを設定する。
2. 試しの時期
　　この時期は看護者の正直さ，裏表のない誠実さ，頼りがいが試されることになる。クライアントは，看護者に拒否されるかどうかを知ろうとして，怒らせるようなことを言ったり，行動することがある。クライアントは関係の限界を探るために，あるいは看護者が誠実で頼れる人かどうかを試そうとして操作的になる。クライアントの態度や行動は，たとえば愛想よく他者を一生懸命に喜ばそうとするかと思うと，非協力的になって怒り出すなど，大きく変化する。看護者にとっては，辛く，フラストレーションに陥りやすい時期でもある。
3. ケア実施の時期
　　この時期への移行は，クライアントが自分の役割を積極的に担う意思をもつかどうかが鍵となる。一般に期間的に最も長く，実りの多い時期でもある。クライアントは看護者を信頼し始め，修正しなければならない自らの問題や行動に目を向けるようになる。しかし，クライアントはフラストレー

ションに陥ると,「試し」の行動に逆戻りするかもしれない。看護者は, このことを予想しておくべきであり, 失望したり, 諦めてはならない。

4. 終結の時期

この時期は関係の締めくくりである。関係終結の計画は, 導入の時期から, あるいはクライアントがその意味を理解できるようになり次第すぐに始めるのが理想である。クライアントが自立し始めたら, 家庭や地域, あるいは中間施設などの生活する場へ戻る計画を立てるべきである(ケアプラン2「退院計画」を参照)。クライアントが予想外の理由でそれまでの関係(またはその機関)から離れてしまうと, 終結ははっきりしなくなる。そして, 通常, 終結はより困難となる。そのような状況では, たとえ短時間でもクライアントと話してみて, なんらかのかたちで終結を図る必要がある。

一般的介入

看護者は, 新たにクライアントとの関係を開始する際に, さまざまな要因に関して考慮し, 意識していく必要がある。それらの要因とは, クライアントの現在の問題, それに関連した行動, 過去に看護者や他の(精神保健の)専門家とどのような体験をしたか, クライアントの文化的背景, それが治療関係に対するクライアントの認識と参加に与える影響などである。クライアントの多くは, 治療的関係の特徴に気づいていないことが多い。したがって, 看護者は, このことを自覚し, また最大限の利益を得られるようにクライアントの学びを助ける必要がある。

◆**ケアプランに導入される看護診断**
・社会的相互作用障害

◆**本書に導入される関連する看護診断**
・非効果的コーピング
・非効果的役割遂行
・不安

看護診断

社会的相互作用障害

不十分または過剰な量の, あるいは非効果的な質の社会的交流

【アセスメントデータ】

- 他者を信頼できないこと
- 重要他者との関係における問題
- 学校や職場での対人関係の問題
- 社会的状況または対人場面における苦痛
- ソーシャルスキルの乏しさ
- 不安, 恐れ, 敵意, 悲しみ, 罪悪感, 不全感

【期待される成果】

初期にクライアントは
- 信頼関係に身を置く。
- 治療的環境のなかで,スタッフや他のクライアントと交流する能力を示す。

安定期にクライアントは
- 治療的な対人関係の範囲で,次第に増えてくる自分の責任を引き受ける。
- サポートシステムとして利用できる病院外の関係を見つける。
- 看護者-クライアント関係を首尾よく終結する。

地域でクライアントは
- 地域サポートシステムをうまく使う。
- 必要に応じてフォローアップあるいは外来治療に参加する。

【看護の実施】

看護介入	理論的根拠
クライアントに自己紹介をする。病棟での立場や治療チーム内での役割を説明する。	紹介と説明は,クライアントが受持ち看護者や他のスタッフ,そして入院に何を期待できるか理解するのに役立つ。
クライアントの行動・態度・問題・ニーズについてアセスメントを行う。	看護ケアの計画を作成するためには,基礎となるデータが必要である。
問題に対するクライアントの認識,および彼らが看護者との関係や入院に何を期待しているかを把握する。	クライアントの行為は彼らの認識を基盤としている。それは他の人の認識や客観的現実と一致することもありうる。
看護者-クライアント関係に対する看護者の期待をクライアントにはっきりと示す。	期待をはっきりと示すことにより,クライアントは自分の役割を認識し,期待されていることを理解できる。
クライアントとの相互作用においては常に正直であること。不愉快な話題や出来事もごまかしてはならない。強制収容や法的問題に対しては,感情を交えず割り切った態度で対応する。	信頼関係が築かれるためには,正直であることが重要である。クライアントの求めるままに,不快なことを避けてはならない。クライアントは今後そのような問題にも対処していかなければならないのである。批判や拒否をすることなく,それらの問題について彼らと話し合い,看護者が信用できる存在であることを示す。
看護者がクライアントとかかわるのはある限られた期間であり,治療が必要なくなったときにはこの関係は終るということを彼らに理解させる。	時間的な期限を説明することで,職業としての関係の限界を設定できる。同時に,クライアントが良くなって,病院を離れることへの看護者の期待を伝えることができる。
クライアントに対しては常に一貫した態度を保つ。	一貫した態度は,看護者が信頼できる存在であることを示す。それによって,設定された制限の

【看護の実施】

看護介入	理論的根拠
	拘束力が増す。
クライアントを1人の人間として受け入れていることを示す。	受け入れられていることが伝わると、クライアントは自分を価値のあるものと思えるようになる。「否定的」な行動や望ましくない行動は容認できないが、そのクライアント自身を受け入れることは可能である。
看護者が、クライアントにとって自分の感情や問題について話すことのできるただ1人の存在になるようなことは避ける。	クライアントのたった1人の頼れる人になることは気分の良いことかもしれない。しかし、それはクライアントの側からすれば看護者を操作していることになるかもしれない。また、クライアントが他者との関係を作っていく力を削ぐことになる。
必要な情報は他のスタッフにも伝えることをクライアントに理解させる。そのクライアントから情報を得るために、「(他のスタッフには)内密にする」と約束してはならない。	内密にするという約束を守ることはできない。クライアントには、情報がどのように伝えられ、自分の治療にどう生かされるかを知る権利がある。
クライアントの「否定的」行動あるいは容認されない行動に対しては、制限を設け、それを維持する。彼らに関心を向けるのを停止することも時には必要である。	関心を示さないことは、容認されない行動をやめさせるのに有効である。
特別扱い、責任の免除、特別な恩恵などを得るための取引きをクライアントに許してはならない。	取引きを認めると、クライアントはそのために他者を操作するようになり、次第に制限と信頼をおかすことになりかねない。
容認できる行動あるいは肯定的行動に対しては関心を示し、肯定的フィードバックを与える。	望ましい行動は、肯定的に強化されたときに増加する。
クライアントの行動を制限するときは、容認できる代替方法を提案する(「腹が立っても誰かを殴ってはいけません。その時は、代わりに枕を叩いてみなさい」というように)。第2部 基礎概念「制限の設定」13頁を参照。	感情を表現する代替方法の提案は、容認できない行動だけでなく容認できる行動をも教えることになる。もしその新しい方法がクライアントにとって有用であれば、これまでの行動をやめる可能性が高まる。
スケジュール的に実現可能で、クライアントもそれに耐えられるようであれば、規則的にクライアントと会う(毎日1時間とか1時間ごとに10分間というように)。	規則的なスケジュールはケアに一貫性を与え、それによって信頼が強められる。クライアントはまた、看護者が自分に対して関心を抱き続けていることも知ることができる。
クライアントとの相互作用を始めるにあたっては、そのためにどれくらいの時間が使えるかを伝	スケジュールを話し合うことで、看護者がクライアントを尊重していることが伝えられ、またク

【看護の実施】(続き)

看護介入	理論的根拠
えておく。もし相互作用を中断しなければならないときは，いつ戻るつもりなのかをクライアントに話す。	ライアントが看護者に何を期待できるかを理解させることにもなる。
約束したことは必ず実現する。反対に，できないことは約束しない。やむを得ない事情で予定どおりにいかなくなった場合は，クライアントにそのことを謝り，率直に説明する。その際は，クライアントが失望したり，怒ることを受け入れ，認める。彼らがその感情をうまく表現できるよう援助し，支持する。	クライアントは何を期待できるか知っていなければならない。そうすれば，看護者がそれを完璧に実現したとき，クライアントはその看護者をより信頼するだろう。日常生活においては，計画の変更を余儀なくさせるような事態が生じるのである。クライアントはそこで，フラストレーションや失望を容認できる方法で処理することを学ぶ機会をもてる。
クライアントが，彼らの生活のなかで，他者との関係や相互作用を妨害している自らの行動や問題の種類について認識できるよう援助する。	クライアントは，前もってどんな問題や行動を修正しなければならないかを認識している必要がある。
問題解決のための段階的アプローチを教育する：問題の確認→代替方法を見つける→代替方法による解決の可能性を評価する→意思決定をする→解決策を実施する。	クライアントは，問題を検証し，解決するための論理的プロセスを知らないことがある。
感情の表現や他者とのコミュニケーションの必要性を確認し，実際にそれができるよう援助する。	クライアントは，自分の感情を確認し，それを表現する能力あるいは他者とのコミュニケーション能力が障害されている。
ソーシャルスキルを教える。アイコンタクト，人の話を傾聴すること，うなずくことなどを具体的に説明し，実際にやってみる。天気，ニュース，地域の出来事など，社交的な会話にふさわしい話題について話し合う。	クライアントはこれまで，基本的なソーシャルスキルの存在とその使いかたを学んでこなかったかもしれない。
ストレスを処理するために効果的な方法を見つけられるよう援助する。	クライアントは自分にできる最も効果的な方法でストレスを処理していることもあるが，新しい行動やスキルを学ぶことが必要な場合もある。
退院することや治療的関係を終結することに対してクライアントが抱く心配や不安を予測する。終結が近づくと，クライアントはそれを阻止するために他者を操作したり問題行動を起こしたり，逆戻りする可能性がある。治療的関係の終結は，導入の時期から始まっているべきなのである。治療関係にあっては常に，その終結こそが肯定的成	クライアントは一度その関係を心地良く感じると，その終結を恐れ，また他の関係の始まりに危惧を覚えることがある。付け加えるが，関係の終結は，クライアントにとって(スタッフにとっても)ある意味での喪失なのである。

【看護の実施】

看護介入	理論的根拠
果としての1つの目標であると強く認識されていなければならない。	
クライアントに，病院内での関係がうまくいくことは，退院後にさまざまなタイプの関係を築き，維持するのに役立つ経験を積むことになることを指摘する。	クライアントは，関係を築くステップに気づいていないことがある。したがって，看護者は，現在の他者との関係や相互作用を例として用いることで，クライアントが他者との関係について学び，ソーシャルスキルを身につけるのを助けることができる
病院外でクライアントを支持する社会資源を見つけられるよう援助する。それには，私生活における重要他者だけではなく，地域の機関や住民が含まれる。	地域での支持は，将来起こりうるストレスを処理したり，再入院を避けるために役立つであろう。
クライアントが退院（家庭，職場などへの復帰）計画を立てるのを援助する。ケアプラン2「退院計画」を参照。	そのクライアント固有の退院計画を立てることは，地域での生活に適応していく機会を増やすことになる。

ケアプラン 2

退院計画

　退院計画は，クライアントが入院したときから開始され，初期のケアプランの中で第一に扱われるべきプロセスである。退院に向けての計画は，入院とは本来一時的なものであるという認識のもとに，全入院期間を通してクライアントのケアプランの基礎をなす。

地域社会への移行
　入院患者の退院は，クライアントのすべてのニーズが満たされ，もはや将来的な援助を必要としないことを意味しているわけではない。重要なことは，ケアの連続性にかなったサービスを行えるようにクライアントのニーズを評価することである。クライアントは，最小限のフォローアップサービスしか受けられないままコミュニティに復帰する可能性をもっている。たとえば，在宅サービス，公的な地域活動や標準的なプログラムに通うこと，あるいはその施設で定めた外来患者プログラムや部分的入院プログラムへの参加などである。しかし，クライアントが特別なニーズあるいは未解決の問題を抱えて退院する場合には，徹底した退院計画と，クライアントがうまく地域社会へ移行できる見通しを高めるための情緒的サポートをすることがとくに重要となる。
　退院計画は，他の看護ケアプランと同様にダイナミックなプロセスであり，クライアントケアの全過程を通じて評価を受け変化していくものでなければならない。もし，クライアントが継続ケアを必要としたり，入院前の環境に戻りたがらないときは次のような考慮が必要となろう。

- 他の病院や施設への転院
- 保護的な，あるいは中間的な施設への退院
- 地域の支援サービスを伴った退院
- 入院前とは異なったコミュニティへの再所属

一般的検討事項
　退院計画における目標の基本は，クライアントが健康と自立において最適なレベルに到達することである。そのような退院目標を基本に据えることは，目標志向的な計画立案を促し，クライアントやスタッフが，入院がそれ自体として最終目的であるとか，すべての解決策であると考えるのを防ぐ。退院計画を立てるにあたっては，スタッフとクライアントが共同して可能なかぎり早期に行うのが理想である。退院計画に関するクライアントの評価においては，次のような情報を

得ることが必要である。

- 入院前の自立の程度
- 家庭環境
- 退院していく先
- 病院外での能力に適した役割遂行レベル
- 病院以外のサポートシステム
- 退院後のケアの必要性，その頻度，タイプ，場所，特定の治療者など

さらに，入院と退院に対するクライアントの感情，入院の継続か退院かを決定づけるクライアントの要因を評価し，再入院させないために病院外でのクライアントの行動や状況を変えていくことが必要である。看護者は，クライアントが入院していることによってどのような二次的利得が得られるかに常に注意を払うべきである。

◆**ケアプランに導入される看護診断**
- 家事家政障害
- 不安

◆**本書に導入される関連する看護診断**
- 非効果的コーピング
- 非効果的健康維持
- 孤独感リスク状態

看護診断

家事家政障害
　　安全で成長を促す身辺環境を自立して維持不能

【アセスメントデータ】

- 病院外で自立的に生活していく能力の不足
- 自信の欠如
- 病院への依存
- 無力感
- 目標や計画がない，あるいは非現実的な目標や計画
- 知識の不足関連因子
- 不十分なサポートシステム
- 不十分な経済資源
- 混乱した，あるいは機能不全に陥った生活環境

【期待される成果】

初期にクライアントは

　　以下のことについて具体的で現実的な計画を言語で表現する。

- 基本的な物的ニーズ(住居,雇用,経済力,交通手段,身体ケアなど)を充足する。
- 重要な対人関係,社会的活動,一般的サポートシステム,その他により精神的ニーズを充足する。
- ストレスや問題に対処する。
- そのクライアントが特別に有している他の生活上の問題(法的問題,身体的あるいは健康上の制限など)に対処する。

安定期にクライアントは
- 基本的ニーズを充足する能力を示す(できれば独力で)。
- 地域のなかで誰がニーズに応えてくれるかを具体的に挙げることができ,その人々とコンタクトを取る。
- 退院後に利用する必要なサービスや資源を見出すことができる。
- 確認された計画に進んで従うことを述べる。

地域でクライアントは
- フォローアップケアに参加する。
- 地域での生活を維持するために計画を実行する。

【看護の実施】

看護介入	理論的根拠
入院時に,入院に期待していることと退院の計画について質問する。入院期間を通じて退院の計画を常に話し合いの焦点として位置づける。	退院についての話し合いは,入院が一時的なものであり,最終的な目標は退院であるという考えを強化する。
到達目標と退院後の期待を確かにもたせるようにする。	病院外の生活に焦点を当てることで,退院に対するクライアントの恐れは軽減する。
クライアントが病院という特異な,規則や目標がしっかりと定められた環境(構造)を必要としていることを自覚させるようにする。そのうえで,クライアントが活動(作業,学習,レクリエーション,1人でいる時間,社交,そして重要な対人関係)のための時間的スケジュールやその他の枠組みを作るのを援助する。	病院というところはあらゆる面で「構造化」されていることが多く,その中ではクライアントの選択や意思決定へのニーズは制限されている。退院後,家庭環境に戻るとそのような枠組みがないために混乱に陥ることがある。
考えてはいたが,入院中は実現できなかった目標(たとえば,高校の卒業証書を手に入れる,就業計画,離婚)に向かってクライアントが努力を続けるよう励ます。目標を確認し,活動を開始することに積極的な支持を与える。	患者は支持的な環境からは離れるのであり,病院外で目標に向かって活動を続けるためには励ましが必要になる。
薬物治療や他の治療計画,あるいは治療を続ける理由についてクライアントと話し合う。とくに退院後の治療については,クライアントも加えて	決定に参加することで,治療を継続する動機づけが高まる。

【看護の実施】

看護介入　*印はチームケアを意味する	理論的根拠
その内容を決めるようにする。	
退院後の個人的ニーズ(食物，金銭，住居，衣服，交通手段，仕事などを得る)を充足する方法についてクライアントと話し合う。	クライアントはこれらの計画を作るにあたり，指導や援助を必要とする場合がある。
*上記のニーズを充足することに関係するクライアントのスキル(たとえば，電話や電話帳を使う，小切手帳や銀行口座を管理する，他の地域の資源に問い合わせる，求職のための面接の段取りを組む)を評価する。クライアントと協力し，必要なら職業リハビリテーション，治療的教育などの他分野の専門家の援助を得る。	クライアントは日常生活上のスキルを欠くことがあり，退院前にそれらを身につけて実践しておく必要がある。
*退院前に(たとえば，住むところを見つける，銀行口座を開く，仕事を得るなどの)，準備をできるだけ自力で行うように促す。それらの活動を支持する。住居を取得するにあたってなんらかの援助が必要な場合は，社会的サービスに紹介する。	クライアントは病院やスタッフの援助から離れ，可能なかぎり自立してやっていく必要がある。
退院の計画を話し合う際には，ロールプレイを用いたり，仮説としての状況を設定してみる。	クライアントが将来の状況に備える際には，先を見越した指導が効果的であろう。ロールプレイや仮の状況設定により，クライアントは脅威のない環境で新しい行動を実践し，新しいスキルの手応えを知ることができる。
クライアントに病気，薬剤(作用，中毒症状，副作用)，栄養，運動，身体的ケアが必要となるような状態などについて，適宜教育する。	クライアントは自らのケアに効果的に参加し，病院外でも自立と最適の健康を達成するために，健康に関する情報を必要としている。
クライアントが他の施設に転院する場合，状態が改善しているという事実に基づく肯定的なフィードバックを与え，今後の治療の必要性について話し合う。できれば，転院の理由を説明する。たとえば，長期間のケアや別の種類のケア，あるいは異なる治療構造やケアのための別の場所が必要であるという具合に。可能なかぎり意思決定の過程にクライアントを参加させ，クライアント自身の選択を求める。	クライアントは治療の継続，転院の決定などの理由を可能なかぎり理解することが必要である。クライアントに選択権や情報を与えることは無力感やフラストレーションを軽減するのに役立つ。
転院は処罰でないことを強調する。	クライアントはケアの継続を自分の側に問題があったためとみなすことがある。

【看護の実施】(続き)

看護介入	理論的根拠
クライアントに彼らの新しい環境についての情報を与える。できれば，転院の前に見学を手配したり，新しい施設で接する人の名前を教えておく。	新しい環境に関する情報は，クライアントの不安を軽減させるのに役立つ。

看護診断

不安

自律神経系の反応を伴う漠然とし，動揺した不快な感情または恐怖の感情（原因は本人にはしばしば特定できない，またはわからない）。危険の予知によって引き起こされる危惧の感情。不安は差し迫った危険を警告する変化の合図であり，脅威に対処する方法をとらせることができる。

【アセスメントデータ】
- いらだちや心配の訴え
- 失敗への恐れ
- 引きこもり
- 退院が近くなると起こる症状の再燃
- 将来の計画についての話し合いへの拒否
- 自分のスキルや能力への自信の欠如

【期待される結果】

初期にクライアントは
- クライアント-スタッフ関係の終結について話し合う。
- 最終的には退院することを口に出して同意する。
- 入院，退院，およびフォローアップサービスへの感情を言語化する。

安定期にクライアントは
- 退院計画に積極的に参加する。
- ストレスや問題に対処していく代わりの方法を活用する。
- 退院予定に現実的に関連する自らのスキルを自分で評価する。
- クライアント-スタッフ関係を終結する。

地域でクライアントは
- 自立して問題を解決し，意思決定する。
- 不安，ストレス，あるいはライフイベントを効果的に処理する。

【看護の実施】

看護介入　*印はチームケアを意味する	理論的根拠
入院につながった生活上の因子(生活状況・対人関係, 薬物やアルコールの常用, 仕事上の問題, 不適切な対処行動)をクライアントが認識できるように援助する。それぞれの寄与因子に関して, クライアントはそれらをどのようにとらえているか, 何を変えることができるか, 何を変えようとしているか, 再入院を防ぐためにクライアントはどのような別の方法で対処しようとしているのかなどを話し合う。	病院内での治療や作業は, その効果を保ったまま, 病院外のクライアントの生活に統合されなければならない。クライアントの健康を増進するために, 病院外の影響する事物や状況を変えることが必要な場合もある。クライアントが将来の状況に備えられるように援助するには, 先を見越した指導が効果を発する。
クライアントとの話し合いは, 常に退院を最終的に目ざすという方向で進める。	退院に焦点を合わせることで, クライアントが入院生活のみに注意を向けることは少なくなり, 同時に退院計画の受容を促すことができる。
クライアントが退院を計画したり, 退院について積極的に話したときには, 彼らを支持し肯定的なフィードバックを与える。	肯定的な支持により, クライアント自身の退院への期待は強化される。
クライアントが, 退院を無理に病院から出されることとしてではなく, 積極的な成長への一歩あるいは成長の証拠であると受け止められるようにする。クライアントへの態度でそのことを伝える。	クライアントは退院を処罰または拒絶としてとらえていることがある。
退院後に予想される問題, 恐れ, 病院外での生活に対処する方法などについて話し合い, 病院を離れることに対する感情を表現させる。	クライアントは枠組みの安定した支援的環境から外界に出ることを恐れ, 症状の再燃に恐れを抱き, あるいは重要他者や仕事などへの対処に不安を抱いている場合がある。
*公式, 非公式のグループを活用して, 話し合いを行う。退院の近いすべてのクライアントを集めた「退院グループ」が有用であろう。	グループは, 類似の状況にあるクライアントによる感情的な支持をもたらし, また, 新しい行動を模索するための脅威的でない環境を作り出す。
クライアントが退院後に体験するかもしれない感情(たとえば孤独感)を話題にし, それらの感情にどう対処するかを話し合う。	感情を認識しそれらに対処する方法を模索することで, クライアントの不安は軽減される。
*圧倒されてしまいそうに感じる危機的状況に陥ったとき, クライアントが連絡できる電話番号と名前(もし可能ならば)を教えておく。	具体的な情報はクライアントの不安を軽減し, 病院に戻るという方法をとらないで危機に対処する心構えができる。
クライアントとの関係を慎重に終結させ, そのことについてクライアントと話し合う。最初に, クライアントおよびその退院ということに対して	クライアントとの関係は職業上のものであり, 入院が終ると同時に終結させなければならない。クライアントは適切な自立を身につけ, それを維

【看護の実施】(続き)

看護介入　*印はチームケアを意味する	理論的根拠
自分自身が抱いている感情に目を向け，それに対処する。クライアントが去って行くからといって，彼らに関心を払わなくなったり，避けてはならない。	持していく必要がある。クライアントが関係の終結を理解し，退院の準備をできるように援助することを，自分の不快な感情を理由に怠ってはならない。
治療関係の終結や入院生活の喪失に対する感情を表現させる。	病院の安全感，安心感，枠組みのしっかりした環境からの退院はクライアントにとってまさしく喪失であり，悲嘆は予想される当然の反応である。この喪失に関する感情に最後まで取り組むように促すことで受容と成長が達成される。
*病棟への気ままな訪問を勧めたり，スタッフの住所や電話番号を教えて，スタッフや病院への依存を喚起させてはならない。退院後はクライアントに病棟を訪問させないという方針を立てることが必要かもしれない。	クライアントにとって，スタッフと友人になったり，退院後も交際を続けることは望ましいことでもなければ，治療的でもない。

ケアプラン 3

知識不足

　クライアントや重要他者，介護者にみられる知識不足あるいは具体的な情報の欠如は，精神医学的問題をもつクライアントをアセスメントしているときに感じる共通の印象である。このケアプランは，クライアントもしくは重要他者が健康の回復や維持，増進に必要な情報を欠く状態に対し，どのように取り組んだらよいかを明らかにしたものである。クライアント個人のケアプランを作成する際に，看護者はクライアントのケアに最も適切な看護診断にここで述べられた情報を統合すればよい。なぜなら，適用されるほとんどすべての看護診断での看護介入が，クライアントとその重要他者への教育を含むからである(Carpenito, 1999)。

病因
　知識不足とは，具体的にクライアントの独特な行動・問題・医学診断・健康の状態などの知識，セルフケアのニーズ，ソーシャルスキル，問題解決，一般的な日常生活活動などの基礎的知識，将来的問題の予防，これらに関連する資源，治療計画，薬剤の安全な使用方法などに関してみられる知識の不足である。知識不足は，認知障害，スキルの不足，文化的要因，身体的問題，あるいは問題の否認，動機の欠如，抑圧された感情という精神的問題に至るまで，幅広い要因に関連している。

一般的介入
　知識不足に関する看護のゴールは，学ぶことに関するクライアントと重要他者の知識不足と能力を正確に評価し，必要とされる情報とスキルの統合を促すことである(単に情報を伝えるのではない)。
　クライアント教育は知識不足に関する基本的な看護ケアである。看護あるいは他のヘルスケア機関の多くは，ヘルスケアにおけるクライアントの権利の基本的な要素の1つとしてクライアント教育を位置づけている。クライアント教育におけるアセスメントや教育内容，教育の方法に関する具体的技術は本マニュアルの第2部 基本概念「患者教育」(35頁)に示されている。

◆ケアプランに導入される看護診断
・知識不足(特定の)

看護診断

知識不足(特定の)
特定の主題に関する認知的情報の欠如または不足

【アセスメントデータ】

注意：下記の看護過程の段階はクライアントの視点から述べられているが，重要他者や介護者の立場からみても同様に，あるいはそれ以上に当てはまる場合もある。

- 知識不足や学習の必要性を言語化していること
- 実際のセルフケアスキルが不正確，不十分であること
- セルフケア情報に関する言語的なフィードバックが不正確であること
- セルフケアという点で不適切な行動

【期待される成果】

初期にクライアントは
- 否認することが少なくなる。
- 学習能力を損なっている問題(思考過程の変調，感覚や知覚の変調)が減少する。
- 学習に対する興味を示す。
- セルフケアのニーズ，行動や問題および疾患，あるいは治療計画や薬剤の安全な使用などについての学習に加わる。

安定期にクライアントは
- セルフケアのニーズに関連する正確な情報を言語化する。
- セルフケアのニーズに関連する適切なスキルを示す。
- 資源と，それらを将来予想されるニーズのために活用する知識を言語化する。

地域でクライアントは
- 自力でセルフケアニーズを満たす。
- ニーズを満たすために地域の資源を利用する。

【看護の実施】

看護介入	理論的根拠
現時点での知識レベル，思い違い，学習能力，学習の準備態勢，そして本人のセルフケアのレベルに見合った知識が身についているかどうかという観点からアセスメントする。クライアントの不安の程度，クライアントが最も強く感じているニーズと優先度をアセスメントする。	クライアントのニーズを効果的に満たすためには，クライアントの知識不足と学習能力の正確な評価に基づいた教育計画でなければならない。加えて，クライアントが不安を抱いている場合，それが軽減するまではクライアントの学習能力は十分に機能しないだろう。同様に，最初はクライアントが感じているニーズや優先度に焦点を合わ

ケアプラン3　知識不足　　63

【看護の実施】

看護介入	理論的根拠
具体的な知識不足に見合った情報を提供し，適切なスキルを教育する。個別のケアプランの中に，そのクライアントに見合った具体的な情報・技術・時期・成果の基準などを含めた正式な教育計画表を作成しておく（第2部　基本概念「患者教育」35頁を参照）。	せ，それから，他の必要な教育を段階的に進めていけば，看護ケアは最も効果を発するであろう。 　クライアントは1人1人違っているため，当然，学習へのニーズや能力，あるいは状況も異なってくる。クライアントごとに個別の看護ケアプランを作り，クライアントの教育計画を個別化することは重要である。明記された正式な教育計画は，看護スタッフのかかわりかた，焦点，クライアントの進歩の評価方法などの一貫性を保つという点で有用である。
適宜，パンフレットのような文書資料や他の必要な材料を提供する。	情報となる資料やサンプル製品は，学習を援助，強化する。とくに退院した後，記憶を呼び覚ますのに役立つ。
批判を差し挟まない割り切った，そして安心を与えるような態度で情報を提供する。	精神医学的問題や精神疾患に関する情報というものは，クライアントにとって脅威であり，否定的な意味を暗示してしまう。とくにある種の文化においてはそうである。クライアントはそれを自らの行動や体験，精神医学的診断に関連させてしまい，思い違いや自分勝手な判断をしたり，あるいは屈辱や恥などを感じてしまうことがある。批判を差し挟まない態度で情報を伝達できれば，クライアントは安心して自分の状態や状況を受け入れていくだろう。
クライアントが効果的に学習できるようなペースで情報を提供する。必要なすべての情報を一度に教えようとしてはならない。可能ならば，クライアントが必要とする学習回数に見合った教育セッションをもつ。	クライアントの学習能力は損なわれていることがある。
与えられた情報や教えられたスキルをどれくらい理解しているか，クライアントに言語化，あるいは実践するよう求める。質問がないかどうかを率直に尋ねる。クライアントには，質問をしたり，明確にすることは，学習過程の重要な要素であるということを伝えて安心させ，質問を用意し尋ねるための十分な時間を与える。	クライアントは，学習するという状況に対して，しっくりこないとか脅迫されていると感じていることがあり，そのため，自分が実際には理解していなかったり，あるいはそれらの情報やスキルをまだ身につけていないにもかかわらず，まるで理解しているかのように振る舞うことがある（たとえば，「わかりましたか」の質問にうなずいたり，「はい」と答えてしまう）。学習したことを言語化したり，実際に行動で示してもらうこと

【看護の実施】(続き)

看護介入	理論的根拠
クライアントが質問をする，情報を言語化する，スキルを示すなどに対して，また，その他の教育-学習プロセスに参加することに対して，肯定的なフィードバックを与える。 教育したこと，教育に対するクライアントの反応，クライアントによって言語化，あるいは実際に示された理解の程度を記録しておく。 退院前に(規定の課程が終了してから)もう一度，学習や理解についてアセスメントを繰り返す。 可能であれば，退院する前に，クライアントが自分自身の責任でセルフケアを実施することを認め，励ます。	で，初めて学習の適切な評価が可能となる。 クライアントの努力はそれが認められ肯定的な支持を受けることで強化される。同時に，これから先もこのプロセスに参加していくことが促されるだろう。 教育と学習に関する記録は，教育計画をうまく実施するのに重要である。また，教育も学習も行われていないというクレームから看護者を守ることも大切である。 学習に関するアセスメントの繰り返しは，クライアントが情報を忘れないようにするためにも重要である。 クライアントが新しい知識やスキルを実践し，それらを統合してこそ，学習は最も効果を発揮することになる。保護的環境で新しい情報とスキルを統合し，実施することを促すことで，クライアントは質問をしやすくなり，また理解したことが明確になり，さらに自分のセルフケアの能力に自信をもつことができる。

ケアプラン 4

ノンコンプライアンス

　ノンコンプライアンス，すなわち治療計画に従うことができないという現象は，ヘルスケア場面でよくみられることである。本ケアプランでは，ノンコンプライアンス行動に対する2つのアプローチが述べられている。第1のアプローチは，「ノンコンプライアンス（特定の）」の看護診断が適用され，従うことを拒否しているクライアント，あるいは，従わないという独自の決断をしたクライアントに対して計画されるものである。第2のアプローチは，「非効果的治療計画管理」の看護診断が適用され，治療計画に従うことができないクライアントに対して用いられる。

病因
　最初は，看護者のみならず，クライアントもノンコンプライアンスの理由に気がついていないことがある。ノンコンプライアンスに関してクライアントが望ましい変化を遂げられるように援助するために，その行動の背景にある要因を見出すことが重要である。WilsonとKneisl(1996)は，ノンコンプライアンスに関して，以下のような要因をまとめて示している。

心理的要因：知識不足，クライアントの考えかた・価値観・信念，病気に対する否認あるいはその他の防衛機制，性格，不安のレベルなど。

環境と社会的要因：サポートシステムの不足，経済基盤，交通機関，住居，その他の健康に良くない影響を与えるような諸問題。

治療計画の特徴：クライアントがその治療計画に十分な意味を見出していない場合，治療計画がクライアントに過大な変化を要求する場合，過度に困難あるいは複雑な場合，副作用が強い場合，社会的な孤立や不名誉につながる場合。

看護者とクライアントとの関係の特徴：看護者が冷たい，世話をしてくれない，権威的だと感じている，妨害されている，物として扱われていると感じている，あるいはクライアントと看護者が主導権争いをするという，問題のあるコミュニケーションなど。

疫学
　現在，処方された治療計画に従っていないクライアントは，全体の50％に及んでいる(Postrade & Lehman, 1995)。そのようなクライアントは，治療計画に関して理解しており，それを説明することもできるが，その行動（ノンコンプライアンス）が問題なのである。精神保健領域におけるクライアントの処方薬に対するノンコンプライアンスは，しばしば再発につながる重要な問題である。薬剤

のノンコンプライアンスはさまざまな形態をとる。たとえば，あらゆる薬剤の服用の拒否，処方量よりも過量あるいは少量の服薬，不規則あるいは断続的な服用，他の薬剤の服用などである。

一般的介入

　ノンコンプライアンスを呈すクライアントとのかかわりは，フラストレーションとなることがある。クライアントが定められた治療計画に従わないと，看護者は怒りや焦りを感じ，そのために治療関係が損なわれかねない。看護者−クライアント関係を効果的に維持しようとするならば，看護者はクライアントのノンコンプライアンス行動に対する自分の感情を認識し，それに対処することが重要になってくる。

　これらの要因を根気よく探し，それを理解する過程を通じて，クライアントと看護者は看護過程に沿った治療計画について合意に至ることができる。看護者にとってもクライアントにとっても，到達目標はクライアントの治療計画の効果を最大にすることである。

◆ケアプランに導入される看護診断

・ノンコンプライアンス（特定の）
・非効果的治療計画管理

看護診断

ノンコンプライアンス（特定の）

　患者（そして／または家族，そして／または地域社会）とヘルスケア専門職との間で同意された健康増進計画や治療計画に一致できない患者，そして／または介護者の行動。健康増進計画や治療計画への同意が存在する場合，患者または介護者の行動は完全に沿わなかったり，または部分的に沿わなかったりで，その結果，臨床的に非効果的，あるいは部分的に非効果的になる。

【アセスメントデータ】

- ノンコンプライアンスを示す客観的指標，たとえば向精神薬の血中濃度が低値であること
- ノンコンプライアンス行動を示唆する，クライアントあるいは重要他者の発言
- 症状の悪化
- 副作用，合併症の出現
- 予約を守れないこと
- 他医を紹介してもそれに従わないこと

【期待される成果】

初期にクライアントは

- コンプライアンスを妨げているものを認識する。

- ノンコンプライアンスと望ましくない結果(症状の増悪,入院)との関連を認識する。
- 治療計画に対して抱いている自分の感情を表現する。

安定期にクライアントは
- 病気の受容を言語化する。
- ノンコンプライアンスの危険性を認識する。
- 従ってもよいと思えるような治療計画への変更を話し合い,決定する。

地域でクライアントは
- 自力で治療上の勧告を固守する。
- 治療者に治療上の勧告を変更する必要性について説明する。

【看護の実施】

看護介入　*印はチームケアを意味する	理論的根拠
*病気のこと,その治療プラン,薬物治療などについて,クライアントと家族,あるいは重要他者に教育する。	彼らは,クライアントのノンコンプライアンスを助長するような,不完全,不正確な情報しかもっていないことがある。
きちんと服薬されているかどうか,厳密に観察する。薬剤を飲み込むまでクライアントの傍らにいる。	薬剤の効果,副作用,その他処方された薬剤に関連するあらゆる問題について評価する必要がある。そのためには,クライアントが薬剤を服用しなければならない。
薬物治療の必要性について,正直に,率直に説明する。クライアントには十分な説明をする(たとえば,「これは気分を改善するための抗うつ剤です。これを飲めば自殺したいという気持ちがなくなります」)。	偽らずに十分説明することは信頼を強化する。クライアントにとっては,十分に説明されていると感じられれば,より受け入れやすくなるだろう。
ノンコンプライアンスと症状の悪化とのつながりを見出せるように援助する。	クライアントはこれまでこの関連を認識していなかったかもしれない。コンプライアンスが自分にとって有益であることに気がつけば,より受け入れやすくなるだろう。
病気や,(服薬のような)治療を続けていくことの必要性などに対して,クライアントが抱いている感情を探る。	クライアントは,看護者のはっきりとした許可がないと,感情,とくに否定的な感情の表現をためらってしまう可能性がある。
もしクライアントが,偏見の対象になるのではないかという感情(たとえば,友人や同僚から服薬している場面を見られている)を表現したら,服薬を見られないですむように服用時間を変更するなどして援助する。	他人の前で薬物を規則的に服用することは,病気のことや薬を飲む理由など,聞かれたくない質問を呼び起こすことになりかねない。
クライアントが「調子が良い」ときに服薬を中止しているようであれば,症状がない状態を維持	多くの人々は,病気の際には薬を飲むが,病気でないときや「良くなった」と感じたときには飲

【看護の実施】(続き)

看護介入	理論的根拠
するという観点から薬剤の役割について話し合ってみる。	まなくてもよいと思っている。長期に及ぶ，あるいは維持療法中のクライアントは，コンプライアンスを保つために特別の方針が必要である。
クライアントが薬剤に「依存している」と感じていることによるノンコンプライアンスであれば，自らの薬物治療計画をコントロールしているという感覚を得られるような援助を行う。具体的には，服薬の自己管理の提案，自分に都合の良い受け入れられる時間の服薬，必要な制限を設定しそれ以外はクライアント自身で調整するようにすること(たとえば，「服薬は朝食の前でも後でもよいが，午前10時までには必ず飲む」)などが挙げられよう。	治療計画のいくつかをクライアント自身に選ばせたり決定させることは，彼らの自己コントロール感を高め，無力感や依存を軽減する。
慢性疾患をもつこと，あるいは服薬を続けなければならないことに対して，クライアントが抱いている感情を表現させる。	慢性疾患や薬物の継続的服薬に関する感情を話し合うことは，クライアントが自分の健康状態を受け入れていく最初のステップになるだろう。クライアントは長期間にわたる服薬を，自分が病気であることの否定的な指標としてではなく，健康を維持するための積極的な方法としてとらえるようになるかもしれない。
もしクライアントが副作用で苦しんでいるならば，薬を完全に止めてしまうのではなく，その副作用を報告させるようにする。	投薬量や薬剤の種類を話し合いながら変更することで，副作用が軽減し，ノンコンプライアンスを解消させることになるかもしれない。
クライアントがそれでも治療計画を拒否するようであれば，どうしたいのかを正確に話してもらう。その決断に関して話し合う際は，割り切った，批判を差し挟まない態度で臨む。正直な報告に対しては肯定的なフィードバックを与える。	コンプライアンスを保つことではなく，正直であるということによってほめられれば，クライアントはより正確に報告するようになるだろう。薬剤の種類や投与量の変更を行う前に正確な情報を入手することが大切である。したがって，クライアントがその薬剤を服用しているかどうかを知ることが望ましい。もし指示に従うことを拒み，それによって症状の再燃や再入院に至った場合，これらのデータはコンプライアンスについて話し合う際の材料として将来的に活用できるだろう。

看護診断

非効果的治療計画管理
　個人の健康目標を達成するには不十分な，病気や病気の後遺症に対する治療プログラムを毎日の生活のなかに組み込み調整するパターン

【アセスメントデータ】

- 治療計画に従うという希望を言語化すること
- ノンコンプライアンスを示す客観的な検査，たとえば向精神薬の血中濃度が治療域外にあること
- 症状の悪化
- 副作用，中毒症状，合併症の出現
- 日常生活に治療計画を組み入れることの難しさ

【期待される成果】

初期にクライアントは

- コンプライアンスに必要なスキルを学習する。
- 病気に関する知識や治療計画を言語化する。
- コンプライアンスを妨げているものを認識する。
- コンプライアンスを確実にするために必要な資源を認識する。

安定期にクライアントは

- コンプライアンスに必要な知識とスキルを身につけている。
- 地域における必要なサービスや資源を手配する。

地域でクライアントは

- 治療計画の実行とその効果についての評価を含む退院計画を完了する。

【看護の実施】

看護介入　*印はチームケアを意味する	理論的根拠
*病気のこと，その治療プラン，薬物治療などについて，クライアントと家族，あるいは重要他者に教育する。	これらの人々は，クライアントの病気や薬物治療などについて，不完全，不正確な情報しかもっていないことがある。
ノンコンプライアンスの理由を調べる。たとえば，コンプライアンスの維持に必要なスキルを実施できるかどうか，クライアントが薬物治療を受けるだけの経済的余裕があるかどうか，服薬を忘れてしまうのか，あるいは服薬したことを忘れて，繰り返し飲んでしまうのか，薬剤の補充や新たな処方をもらう約束に間に合う交通機関が見つからないのか。	ノンコンプライアンスの理由，あるいはコンプライアンスの障害となっているものを認識することは，コンプライアンスの獲得に必要な看護ケアを決定するために重要である。
クライアントが適切なスキルを身につけていな	必要なスキルを自立的に遂行し，コンプライア

【看護の実施】(続き)

看護介入　*印はチームケアを意味する	理論的根拠
いときは，コンプライアンスに必要なスキルを指導する．必要なスキルを何段階かに分けて，クライアントが受け入れられるペースで進める．クライアントの努力や進歩には肯定的なフィードバックを与える． 　スキルの教育，あるいはクライアントのスキル習得に対する評価を1つの場面だけで行ってはならない．クライアントの自信やスキルの習得度の判定は，必要と思われるいくつかの場面を通して行うこと（ケアプラン3「知識不足」を参照）． 　クライアントが薬物療法を受けるだけの経済的余裕がなければ公的サービスに紹介する． 　服薬を忘れてしまう，あるいは服用したことを忘れて，重複して飲んでしまう場合は，この種の問題を防ぐための具体的なシステムを作る．たとえば，服薬したらそのたびごとに印を消していくようなチャートを作ったり，1日分ごとに区分けしたピルボックスを用意し，薬がなくなったら薬局で補充できるようにしておく． 　*新たな処方が必要になったとき，あるいは薬剤がきれたときなどに，予約した外来や薬局に行くための交通手段を見つけるのが困難な場合，そこで自分が何を必要としているかを認識できるような援助をする．公共交通機関が利用できるときは，具体的な道のりや乗るために必要な手続きを教える（たとえば，間違いなく乗り換えなければならないとき）．予約を忘れるようならば，それを思い出せるように，病院の誰かが電話するよう手配する． 　*服用している薬剤が，フルフェナジンやハロペリドールなどの長期間作用する筋注製剤（デポ剤）に変更できるものであるときは，クライアント自身と医師にその使用の可否について相談してみる． 　たとえば，食事の指示や制限など，薬剤以外の領域におけるノンコンプライアンスの問題がある	ンスを維持できるようになるためには，そのスキルについて十分理解している必要がある．肯定的なフィードバックはクライアントの自信を高め，成功のチャンスを増やす． 　クライアントは，教えられた直後は，そのスキルを1回自分で適切に遂行できることがあるかもしれないが，それは，家庭で治療を続けるために知っておくべきことを，すべて理解しているということを意味するわけではない． 　コンプライアンスを妨げているものが単に経済的問題であるならば，経済的援助が必要となるだろう． 　服薬のための具体的なシステムによって，服用量やスケジュールが記憶され，問題の発生が予防される． 　クライアントのコンプライアンスを妨げているものが特定できれば，それを取り除くための計画を立てることができ，その結果コンプライアンスが得られる． 　多くのクライアントは，1日1回あるいはそれ以上の頻度で経口的に服薬するよりも，2〜4週間に1回の注射を受けることを好む． 　ノンコンプライアンスの理由を探ること，必要なスキルを教育し身につけさせること，必要な資

【看護の実施】

看護介入	理論的根拠
ときには，その領域のノンコンプライアンスを解決するために記述されている看護ケアを活用する。	源を手配することなどが，ノンコンプライアンスに対処する方法として有効である。

ケアプラン 5

介護者のサポート

　衰弱したクライアントや終末期のクライアント，とくに疾患の程度が進んだ状態にあるクライアントは，これまで病院などの施設に収容されていた。しかし，今日では在宅ケアを受けるクライアントが急増している。この傾向の背景には，施設ケアにかかる高い費用，長期入院場面での個別ケアの不足に対する不満がある。また，クライアントの病気の性質やそれに起因する行動上の問題を理由に入院不適クライアントとして施設側が入院を拒否する例もみられる。加えて，多くのクライアントや家族は，クライアントが1人で入院することによって生じる孤立を体験するよりは，むしろ死を人生の一部ととらえ，密接にかかわりながら一緒に暮らしたいと望んでいるということもある。このようなヘルスケアの役割の増大によって，介護者は，看護者による特別な手当てとサポートを必要としている。本ケアプランは，介護者を，ケアチームの一員であり，かつケアを受けるべき独自のニーズをもつ者という二重の役割を担うものとして位置づけている。

病因
　クライアントをケアすることが家族に及ぼす影響は甚大で，それは「介護者症候群」という新しい用語を生み出すに至った。家族介護者は，地域にいる知識のある専門家との継続的な関係を必要としている。これらの専門家らは，家族介護者に対して情報，支持，援助を提供することができる(Videbeck, 2001)。彼らによる適切な援助が，家族介護者の健康を促進し，クライアントの生活の質を最大限に高める。
　また老人虐待や，依存している成人の虐待(経済的，身体的，あるいは精神的な問題が原因で他者に依存している成人への情緒的・身体的虐待)の事件数の増加は重大事である。
　不十分な知識，経済的な貧困，専門家の助力や支持が不十分であることなどがこの憂慮すべき傾向をもたらしている因子であろう。

疫学
　介護者の大多数は，女性(72%)であり，成人の娘(29%)または妻(23%)である(Small, 2000)。夫は，すべての介護者の13%にすぎない。

一般的介入
　在宅ケアの可能性があれば，介護者はクライアントの病院での治療に参加したほうがよい。介護者は，クライアントのケアチームの一員であり，看護ケアの受

け手でもあるという二重の役割をもつ。介護者もサービスの消費者であるということが、これまであまりにも見落とされてきた。長期にわたる在宅ケアの場面でフラストレーションにさいなまされている介護者はこう言うだろう。「私がどうなのか誰も聞いてくれません。関心の的は彼（クライアント）なのです。私は、そして私のニーズはどうなるんですか」と。介護者はフラストレーション、憤り、無感情、自分のニーズへの無頓着など、情緒的に擦り切れ、引き裂かれたような徴候を示しているはずである。介護者と協働する際の看護の第一義的目標は、情報を提供すること、情緒的サポート、地域での継続的なサポートを得られるように委託することである。

◆ケアプランに導入される看護診断
・家族介護者役割緊張
・社会的孤立

◆本書に導入される関連する看護診断
・非効果的役割遂行
・家族機能破綻
・睡眠パターン混乱
・気分転換活動不足
・自殺リスク状態
・対他者暴力リスク状態
・知識不足

看護診断

家族介護者役割緊張
　　家族介護者の役割を遂行するのが困難

【アセスメントデータ】

- 役割あるいは責任の変化
- クライアントへのケアの提供に必要な知識あるいはスキルの不足
- クライアントに対する周期的な無感情
- クライアントに対するアンビバレンス（関心や配慮と同時に怒りや罪責感をもつ）
- 自分のニーズに対して無頓着であること
- 疲労
- 介護者としての役割と、配偶者、親などの他の役割との葛藤

【期待される成果】

初期に介護者は

- クライアントのケアに参加する。
- クライアントの治療計画に関する知識を言語化する。
- クライアントのケアに必要な精神運動スキルを学習する。

安定期に介護者は

- 必要に応じて，地域や政府機関の援助資源を見つける。
- クライアントの病気，ケアの必要性，安全な薬剤の使用方法などの知識を言語化する。

地域で介護者は

- 必要な精神運動スキルを自主的に実行してみせる。
- 計画を最後まで行う。

【看護の実施】

看護介入　*印はチームケアを意味する	理論的根拠
*介護者と他の家族メンバーあるいは重要他者に対して，クライアントの病気，治療，薬物治療について教育する。クライアントと介護者，両者の責任のもちかたをはっきりさせるために家庭でのケアプランについて話し合う。	具体的な情報を介護者に提供することは，クライアント，介護者，その他の人々の期待をはっきりさせるのに役立つ。
*食事や他の日常生活活動の際に，看護者がクライアントにどうかかわるかを，介護者が観察することを許可する。	介護者は看護者を観察したり，看護者の指導でそれらを実践することによって，技術を学ぶことができる。
*介護者が，食事の時間，あるいは他の日常生活活動などのそれぞれの領域で基本的な役割をとれるようになるまでは，彼らの責任は段階的に少しずつ増やしていくようにする。	責任を段階的に引き受けていくことで，介護者は精神的に参ってしまうことなく，自分のペースで動くことができる。それによって成功のチャンスが高まるであろう。
*介護者が，家庭のなかに潜む危険に気がつくように援助する。	家庭環境はクライアントにとって物理的に安全でなければならない。
*家庭でクライアントが常に目を離せないような状況ならば，誰か他の人がクライアントと一緒にいてくれる時間を作り，介護者が日常的な雑用，用事，あるいはレクリエーション活動などを行えるように援助する。	介護者は家庭を管理し，必要な用事を片づけることができなければならない。また，介護者にとっては，連日続くクライアントケアから解放された息抜きの時間も必要である。
*介護者が，クライアントの身のまわりの環境をむやみに変えることがないようにする。クライアントの家庭での活動に役立つ日課を作らせる（この日課は必ずしも厳密で固定したものである必要はないが，ある程度安定した枠組みとなっているべきである）。	慣れ親しんだ活動は，クライアントの現実見当識の維持に役立ち，それは同時に介護者にとっても有用である。しかし介護者には，ある程度の変更は許されるという感覚が必要である。そうでないと，自分がクライアントやクライアントの日課の奴隷であると受け止めてしまうことになる。
*介護者が，家庭を訪れる人の調整を計画できるよう援助する（1日の訪問者はあまり多くならないようにする，一度につき1人か2人が好ましい）。	一度にあまりに多くの人が訪れて疲れすぎないようにすれば，クライアントは混乱することもなく，むしろ人の訪問を楽しむことができる。過剰な刺激は，混乱やアクティングアウト（行動化）を

ケアプラン5　介護者のサポート

【看護の実施】

看護介入　*印はチームケアを意味する	理論的根拠
*クライアントの記憶は相当に低下していること，またクライアントはそれをコントロールできないということを介護者に気づかせる。	助長する。 クライアントの記憶障害をわかっていれば，介護者は同じ説明を繰り返すフラストレーションや，覚えるための大変な作業をクライアントに強いるのを回避することができる。
*クライアントの個人的な欲求に対処することについて，介護者が抱いている感情を話し合うように促す。	介護者は，大人である親や家族が入浴や着衣などの援助を必要としているということを前にして，拒否や混乱を呈していることがある。
*介護者と，役割の逆転に伴う感情について話し合ってみる（母は私が子どもの頃，服を着るのを手伝ってくれた。そして今，母が着るのを私が手伝っている）。	親や，配偶者，パートナー（つまり，介護者が頼りにしていた人）が自分に対して依存的になっていくのを直視するのは困難なことである。
*クライアントは子どもでないということを介護者に気づかせる。実際，子どもであれば自立したセルフケアの習得を期待できるであろうが，クライアントにはそれを期待できない。	子どものような行動（たとえば，1人で服を着ることができない）がみられる場合，クライアントを子どものように扱ってしまいがちである。このようなことは，クライアントの尊厳を守るために是非とも避けなければならない。
*日課を作るよう促す。眠いときにはいつでも，たとえば1日中でも眠らせるということは避けるよう，介護者に注意を促す。	規則正しい日課が確立すれば，介護者も夜間眠ることができる。これはより健全なパターンである。また，介護者が自分の睡眠に関するニーズを満たすことを可能にする。
*介護者にクライアントの以前の就寝時の習慣を尋ねる。そして以前の日課を守るよう働きかける。	クライアントからこのような情報を聞くことは難しいかもしれない。以前の習慣をそのまま取り入れれば，将来もそれを守っていく可能性が高い。

看護診断

社会的孤立

自分自身がもたらしているにもかかわらず，他者によって強いられたものであり，否定的で脅威となる状態であると思い込んでいる孤独

【アセスメントデータ】

- 従来の趣味や，その他の楽しみに対する興味の喪失
- 他にケアする人がいるときに，介護者がクライアントのケアをその人に委ねることを拒否すること

- 無力感
- フラストレーション
- 他の援助者の不在
- 有用な資源を活用できないこと
- 不適切あるいは非効果的コーピングスキル

【期待される成果】

初期に介護者は
- ケアを提供する状況とは別に，自分のニーズを充足するための計画を言語化する。
- 自分の満たされていないニーズに関する感情を表現する。

安定期に介護者は
- クライアントのケアに役立つ資源の活用計画を実施する。
- クライアントの行動に対する自分の感情を調整する。

地域で介護者は
- ケアを提供する状況とは別個に，自分のニーズを充足するための計画を実施する。
- アルコールや薬物の乱用に頼らずにストレスを処理するための対処策を活用する。

【看護の実施】

看護介入　*印はチームケアを意味する	理論的根拠
*クライアントの社会的に不適切な行動に対する介護者の当惑した感情について話し合うように働きかける。	介護者は看護者を共鳴盤のようにして活用できる。彼らは，クライアントとも，あるいは家族のなかの誰とも自分の当惑した感情を共有することができなくなっているかもしれない。
*見境なく服を脱ぐこと，口汚い言葉，その他の不適切な行動は，クライアントが意識的に行っているのではなく，病気の一部であるということを介護者に認識させる。	介護者はフラストレーションからクライアントのとる行動に対して怒り出すことがある。介護者はクライアント自身と彼らがとる行動とを区別してみること，そして，クライアントに罰を与えるのではなく，彼らの行動自体に対応することが大切である。そうすることで，介護者は，他者に自身の怒りを表現することができるようになり，クライアントを怒らないですむようになる。
*訪問者やその他の人々に，クライアントの行動について簡潔な説明をするためのロールプレイを，介護者と一緒に行う。	クライアントの行動について何と説明するか，他者にどんな心構えをしてもらうかを実践しておけば，クライアントが実際にそのような行動をとったときのショックや不快感は，ある程度和らげられる。罪責感や当惑が最小限に抑えられるなら，介護者は孤立感を覚えることが少なくなるだ

【看護の実施】

看護介入　*印はチームケアを意味する	理論的根拠
*クライアントが参加して達成感を味わうことができ，しかもクライアントと介護者が一緒に楽しめるような活動はどんなものでも続けるよう働きかける。	ろう。 　クライアントと介護者とが楽しめる活動は信頼関係を強める。クライアントと介護者との相互作用のすべてが，ケアあるいは身体的・情緒的依存に焦点を当てた関係である必要はない。
*介護者が自分のニーズを満たすために，定期的に家族から離れる時間を計画するよう働きかける。クライアントが回復するまで，あるいは介護者が「これ以上どうしようもない」状態になるまで待つべきではない。	介護者は定期的にクライアントから離れて自分の時間を過ごす必要がある。息抜きをしないと，すぐにバーンアウトしてしまうだろう。
*その地域，あるいは国で作っている，クライアントの問題に見合った支援グループに介護者や家族を紹介する。	これらのグループは，クライアントの重要他者に対して，支援，教育，資源を提供する。

推薦図書

Brett, J., Bueno, M., Royal, N., & Kendall-Sengin. (1997). Integrating utilization management, discharge planning, and nursing case management into the outcomes management role. *Journal of Nursing Administration, 27*(2), 37–45.

Carruth, A.K. (1996). Motivating factors, exchange patterns, and reciprocity among caregivers of parents with and without dementia. *Research in Nursing & Health, 19,* 409–419.

Gantt, A.B., & Saintz, A. (1999). Impediments to the discharge planning effort for psychiatric inpatients. *Social Work in Health Care, 29*(1), 1–14.

McGihon, N.N. (1999). Psychiatric nursing for the 21st century: The PACED model. *Journal of Psychosocial Nursing, 37*(10), 22–27.

Tuck, I., du Mont, P., Evans, G., & Shupe, J. (1997). The experience of caring for an adult child with schizophrenia. *Archives of Psychiatric Nursing, 11*(3), 118–125.

ウェブ情報

Family Caregivers Alliance
www.caregiver.org

National Family Caregivers Association
www.nfcacares.org

第2章 地域を基盤としたケア

　慢性の精神病状態にあるクライアントは広範囲にわたる問題を抱えている。多くのクライアントは，長期間の入院生活で何年もの歳月を費やし，その後，脱施設化のプロセスを経て退院に至っている。このようなクライアントには，統合失調症あるいは双極性感情障害などの問題をもつ成人として入院を続けてきたクライアントと，子どものときに精神発達遅滞のために入院させられ，大人になってから退院させられたクライアントとがある。精神遅滞あるいは重大な精神病であるために直面する困難に加えて，これらのクライアントは長期間施設で生活していたことに起因する特有のニーズをもっている。彼らの基本的なニーズは施設のスタッフによって充足され，それが何年にも及ぶ場合もある。その結果，彼らはきわめて依存的になっている。彼らは自らのニーズを自分自身で満たすということを，ほとんどしなくなっていることも少なくない。大人であれば当然社会的に身につけているはずの，たとえば電話や交通機関を使う，食料や雑貨を買う，食事の支度をする，洗濯をするなどのスキルが身についていないのである。クライアントがこのような面で自立できないのは，彼らの精神病や精神遅滞のためではなく，長期間の施設での生活の結果であるかもしれない。

　慢性精神病のもう1つの群，これは急速に増加しているのであるが，滞在型ケア施設に長期間の入院をしないクライアントである。これらのクライアントは入院を続けるのではなく，自立して，またはある程度構造化もしくは管理された環境のなかで，地域での生活を送っている。このようなクライアントは時々，急性期ケア施設に一時的な入院をしては再び退院して地域に戻る。入院していないとき，彼らは病院の外来クライアントとしてのケアを受けることもあるし，受けないこともある。地域での生活に必要な適切なスキルや能力を欠く場合には，費用がかかる再入院に至ることが多い。

　本章のケアプランは，入院中の慢性精神病クライアントの急性期，あるいは地域に暮らしている慢性精神病クライアントの急性期ケア，または長期収容によって生じた諸問題に対するケアを扱っている。

ケアプラン 6

持続性重度精神病

　看護者は，急性期病棟でよりも，それ以外のさまざまな場で持続性重度精神病(persistent and severe mental illness; PSMI)あるいは慢性精神病(chronically mentally ill; CMI)のクライアントとかかわっている。これらのクライアントは，救急治療室で出会うことが多くなっており，その後のケアのために保健師や地域の看護者へ委託されることになる。看護者はまた，クライアントのケースマネジャーとして広範囲なサービスを提供している。地域での支援プログラムは，これらの人々のニーズを充足するため全国的に拡大されている。

病因
　PSMIのクライアントは，妄想や幻覚などの「陽性」症状を体験するが，これらの症状は通常薬物治療にある程度反応する。これらの症状の有無は，急性期病棟での入退院の基準になる。「陰性」症状とは，社会的な引きこもり，快感消失(喜びを体験することができないこと)，無気力(エネルギーの欠如)，無感情などである。残念ながら，これら陰性症状は，長期にわたり持続し，必ずしも薬物治療に反応しない。この陰性症状の持続が，クライアントの回復と地域での生活を改善していく際の主要な障害になっている。

疫学
　米国においては，一昔前に比べ，多くのPSMIのクライアントが地域でのケアを受けている。この背景の1つには，コスト削減と短期入院，クライアントを可能なかぎり速やかに地域の場に戻すためのマネジドケアを継続的な目標としてきたことがある。加えて，これらの精神病クライアントの症状，精神病のケアに広く用いられている薬物療法によりうまく管理されており，クライアントが長期間地域にとどまることを可能にしている。PSMIのクライアントは，壮年期に多くみられ，20～60歳の年齢層が多い。

疾病経過
　伝統的な治療法が，機能障害をもつクライアントにとって効果的でない理由の1つとして，それらの治療法がこのようなクライアントの中心的な問題に対応できていないことが挙げられる。CMIのクライアントは，精神医学的症状の再発によってではなく，フラストレーション，ストレス，生活の質の低さのために再入院してくることが一般的である。
　Drew(1991)は，「CMIの患者では，精神的，情緒的な余裕がなくなる結果，

しばしば他者と満足できる関係を結べないという関係不全を導く。その結果，CMIの人は慢性的な孤独に悩むことが多い」と記載している(p. 17)。

一般的介入

　地域社会で暮らすPSMIのクライアントには，ケースマネジャーがかかわっていることが多い。ケースマネジャーには，機関とクライアントのニーズに応じて看護者，ソーシャルワーカー，あるいはカウンセラーがあたっている。クライアントの入院中からケースマネジャーと密接にかかわっておくことは，治療目標の達成や病院内での移動，そして可能なかぎりスムーズで滑らかに地域社会に戻ることを促進するために重要である。

　地域生活で必要とされるスキルは，次の5つのカテゴリーに分類される。

1. 日常生活活動：日常生活活動には，個人衛生，身だしなみ，掃除，洗濯，レストランの利用，料理，買い物，家計予算を立てること，公共交通機関の利用，電話の利用，必要なサービスや経済的サポートを得ることなどが含まれる。クライアントの多くは，これらの少なくとも1つ以上は困難である。これは，知識，実行能力，経験あるいはサポートの欠如によるものであろう。
2. 職業的スキル：この領域には，一般職あるいは保護的な待遇のもとで働き給与の支給される雇用，ボランティア活動，または自分が役に立っていると思えるような生産的で有用なサービスが含まれる。クライアントは特定の技術や規則正しく働く習慣，仕事を探したり仕事を続けるスキル，あるいは興味や動機づけを欠いていることがある。
3. 余暇活動のスキル：この領域には，自由な時間に楽しめる活動を選択し，計画し，実際にそれを行う能力が含まれる。クライアントは，自由時間を活かすための興味やスキルを欠いていたり，テレビを観る，新聞を読むなどの余暇活動の習慣をもっていないことがある。
4. 健康管理：これには，薬剤の管理，受診の予約，身体的疾患の予防や治療，危機の際の対応などが含まれる。慢性期のクライアントは服薬が不適切であったり，別な薬物を使ったり，飲酒したり，友人と薬剤を交換することなどがよくある。このようなクライアントは，身体的疾患に気がついていなかったり，治療を受けようとしないことが多い。また，彼らは，病気の否認，生活管理能力の欠如，あるいは病院や医師への恐れなど，さまざまな理由で再受診を渋ることがある。
5. ソーシャルスキル：ソーシャルスキルとは広いカテゴリーであり，家主やサービス提供者とのやりとりという社交的会話レベルから，自分の感情や問題について話し合うというレベルまでが含まれる。クライアントのソーシャルスキルの障害がはなはだしい場合には，健康状態の維持ができなくなり，前述の4つの領域の問題が増大する。

　クライアントが生活している場にまでケア実践者が入っていくプログラムは，クライアントが必要なスキルを身につけるためのかかわるとして，大いに成功をおさめてきた。地域の支援サービスやドロップ・イン・センター(クライアントが気楽に立ち寄れる小施設)など，ある意味では厳格な取り決めや枠組みのない

曖昧な場所は,伝統的な外来治療や病院でのデイプログラムよりも成功をおさめている。これは,「臨床的要素の少ない」アプローチ,すなわち入院治療とのつながりがないことによるのであろう。PSMIのクライアントでは,知識を一般化する能力がしばしば障害されている。一般的な環境である家庭や地域でスキルを学ぶことによって,その非常に困難なステップを乗り越えることができる。

◆**ケアプランに導入される看護診断**
・非効果的健康維持
・社会的相互作用障害
・気分転換活動不足

◆**本書に導入される関連する看護診断**
・自己尊重慢性的低下
・家事家政障害
・思考過程混乱
・非効果的コーピング
・孤独感リスク状態

看護診断

非効果的健康維持
　健康を維持するための援助を見出し,管理し,そしてまたは探し出すことが不可能

【アセスメントデータ】
- 日常生活活動スキルの欠如
- 選択することの困難
- 問題解決スキルの欠陥
- 無感情
- 無気力
- フラストレーションに対する耐性の低さ

【期待される成果】

初期にクライアントは
- 地域の専門職の人との接触を維持する。
- 症状,薬剤コンプライアンス,食習慣などに関する正しい情報を交換する。

安定期にクライアントは
- セルフケアの計画に参加する。
- 病気,治療,薬剤の安全な使用,自立的生活に必要なスキルについての知識を言語化する。

地域でクライアントは
- 健康上の問題については医学的治療を求める。
- 安全な家庭環境を維持できる。

- 日課を確立し，それを守る。
- 日常生活活動が自立できている。

【看護の実施】

看護介入	理論的根拠
入院を避ける，生活をより満足の得られるものにする，ニーズを満たすなどの共通の目標設定を，クライアントと一緒に行う。	クライアントが参加することに意味を見出すことができれば，その意欲は増大する。
ある特定の活動にクライアントを参加させようとするときは，断定的アプローチを利用する。	このようなアプローチによって，積極的な姿勢が伝えられる。曖昧なアプローチに対して，クライアントは消極的な応答でしか反応しない。そうなれば，活動を進めていく機会を逸してしまうことになる。
クライアントには，指示的に接する。「はい」「いいえ」で答えられる質問や，選択を求めるような質問をしない。たとえば，「グループ活動に参加したいですか」と声をかけるのではなく，「グループ活動の時間です」と言うようにする。	クライアントは，拒否的な傾向があったり，また単に何もしないほうが楽だと思っている場合があるため，「はい」「いいえ」で答える質問に対しては「いいえ」と答えがちである。
スキルの教育には，行動主義的アプローチを用いる。	行動主義的アプローチは，クライアントの言語表現スキルや抽象的思考能力にあまり頼らなくてすむ。
クライアントにとってのスキルや行動のモデルとなる。	どのようなスキルや行動が期待されているかを，モデルを示すことで明確かつ具体的に例示できる。
クライアントにスキルや行動を模倣するよう指導する。	模倣は，目的とする行動に首尾よく到達するためのシェイピング（望ましい行動の実現が強化されるような行動主義的方法）となりうる。
スキルや行動を継続的に実践できるようにクライアントを刺激する。言葉でほめたり，ソーダ水やスナック菓子など形ある褒美を与えて，成功を補強する。	クライアントは興味や自発性が欠如しているため，スキルや行動を思い出させるものを必要としている。賞賛と形のある褒美の組合わせは強化の方法として最も効果的である。これによってクライアントの行動は長続きし，スキルが彼らの日課の一部となっていく。
クライアントに問題解決の基本的順序を教える。各段階を書いて示すと効果的である。	順序立てて問題を解決するということは，クライアントがこれまで使ったことのない，あるいは病気によって障害されていたスキルである。
日課を作るよう援助する。毎日あるいは毎週のスケジュール表を作るのがよいだろう。クライア	予定表は，クライアントが目標に従うための視覚的な助けとなる。予定を記入しておけば，記入

【看護の実施】(続き)

看護介入　*印はチームケアを意味する	理論的根拠
ントが何か約束をしたり，活動に同意したときには，スケジュール表にそれを書き込むよう指導する。	された約束どおりに最後までやり遂げる可能性が増す。
欠如している，あるいは改善を要する生活スキルは何かという観点でクライアントを評価する。それには，個人衛生，身だしなみ，買い物，住まいを得ること，家計予算を立てること，電話や交通手段の利用，料理，医師や他のサービス提供機関に援助を求める能力などが含まれる。	自立した生活にはさまざまなスキルが必要とされる。それらを学ぶ過程の最初のステップとして，不十分な領域のスキルを確認することは不可欠である。
*料理や適切な栄養に関する知識をクライアントに教える。栄養士への紹介が指示されることもある。	クライアントは，栄養学的なニーズに関する知識や食事を準備するスキルをほとんどあるいはまったくもっていない場合がある。
可能であれば，これらのスキルをクライアントに実際にやらせてみる。スキルを言葉で評価する場合には，「どうやるか知ってますか」という質問を避け，「あなたがどうやるか話して下さい」と言ったほうがよい。	個人衛生や身だしなみなどは，クライアントの外見から評価することができる。電話をかけることや交通手段の利用など，やってみなければわからない領域では実行してみることが必要である。クライアントに具体的スキルをもっているかどうかを尋ねれば，「はい」と答えるかもしれない。これは，クライアントがそのスキルを身につけていないことを恥ずかしいと思っていたり，自分がそのスキルをもっていると誤信していることによる。
できるだけ，クライアントの暮らしている生活環境のなかでそれらのスキルを教える。たとえば，洗濯のしかたを教える場合に，そのクライアントが毎日利用しているコインランドリーを用いる。	状況の違いに応じて，知識を応用したり一般化することは，クライアントにとって困難なことである。
精神症状を悪化させたり入院のきっかけになった出来事についてクライアントと話し合ってみる。	そのような出来事を認識することによって，特定の行動と再発との関連について理解できるようになる。
医学的に注意しなければならない身体疾患の徴候についてクライアントに教える。その場合，「39度の熱」などのように具体的な指標を示す。	クライアントの自己判断は適切でないことが多い。具体的な指標があれば，クライアントにとって判断が容易となる。
*クライアントが身体疾患になったときに受診できるクリニックや医師のサービスを確認しておくように援助する。	クライアントの状態が良いとき，つまり緊急事態が生じていないときは，ヘルスケア提供者を選択することは容易である。困難が生じたときに誰

【看護の実施】

看護介入　*印はチームケアを意味する	理論的根拠
*薬物治療の問題点やその変更の要求などについて医師と話し合うように促す。クライアントが自分の判断で変更しないようにする。	に電話をすればよいかをわかっていれば、事態をうまく乗り切ることができるだろう。 医師との話し合いによって、自分の健康管理に自分も「参加している」という感覚を維持することができるばかりか、薬剤の変更に対する欲求を満たすこともできる。
もし専門家の援助なしに服薬のパターンを変えた場合には、そのことを正直に報告してほしいとクライアントに話しておく。	「良いクライアント」という錯覚を作り上げるよりも、判断の基礎となる正確な情報を把握することが重要である。
セルフケアを試みようとすること、それを正直に報告することに対して肯定的なフィードバックを与える。	セルフケアの試みが最初はうまくいかなくても、自分の生活を自分でコントロールしているのだという感覚を強化し、ヘルスケア提供者との正直な関係を強化することが重要である。
*クライアントと家族、あるいは重要他者に、クライアントの病気、治療、安全な薬剤の使用などについて教える。	クライアントと重要他者は、クライアントの病気、治療、安全な薬剤の使用についての知識をほとんど、あるいはまったくもっていないことがある。

看護診断

社会的相互作用障害
不十分または過度な量の、あるいは非効果的な質の社会的交流

【アセスメントデータ】
- 自分には価値がないという感情
- 相互作用を開始することの困難
- ソーシャルスキルの欠如
- 社会的引きこもり
- 低い自尊感情
- 役に立つ重要他者の欠如

【期待される成果】

初期にクライアントは
- 社会的相互作用に参加する。
- 他者からのフィードバックを受け入れる。

安定期にクライアントは
- 社会的活動への参加を継続する。

地域でクライアントは

- 社会的相互作用をもったときの不安が少なくなったことを示す。
- 基本的ニーズを満たすために量的に十分な，他者とのコミュニケーションをもてる。
- 自己価値感情の高まりを言語化する。

【看護の実施】

看護介入　*印はチームケアを意味する	理論的根拠
ソーシャルスキルをクライアントに教える。アイコンタクト，耳を傾ける，うなずくなどの具体的なスキルについて説明し，実際にやってみせる。天気や地域の出来事，ニュースなど日常的な社交的会話にふさわしい話題について話し合う。	クライアントは，社会的相互作用のスキルに関する知識をほとんどあるいはまったくもち合せていない。モデルを示すことで，望ましいスキルの具体的な例が提供される。
*誰かに声をかけて，尋ねることができるように援助する。その場合，たとえば店で相談する，道を尋ねる，アパートを借りるなどの現実の生活場面を用いる。	誰かに何かを尋ねるということは，日常生活を送るうえで重要なスキルである。現実の場面を用いることで，クライアントの体験はより有意義なものとなる。
賞賛を与えたり，賞賛を受けるという儀礼をクライアントと互いに実践する。ほめるときは本気でほめる。	慢性期のクライアントは，このスキルの実践なしには，他者に対してもそういうことをするものだということに気づかない。同様に，クライアントは自尊感情が低いために，ほめられてもぎこちない態度しかとることができない。
ある要求に対する「いいえ」という反応を受け入れなければならない状況，および他の人からの要求をうまく断らなければならない状況をロールプレイする。	クライアントは，フラストレーションに耐える力が不十分なために，ある要求に対して「いいえ」という否定的な反応を返されたときに，それをうまく受け入れることが困難になってしまう。クライアントは社会的に適切な方法で他者の要求を断ることができないために，それに従ってしまい，後で後悔することが多い。

看護診断

気分転換活動不足
　　レクリエーション（元気回復）のための活動または余暇活動に対する刺激の減少

【アセスメントデータ】

- 快感消失
- 注意障害

- 退屈の感情
- 目的のある活動に対する願望の表現
- 余暇活動スキルの欠如
- 自由時間を活用する能力の欠如

【期待される成果】

初期にクライアントは
- 人が計画した余暇活動に参加する。
- 余暇活動に伴う満足感を表現する。

安定期にクライアントは
- 地域で続ける活動のリストを準備する。
- 余暇活動のスケジュールを発展させる。

地域でクライアントは
- 自力で余暇活動を行う。
- 生産的な活動に参加する。

【看護の実施】

看護介入　*印はチームケアを意味する	理論的根拠
毎日ある一定の時間に新聞を読むとかテレビを観るという自由時間に関する習慣を身につけさせる。毎日の予定表にこれらの活動を書き込むことが役に立つ。	興味のない活動や過去に楽しんだことのない活動を試みるというのは、クライアントが嫌がる原因になる。習慣が確立されると、ある行動を行うかどうかの決断を毎日する必要がなくなる。
*クライアントを他者と交流させるドロップ・イン・センター（クライアントが気楽に立ち寄れる小施設。とくにやるべき作業が決められているなどの制約がない）や他のサービスを利用できるようならば、他の人々と知り合いになれるようクライアントと同行する。3人ないし4人が参加するグループ活動を計画する。	ヘルスケアの専門家がクライアントのすべてのニーズに対応することは不可能なので、社会的ネットワークを作っておくことがクライアントにとって重要である。クライアントは自分1人で新たな対人関係を作ることが不得手である。
1人でできる活動をクライアントに紹介する。たとえば、絵を書くこと、1人トランプ、読書、コラージュを作ること、日記を書いたり、スケッチすることなどである。	クライアントは、他の人々と過ごせないときに、自分で行える余暇活動を必要としている。
散歩や無料のコンサートのようなお金のかからない、あるいは安い費用でできる活動を見つけ、試してみるようにクライアントを援助する。	慢性精神病クライアントは、通常、経済的資源が限られている。映画、ボーリング、あるいは移動するのにかかる費用は、これらの活動への参加を妨げている要因となっていることが多い。
*クライアントにふさわしいボランティア活動、または他者や動物を助けたり、環境をきれいにす	楽しむためだけの活動をすることに抵抗するクライアントが多い。それは、生産しているという

【看護の実施】(続き)

看護介入	理論的根拠
るなどの活動を見つけるように援助する。適切な職業紹介所を紹介する。	感覚や役に立つ貢献をしているという感覚を味わえないからである。役に立つとか必要とされているという感覚は，自尊感情を高める。

ケアプラン 7

急性増悪期のケア

　地域社会で生活している持続性重度精神病(PSMI)のクライアントは，周期的な短期間の入院や，保護的な環境下での長期の見通しに立った指導を必要とすることが多い。この必要性は，精神症状の増悪，地域での生活の破綻，あるいは処方どおりに薬物を服用しないこと，水分バランスの障害(disordered water balance; DWB)などによって生じる。DWBは，心因性多飲とも呼ばれ，水中毒を起こすことがあり，多くのPSMIのクライアントで対処の必要な重要な問題となっている。うまく就労できないこと，あるいは行政によるサポートの貧困などによる経済的困難は，一般にクライアントの問題を悪化させる。クライアントがうまく生活するために必要なサービスが，しばしば地域で実施されていなかったり，あるいは実施されてはいても順番がまわってこないことがある。

一般的介入
　精神科におけるPSMIのクライアントの治療と看護ケアは，通常，入院を最小限にとどめること，クライアントの自立と自信を最大にすること，施設とサービスへの依存を減らすこと，制約が最小限の地域環境でクライアントが暮らせるようにすることが課題の中心となる。ソーシャルサポートを高めること，家族関係の維持，あるいはクライアントの生活能力の改善を目的とした介入が，クライアントの再入院を減らすことに高い相関がみられると報告されている(Gibson, 1999; Wilbur & Arns, 1998)。看護者は，これらの目標を達成するために地域の諸機関およびその職員と密接な連携をとりながらケアを行わなければならない。
　繰り返される再入院に立ち会ったり，退院後の慎重なケア計画や職業紹介が失敗に終ると，看護者は大きな挫折感を味わうことになる。看護者は，PSMIのクライアントに対する自分の態度をもまた自覚しなければならない。また，PSMIのクライアントをケアするうえでのもう1つの落とし穴は，クライアントを大人として見ることができないことである。このことは，クライアントが未熟な行動や注意を引くような行動を示す場合にとりわけ著明になる。職業人にとって容易なことではないかもしれないが，効果的なケアを提供し，クライアントの将来的な成功のチャンスを広げるためには，彼らの行動，問題や状況を，入院のたびごとに「新鮮な目」で見る必要がある。クライアントの再入院を個人的に受け止めたり，スタッフやクライアントの失敗として受け取らないことも重要である。

◆**ケアプランに導入される看護診断**
・適応障害

- 非効果的治療計画管理
- 非効果的健康維持

◆**本書に導入される関連する看護診断**
- 思考過程混乱
- 感覚知覚混乱(特定の：視覚・聴覚・運動覚・味覚・触覚・嗅覚)
- 自己傷害リスク状態

看護診断

適応障害
自分のライフスタイル行動を，健康状態の変化に合わせたやりかたに変容できない状態

【アセスメントデータ】
- 衝動コントロールの障害
- 意思決定や選択の困難
- ストレスや変化に対処する能力の不足
- 恐れ，無力感，不全感
- 自尊感情の低下
- 不安

【期待される成果】

初期にクライアントは
- 傷害の危険がなくなる。
- アクティングアウト(行動化)が減少する。
- 恐れ，無力感，不全感があるときは，それを言葉で表現する。

安定期にクライアントは
- できるだけ制約の少ない安全な地域環境に戻る。
- 病院から離れた地域社会においても対人関係を確立する。

地域でクライアントは
- ニーズを満たすために地域での関係を活用する。
- 現在の地域生活を維持する，あるいはより自立して生活できる場所へ移動する。

【看護の実施】

看護介入	理論的根拠
クライアントに対して，自殺についての考えあるいは計画について尋ねる。	クライアントの安全を優先する。
クライアントの持ち物から，危険物(カミソリ，爪ヤスリなど)を取り除く。	これらの物品は自己破壊的行為，他者に向けてのアクティングアウトに使われることがある。

【看護の実施】

看護介入	理論的根拠
クライアントがアクティングアウトを起こしたときは，静かな場所に移すか，隔離する。	アクティングアウトは，通常，クライアントが1人のときや，その行動に関心を示す人がいないときには減少する。
アクティングアウトを起こしたときには関心を向けないようにする。クライアントに対しては，クライアントが冷静になればクライアントのもとに戻って来ることを告げておく。	クライアントの行動を無視することは，その行動の沈静化を促す。戻って来ると告げておくことで，クライアントを受け入れていることが伝わる。
クライアントが不安定でないとき，あるいはアクティングアウトを起こしていないときに，自分の感情について話すよう促す。	感情に圧倒されていないとき，あるいは行動に支配されていないときのほうが，それらの感情を言語化できる可能性が高い。
クライアントが自身の感情について話し合える能力を身につけたならば，不安定になってきたときに，アクティングアウトするのではなく，誰か他の人と話すように促す。	クライアントが感情を言語化できれば，彼らはアクティングアウトの代わりに感情表現を活用できるようになる。
クライアントに対し段階的な問題解決過程を教える。たとえば，問題を認識する→いくつかの代替方法を試す→その有効性を評価する→1つの方法を選択する。	クライアントは，問題解決のための論理的で，順序立てられたプロセスの諸段階について知らないことがある。

看護診断

非効果的治療計画管理

個別の健康目標を達成するには不十分な，病気や病気の後遺症に対する治療プログラムを毎日の生活のなかに組み込み，調整するパターン

【アセスメントデータ】

- 処方された薬物治療に従わないこと
- 心因性多飲(水やその他の水分の過剰な摂取)
- 精神症状の増加や増悪
- 治療計画についての知識や理解の欠如

【期待される成果】

初期にクライアントは

- 処方どおりすべての薬を服用する。
- 水分の出納バランスを確立する。

安定期にクライアントは
- 処方された薬剤を服用する意思を言語化し，また実際に服用する。
- スタッフの指導がなくても水分摂取を管理できる能力を示す。

地域でクライアントは
- 処方に従って薬物療法を受けるか，あるいは必要な変更をケアの提供者に求める。
- 確立したガイドラインに沿って，安全に水分を摂取する。

【看護の実施】

看護介入　*印はチームケアを意味する	理論的根拠
クライアントが服薬しているかどうかを厳密に観察する。	処方に従って服用しなければ，その薬剤の効果は判定できない。
服薬に関するノンコンプライアンスの理由を検討する。クライアントは薬物治療を受けるだけの経済的余裕があるのか。飲み忘れているのか。服薬に対する抵抗があるのか。	ノンコンプライアンスの理由を知ることで，クライアントのコンプライアンスを高めるためのケアを決定できる。
*もし，クライアントに経済的余裕がないのであれば，経済的な援助が受けられる社会サービスを紹介する。	経済的問題がコンプライアンスにとって唯一の障害である場合，クライアントにはその領域の援助が必要だろう。
もしクライアントが，服薬することを覚えていられないのであれば，服薬するごとに印をつけるとか，1回分ずつに分けて入れておくピルボックスを利用するなどの工夫をしてみる	服薬のための具体的な工夫は，人に言われなくても忘れずに服用するためのクライアントの苦労を軽減してくれる。
*もし服薬に対する抵抗があるようならば，長期間作用するデポ剤の使用，あるいは薬剤を使わない治療を試みることについて医師と話し合ってみてもよい。	薬物に対する抵抗感によるノンコンプライアンスはその対策が最も困難である。クライアントには服薬を拒否する権利がある。実際には飲んでいないのに飲んでいると思い込むよりは，服薬していないことを知っているほうがまだよいだろう。
多飲あるいは水分バランスの障害(DWB)についてクライアントに教える。	クライアントは，DWBから引き起こされる身体上の問題の重篤さに関する知識を欠いていたり，あるいは，水（あるいは他の「無害な」液体）を飲むことがどうして問題になるのか理解できていないことがある。
重篤な水中毒は治療が必要である。隔離を必要としたり，飲水の許可をスタッフの管理下に限る場合もある。	重篤な水中毒は，注意障害，精神病の悪化，低ナトリウム血症，昏睡，けいれん発作などを引き起こす。クライアントは，水を絶ち，正常な水分バランスを回復したうえで，水分摂取についての自己コントロールを学ぶ必要がある。

【看護の実施】

看護介入　*印はチームケアを意味する	理論的根拠
クライアントが自分で体重をモニターできるなら，目的体重を定めることがDWBの管理に有用である。その際，最初に決めた目標体重の7％を超えないように，水分量調節を指導する。	体重を頻回にモニターして，自分で水分消費の調節ができるクライアントは，その後の水中毒の発症防止に成功するということが報告されている（Snider & Boyd, 1991）。
DWB管理のための他の行動学的アプローチとして，1日を通して30分間あるいは60分間ごとに飲む水の量を決めてしまう方法がある。この種のアプローチに際してコンプライアンスをモニターするために，クライアントにチェックリストを作らせる。	このような具体的な取り決めに基づくアプローチは，満足感（水を飲むこと）を先送りできない，あるいは水を飲むか否か，飲むとすればどのくらいの量かなどの意思決定が困難なクライアントに対して有用である。
水を飲みたいという願望と不安の体験が一致しているクライアントに対しては，段階的筋弛緩法のようなリラクセーション技法を指導する。	クライアントの不安を軽減することで，飲む水の量が増えることに抵抗する力が高められる。
クライアントが口渇を訴えるときには，ガムやキャンディを与える。	ガムやキャンディは，クライアントの飲水制限を助けることがある。
*アルコールあるいは他の化学物質を常用していないかどうかの評価をする。薬物常用が主要な問題である場合は，その治療プログラムへの委任を検討すべきである。	アルコールやその他の気分を変える薬物は，処方された薬剤の効果，水分と電解質バランス，健康を妨害することがある。

看護診断

非効果的健康維持

健康を維持するための援助を見出し，管理し，そしてまたは探し出すことが不可能

【アセスメントデータ】

- 生活の自立に必要なスキルの欠如
- ソーシャルスキルの欠如
- 自由時間を過ごすことの困難
- 栄養摂取の不足
- 無効な対人関係
- 家族や重要他者との支持的な関係の欠如

【期待される成果】

初期にクライアントは

- 適切な個人衛生スキルを身につける。

- 栄養面で適切な食習慣を確立する。
- さまざまな活動や趣味に取り組む。

安定期にクライアントは
- 適切な個人衛生スキルが身についている。
- 自由時間の活用計画を言語化する。
- 自立的生活の基本的スキルが身についている。

地域でクライアントは
- 紹介されたプログラム(訓練のための職場や共同作業所,レクリエーショングループや外来クライアントグループ,あるいは地域のサポートサービスなど)を受け入れる。
- 地域生活を維持するために一貫して必要な活動を遂行する。

【看護の実施】

看護介入	理論的根拠
栄養のある食事を摂るよう励ます。食事のときどんな食品を選ぶかを観察する。	これによって,栄養面で適切な食事に必要な基礎食品を,クライアントがどの程度知っているかを評価できる。
およそ1週間分程度の献立を前もって作成するように援助する。食事の準備に必要なスキルと収入(食費について経済的援助が必要かどうか)について検討する。	毎週献立を作り,それに従えば,クライアントは栄養のある食事のために必要な予算を立てることができ,また,何を食べるか毎日決めなくてもすむ。
電話帳の使いかた,交通手段の利用,緊急の際の援助を得る方法などの基本的な日常生活スキルに関するクライアントの能力を評価する。できれば,これらをクライアントに実際にやらせてみる。	一定のスキルを身につけさせるための方法を決めるためには,クライアントの日常生活上のスキルの水準がどの程度かを知っておく必要がある。それがわかれば,スキルの学習に必要な看護ケアを決定できる。その際,実際にやらせてみることが役に立つ。なぜなら,クライアントは自分ができることを説明できなかったり,あるいは知識のないことを認めるのが恥ずかしいために「知っている」と言ってしまうかもしれないからである。
クライアントが学ぶ必要のあるあらゆるスキルについて,簡潔かつ段階的な指導をする。	一度に全部に取り組むよりも,分割して何段階にも分けたほうが学びやすい。
最初はクライアントと一緒に実行する。そして,徐々に自力でやれるように進めていく。	クライアントにとって,実行する前に,そのやりかたを見ておくほうが修得しやすい。
個人衛生や身だしなみなどの日常の生活習慣を身につけさせる。	クライアントは入浴,着替え,洗髪などをどうするかそのつど決めるよりも,決まった日課に従うほうがうまくやれるものである。
うまくいったときには正直にほめる。	自力で行えたことに対する肯定的なフィードバックはその行動の頻度を増やし,またクライア

【看護の実施】

看護介入	理論的根拠

| | ントの自尊感情を高める。 |

クライアントが余暇活動やレクリエーションにどの程度関心をもち，参加しているかを評価する。

もし，クライアントが以前から興味をもっていることに働きかけることができれば，彼らの参加を得ることが容易になる。

「楽しみ」となるような，代わりの活動を見つける。新しい活動を試みるのを助ける。活動の経費や他の人々の参加が必要かどうかにも留意する。

クライアントはこれまで充実した余暇活動をしたことがなかった可能性がある。したがって，余暇時間のほとんどを1人で過ごしてきたクライアントにとってはトランプやチェスを覚えたりすることが，あるいはこれまで楽しむ機会をもてなかった新しい趣味をもつことがその他のクライアントにとって，かえってフラストレーションになる場合がある。

ソーシャルスキルの訓練のために，他者と交際する機会を作る。クライアントは，社交的な会話においては，一般にどのような話題が受け入れられるのかを学ぶ必要がある。

看護者は，社会的な交際での役割モデルとなることができる。クライアントは，社会的な状況によっては一定の話題を避けることを学ぶ必要がある。たとえば，初めて会う人とは，入院生活を話題にすべきでないなど。

クライアントが何をしているのかを，ふつうの1日の行動，平日の行動，さらに週末の行動などの単位で述べてもらう。それらを記録しておくと役に立つだろう。

看護者は，クライアントが利用できる自由な時間について，データを得ることができる。

自由時間のためのクライアント独自の計画作りを援助する。それらは，クライアントが望むのであればどんなものでもよい。1人での行動でも他者と一緒の行動でもよいし，余暇活動でもよい。

クライアントは計画があれば，自由な時間をうまく使える。そうすることで，くよくよ考えたり，孤立していく機会は少なくなるだろう。

入院の初期に，クライアントが地域の生活に戻っていってほしいという看護者の期待を示しておく。

看護者の積極的なアプローチによって，クライアントの施設に対する依存が少なくなる。

入院中快適すぎたり，腰を落ち着けさせてしまってはならない。看護者の行動や相互作用は，常に，クライアントに期待される成果の達成と退院にその焦点を当てるべきである。頻回に再入院するクライアントに対しては，友人としてではなく，あくまでもなんらかの理由で短期間入院せざるを得ない人たちとして遇するべきである。

クライアントの入院は，期待される成果と退院を目ざした治療的な取組みに焦点が当てられるべきである。もし，クライアントが人生への挑戦から逃れるための心地良い休息として入院をとらえているならば，施設やスタッフに対してより依存的になり，退院という目標に向けての治療や活動に参加しようとしなくなるだろう。

地域の生活で生じるであろう変化や問題に対処

クライアントは，地域での生活において予想さ

【看護の実施】(続き)

看護介入	理論的根拠
する計画を立てるのを援助する。ロールプレイが役立つであろう。	れる事態についての認識をもち，ストレスや変化に対処する方法の選択肢をもっていれば，なんらかの危機を迎えたとしても，すぐに病院に戻るということは少なくなるだろう。

ケアプラン 8

部分的コミュニティサポート

　部分的コミュニティサポートを必要とするクライアントのための精神看護ケアは，部分的入院プログラムと精神科在宅ケアサービスという2つの役割を担う。これらの役割には，急性期介入と，支持的ケア，薬物療法のモニタリングと管理，あるいは教育という長期の活動が含まれる。地域での効果的な看護ケアは，入院患者の施設化を防ぐための助けになる。

　部分的入院プログラムと在宅ケアプログラムは，入院患者の施設化に代わる費用効果の高い方法であると多くの人々によってみなされている。老齢者医療保健制度や低所得者医療扶助制度(どちらも米国のシステム)のマネジドケアプランが推進され，将来的に米国のヘルスケアに浸透してくると，多くのクライアントにおいて，入院期間が短縮される結果として過渡的なサービスが必要となることが予想される。精神保健問題の治療に要する経費が少なくてすむ形式，つまりデイトリートメント，地域の保護施設での短期間の休息滞在というものがますます重要視されるようになるだろう。

部分的入院

　部分的入院とは，デイホスピタルプログラム，デイトリートメントプログラム，デイケアプログラムである。デイケアプログラムは，教育的，支持的，リハビリ的なニーズに焦点が当てられるが，デイホスピタルプログラムとデイトリートメントプログラムは，より集中的治療(危機時のケアも含む)を提供する。部分的入院プログラムが提供する集中的治療は，ふつうは入院治療を必要とするような患者のニーズを満たすことができ，症状の軽減，少ない入院，社会生活能力の改善，そしてサービスに対するより大きな満足という点で，より良い成果を上げることができる(Pittman, Parson, & Peterson, 1990; Wilberg et al., 1999)。デイトリートメントプログラムとデイケアプログラムという構造は，入院治療からの過渡期にあるクライアントにとって有益であり，また地域生活を維持するための継続的支援を必要としている慢性期精神病のクライアントにとっても有益である。部分的入院プログラムは，治療と支援に対するクライアントの多様なニーズを満たすために，日中，夜間，週末，あるいは24時間提供できる。このようにしてクライアントは，地域，職場，学校などに参加することを促される。

在宅ケアサービス

　精神科在宅ケアサービスは，身体的あるいは精神的理由を抱えて家庭に戻ったクライアントへの治療を提供する。これらのサービスは，回数も程度もさまざま

である。また，クライアントの「在宅」環境は，ホテルの部屋，ファミリーホーム，下宿，ケア施設，シェルターのような保護された生活環境，あるいは，その他の居住施設などである。

部分的ケアを受けているクライアントは，長期にわたっていくつかのかたちの継続的なサポートを必要としている者が多いが，それにもかかわらず，その間のサポートの頻度と程度は少なくなる。これ以外の人々は，入院施設と自立した生活の間の過渡的段階として，あるいは病院への入院よりも費用をかけない選択肢として，部分的入院もしくは在宅ケアを必要としている。

一般的介入

地域における（入院でも同様であるが）最終的な目標は，クライアントの生活能力のレベルを最も望ましいものにすることであり，まがりなりにもケア（地域を基盤としたケアであっても）からの自立であることを忘れてはならない。部分的支援プログラムを解除する計画を立てることは，入院患者のケアにとっての退院計画と同じように，欠くことのできない焦点である。

地域社会で生活するクライアントの多くには，ケースマネジャーがついている。彼らの役割は，外来や地域に重点を置き，クライアントがケアと継続的治療を受けられるように支援することである。クライアントのケースマネジャーは，マネジドケアプランや地方行政機関（たとえば保健所）やその他の施設に配属されている。クライアントがケースマネジャーを利用している場合，看護者はケースマネジャーと協働して，クライアントにとって必要な資源を探し，ケアプランを立てる際の調整にも役立てる。もしクライアントに，特定のケースマネジャーがいない場合は，看護者が，彼らの権利とみなされている地域社会を基盤にしたケアを提供する。それらは，ケアの調整，ケア提供者間の意思疎通の促進，適切なサービスと資源の特定，非専門家の介護者（たとえば在宅ケア）への助言，クライアントの権利擁護者として動く（たとえば，支払い人とサービス機関が相反する場合），あるいは紹介することである。

薬物療法の観察と管理は，クライアントや家族および重要他者への教育と同様，在宅での看護ケアの鍵となる要素である。在宅ケアは，クライアントの病気に影響している因子，問題を強化している因子（たとえば二次的利得），あるいは進展を妨げている因子を特定し，クライアントの長所やサポート源を含むより完璧なクライアント像を描く機会を看護者に与えてくれる。加えて，在宅でのクライアントのアセスメントは，クライアントのケアに関連する文化的要素と地域社会での生活能力をより十分に確かめることを可能にする。とくに重要なのは，クライアントの家庭環境に入るにあたって，そこに働く文化のありように対して敏感であること，そして，そこでの自分の反応や行動に自覚的であることである。

地域でのケアにおいては，学際的なアプローチが適切である。看護者は，精神科医およびその他のケア提供者と協働してクライアントの計画を立案・実施し，評価し，修正する。

このケアプランで使われている看護診断は，非効果的健康管理と孤独感リスク状態の2つである（地域社会を基盤としたケアに関する他の看護診断は，本章の他のケアプランにも記載されている。一方，クライアントの行動あるいは問題に

関する詳細は本書の他のケアプランで参照することができる)。部分的ケアを受けるクライアントに重要な治療的目標は，クライアントの安全を守ること，地域社会という場で生活する能力を高めること，治療計画と薬物療法に従えるよう促すこと，クライアントのソーシャルスキルを高めること，そして絶望や孤独感を減らすことである。社会的接触やサポートが少ないクライアントが，必ずしも孤独を体験しているわけではない。もし，自分の限られている社会的活動に不満を抱いていないならば，彼らは孤独を軽減する介入を必要としていないかもしれない。しかし，クライアントは，地域社会での日常生活をうまく送るための十全な対人関係スキルを獲得し，可能なかぎり最高の自立をはぐくんでいく必要がある。

◆**ケアプランに導入される看護診断**
・非効果的健康維持
・孤独感リスク状態

◆**本書に導入される関連する看護診断**
・非効果的コーピング
・非効果的治療計画管理
・家事家政障害
・社会的相互作用障害

看護診断

非効果的健康維持

健康を維持するための援助を見出し，管理し，そしてまたは探し出すことが不可能

【アセスメントデータ】

- セルフケアの不足
- 自立的生活のスキルの不足
- 不適切なソーシャルスキル
- 非効果的な個人関係および家族関係
- 余暇や自由時間の非効果的な使いかた
- 薬物療法や治療計画に対する不適切なコンプライアンス
- 不十分なソーシャルサポート
- 不十分な経済的資源や家計管理能力
- 精神科治療やフォローアップの必要性

【期待される成果】

初期にクライアントは
- 部分的入院あるいは在宅治療プログラムに参加する。
- 余暇活動に参加する。

安定期にクライアントは
- スキルの向上，治療へのコンプライアンス，対人相互関係の改善を示す。

- 地域生活に必要なスキルを示す。
- 問題解決と変化していくためのプランを言語化する。

地域でクライアントは
- 適切なソーシャルスキルと余暇時間を示す。
- 自立して薬物療法と治療上の指示を自力で管理する。
- 地域において問題解決のスキルを実行する。

【看護の実施】

看護介入　*印はチームケアを意味する	理論的根拠
*クライアントの自立度と地域生活スキルをアセスメントする。必要に応じてクライアントを助け，またクライアントが自力ではできないことをするための手助けをするように介護者に指導する。クライアントができるようになるために介護者がすることは何かについて忠告する。クライアントに関して，彼らにとっての最適な最大限の生活能力と自立，二次的利得，彼らの行動や回復に対する積極的な期待とは何か，そして最終的には生活能力の自立に向かって協働するための考えかたについて話し合う。介護者に，クライアントがセルフケアについての責任を徐々に引き受けていくための段階的アプローチについて教える。	クライアントの最も高いレベルでの自立生活が目標である。介護者は，最終的自立，二次的利得などの考えかたについて理解していないかもしれない。また，クライアントが，自信を回復できるためにどのように援助すべきかを学習する必要がある。
クライアントの身体的健康状態と薬物療法の反応をモニターする。	クライアントの身体的健康は最優先事項であり，また，それは精神的健康状態にも影響する。
*食物，料理，買い物などに関連するクライアントの状態をアセスメントする。適切なサービスをクライアントに紹介する（食事を提供してくれるコミュニティセンター，宅配の食事サービスなど）。	クライアントは，栄養のある食べ物を調達し，調理する能力を障害されているかもしれない。
必要に応じて修繕するという安全上の課題（安全とはいえない階段など）と防犯（ドアや窓の鍵など）に関するクライアントの家庭環境をアセスメントする。	クライアントは，安全についてのニーズをアセスメントする能力を障害されているかもしれない。クライアントの安全を優先する。
*治療や医師の予約をとるための行き帰り，薬物や食べ物など必要物品の調達，余暇活動の機会を利用するなどのために，クライアントの移動の必要性と移動手段をアセスメントする。必要であれば地域の資源や社会的サービスについて照会する。公共交通機関や移動サービスの利用について	必要な移動手段を手に入れることができないとき，継続的治療と薬物療法に従ったり，地域生活のスキルを向上させていくクライアントの力は損われるだろう。クライアントは，公共交通機関や交通のための諸サービスに関して知識がなかったり，あるいはこれらを使った経験もないかもしれ

【看護の実施】

看護介入　　*印はチームケアを意味する	理論的根拠

も適宜教える。

　クライアントに単純な問題解決過程を教える。その過程とは，問題を特定する，可能な解決方法を考える，それらの選択肢を評価する，1つの解決策を選択し，実行する，そしてその解決策の効果を評価する，である。うまく意思決定するためのこれらの過程の適用のしかたについてクライアントに教える。

　*クライアントが，家庭内，地域生活，仕事などで遭遇する問題状況において，上記の過程を活用できるように助ける。最初は実際の場面でこの過程を踏むように指導する。そのうえで，自立してこの過程を踏んでいけるようにする。

　クライアントが，危機的事態や緊急に必要なことに遭遇した際に利用できる人を見つけておくことができるよう援助する。必要なそれらの人の名前，電話番号をリストにすることを助け，いざというときにこの情報を思い出すことができるように保管場所を決めておくように援助する。そのなかには，24時間いつでも，クライアントが電話をかけられる人の番号を含める。そのようにしておくとクライアントが，すべての重要な情報とケアに関連する物品（たとえば，薬剤を入れる箱，予約を書き入れるカレンダーなど）を，クライアントの家庭や部屋の特別の場所に保管するようになるための助けにもなる。

　クライアントに基本的マナーとソーシャルスキルを教える。とくに，地域生活を送るうえでの対人関係，たとえば，お店の人，これから住む家の家主やこれから就職する雇い主とどのように接したらよいかについて教える。レストランでどのように食事をするかなども教える。

　*役割モデルを使う。最初は1対1の基本を，徐々に小グループでのやりかたへ移行させる。クライアントがこれらのスキルをまず他のクライアントや家族に対して実践するように促し，次に現実場面で使うように援助する。

ない。

　クライアントは，問題解決や意思決定をする際の論理的な方法を学習したことがないかもしれない。これらのスキルは，地域生活をうまく行うために必要なものである。

　クライアントは，実際の生活状況に即した学習を積むことで，より効果的に学べるだろう。

　助けをどのように得られるかを知ることができれば，クライアントの不安は，軽減されるだろう。1つの場所に保管されている簡単な情報は，思い出しやすいし，活用しやすい。クライアントは，問題やニーズが生じたときには，リストにしておいた援助者と連絡をとることによって，不必要に救急治療室へ行くことを避けることができるだろう。

　これらのスキルは，地域生活を成功させるのに重要なものである。クライアントは，これらの行動について学んでいなかったり，あるいは病気によって障害されていることがある。

　クライアントは，脅迫的でない雰囲気のなかで学ぶことができれば，次第に難しい場面でも徐々に応用することができるようになる。

【看護の実施】(続き)

看護介入　*印はチームケアを意味する	理論的根拠
クライアントの訪問の終了時には，毎回，次回の訪問までの間，あるいは次の治療までの間の計画についてクライアントに聞くようにする。たとえば，「明日まで，夜を過ごすのに必要なことは何ですか」あるいは「明日の午後にお会いする前に，あなたは何をしますか」	クライアントが，看護者との次の接触までの間の自分のありかたに不安を抱いているならば，クライアントに当面の活動をイメージさせ，また，次のコンタクトが必ずもたれるという事実を思い起こさせるという援助が彼らの不安軽減に役立つ。
*有給であれボランティアであれ，仕事の探しかた，面接のスキル，ふさわしい態度について教える。可能であれば，職業カウンセラーを紹介する。最近まで雇用されていなかった場合は，最初はパートタイム労働を探すように促す。	クライアントは，仕事を見つけ，実際に仕事をするためのスキルを欠いていることがある。時間労働やボランティアは，フルタイムでの雇用よりもクライアントが，仕事の仕組みや何を期待されているかに関して慣れていくことができる。
クライアントに金銭管理の基本(銀行口座，小切手の現金化，家賃や請求書の支払い，予算を立てること)，電話のかけかた，食べ物やその他の物の買いかたについて教える。	自立した生活を成功させるために欠かせないスキルである。クライアントは，自分たちを利用できる立場の人間に対して傷つきやすい。自分でこれらの状況をどのように操作するかを知ることができれば自分にとって有利になる。
*クライアントの薬物療法をチェックする。クライアントに，適切な薬が提供されているかどうか尋ねる。家庭にいる場合は，薬を見せてくれるように頼む。次の1週間分の薬を薬箱に入れるのを手伝う(クライアントが自分でできるならそれを確かめる)。また，クライアントが感じている，薬の効果と副作用について聞く。必要であれば，介護者に薬物療法をチェックし，コンプライアンスを促すよう協力を求める。	再入院の主要な原因の1つは，クライアントの薬物療法へのノンコンプライアンスである。服薬のための生活の組立てや補強は，正確に薬物療法を続けることを助ける。
薬物についてクライアントに教える。薬の名前，目的，求めている効果，症状が現れるまでの時間間隔(抗うつ薬のなかには，目的とする効果に達するまでに数週間を要するものがある)，副作用，中毒症状の徴候，服用量，回数などの基本的情報を含む。	クライアントがこれらの諸側面について理解していれば，恐れることもなく，より従いやすくなる。
薬物療法やその他の課題についてクライアントに教える場合の補助として簡潔に情報をまとめた文書を活用する。	もし，クライアントが適切に読み書きできるレベルにあり，多すぎる情報や複雑すぎる状況に圧倒されて困惑していなければ，書面にした情報は，クライアントの学習をサポートする。
どんなときに看護者や医師に電話したらよいのか，その指標をクライアントに示す。たとえば中	クライアントは，安全な薬物療法のためにこのような情報を必要としている。

ケアプラン8 部分的コミュニティサポート

【看護の実施】

看護介入	理論的根拠
毒症状が出た場合，不快な副作用が出た場合，薬物療法を中断したいと思った場合などである。	
クライアントが薬物療法や治療に従っている場合，また予約を守り，スキルを学習しているときには肯定的なフィードバックを与える。たとえそのようなことが一時的であっても，あるいは計画に従おうとする単なるデモンストレーションであってもである。	肯定的なフィードバックは，望ましい行動を促進し，クライアントの自尊感情を高める助けになる。
薬物の情報について理解できているかをクライアントに尋ねる。また，薬物療法へのコンプライアンスに何か困難を感じているか（確立した薬物療法の場合），コンプライアンスへの障害があるか（新しい薬物の場合）について尋ねる。	クライアントが理解しているかどうかを尋ねることは，クライアントが薬物についてどの程度の情報を学び，どのように感じているかを評価する助けになる。
良くなっていると感じている場合でも，確かな副作用があっても，処方された薬物を飲み続けることの重要性をクライアントに話す。	精神病を患う多くのクライアントは，薬物療法を中断することが多い。それは，「良くなっている」と感じることによるか，薬物療法を維持する必要性について理解できていない，あるいは不快な副作用を経験していることによる。
薬物療法の変更，他のクライアントと薬物を交換すること，追加して薬物を飲むこと（たとえば，クライアントが過去にもらった薬物や市販薬）に関して，クライアントに注意を促す。薬物を飲まない場合や処方されていない薬物を飲む場合に生じる結果について説明する。	これらの行為は，クライアントの薬物療法を乱す一般的な原因である。
上記のような問題について，看護者や医師に話すように促す。その際，正直に報告することは治療を成功させるうえで最も助けになることを強調する。クライアントがそのような問題を持ち出した場合には，肯定的なフィードバックを与える。	クライアントのセルフケアに関する不十分なあるいは誤った情報は看護者の助けにならない。
クライアントが不快な副作用を体験しているなら，担当医に利用可能な別の薬物（夜間に鎮静作用のある薬物を使うなど）あるいは副作用の異なる薬物などについて相談する。	このような方法は，薬物を継続して服用することを助ける。副作用に悩まされているクライアントの場合，別の薬物には耐性があることが多い。
治療あるいは薬物療法へのコンプライアンスを高めるのに誓約書を活用する。	クライアントは，誓約書に伴う枠組みと責任によく応える。
活動や薬物管理，仕事，家事，余暇活動などを	組み立てられた日課に従うことは，目的のな

【看護の実施】(続き)

看護介入　　*印はチームケアを意味する	理論的根拠
日々の生活に組み込んでいけるようにクライアントを援助する。クライアントが，リスト（たとえば仕事の管理など），カレンダー（たとえば，日程を確かめたり，予約を記入するなど），薬箱（たとえば，日によって飲みかたが違うとか飲む回数が違う場合など）などの使いかたを学ぶように援助する。	や無力感を減少させる。日々の日課に慣れれば，クライアントは，毎日それぞれの行動を行うかどうか決めるのを避けられる。クライアントの系統立ったスキルは損なわれていることがあるので，これらのツールは多様な仕事をこなす助けになる。
*他の専門家に紹介したり，ソーシャルサービス，教会や聖職者，レクリエーションプログラムのような支持的ケアと地域資源を紹介するなどの調整をする。	クライアントは，資源にアクセスしたり，手に入れる能力が障害されている。
クライアントが，部分的サービスを必要としなくなってきたら，症状が増えたときにどうするか，身体疾患になったときに何をするか，将来助けが必要なときに誰に接触するかなどに関する計画をクライアントと一緒に立てておく（書いておく）。	書面にした計画は，クライアントの不安を軽減するのに役立つ。また，より深刻な事態に至る前にクライアントが助けを求めることを確実にする。
*クライアントとの援助関係を終らせようとしている場合で，新たなケア提供者のサービスに引き継ごうとする場合は，クライアントとの援助関係が終了する前に，可能なかぎり，新しいケア提供者（あるいはつなぎのケア提供者）をクライアントに紹介する。	対人関係を形成するクライアントの能力は障害されていることを思い出してほしい。これまでかかわっていた看護者の支えがあって新しいケア提供者と出会えることは，関係が変わっても治療を継続することを確実に助ける。

看護診断

孤立感リスク状態
漠然とした不快気分を来す危険

【危険因子】
- 社会的孤立
- 不適切な社会的スキルと対人関係スキル
- 無効な対人関係
- 消極性
- 低い自尊感情
- 絶望感
- 無力感

- 不安あるいは恐れ
- 余暇活動のためのスキルの不足
- 移動手段あるいは余暇活動の資源の不足
- 慢性病あるいは慢性障害

【期待される成果】

初期にクライアントは
- 治療関係に参加する。
- 他者との接触を増やす。
- 孤独感を予防し，あるいは緩和するための方法を見つける。

安定期にクライアントは
- 孤独感の軽減を言語化する。
- 対人関係の増加を示す。
- コミュニケーションスキル，社会的活動のスキル，および余暇活動のスキルの増加を示す。

地域でクライアントは
- 余暇活動と社会活動に満足を表す。
- うまくいっている対人関係を維持する。

【看護の実施】

看護介入　*印はチームケアを意味する	理論的根拠
クライアントとの信頼関係を築く（ケアプラン1「信頼関係の樹立」を参照）。	クライアントは，新しい関係に対して警戒したりあるいは慎重であるかもしれない。クライアントは，ヘルスケアの提供者との関係を過去にも多数経験しており，それらの関係の終結に伴って悲嘆や孤独にさらされているかもしれない。
治療的関係についてその目的と限界についてクライアントに教える。	クライアントは，入院施設以外での治療的関係を経験していなかったり，あなたとの関係が治療的関係をもつ最初の機会であるかもしれない。クライアントは，これがふつうの社会的関係ではないということと，目標には最終的に治療関係の終了を含むことなどについて知る必要がある。
*クライアントの生活状況と支援システムをアセスメントする。クライアントの孤独感のリスクが減少するような変化を促すよう推奨し，適切な委託先を紹介する。	他の人との接触が増えるようにクライアントの生活状況を変更することは，社会的孤立と孤独感を克服するための援助として効果的である。
*病気について，クライアント，適切な介護者，その他の支援者に教える。	クライアントとその支援ネットワークの人々は，クライアントの病気について，ほとんど知らないか，あるいはまったく知らないことがある。

【看護の実施】(続き)

看護介入　*印はチームケアを意味する	理論的根拠
	病気についての情報は，恐れを軽減し，支援的な関係からクライアントが孤立するのを予防する助けになる。
*クライアント，介護者，その他の支援者に孤独感について教え，クライアントを助けるための相互作用の方法を発展させられるように支援する。たとえば，クライアントには，孤独を感じていることを他の人に伝える方法を見つけるための援助を，クライアントの重要他者に対してはそれに応える方法を見つけるための援助をする。	クライアントおよびその支援ネットワークの人々は，孤独についての知識やクライアントを助けるための連絡のしかたや応えかたなどの知識をほとんどもっていないだろう。クライアントは，どのように助けを求めればよいか知らなかったり，過去に聞いてもらえないと感じたことがあるかもしれない。
クライアントに孤独に関する感情やクライアントにとってつらい感情を表現するよう援助する。適宜，他のケアプランを参照のこと。	言語的あるいは非言語的に感情を表現することは，つらく苦しい感情に対するクライアントの取組みを助けることができる。
孤独を感じたときに活用できる方法を，過去においてそれを軽減できた方法も含めて見つけ出すよう促す。もし，クライアントがその方法を見つけるのが難しいのであれば，看護者が助言したり，気を晴らすための活動として次のようなことについて質問を投げかけてみる。趣味，運動，家事，音楽を聞くこと，ボランティア活動，（とくにクライアントが仕事ができない場合），1人で日記を書いたり，絵を描くような感情を表現する単独の活動，さらに社会活動やサポートグループである。	このような活動は，クライアントの孤独感を緩和するのに効果的である(Valente & Aoyama, 1992)。クライアントが，選択可能な多くの活動をもてれば，先手を打つことを学べるし，孤独感を予防することができる。
*在宅ケアの訪問と次の訪問の間に適宜電話をかける。あるいは他の人に定期的に電話をかけるようにクライアントを促す。	電話は直接人と接触するよりもはるかに実行しやすく，かつ他の人とつながっているという感覚を生み出し，維持しやすいことが多い。
社会的活動を含む，毎日の活動と余暇時間を組み立てるようクライアントを促す。	組み立てられた日課に従うことは，目的のなさあるいは無力感を減少させる。日々の日課に慣れて，これに沿うつもりならば，クライアントは，日々，それぞれの活動をするのかしないのかについて決めることを避けられる。
*社会的役割がとれ，社会的支援を提供してくれ，対人関係へのニーズを満たしてくれるような地域の資源を見つけるようクライアントを援助する。それは，サポートグループ，レクリエーションプログラム，シニアセンターあるはコミュニ	ほとんどの地域には，これらの種類のニーズを満たす資源がある。これらの活動を組み立てることは，クライアントの日課の助けになり，そのなかで対人関係を作る枠組みを作ることができる。

ケアプラン8　部分的コミュニティサポート　*107*

【看護の実施】

看護介入　*印はチームケアを意味する	理論的根拠
ティセンター，カルチャーグループや教会のグループ，ボランティアの機会，趣味や目的を同じくする人のグループ，コミュニティ大学などである。	
*クライアントと一緒に関心事や趣味（過去から現在まで）を探す。たとえば，図書館，コンサート，映画，その他の娯楽に行くなど，余暇時間にできクライアントの関心事に関連する活動を見つけるように援助する。また，経済的に制限がある場合には，無料あるいは安い料金でできる活動を見つける方法を学べるように援助する。利用可能であれば，余暇のスキルを身につけるためにレクリエーション療法プログラムを紹介する。	クライアントは，1人でいるときや何もすることがないときに孤独を訴えたり，気分が悪いと訴えることがある。活動を計画すること，参加することは，クライアントの孤独感を防ぎ，待つ楽しみを提供する。これらの活動は，他者と共有することができる。
*クライアントに基本的マナーとソーシャルスキルを教える。具体的には，社会的に適切な話題，会話相手の見つけかた，聞くスキル，関係を築いていく段階，望まない誘いや関係にいいえと言う方法，他人からの拒否の処理のしかたなどである。クライアントの学びを助け，これらのスキルを実践するためにロールモデルやグループセッションを使う。	クライアントは，これまで基本的マナーや，対人関係やそれを築くスキルを学んでこなかったかもしれないし，病気で悪い影響を受けてきたのかもしれない。ソーシャルスキルは，（より満足のいく）関係を促進し，孤独を緩和する助けになる。クライアントは，とくに病気により判断力が障害されている場合には，自分を利用できる立場の人々に対して傷つきやすいだろう。
クライアントを訪問するたびに，クライアントの一般的な健康状態を聞き，1人の人としてのクライアントへの関心を伝えるために時間を割くようにする。クライアントの感情，認識，目標に向かって進んでいるかどうかに関して感じていることについて尋ねる。適切な社会行動のモデルとして相互作用を活用する。	看護者が治療プログラムに対するコンプライアンスや参加だけでなく，人間としてのクライアントや彼らの健康に関心を向けていることへのクライアントの気づきが，有益である。看護者や他のケア提供者とクライアントの関係は，クライアントにとって中心的関係性であるかもしれない。
クライアントの訪問の終りには，次に会うときまでの計画をクライアントとともに確認する。	クライアントの計画を確認することは，次に看護者と会うまでの時間をどのように使うかについて思い起こすのを助ける。また，クライアントが看護者との接触に信頼を置いているならば，不安を軽減することになる。
*家庭でも地域でもたくさんの，いろいろな人との関係を築くように促す。クライアントに，人との関係はいつでも変わるし，新しい関係を作り続ける必要があることを理解するよう助ける。	1人あるいは2人の人に全面的に依存してしまうことは，支援者がクライアントの危機に速応できない場合に，十分なサポートを得られないという結果を招く。また，支援者自身が，過度の要求

【看護の実施】(続き)

看護介入　*印はチームケアを意味する	理論的根拠
	で「燃え尽きる」ことに寄与することになる。さまざまな人との関係は，クライアントに関係の変化を予測させ，関係の終結にうまく対処することを可能にする。
*クライアントの能力の範囲で，支援者や介護者に何か返礼したり，何かお返しをする方法を見つけるように援助する。たとえば，小さなものを作るとか，お礼の気持ちを書くとか，介護者がいつもやっている家事の雑務をやるなどである。	支援関係における返礼は，限界はあっても，介護者や支援者の燃えつきを予防するのを助け(Foxall, Barron, VonDollen, Shull, & Jones 1994)，相互関係の質を高めることができる。クライアントは，他者と関係するスキル，相互的支援のスキル，感謝を表すスキルが制約されているかもしれない。
ペットを飼うことに伴う責任を果たすことができ(あるいは重要他者や長期の介護者がいて，このことに賛同していれば)，動物に危害を加える危険がない場合に，クライアントにペットを飼うように促す。	ペットとの関係は，対人関係で必要な社会的スキルを要求されるわけではないが，治療的であり得る。たとえば，ペットを飼うことは，愛着や身体的接触に関するニーズを満たす助けになる。
達成したこと(たとえ些細なことでも)，活動に参加したこと，効果があったこと(たとえ完璧にうまくいったわけでなくても)，ソーシャルスキルが高まったことなどについて肯定的フィードバックをクライアントに与える。この時には，正直にフィードバックしなければならない。決してご機嫌取りで嘘を言ってはならない。	肯定的なフィードバックは，望ましい行動を強化し，クライアントの自尊感情を高める。クライアントは，人生において，他者から肯定的なフィードバックを受けたことがないかもしれない。自尊感情の低いクライアントは，孤独の危険が高い。ご機嫌取りや不誠実な言葉は，信頼関係を徐々にむしばむ。
*グループでいる場合は，フィードバックを与え，支持するようにする。ロールプレイやロールモデルの技法を使う。	クライアントは，安全で支持的な環境で，相互作用について学ぶことができる。
*移動手段や経済的援助などに使える地域の社会資源をクライアントに紹介する。	移動手段や経済的資源を欠くと孤独の危険が増す。看護者は，クライアントとこれらの資源をつなぐ中心であることが多い。

推薦図書

Aquila, R., Santos, G., Malamud, T.J., & McCrory, D. (1999). The rehabilitation alliance in practice: The clubhouse connection. *Psychiatric Rehabilitation Journal, 23*(1), 19–23.

Gibson, D.M. (1999). Reduced hospitalizations and reintegration of persons with mental illness into community living: A holistic approach. *Journal of Psychosocial Nursing, 37*(10), 20–25.

Mallik, K., Reeves, R.J., & Dellario, D.J. (1998). Barriers to community integration for people with severe and persistent psychiatric disabilities. *Psychiatric Rehabilitation Journal, 22*(2), 175–180.

Ware, N.C. (1999). Evolving consumer households. *Psychiatric Rehabilitation Journal, 23*(1), 3–9.

ウェブ情報

American Public Health Association
www.apha.org
Community Access
www.cairn.org
Elderweb
www.elderweb.com
National Association for Home Care
www.nahc.org

National Resource Center on Homelessness and Mental Illness
www.prainc.com/nrc
The Way Back
www.thewayback.org

第3章 幼児期や青年期に診断された障害

　現代社会において子どもたちが増え続ける困難な問題に直面していることは，広く認められているところである。たとえば，地域社会での薬物やアルコール，暴力，あるいは親の問題や課題である。これらの問題は，成長という大変な課題をいっそう困難にさせている。児童期から思春期までの成長発達の過程においては，正常な過程であっても，混乱と不調和を経験したり，予測のつかない行動をとることがある。この困難な時期に，専門的な援助を必要とする心理社会的問題あるいは情緒的問題を抱え，さらに困難を抱えている子どもや思春期の子どもたちがいる。本章のケアプランでは，このような若年者が成人期を迎えるまでに抱える精神保健問題を取り上げる。

ケアプラン 9

注意欠陥/多動性障害

　注意欠陥/多動性障害(attention-deficit/hyperactivity disorder; AD/HD)の基本的特徴は，「不注意および/または多動性，衝動性の持続的な様式で，同程度の発達にある者と比べてより頻繁にみられ，より重症なものである」(APA, 2000, p.85)。AD/HDを単に対応が困難であるだけの子どもの行動と区別することはもちろんだが，他の小児期の疾患からも区別することが重要である。無秩序な環境に置かれた子どもは，問題行動が他の要因(虐待，頭部外傷，学習障害など)のために生じていても，しばしば多動と誤って判断されることがあるため，AD/HDの診断はトレーニングを受けた専門家によってなされるべきである。AD/HDの徴候は，子どもの生活環境のすべての場面(家庭，学校，社会生活)で現れる。一方，他のタイプの問題は特定の場面でのみみられることが多い。

　クライアントは，教育場面において成績が不良であったり，落第する頻度が高い。指示されたことをやり通せないこと，系統立てて考えられないこと，不正確で乱雑な作業などが問題となる。言語面では，他の人を混乱させる，指示を心にとどめておくことができない，話を遮る，交互の会話ができないなどの問題がみられる。家庭では，事故が多く，過度に物を叩き，家族のじゃまをする。仲間との間では，ゲームのルールに従ったり交代することができず，他人の願いや要求には気がつかないようにみえる。青年期になるまでには，多動性は，落ち着きがないとか長時間座っていられないという段階まで軽減することが多い。

病因

　この障害について，砂糖，食品添加物や食用色素，ビタミン欠乏症，出生時の合併症や脳障害，環境毒素，不適切な子育てなどを病因とする見かたが過去にはあった。これらの要因が，すでにあるAD/HDの症状の悪化要因であったり，あるいは成長過程でみられることもあるが，この障害との因果関係を示す証拠はない(McCracken, 2000)。ただし，AD/HDの病因として家族性の発現あるいは遺伝的要因を示唆する証拠がある(APA, 2000)。

疫学

　AD/HDの有病率は，学齢期の子どもで3〜7％の間にあると見積もられてきた。また，通常，女子よりも男子に多いとされている(APA, 2000)。

疾病経過

　AD/HDは，子どもが教育のシステムに入るときに確認されることが多い。幼

少時には，障害の主たる要素として多動が観察されるのがふつうだが，青年期にこれが病像の中心であることはほとんどない。多動を伴わない AD/HD もないではないが，まれである。青年期になるまでには，多動性は，落ち着きがないとか長時間座っていられないという段階まで軽減することが多い。

多くのクライアントは成人になっても AD/HD に伴う問題をもっている。これは，とくに早期に有効な治療を受けられなかった場合にいえることである。AD/HD の診断を受けた子どもの約 2/3 は青年期まで問題が持続する(Ludwikowski & DeValk, 1998)。青年期に生じる問題は，適応反応，うつ，不安，あるいは嘘をつく，盗みをする，ずる休み，アクティングアウト(行動化)などの問題行動である。AD/HD の子どもたちの 1/3 は，成人になっても，不注意，衝動を抑えることができない，持続的に努力することができない，動機づけの欠如，集中力に欠けるなどの症状が続いている。このため，長期にわたって，社会的にも，職業上も，学業的にも成功体験をもっていない(Glod, 1997)。

一般的介入

AD/HD の児童は多動や問題行動を軽減する目的で薬物の投与を受けていることが多い。塩酸メチルフェニデート(リタリン)，アンフェタミン硫酸塩(Adderall)，ペモリン(サイラート)などの精神刺激薬が，子どもの行動を鎮めるという逆説的な効果を期待して投与される。

これらの薬物投与は，子どもが思春期に達したときには効果がないと考えられてきたため，中止されていた。しかし，現在では，効果的な反応が継続していれば，思春期や成年期を過ぎても処方されている。

AD/HD のクライアントへの看護の目的は，症状の管理，社会的スキルの向上，およびサポートを継続するために，クライアントや重要他者を教育し，社会資源を提供することである。児童期から青年期を通じて治療の成功に重要な存在である学校関係者と学際的な治療チームを組んで，フォローアップのためのケアを行い，意思疎通を図ることが重要である。

◆ケアプランに導入される看護診断
・身体損傷リスク状態
・社会的相互作用傷害
◆本書に導入される関連する看護診断
・非効果的治療計画管理

看護診断

身体損傷リスク状態
　患者の適応や防御のための資源と環境条件との相互作用の結果としての損傷の危険

【危険因子】

- 運動感覚系の機能障害，たとえば，手と目の協調不良

- 危害を被るかもしれない状況を見分けられないこと
- 他者を侵害するような行動
- 衝動的行動

【期待される成果】

初期にクライアントは
- 損傷や不必要な危険がなくなる。
- 他者への侵害に対する制限に応じる。

安定時にクライアントは
- 不必要な危険をおかさずに活動に参加する。
- 侵害的行動の減少を示す。

地域でクライアントは
- 自力で潜在的な危険を認識する。
- 衝動的な行動に対しては内服薬を用いる。

【看護の実施】

看護介入　*印はチームケアを意味する	理論的根拠
安全な行動とそうでない行動についてクライアントと話し合う。事故は結果として管理の強化につながり、意図的な危険行動には相応の結果を伴うことを説明する。	これによって、クライアントには期待がはっきりと伝えられる。
事故の頻度と程度を評価する。	看護介入を計画する前に、基本的状況を明らかにしておく必要がある。
危険を伴う状況に対しては管理を行う。安全が確保されないときは、活動への参加を制限する。	クライアントの、行動に伴う危険を察知する能力は損なわれている。
事故と意図的な行動を区別する。	身体的な安全が優先される。事故があれば管理を強化すべきだが、意図的な行動は行動療法的技法で変化する可能性がある。
*クライアントの両親やケア提供者が、事故と意図的な出来事を区別できるよう援助する。	それによって、家庭においてより効果的にクライアントの行動に対処できるようになる。
出来事が事故であることがはっきりしたら、適切な予防手段や制限を講じる。	事故と意図的な行為とではそれぞれ異なった看護介入がとられる。
出来事が意図的なものであることがはっきりしたら、懲罰的にではなく結果の責任をとらせる。	望ましくない行動に対する筋の通った処置は、その行動の出現を減らすだろう。
クライアントが適切な行動や期待されている行動をわかっていると決めてかかってはならない。行動への期待をはっきりとした言葉で伝える。	理にかなった行動を選択する指標となる社会的な手がかりを分析することができるほどの発達段階にないこともある。
矯正的なフィードバックは、できるだけ具体	具体的に特定されたフィードバックによって、

【看護の実施】(続き)

看護介入	理論的根拠
に特定できるようなかたちで与える。たとえば、「階段を飛び降りてはいけない。1歩ずつ降りなさい。」	クライアントは何が期待されているのかを理解できる。
望ましくない行動に関しては直接的な帰結を与える。できるだけ速やかに行動に対する帰結を実施する。	望ましくない行動とそれによって導かれた帰結が相互に関連していれば、クライアントは両者の関係を適切に理解できるだろう。

看護診断

社会的相互作用障害
不十分または過剰な量の、あるいは非効果的な質の社会的交流

【アセスメントデータ】
- 注意を持続できない。
- 高度の注意散漫
- 不安定な気分
- フラストレーションへの耐性が低い。
- 作業を完遂することができない。
- じっと座っていられない、あるいは落ち着かない。
- 多弁
- 指示に従うことができない。

【期待される成果】

初期にクライアントは
- 援助のもとで課題や仕事をやり遂げる。
- スタッフや家族との相互作用において、受け入れられるソーシャルスキルを発揮する。

安定期にクライアントは
- 教育の場に参加してうまくやる。
- 何か手がかりがあれば、課題をやり遂げる能力を示す。
- スタッフや家族との良好な相互作用を示す。

地域でクライアントは
- 自分について肯定的な表現で言語化する。
- 自力で課題を達成する。

ケアプラン9　注意欠陥/多動性障害　115

【看護の実施】

看護介入	理論的根拠
クライアントの課題遂行を妨げたり，横道に逸らす要因を明らかにする。	クライアントの問題を悪化させる外的要因を見つけて，取り除く。同様に，クライアントに役に立っているものは何でも，効果的に利用する。
できるだけ，気が散らないような環境を整える。1対1を基本にした看護介入を実施する。徐々に環境の刺激量を増やす。	外的な刺激を処理するクライアントの能力は損なわれている。
説明をする前に，クライアントの注意を引いておく(たとえば，クライアントの名前を呼ぶ，アイコンタクトをとる)。	クライアントは，治療コンプライアンスの最初の段階として，説明を聞く必要がある。
簡潔な言葉と具体的な指示で，ゆっくりと説明する。	説明を理解する能力は損なわれている(とくにそれが複雑であったり，抽象的な場合)。
課題に取り組む前に，受けた説明を繰り返してもらう。	復唱によって，クライアントが情報を正確に受け取っているかどうかがわかる。
複雑な課題はいくつかの小さな段階に分ける。	課題に複雑な要素が少ないほど，うまくいく確率は高くなる。
各段階を完遂するごとに，肯定的なフィードバックを与える。	各段階を成功の機会とみなすことで，クライアントが成功を体験できる機会が増える。
休憩を認める。その間，クライアントは動き回ることができる。	クライアントの休むことのないエネルギーに対して適度なはけ口を与えることができれば，クライアントは将来の課題により効果的に取り組むことができる。
課題を完遂してほしいという期待をはっきりと述べる。	クライアントは，課題遂行を試みる前に要求を理解しておく必要がある。
最初は，課題の遂行を援助する。	クライアントが1人で課題を遂行できないときには援助の手を差しのべることで成功が導かれる。また，どのようにして課題を遂行するかを示すことができる。
段階が進めば課題や指示の遂行のために，クライアントを刺激したり，想起させるようにする。	クライアントの能力が高まるに従って，看護的な介入の量は徐々に減り，クライアントの自立は増していく。
ほぼ課題の達成といってもよい行動に対しては肯定的なフィードバックを与える。	このアプローチはシェイピング(shaping)と呼ばれ，おおむね望ましい行動に近い結果が得られたときにそれを肯定的に再強化する行動主義的方法である。これは，クライアントが現実的な期待を少しずつ実現していく際の報酬となる。

【看護の実施】(続き)

看護介入　*印はチームケアを意味する	理論的根拠
記憶を助ける工夫を徐々にやめていく。	クライアントの自立は，スタッフのかかわりが減ることで増進される。
話題からそれないように，次々と質問をしてクライアントの言語化を援助する(そのときどうなりましたか「それからどうなりました」)。	次々と質問することで，会話の構造化が図られ，思考の論理性が増す一方，話の脱線は少なくなる。
*家庭においても，クライアントの課題遂行や相互作用のために同様の方法を用いることができるよう，家族や介護者を指導する。	このような方法を用いれば，家族や介護者も効果的な介入を行うことができる。これにより，一貫性が増し，クライアントの成功の機会も高まる。
*家族や介護者に「肯定的な子育て」の方法を説明し，示す。たとえば，適切な行動に対して十分に時間をかけて応じる，子どもが初めて注意を引こうとする努力を認めて，肯定的な反応をするなどである。親や親代りの代理人が，誰にも妨げられず，かつ，子どもの問題を話題にすることなく，子どもと日常を過ごせる特別な時間をもったり，そのような時間を保証する。些細な逸脱行動については，即座にアイコンタクトや身体接触を止めたり，子どもとの会話を中断するなどで，取り合わないようにすることが，二次的利得を避けることになる。	治療目標に向かって進める際には，両親や介護者が，治療目標を妨げずに子どもとの愛情関係を維持する方法を使えることが重要である。子どもは，重要他者に愛されているという感覚をもつことを必要としており，これは看護者とクライアント間の治療的関係に悪影響を及ぼすものではない。

ケアプラン 10

行為障害

　行為障害のクライアントの特徴は，「他者の基本的な人権や，成人社会における年齢相応の社会的な規則や規範を犯す」行動パターンが持続することである（APA, 2000, p. 93）。彼らの困難さは，家庭，学校，仲間関係，地域社会などの生活のすべての面に出現する。クライアントは，動物や人に危害を加えたり，脅威を与える。また，財産に損害を与えたり，破壊や盗み，嘘をつく，規則を破るなど攻撃的な問題行動を起こす。しかし，これらの行動があるだけでは，行為障害と診断する根拠にはならない。

病因
　この障害の明確な病因は特定されてはいないが，病因になりそうな要因は指摘されている。それは，親の拒絶や無視，厳しいしつけと一貫性のない養育のしかた，虐待である。近隣で暴力にさらされること，仲間からの拒絶，不良仲間に加わることも含まれる。遺伝的あるいは家族性の要因としては，薬物の乱用や反社会性パーソナリティ障害が指摘されている（APA, 2000）。

疫学
　行為障害は少女より少年に多くみられ，とくに幼少期の早い段階からみられる。一般的な有病率は 10％以内とみられており，ここ 20 年の間に増加しているとみられる（APA, 2000）。

疾病経過
　行為障害の徴候は就学前の子どもにみられるが，通常，小児期中期～青年期中期までの期間に現れる。16 歳以降の発症はまれである。早期発症は予後が悪く，成人後に反社会性パーソナリティ障害を発症する可能性が高い（APA, 2000）。
　行為障害の症状は，幼少期における「嘘」のような比較的小さな問題に始まり，青年後期では強盗やレイプなど，より深刻な行動へと進む。青年期の子どもが成長すると，停学，違法行為，薬物使用，性感染症，妊娠，事故や喧嘩による外傷の頻発，自殺行動などの新たな問題が加わることが多い。成人期に達してもなお，違法活動が続いていたり，成人の反社会的行動，反社会性パーソナリティ障害，あるいは化学物質依存などの診断を受けることはふつうにみられる。

一般的な介入
　行為障害の重症度は，軽度のものから重度なものまでさまざまである。軽度の

ケースでは，青年期を終えるまでに寛解することが指摘されており，特別の学級と家族のための支持的治療が必要とされる。

　治療は子どもの年齢や発達段階に合わせて行う。とくに，クライアントが学童期の場合には家族や学校の教員に対して行為障害について教育し，協働してケアすることが重要である。クライアントが青年期の場合，治療は，社会的スキルや怒りのコントロール方法を教えることであり，個人精神療法や家族療法も行われる。彼らは，法的問題，物質乱用，あるいは行為障害だけでなく他の精神疾患を抱えていることがあるので，看護者には，学際的治療チームと協働し，適切なフォローアップや社会サービスにつなげていくことが求められる。

　また，地域の社会資源や行政の援助を紹介することが重要である。たとえば，TOUGHLOVEは，青年期に達した子どもを受け入れるべきか，切り離すべきかという基本原則を両親が定めるのを援助する全国的な親の支持団体である。このような制限は愛情と保護の雰囲気のなかで設定されるもので，組織の名称もこれに由来する。

　重症例の行為障害の問題は慢性化する傾向があり，施設への措置がしばしば必要となる。

◆**ケアプランに導入される看護診断**
- ノンコンプライアンス(特定の)
- 対他者暴力リスク状態
- 非効果的コーピング

◆**本書に導入される関連する看護診断**
- 社会的相互作用障害
- 自己尊重慢性的低下
- 家族機能破綻

看護診断

ノンコンプライアンス(特定の)

　患者(そして/また，家族，そして/または地域社会)とヘルスケア専門職との間で同意された健康増進計画や治療計画に一致できない患者，そして/または介護者の行動。健康増進計画や治療計画への同意が存在する場合，患者または介護者の行動は完全に沿わなかったり，または部分的に沿わなかったりで，その結果，臨床的に非効果的，あるいは部分的に非効果的になる。

【アセスメントデータ】
- 自己中心主義
- 反抗
- フラストレーションの感情
- 許容されない行動に対する良心の呵責の欠如
- 操作行動
- 不正行為(学業，ゲーム，スポーツ)

【期待される成果】

初期にクライアントは
- 正直になる。
- 規則に従う。
- 治療プログラムに参加する。

安定期にクライアントは
- 学校に通う。
- 両親と取り決めた規則や期待に従うことを示す。

地域でクライアントは
- 期待されていることに自力で応える。
- 地域で社会的にふさわしい行動をとる。

【看護の実施】

看護介入	理論的根拠
期待と制限の規則を，感情を交えない割り切った態度でクライアントに伝える。	そうすることで，クライアントは他人に「要求される」のでなく，期待されていることを理解できる。
期待や制限の規則を述べるに際し，例外を作ってはならない。また，約束をすることは避け，その代わりに，「もしも，できるものであるなら，そうしたい」と言う。	一貫性は操作行動を減らす。
クライアントがフラストレーションの感情を表現したときには，それを認める。しかし，制限への例外扱いの要求には断固として認めないという態度を維持する。	感情を認めることは共感を伝える。しかし，制限の設定と維持における一貫性には影響を与えない。
クライアントとの論争は避ける。すでに伝えた期待について長々と説明したり話し合ったりしない。	話し合いは操作行動の機会になる可能性がある。もし論争になった場合，青年期のクライアントは「面目を保つ」あるいは論争に「勝つ」ために，行動を拡大させるだろう。
クライアントへの応答は一貫させること。すべてのスタッフ間で一貫性を強固にする。	スタッフの一貫した応答は操作行動に走らせないための重要な方法である。
各シフトごとに1人のスタッフを，中心となってクライアントとかかわる人物として指名する。他のスタッフは指名されたスタッフの指示を求めなければならない。第2部 基本概念の「制限の設定」(13頁)を参照。	クライアントの行動に関する決定を1人のスタッフに委ねることで，嘘や操作行動の機会が少なくなる。
他のクライアント，とくに，優柔不断であったり傷つきやすいクライアントが，影響を被らない	行為障害のクライアントは，他者を利用するパターンに，たけている。

【看護の実施】(続き)

看護介入	理論的根拠
ように守る。	
起床，就床，宿題，勉強，日常生活行為，自由時間を楽しむなどの日課を作る。	日課が守られるようになれば，期待に対するコンプライアンスが高まる。
日課のなかの各要素を達成したときには肯定的なフィードバックを与える。	望ましい行動は，肯定的な再強化によってさらにその頻度を増す。
特別の要求や特権についてはいかなるものでも(前もって)クライアントと契約する。書類を作り署名しておくことが役に立つ。	契約を交わしておくと，クライアントはゴールを設定し，それを達成することに対する報酬を得ることになる。契約書によって「忘却」の余地はなくなり，操作の機会も最小となる。

看護診断

対他者暴力リスク状態

他者に対して，身体的，情動的，性的に有害となりうる行動の危険

【危険因子】

- かんしゃく
- 向こうみずな，スリルを求める行動
- 社会的に許容される安全な方法で，感情を表現できないこと
- 破壊的行動に対する良心の呵責の欠如
- 器物の破壊
- 動物に対する残酷な行為
- 身体に対する攻撃
- 家庭からの逃走
- 喫煙，飲酒，薬物の使用
- 暴力的状況や犯罪へのかかわり

【期待される成果】

初期にクライアントは

- 外傷がなくなる。
- 他者を傷つけたり，器物を破壊しなくなる。
- 身体に対する攻撃行動をやめる。

安定期にクライアントは

- 社会的に許容される安全な方法で感情を言語化する。
- 自分自身と他者の安全のために最低限必要な制限のある環境に居住する。
- 化学物質依存の治療が適応となる場合は，それに参加する。

地域でクライアントは

- 自力で安全に行動する。
- 年齢にふさわしい行動をする。

【看護の実施】

看護介入	理論的根拠
クライアントが行動をコントロールできなくなっていたら、その状況からクライアントを離す。	誰も聴衆がいなければ、アクティングアウトの強化は少なくなる。
中断という手続きをとる(内的なコントロールを取り戻す機会を作るために、中立的環境まで退却する)。クライアントには、中断時間は「気持ちをさます」ための意味のある機会であり、行動に対する罰ではないことを説明する。感情を交えない割り切った態度で、この手続きをとる。	中断の時間の目的は、クライアントに白紙の状態でのコントロールを取り戻させることである。
どうしても状況に対処できなくなったら、自分で中断できるようにクライアントを指導する。	中断は、別の状況でも利用できるスキルである。これはクライアントの内的な自己コントロールの発達を助ける。
中断の時間の後、クライアントが穏やかになったならば彼らとその状況について話し合う。	感情と行動が過激であったり、コントロールの域を越えているのでなければ、話し合いは常になんらかの益を生み出すだろう。中断は罰でもないし、また「解決」でもない。より効果的な対処法を容易にするための方策である。
自殺をするという脅しや話題はどんなものでもきちんと調べ、必要があれば介入する。ケアプラン23「自殺行動」を参照。	クライアントの安全を優先する。
自らの感情、その感情を抱いた状況、状況や感情に対処するために何をしたかなどを日記に書きつづるように促す。	青年期のクライアントは感情を認識したり、それを話し合うことが不得手である。日記の記載から、クライアントの感情と彼らの行動の関係についてのより具体的な情報が得られる。
クライアントが、アクティングアウトに代わる方法を試してみるのを援助する。	これによって、将来の状況に対する選択肢のレパートリーが増える。

看護診断

非効果的コーピング
　ストレス因子の正当な評価を行うことができないこと，訓練でものにした反応を適切に選択できないこと，そして／または入手可能な資源を活用できないこと

【アセスメントデータ】
- 有意義な仲間関係がほとんど，あるいはまったくない。
- 他者に共感することができない。
- 愛情を交わすことができない。
- 低い自尊感情。表面的には「無法な」行為によって隠されている。

【期待される成果】

初期にクライアントは
- 社会的相互作用に参加する。
- 感情を言語化する。
- 問題解決過程を学習する。

安定期にクライアントは
- 有効な問題解決方法や対処スキルを示す。
- 現実的に自分の長所と短所を評価する。

地域でクライアントは
- 仲間との関係が深まったことを示す。
- 現実に即した自己の価値感情を年相応に言語化する。
- 学業で満足のいく成績を上げる。

【看護の実施】

看護介入	理論的根拠
自分の考えや感情を率直に話し合うように促す。	言語化は，適切な方法で感情を処理するための第1段階である。
適切に話し合えたときには肯定的なフィードバックを与える。	肯定的なフィードバックは，その行動が継続される可能性を高める。
クライアントに，たとえ容認できない行動があったとしても，1人の人間として認めていることを伝える。	行為障害をもつクライアントは拒否された体験を数多くもっている。クライアントは自尊感情を高めるための支持を必要としているが，その一方で行動の変化が求められているということを理解しなければならない。
クライアントの行動が問題を含んでいないときには，それを肯定するような言葉をかける。	クライアントが他者から受けてきた注意のほとんどは，問題行動，すなわち変える必要のあるパ

ケアプラン 10　行為障害

【看護の実施】

看護介入	理論的根拠
クライアントに，制限の設定について教育し，そのような制限が必要であることを説明する。話し合いの時間を確保する。	ターンをとってしまったときのものである。 クライアントは制限の概念やなぜ制限が有用であるかについての知識を持ち合わせていない。クライアントは，操作行動をとる必要がないときであれば，質問をすることができる。このようにして，クライアントは逸脱行為とそれに伴う結果の関係について理解していく。
クライアントに，アクティングアウトに代わる方法としての問題解決過程（問題を認識する→いくつかの代替案を考える→1つの代替案を選び実行する→解決の有効性を評価する）の概要を教える。	クライアントは，問題を建設的に解決する方法を知らないか，あるいは家庭においてモデルとなるこのような行動を見たことがない可能性がある。
病棟という状況において，さらには家庭，学校などで直面するであろう状況で，クライアントが問題解決過程を実践するのを援助する。	クライアントの能力とスキルは実践によって高まる。彼らは実践のなかで成功を体験することになろう。
役割モデルによってクライアントは会話やソーシャルスキルを身につける。	こうすることで，クライアントは脅威的でない状況で自分に何が期待されているかを知ることができる。
看護者が示しているスキルを具体的に明らかにし，記述する。	期待していることをはっきりと説明しておけば，クライアントが期待の内容を誤って解釈する可能性が減少する。
クライアントと一緒に1対1でソーシャルスキルを実行する。	クライアントが苦痛なくスキルを実行できれば，今後もそのスキルを用いる機会が増えるであろう。
相互作用や話し合いのなかに，徐々に他のクライアントを導入する。	スタッフとの間でうまくやれていれば，他者との間でもうまくいく可能性は高い。
クライアントが，年齢，あるいは状況にふさわしい話題に焦点を合わせられるように援助する。	クライアントが他の青年期の人々と同じように相互作用を行うことができれば，仲間関係は進展する。
同年齢のグループのなかで他者とフィードバックを与えたり，受けるように促す。	仲間からのフィードバックは青年期の行動決定に与える影響が大きい。
管理されたグループのなかで，クライアント間の感情の表出を促す。	青年期のクライアントは仲間から弱みを握られるのに抵抗があるため，自分の感情に対し率直かつ正直になるには激励を必要とする。
ヒト免疫不全ウイルス（HIV）感染と性感染症	すべてのクライアントは，HIVやSTDの伝染

第3部　第3章　幼児期や青年期に診断された障害

【看護の実施】(続き)

看護介入　*印はチームケアを意味する	理論的根拠
(STD)についてクライアントに教育する。	を防ぐ方法を知る必要がある。これらのクライアントは性的アクティングアウトや薬物の注射などを行う可能性があるため，とくにHIV感染症について教育を受けることは重要である。
*アルコールや他の物質使用についてアセスメントし，その結果に応じてサービスの委託先を紹介する。	行為障害の青年は，しばしば物質乱用に関する問題を抱えている。

ケアプラン 11

青年期の適応障害

　適応障害は，心理社会的なストレスに関連する不適応反応である。この反応は特定のストレスに対して予想を越えた強い苦痛を体験すること，あるいは個人の能力が予想よりも強い程度に障害されることによって引き起こされる。

病因
　青年期のクライアントにとってのストレスは，たとえば，両親の離別，死別，転居や転校，思春期の身体的変化などで，これらは容易に確認できる。沸き起こる性的感情，自立への願望，仲間集団の重要性の増大などの客観的にはとらえにくいストレスが葛藤の主要な原因となったり，他のより明白な困難にストレスを付加している可能性がある。

疫学
　適応障害は，青年期の男女でほぼ同じくらいの割合で診断されており，有病率は2～8％とみられている(APA, 2000)。

疾病経過
　症状はストレスの発生から3カ月以内に起こり，6カ月以上にわたって続くことがはない。適応障害と診断される青年期のクライアントには，少年非行，不適切な性行動，物質乱用，10代の妊娠，HIV感染症を含む性感染症のリスクがある(Newcorn, Strain, & Mezzich, 2000)。彼らの最大の問題は自殺行動である。国立保健統計センターによれば，自殺は，青年期の死因の第2位を占めている。10代の子どもたちの対処能力を高めることが，この年代の自殺予防の最も有効な手段となる(Roy, 2000)。傷つきやすい子どもたち，危険な環境，そして多くの子どもたちが適切なヘルスケアを受けられない現状が複合して，現代の保健ケアシステムに対してとてつもない挑戦をしている。

一般的介入
　適応障害を呈している青年期クライアントへの看護ケアは，彼らがそこで矯正的な情緒体験をもてるような保護的な環境を作ることを軸に展開する。この体験とは，行動の制限，対人交流の機会，仲間集団の支持やフィードバック，対処行動，スキルの発達，および発達課題の達成を順調に進展させることである(Newcorn et al., 2000)。

◆ケアプランに導入される看護診断
- 非効果的コーピング
- 家族機能破綻
- 自己尊重状況的低下

◆本書に導入される関連する看護診断
- 対他者暴力リスク状態
- 自殺リスク状態
- 社会相互作用傷害
- 不安

看護診断

非効果的コーピング

ストレス因子の正当な評価を行うことができないこと，訓練でものにした反応を適切に選択できないこと，そして/または入手可能な資源を活用できないこと

【アセスメントデータ】
- 衝動行為
- アクティングアウト
- 性的感情に伴う不快感
- 貧弱なソーシャルスキル
- 不安
- 余暇活動スキルの欠如
- 自殺行動
- 感情表現の困難さ
- 愛情，親密さ，仲間グループからの認容に関する満たされないニーズ
- 効果的でない対人交流

【期待される成果】

初期にクライアントは
- 自己あるいは他者を傷つけない。
- アルコールや薬物の使用をやめる。
- 不適応行動パターンに伴う結果を認識する。
- 教育，社会的活動，レクリエーション活動などによってしっかり構成された日課に従う。

安定期にクライアントは
- 不適応対処パターン(アルコールや薬物の乱用，アクティングアウト，自殺行動)を排除する。
- 期待されていることを毎日独力で遂行する。
- 物質乱用，性的活動，HIV感染の予防に関する正確な情報を言語化する。

地域でクライアントは

- 仲間関係や家族との関係について満足感を表す。
- 問題解決過程を使って意思決定していることを示す。

【看護の実施】

看護介入	理論的根拠
規則，期待すること，責任，さらに制限を破ったときの帰結を含めて，クライアントにはっきりと説明する。	期待されているかを明確に説明することによって，クライアントは従わなければならない制限と，それを破ったときにどうなるかを理解する。
クライアントが行動のコントロールを失い始めたときは，中断（中立的な場所に移す）を利用する。	中断の時間は罰ではなく，クライアントがコントロールを再開するための好機となる。クライアントの行動がエスカレートしてきたときに速やかに中断を設けることで，アクティングアウトを防ぎ，一方，クライアントには自己コントロールが成功するという体験を与えることができる。
感情を言語化することを促す。	青年期のクライアントにとって感情を認識し，それを言葉にすることは容易ではないが，問題を解決するためには避けて通れない第1段階である。
適切で，非破壊的な方法による感情表現については，すべてを許容する。	これまで表現することを許されなかった，あるいは言葉にすることを止められていた多くの否定的な感情をクライアントは抱えている。
曖昧であったり，意味不明の言葉を使うときには，感情をはっきりと説明するよう求める。「わかるように説明してくれますか」	説明してもらうことによって，クライアントの意図を誤解することが避けられ，また自分自身を言語的に表現するスキルをクライアントが身につけることになる。
もしクライアントが身体を動かしているときのほうが困難な問題を話し合うことができるのであれば，身体的な活動を促す（たとえば，話しながらクライアントと散歩をする）。	歩くなどの身体活動は，ストレス状況でよくみられる不安エネルギーのはけ口となる。また，視線が合うと落ち着かなくアイコンタクトが苦手なクライアントの場合，一緒に並んで歩けばそのような機会が少なくなる。
安全な環境を整える。	クライアントの安全を優先する。
性的な問題，物質乱用，そして危険な行動がもたらす結果について事実に基づく情報を提供する。HIV感染症の伝染とその予防法について教育する。	青年期のクライアントは不適切あるいは誤った情報をもっていることが多い。性的に活動的なクライアントや静脈注射による薬物乱用者は皆，HIV感染症に対するリスクが高い。
パンフレットなどの文字情報がしばしば役に立つ。	文書による情報であれば，最初は1人でひそかに資料に触れることが許され，恥ずかしい思いを

【看護の実施】(続き)

看護介入	理論的根拠
話し合いやフィードバック(たとえば、クライアント自身の言葉で説明を繰り返してもらう)を通して、情報を理解する能力を評価する。「理解しましたか」とか、「質問はありますか」と尋ねるだけですませてはならない。	しなくてもすむ。 青年期のクライアントは、不快感を減らす、理解していないことを認めるのを避ける、あるいはその後の話し合いを避ける目的で、質問を自制したり、理解していないのに「わかっている」と言ったりすることがよくある。
情緒的色彩を帯びる問題をクライアントと話し合うときは、割り切った態度をとる。	割り切ったアプローチによりクライアントの不安は少なくなり、これらの問題は日常生活の一部であって、恥ずかしがるような話題ではないことが示される。
もしクライアントが下品あるいは悪辣なことを言っても、驚いたり、非難することは避ける。	看護者の反応を試すような行動は、青年期のクライアントではごく当たり前にみられる。
クライアントに問題解決過程(問題の記述→いくつかの代替案を挙げる→選択肢を検討する→1つの方法を選んで実施する)の概要を教える。	青年期のクライアントはおそらく、問題を解決するための系統的なアプローチを用いることなど考えたことがなく、どこから始めたらよいかもわからない。
クライアントに、自分のこれまでの関心事、抱えていた問題のリストを作らせる。	関心事のリストを作ればクライアントの考えていることがはっきりし、彼らが解決しようとしている問題についてのデータが提供される。
クライアントが自らの生活の状況に対して問題解決過程を適用することを援助する。	問題解決過程は、仮定の例題で用いるよりも、個人の体験のなかで実際に使ってみるほうが有用である。
クライアントが選んだ実行可能な方策の是非を話し合う。	現実の問題について話し合いながら、クライアントを指導することで問題解決過程の利用方法を具体的に伝えることができる。
個人的な意見を述べることは避ける。「あなたが今何をわかったかは了解しましたが、そうなったらあなたは次に何をするつもりですか」とクライアントに尋ねる。	より効果的な決断をするクライアントの能力が重要である。意見を述べると、クライアントがこの舞台においてスキルを身につける好機を奪ってしまう。

看護診断

家族機能破綻
家族関係，そして/または家族機能の変化

【アセスメントデータ】

- 親子間の不適切な相互作用
- 家族の役割，ルール，期待に関して効果的でないコミュニケーション
- 硬直した家族内の役割
- 感情を率直かつ正直に表現できないこと
- 状況の，あるいは発達や成熟における変わり目，ないしは危機

【期待される成果】

初期にクライアントは

- 家族のなかで感情を表現する。
- 家族構成員の感情に耳を傾ける。

安定期にクライアントは

- 家族の問題解決に参加する。
- 役割と期待について両親と交渉する。

地域でクライアントは

- 両親と取り決めた規則や期待に従っていること示す。
- 家族とのコミュニケーションや関係についての満足感を抱いていると伝える。

【看護の実施】

看護介入　*印はチームケアを意味する	理論的根拠
クライアントが自分の両親と話し合いたいと思っていることをはっきりさせるように援助する。リストを作っておくと役に立つ。	準備をしたうえで話し合えばクライアントの不安は軽減され，話は具体的となり，一般論になることが避けられる。考えを書きとめておけば，重要なことが不安のために忘れられるということがなくなり，それを主題にして話し合いを続けていくことができる。
自分が考えたことや感じたことを述べる際に一般論的な陳述ではなく，「私は」という表現を使うことを促す。	「私は」を用いた陳述により，感情表現に対する責任は確かなものになり，実際，非難しがちな傾向は少なくなる。クライアントはこのなかで，自らの考えと感情をいかに他者と共有していくかを学習する。
*クライアントの両親にも，上記と同じようなしかたでクライアントと交流するよう促す。	「私は」という表現をさせることは両親のためでもある。それによって非難よりも感情に焦点を当てることができるようになる。

【看護の実施】(続き)

看護介入　*印はチームケアを意味する	理論的根拠
*感情や関心事，考えを共有するための家族間の集まりを準備し，援助する。これらのミーティングには助け合いや自己責任，参加者の情緒的安全を助長するような取り決めを設定する。	このようなミーティングは家族間の相互作用を開始するための半ば公的な方法といえる。青年期のクライアントとその両親は，このことを援助なしで行うのが困難であることに気がつくかもしれない。
*クライアントとその両親が相互に話したり，耳を傾けたりできるように援助する。意見やアドバイスを述べたりしてはならない。	看護者の役割は，かかわっている人たち全員のコミュニケーションを促すことであり，家族内の力動に巻き込まれることではない。看護者は一方の側に立った見かたを述べるべきではない。
*はっきりと話すように促し，集まっている家族に対し，「……ということですね」と要約して示す。	看護者のコミュニケーションスキルは，当事者が考えを明確にしていく助けになりうる。要約を述べることで，話し合いの重要なポイントが反復されたり，話し合いが終結に導かれる。
*クライアントとその両親が，家庭に戻っても引き続き期待と責任について話し合っていくように指導する。契約書が役に立つ。	青年期のクライアントとその両親は話し合うことに慣れていないことがある。これは青年期のクライアントが両親から分離する第1歩となりうる1つのスキルであり，この年齢群にとって重要な発達課題である。合意したことを書きとめておけば，期待されていることについて当事者たちが理解する機会が増し，同時に先々の操作行動や誤解が少なくなる。

看護診断

自己尊重状況的低下
現在の状況に対応した自己価値の否定的な知覚の生成

【アセスメントデータ】
- 否定的な自己イメージ
- 低下した自己尊重
- 不信感
- 能力を最小限に評価すること
- 業績の不振

【期待される成果】

初期にクライアントは
- 不信感と不確実感を認識する。

- 仲間集団と正直なフィードバックのやりとりをする。

安定期にクライアントは
- 現実的，肯定的に自分について語る。
- 自分の長所と短所を現実的に認識する。
- 容認される方法で感情を表現する。

地域でクライアントは
- 自尊感情の高まりを言語化する。
- 仲間との関係における満足感の増大を報告する。

【看護の実施】

看護介入	理論的根拠
クライアントのコミュニケーションスキルについて，率直で，ありのままのフィードバックを与える。	クライアントはこれまで自分のコミュニケーションスキルに関するフィードバックを受けたことがないかもしれない。
フィードバックは具体的に行う（たとえば，「誰かが話かけているのにあなたは床を見ていますよ」）。一般的あるいは抽象的な説明で，看護者が言おうとしていることをクライアントが理解できるだろうと考えてはならない。	一般的な陳述は，具体的なフィードバックに比較してあまり役に立たない。
具体的なコミュニケーションスキル（耳を傾ける，意味するところを確認する，はっきり説明するなど）についての役割モデルになる。	求められた行動を実践してみるなかで，クライアントは何が期待されているかをはっきりと理解することができる。スキルの実践により，それを利用することの満足感も拡大する。
スキルの実践および感情を他の人と話し合うことを促す。他の人もクライアントと同じようなことに関心があり，おそらく共感し合えるであろうことをそれとなく伝える。	クライアントが，自分は仲間とそれほど違っていないと感じるようになれば，率直な共感の機が熟したといえる。
感情や関心事を率直に分かち合えたときは肯定的なフィードバックを与える。（たとえば「難しかったでしょうけど，あなたは自分の気持ちを他の人と共有することができましたね」）	肯定的なフィードバックは望ましい行動の頻度を増やす。
クライアントが，過去の問題や困難をくよくよ考えて，失敗の記憶をよみがえらせたり，自己非難や否定的なことを言うのを認めてはならない。彼らの行動と個人的な価値感情とを切り離せるように援助する。	クライアントは，過去の容認されない行動によって自分は「悪い」人間とみられていると確信していることがある。
クライアントが，関心の焦点を過去から現在に移すよう援助する。たとえば，「今だったら前と違って何ができるかしら」とか，「そのことで何	クライアントが過去の行動に対する感情を表出するのを一度聞いたら，それ以上繰り返して考えることを許すのは無益である。過去は変えようが

【看護の実施】(続き)

看護介入	理論的根拠
を学べるかしら」という質問が，クライアントの変化を助けるであろう。	ないのだから。

推薦図書

Bennett, K.J., Brown, S., Lipman, E.L., Racine, Y., Boyle, M.H., & Offord, D.R. (1999). Predicting conduct problems: Can high-risk children be identified in kindergarten and Grade 1? *Journal of Counseling and Clinical Psychology, 67*(4), 470–480.

Dery, M., Toupin, J., Pauze, R., Mercier, H., & Fortin, L. (1999). Neuropsychological characteristics of adolescents with conduct disorder: Association with attention-deficit-hyperactivity and aggression. *Journal of Abnormal Child Psychology, 27*(3), 225–236.

Grilo, C.M., Sansilow, C., Fehon, D.C., Martino, S., & McGlashan, T.H. (1999). Psychological and behavioral functioning in adolescent psychiatric inpatients who report histories of childhood abuse. *American Journal of Psychiatry, 156*(4), 538–543.

Ludwikowski, K., & DeValk, M. (1998). Attention-deficit/hyperactivity disorder: A neurodevelopmental approach. *Journal of Child and Adolescent Psychiatric Nursing, 11*(1), 17–27.

Puskar, K.R., Lamb, J., & Tusaie-Mumford, K. (1997). Teaching kids to cope: A preventive mental health nursing strategy for adolescents. *Journal of Child and Adolescent Psychiatric Nursing, 10*(3), 18–28.

Scahill, L., & Lynch, K.A. (1998). Atypical neuroleptics in children and adolescents. *Journal of Child and Adolescent Psychiatry, 11*(1), 38–43.

ウェブ情報

Association of Child and Adolescent Psychiatric Nurses
www.acapn.org

American Association of Child and Adolescent Psychiatry
www.aacap.org

Children and Adults with Attention-Deficit/Hyperactivity Disorder
www.chadd.org

National Attention Deficit Disorder Association
www.add.org

National Institute of Mental Health Information
www.nimh.nih.gov/publicat/childmenu.cfm
www.nimh.nih.gov/publicat/adhdmenu.cfm

第4章 せん妄と認知症

　せん妄あるいは認知症のクライアントは，重篤な認知障害を経験している。せん妄は，アルコール離脱や電解質平衡異常，敗血症，脳腫瘍，代謝異常などの身体疾患を背景としていることが多い。せん妄の場合，背景にある疾患をうまく治療すれば，ほとんどのクライアントは，病前の機能レベルにまで回復する。せん妄のクライアントの看護ケアで計画すべきことは，安全の確保，傷害の予防，現実的な指示を与えること，生理機能のサポートを行うことである。

　認知症は，慢性で，進行性に悪化する疾患であり，記憶の喪失やその他の認知的困難に始まる疾患である。やがて，自分自身を認識する能力も失われる。看護介入は，可能なかぎり長くクライアントがもっている自立能力を維持するために行われる。その際，クライアントだけでなく家族へのサポートも行う（ケアプラン5「介護者のサポート」を参照）。

ケアプラン 12

せん妄

　せん妄は，すでに先行している認知症や進行中の認知症ではうまく説明することのできない「短期間のうちに現れる意識の障害と認知の変化」と定義される（APA, 2000, p. 135）。せん妄のクライアントでは，注意持続時間の障害などの意識減退，認知の変化あるいは知覚の障害が生じる。知覚の障害には，誤解（ドアがバタンと閉まる音を銃声と間違える），妄想（床の電気コードを蛇と間違える），幻覚（実際には誰もいないのに部屋の隅に誰かが潜んでいるのを「見る」）が生じる。せん妄のクライアントは，精神運動活動性の亢進や低下，恐れ，短気，多幸症，気分の変動，その他の情緒的症状を呈する。

病因
　せん妄の原因としては，身体疾患（生理的障害，代謝異常，感染），投薬により誘発される場合，睡眠／覚醒サイクルの障害，感覚遮断，アルコールや物質による中毒と離脱，あるいはこれらの要因が組み合わさった場合などが挙げられる。

疫学
　せん妄は，身体疾患で入院している65歳以上のクライアントに最も一般的に現れる。65歳以上の入院クライアントのうち，10％にせん妄が出現する。有病率は，女性よりも初老の男性に高い。一般人口では，身体疾患で入院しているクライアントの10～30％に起こり，ナーシングホームに入居している75歳以上のクライアントでは，60％に達する（APA, 2000）。子どもでは，抗コリン作用のある薬物の投与や高熱を伴う疾患の場合に生じることがある。

疾病経過
　せん妄は，突然始まることもあるが，通常は，数時間～数日の間で発症し，1日のうちでも変動する。意識が明瞭な時期と，見当識障害や睡眠／覚醒の交代，知覚の障害などの急性混乱の諸症状がみられる時期が交互に出現する。せん妄の場合，数時間～数週間，あるいは数カ月間症状が続いた後に完全に回復するクライアントが多い一方，持続性の認知欠損が残ったり，せん妄の原因が治療されない場合はとくに，昏睡あるいは死に至ることがある。基礎にある病因が直ちに修復され，またはそれが自己解決性のものであれば，より完全で，より速やかな回復が期待される（APA, 2000）。

一般的介入

せん妄のクライアントの治療は，基礎にある病因の見極めと解決に焦点を当てる。看護のねらいは，クライアントの安全を保持し，十分な水分補給と栄養補給，十分な休息を保証することである。加えて，クライアントと重要他者をサポートし，教育することがねらいである。

◆ケアプランに導入される看護診断
・急性混乱
・社会的相互作用障害

◆本書に導入される関連する看護診断
・非効果的役割遂行
・ノンコンプライアンス(特定の)
・家族機能破綻
・気分転換活動不足
・自己尊重状況的低下

看護診断

急性混乱

注意，認知，精神運動性活動，意識レベル，そして/または睡眠/覚醒周期の包括的で一過性の変化および障害がひと固まりになった突然の発生

【アセスメントデータ】
- 判断力の低下
- 認知障害
- 記憶の障害
- 洞察力の欠如あるいは低下
- 自己コントロールの欠如
- 損傷を認知できないこと
- 妄想
- 幻覚
- 気分の変容

【期待される成果】

初期にクライアントは
- スタッフやケア提供者と信頼関係を結ぶ。
- 外傷がなくなる。
- 現実接触が増加する。
- 治療に参加する。

安定期にクライアントは
- 日常生活行動のための日課を作る，あるいはそれに従う。
- 妄想や幻覚，混乱が減少したことを示す。

- 混乱による苦痛は最小限にとどめる。
- 行動を起こす前にスタッフやケア提供者とともに、症状を言葉にして認識し合う。あるいは知覚内容を確認し合う。

地域でクライアントは

- 最高レベルの健康状態に戻る。
- 実際に慢性疾患の症状をうまくコントロールする。
- 必要な医学的治療を求める。

【看護の実施】

看護介入	理論的根拠
安全が確保されないまま、クライアントが独断で決定したり、行動することを許してはならない。	クライアントの安全が優先される。彼らは行動や状況の危険性を正確に判別できない。
もし行動や活動の制限が必要なときは、制限の内容、その理由と帰結をクライアントの理解能力に合わせて、わかりやすく説明する。	クライアントは、いかなる拘束についてもあらかじめ知らされ、制限の必要な理由について説明を受ける権利をもつ。
可能なかぎり、クライアントをケア計画の作成や決定に参加させる。	治療に対する思い入れがあれば、クライアントのコンプライアンスは高まる。
誤認、妄想、幻覚に対しては事実に基づくフィードバックを与える（たとえば、「これは椅子です」）。	クライアントは自分の認識が他者と共有されていないことに気がつかなければならない。
他の人はクライアントの解釈に同調しないこと、感情を交えない割り切った態度で伝える（たとえば「この部屋には誰もいません」など）。	批判を差し挟まないフィードバックであれば、クライアントは自らの感情に対して確かさを感じることができ、その一方で、他の人は同じ刺激に対し自分と同じようには反応していないことを認めることができる。
毎日、必要があればさらに頻繁にクライアントの生活活動レベルについて評価する。	器質性の問題を背景とするクライアントの能力は頻繁に変動する傾向がある。
可能な範囲内で、クライアントに意思決定させるようにする。	自分で決断することでクライアントの関与の度合いを高め、自立と自尊感情を高める。
個人衛生や活動などについて、毎日の日課を定めるよう援助する。	活動が日課あるいはクライアントの習慣の一部になれば、ある特定の課題を行うべきかどうかをそのたびごとに決断する必要はなくなる。
混乱とせん妄の基礎にある病因についてクライアントに教える。	なぜ、せん妄が起こるかについて、クライアントが知識をもっていれば、せん妄の原因となる事柄の徴候が現れた段階で、援助を求めることができる。

看護診断

社会的相互作用障害
　不十分または過剰な量の，あるいは非効果的な質の社会的交流

【アセスメントデータ】
- 無感情
- 感情の鈍麻
- 焦燥感
- 積極性の欠如
- 絶望感あるいは無力感
- 機能的障害の認識

【期待される成果】

初期にクライアントは
- 絶望感や無力感を言語化する。
- 喪失を言葉で，あるいは他の方法で表現する。
- 病棟の構造化された環境のなかで働きかけに反応する。

安定期にクライアントは
- 適切な社会的相互作用を行う。
- 他の人と余暇活動に参加する。
- もし可能ならば，自尊感情の高まりを言葉で，あるいは他の方法で示す。

地域でクライアントは
- 制限の範囲内で，悲嘆の段階を進めていく。
- 必要なフォローアップケアに参加する。

【看護の実施】

看護介入	理論的根拠
感情，とくに喪失，怒り，憤りの言語化を促す。	感情を表現することは，それに積極的に対処していく第1のステップである。
クライアントが，自分にとって苦手な分野を認識できたときには肯定的なフィードバックを与える。	望ましい行動の強化は，その行動の頻度を増やす。
曖昧に表現している感情については，もっと明確に表現してほしいと話す。具体的に述べるように促す。	明確化は，クライアントが伝えようとしていることを誤って理解することを防ぐ。
もし，クライアントが，デリケートな話題を話し合っているときに興奮したり，思うことを話せなくなっているようであれば，差し障りのない話	時に，クライアントは自らの感情に圧倒されたり，治療的あるいは生産的な方向で考えを表現できなくなることがある。これは，とくに器質性変

【看護の実施】

看護介入　*印はチームケアを意味する	理論的根拠
題に話を戻したり，気持ちを落ち着かせたり，楽しめる活動に参加させてみる。	化が進行しているときに起こる。
興味のある話題についてスタッフや他のクライアントと交流するよう促す。	クライアントは，自分からは他者とのかかわりをもとうとしないので，外部からの働きかけが必要である。
過去の思い出を語らせる。	最近の記憶に比べて，遠い記憶は損なわれていないことが多い。したがって，現在の出来事について何も話せないときでも，思い出を語る能力は保たれていることが少なくない。
クライアントが他の人々との交際や余暇活動に参加したときは，肯定的なフィードバックを与える。	肯定的なフィードバックによって，相互作用と活動への参加を続ける可能性が増す。
*クライアントに必要な継続的ケアの計画を立てるように促す。必要ならば，社会資源や地域の機関を紹介する。	せん妄からの回復が十分でなく，認知の欠損を残したクライアントが地域へ戻る際は，サポートや援助を必要とすることがある。

ケアプラン 13

認知症

　認知症の基本的な特徴は，記憶の障害と以下の認知障害のうち少なくとも1つを含む多彩な認知欠損の出現である：失語（言語の障害），失行（運動機能障害），失認（対象認知の障害），または実行機能の障害（抽象的な思考，複雑な行動を計画し実行する能力）。認知症の症状には，見当識障害，判断力低下，洞察力不十分，社会的に不適切な行動，不安，気分障害，睡眠障害，幻覚，妄想などがある。認知症は，身体疾患の直接的影響，あるいは物質使用による影響，あるいはそれ以上の複数の病因の影響による結果として出現する。

病因
　認知症を生じやすい疾患の主なものは以下のとおりである。
- 血管性痴呆は脳の血流を低下させ，大脳皮質の低酸素状態を起こす。初期症状は単純なもの忘れ，注意持続の短縮，集中力の低下などである。多くは進行性で精神病に至ることもある。通常，60～70歳の間に発症する。
- アルツハイマー病は，大脳の神経細胞の萎縮，老人斑の付着，第三・第四脳室の拡大などの器質性の病変を伴う。通常50歳頃に発症し（年齢が高くなると発症率も高い），5年あるいはそれ以上の経過をとり，その間に進行性の言語喪失，運動機能の喪失，およびパラノイア，妄想，幻覚，清潔に対する無関心，喧嘩好き，失禁などの重篤な人格と行動の変化を呈す。
- ピック病では，前頭葉と側頭葉の萎縮が起こり，アルツハイマー病と類似した臨床像を呈す。アルツハイマー病に比較し早期に死亡し，通常経過は2～5年。
- クロイツフェルト・ヤコブ病は，中枢神経系の疾患で，「遅発性ウイルス」あるいはプリオンによって引き起こされる脳症である（APA, 2000）。成人期のどの年齢でも発症するが，40～60歳で最も多く発症している。この疾患は，特有の症状の数週間後には急速に進行する認知症とともに，視覚異常，協調運動不能，異常歩行などが出現する。
- 後天性免疫不全症候群（AIDS）は，ヒト免疫不全ウイルス（HIV）の感染によって起こる疾患である。HIVの神経組織への直接の進入，およびトキソプラズマ症，サイトメガロウイルス感染などのエイズで生じる疾患により認知症や他の神経学的問題が起こる。このタイプの認知症は，エイズ痴呆（AD），エイズ痴呆コンプレックス，HIV脳症などと呼ばれることが多い。エイズ痴呆は，軽度の感覚障害から高度の記憶や認知の障害，重度の筋機能障害まで及ぶきわめて多様な症状を引き起こす（第2部　基本概念「HIV疾患とエイズ」22頁以下を参照）。

- パーキンソン病は，大脳基底核の神経細胞喪失を伴う進行性の病気で，振戦，筋強剛，姿勢反射の喪失などが起こる。BuntingとFitzsimmons(1991)は「せん妄，認知症，および抑うつはパーキンソン病の精神症状として最も多く報告されている」と述べている。パーキンソン病に伴うせん妄，認知症，抑うつの出現は，治療が成功し，クライアントの平均余命が延びるのに伴って顕著になってきている。
- 老年期認知症(65歳以上)および初老期認知症(65歳未満)は，脳の神経細胞の広範な一次性変性と神経細胞の喪失による進行性の変化を総称する一般的な用語である。大脳の葉性の萎縮により，クライアントの行動は抑制がとれ，社会的に不適切なものとなり，やっかいな事態を引き起こす。この病状は精神運動性の障害を伴わず，神経系の変化を直接の原因とする死亡は起こらない。

疫学

重症の認知症は，成人人口の3%と報告されているが，高齢な集団ほど有病率は高くなり，85歳以上では25%に達する(APA, 2000)。しかし，認知症は，必ずしも加齢に伴って生じるわけではない。軽度のもの忘れは，高齢のクライアントにはふつうにみられるが，これは認知症で起こる変化とは明確に区別される。平均余命が延びると予測されている今日，認知症を含む慢性疾患の有病率も高くなると予測される。しかし，クライアントが高齢になれば，混乱，もの忘れ，認知症が生じるのは当たり前と思うのは誤りである。

疾病経過

一般に，認知症は進行性と考えられているが，血管性痴呆では症状が安定したり，認知症が回復したようにみえることがある。進行性の認知症の症状は，ちょっとした認知障害を伴った軽度な記憶障害に始まり，記憶障害が重度なレベルまで進行するとともに記憶や認知機能の障害が進む。認知症の経過は，基礎となっている病因によって異なる。

認知症のクライアントは，新しい事柄を学ぶ能力が障害され，最後には過去に学んだ事柄も忘れてしまう。言語機能の低下は，慣れ親しんだものの正確な認識とその機能を思い出す能力が低下し，あるいは書かれたり話された言葉の理解が悪くなる。そして会話の障害(反響言語，保続など)として現れる。これらは，クライアントと介護者の双方に，とてつもない挑戦を与えるのである。認知症の進行に伴って，徘徊，混乱，見当識障害，食器やくしなどの道具を正しく使うことができない，さらには記憶したり，言葉を使うことが困難になるなどの極度の機能障害が生じる。

一般的介入

認知症のクライアントへの看護ケアは，安全の保証，適切な栄養摂取と水分補給，休息と活動を保証することである。看護の目的は，クライアントが，彼らの最高レベルの機能を発揮し，維持することにある。そのために，クライアントと重要他者が認知症と基礎となっている疾患に対処できるようにサポートし，クライアントと重要他者に対して適切な教育を提供する。とくに重要なことは，適切

なフォローアップケアが受けられ，地域社会でのサポートが継続されるようにヘルスケアチームのメンバーと協働することである。

◆**ケアプランに導入される看護診断**
- 入浴/清潔セルフケア不足
- 更衣/整容セルフケア不足
- 摂食セルフケア不足
- 排泄セルフケア不足
- 記憶障害
- 状況解釈障害性シンドローム
- 社会的相互作用障害

◆**本書に導入される関連する看護診断**
- 対他者暴力リスク状態
- 自己傷害
- 睡眠パターン混乱
- 家族機能破綻
- 非効果的役割遂行

看護診断

入浴/清潔セルフケア不足
　入浴行動/清潔行動を独力で遂行するまたは完遂する能力の障害

更衣/整容セルフケア不足
　更衣行動および整容行動を独力で遂行するまたは完遂する能力の障害

摂食セルフケア不足
　摂食活動を遂行するまたは完遂する能力の障害

排泄セルフケア不足
　排泄行動を遂行するまたは完遂する能力の障害

【アセスメントデータ】
- 注意の不足
- 無感情
- 日常生活動作を遂行する際の障害

【期待される成果】

初期にクライアントは
- 外傷がなくなる。
- 他者を傷つけたり，器物を壊さなくなる。
- 適切な栄養と水分の摂取および排泄ができている。
- 適切な休息，睡眠，活動のバランスがとれている。

安定期にクライアントは
- 可能なかぎり自力で日常生活を行う。

	• 失った能力について最小限の苦悩を体験する。
地域でクライアントは	• 外傷のない状態を保つ。
	• 生理学的機能のバランスを保つ。
	• クライアントにふさわしい役割を果たすことができる。

【看護の実施】

看護介入	理論的根拠
食事は1回量を少なくして頻回に，ジュースや麦芽飲料，栄養飲料を合わせて与える。	栄養価を高めた飲料によって，食べる負担を減らし，かつ十分量の栄養を与えることができる。
食事の時間には，刺激の少ない静かな環境を用意する。必要があれば，食事の介助（食べさせるなど）をする。	クライアントは，外からの刺激ですぐに気が散ってしまう。
クライアントの便通を監視する。便秘になるのを避ける。	活動性の低下，食物や水分の摂取量の減少，抗精神病薬の使用などは，便秘の原因となりやすく，注意していないと重い便秘になってしまう。
日中は活動させ，刺激を与える。1日中眠らせておいてはならない。	日中眠りすぎると，夜に眠らなくなるし，注意障害が悪化する。
ぬるめの風呂に入ったり，静かな時間をもつなど，毎晩の決まった日課を作る。	これらの方法は入眠を促す。
必要に応じ，就寝時薬を使う。その有効性と起こりうる副作用を綿密に観察する。投与量は，高齢者の場合少なめにする。	鎮静薬や睡眠薬は眠りを促すのに有効である。しかしクライアントによっては，これらの薬剤が不穏や注意障害を起こし，使用を中止せざるを得ない場合がある。高齢のクライアントでは，代謝が遅くなったり，肝機能や腎機能が低下するために中毒を起こすことがある。
もしクライアントが高齢であったり，身体に障害があるときは，1人で歩けるかどうかを評価する。身体的安全と自立が確保できるまでは援助する。	自立はクライアントにとって重要であるが，身体的な安全がさらに優先される。
クライアントを常時観察し，どこにいるかを確認する。	クライアントは迷って，知らないうちに危険にさらされることがある。
夜間は，頻回に見回る。	注意障害や失見当は夜間に悪化する。
夜間であっても，生活空間には適当な明かり（夜間灯など）を用意する。	適切な明かりによって，影の誤認などが少なくなる。
保護が必要な場合，適切な拘束（拘束用具や拘束衣など）を行う。注意：ベッド柵だけでは，それを乗り越えようとしたときに危険である。	拘束は，クライアントの興奮やおびえを強めてしまうこともあるが，安全のためには必要な場合がある。

【看護の実施】(続き)

看護介入	理論的根拠
どのような課題についても，短く簡単なステップに分けて説明する。	複雑な課題でもそれが一連のステップに分割されていれば，その遂行はクライアントにとって容易となる。
はっきりとした，直接的な表現で説明するようにし，段階を追って1つずつ指導する。	クライアントは全段階を一度には覚えられない。
クライアントに，看護者の期待を直接的に伝える。不必要な選択を求めてはならない(たとえば，食事をしたいかどうかを問うのではなく，食事の時間であることを伝える)。	クライアントは選択できない，あるいはそれが困難になっている。
課題を遂行しなければならない理由を説明したりして，クライアントを混乱させてはならない。	抽象的な考えかたは理解できない。
課題の遂行には，時間をたっぷり与える	クライアントは集中力を欠き，注意を持続できる時間が短いため，服を着るにも髪をとかすにも時間がかかる。
課題を終えるまで，クライアントの傍らにいる。急がせてはならない。	急がせるとクライアントはイライラがつのり，課題を遂行できなくなる。
身辺処理や個人衛生を，必要に応じて援助する。	清潔さ，良い香り，身ぎれいであることなどは，尊厳と健康を高める。

看護診断

記憶障害
情報や行動技能の断片を覚えられない，または思い出せない

【アセスメントデータ】
- 事実に基づいた情報や出来事を思い出すことができない。
- 新しい事柄を学習できない，あるいは過去に学習した事柄を想起できない。
- 過去に身につけた行動ができない。
- 失った記憶について，動揺あるいは不安がある。

【期待される成果】

初期にクライアントは
- 記憶の手がかりに対して積極的に反応する。
- 動揺や不安の減少を示す。

安定期にクライアントは
- もてる最高の機能レベルで日課を達成する。

- 長期記憶が残されている間は，効果的にそれらの長期記憶を使う。
- 失った記憶に対するフラストレーションについて，言語化し，表現する。

地域でクライアントは
- 自分が尊重され，サポートされていると感じる。

【看護の実施】

看護介入	理論的根拠
過去の出来事を思い出したり，回想する機会を提供する。これは，1対1か小グループで行う。	クライアントは，最近のことを記憶する機能が失われ始めていても，長期記憶は保持されていることがある。回想は，通常，クライアントにとって楽しいことである。
カレンダーやノートのような記述による手がかりを使うようにクライアントを促す。	記述された手がかりによって，クライアントは，援助なしに約束事や活動などを呼び起こすことができる。
環境は，必要でないかぎりできるだけ変化させないようにする。クライアントの所有物は，使い勝手の良い，わかりやすい決まった場所に置くことにし，使った後はその場所に戻すようにする。毎日の生活をどのように送るか，大体の手順を定め，どうしても必要な場合にのみ変更する。	クライアントの環境や日課を組み入れた枠組みがあれば，クライアントは記憶機能に頼らなくてすむ。
指示が必要な場合は，1つずつ指示を与える。	記憶の障害をもっているクライアントは多くの指示を記憶することができない。
クライアントには，彼らが何を期待されているかを伝えるよりも，道具とその機能をつなげて説明する。たとえば，「これは顔を拭くためのタオルです」，「ここにデザート用のスプーンがあります」	道具の機能のしかたをクライアントに教えることは，失った機能を埋め合わせるアプローチの1つである。
以前に起こった出来事を思い出させる合図を，今起こっていることに結びつける。たとえば，「先に洗濯機に服を入れて，その後に乾燥機に入れる」など。	自分では理解できないでいる関連性がわかるように，クライアントに過去の行動とのつながりを教える。
必要に応じて課題について援助する部分を増やしていくが，クライアントが1人でできることについては「急ぐ」ことはしない。	クライアントの記憶機能が低下してきても，できるかぎり自力で課題を遂行するように促すことと，援助を控えめにすることが重要である。
すでに自力で遂行できないような課題をクライアントが引き受けた場合は，割り切って実務的なかかわりをする。そして，そのような自力では遂行できないような課題を遂行しようとして失敗す	クライアントの威厳を保ち，進行する記憶の喪失によるフラストレーションを最小限にすることが重要である。

【看護の実施】(続き)

看護介入	理論的根拠
ることが長引かないようにする。	

看護診断

状況解釈障害性シンドローム

3～6カ月間以上の保護的な環境を必要とする，人・場所・時間・環境に対する見当識の持続的な不足

【アセスメントデータ】

- よく知っている環境，および知らない環境での方向感覚の喪失
- 推論する力のなさ
- 集中力のなさ
- 誤解
- 混乱

【期待される成果】

初期にクライアントは
- 限定された能力の範囲内で，現実との接触が増える。
- 興奮や落ち着かなさが軽減したことを示す。

安定期にクライアントは
- 周囲の環境において，安楽でサポートされていると感じる。
- 可能であれば，周囲の環境について正しく認識できていることを示す。

地域でクライアントは
- クライアントは，自分がもっている最高の機能レベルを発揮する。
- 可能なかぎり最小限の制限に抑えた環境で生活する。

【看護の実施】

看護介入	理論的根拠
クライアントを1人にしておかない。相互作用を促進するために，病室をナースステーションの近くにするとよい。	クライアントにとって他者との接触は現実そのものである。一般に，幻覚は1人でいるときに多くなる。
クライアントの失見当識や注意障害の程度を定期的に評価する。	クライアントの見当識のレベルは変動する。
日付，時間，最近の出来事などを話題にしながらクライアントとの相互作用を行う。	思い出させることでクライアントの見当識は助長され，またクライアントのほうから尋ねる必要がなくなる。

【看護の実施】

看護介入　*印はチームケアを意味する	理論的根拠
現実認知の誤りは感情を交えない割り切った態度で訂正する。クライアントの誤りを笑ってはならない。また、他のクライアントがそれを冷やかすのを許してはならない。	現実接触の場でクライアントの誤りを訂正しなかったり、笑いものにすることは、クライアントの自己価値と尊厳の感覚を傷つける。
*クライアントの友人や家族の面会を勧め、クライアントの混乱や記憶にそれがどう影響するか評価する。もしクライアントが耐えられないようであれば、面会の制限が必要となる。	一般に、家族と友人はクライアントの現実接触を高める。面会後に興奮や混乱が高じるときは、その回数や時間を制限すべきであろう。
クライアントが慣れ親しんでいる物を部屋に置くことを許可する。ふつう、写真や衣服が有用である。可能なら、同じスタッフをクライアントに割り当てる。	クライアントの混乱を軽減するために、できるだけ同じスタッフがクライアントとかかわれるようにする。

看護診断

社会的相互作用障害
不十分または過剰な量の、あるいは非効果的な質の社会的交流

【アセスメントデータ】
- 混乱(意識の清明、明瞭な時期がある場合もない場合もある)
- フラストレーション
- 絶望感
- 記憶障害(とくに最近の出来事に関するもの)
- 周囲の状況への無関心
- 社会的に不適切な行動
- 社会的相互作5用の減少

【期待される成果】

初期にクライアントは
- 身近な周囲の他者と相互作用を行う。
- フラストレーションや絶望感を表現する。
- 自己を否定するような発言をしない。
- 社会的に不適切な行動が減る。

安定期にクライアントは
- 限定はあっても満足のいく対人関係をもてる。
- 限定はあっても自尊感情の高まりを言語化する。

地域でクライアントは

- 自分たちの環境のなかにいられる。
- 限定はあっても対人関係を維持し続ける。

【看護の実施】

看護介入　*印はチームケアを意味する	理論的根拠
他者の面前でクライアント自身の恥となるようなことをさせてはならない。そのような行動（服を脱ぐ，他者にすり寄る，便器以外の場所に放尿するなど）がみられたら，直ちに介入する。	クライアントに自らのプライバシーと尊厳を守る能力がないときには，看護者がそれを引き受けなければならない。
感情を交えない割り切った態度でアプローチする。体罰を与えたり，笑いものにしてはならない。	クライアントを叱ること（子どもに対するように）は無益である。クライアントは故意に間違った行為をしているのではないし，叱られても理解できない。
許容できる代替案を示しながら，再度指導する（「○○さん，ここで服を脱ぐのはおかしいわ。部屋に戻ってから，脱ぐのを手伝いましょうね」）。	代替案の提示により，気づいていなかった適切な行動にクライアントを導く。
適切な行動はほめる。	肯定的フィードバックによって望ましい行動の頻度が増え，また何が受け入れられる行動であるかをクライアントに伝えられる
*入院前のクライアントの関心事，趣味，好みの活動を確かめる（家族や友人からの情報が必要な場合もある）。	新たに関心事や趣味を見つけるよりも，以前からのものを続ける，あるいは再開するほうが容易である。
クライアントが以前からの趣味や活動をどの程度行えるかを評価する。できるだけそれらの活動を利用する。	以前の活動のなかには，クライアントの身体的・精神的能力低下のためにできなくなっているものもある。クライアントは参加者ではなく，見学者にならざるを得ない場合もある。
1日のなかで，クライアントが最も集中して取り組めそうなときを見計らって，活動に参加させる。	そうすることで，活動がうまくいく可能性が高くなる。
クライアントには穏やかに，肯定的な態度で接する。うまくいくと信じていることをクライアントに伝える。	肯定的なアプローチはクライアントの自信を高める。
小規模で短時間の活動から始める。最初はスタッフと1対1で，徐々に小グループに広げていく。	簡単で短時間，少人数での活動のほうがうまくいきやすい。
活動や課題の時間や複雑さを徐々に増やしていく。	難しさを少しずつ上げていけば，クライアントの最大の能力を引き出せる。

【看護の実施】

看護介入　*印はチームケアを意味する	理論的根拠
それまでの活動やアプローチを評価する。最も有効なものを見極め，それを引き続き利用していく。	一貫性はクライアントのフラストレーションを減らし，成功をもたらす。
同じような関心事を共有できるクライアントとの小グループ活動や話し合いを勧める。	クライアントのソーシャルスキルは，他者と共通の関心事について話し合うことで向上する。
*社会的相互作用のために，ボランティアなど地域の人と交流させる。将来も参加できるような病院外のグループを見つける。	退院後も付き合いを継続することになるかもしれない。地域の人々と親しくなる機会となる。
失意や絶望感を表出させる。美辞麗句や常套句を使って元気づけたり，クライアントの感情を軽蔑してはならない。	クライアントは大人であって，障害のために挫折感を味わっているかもしれないということを銘記しておくことが重要である。

推薦図書

Burney-Puckett, M. (1996). Sundown syndrome: Etiology and management. *Journal of Psychosocial Nursing, 34*(5), 40–43.

Mentes, J.C. (1995). A nursing protocol to assess causes of delirium. *Journal of Gerontological Nursing, 21*, (2), 26–30.

Ribby, K.J., & Cox, K.R. (1996). Development, implementation, and evaluation of a confusion protocol. *Clinical Nurse Specialist, 10*(5), 241–247.

Schofield, I. (1997). A small exploratory study of the reaction of older people to an episode of delirium. *Journal of Advanced Nursing, 25*, 942–952.

Tappen, R.M., Williams-Burgess, C., Edelstein, J., Touhy, T., & Fishman, S. (1997). Communicating with individuals with Alzheimer's disease: Examination of recommended strategies. *Archives of Psychiatric Nursing, XI*(5), 249–256.

ウェブ情報

Alzheimer's Association
www.alz.org
Alzheimer's Disease Education and Referral (ADEAR) Center
www.alzheimers.org/adear

Institute on Aging and Environment
www.uwm.edu/Dept/IAE

第5章

物質関連障害

　物質乱用は，慢性的であるか，あるいは急性に発症し，アルコール使用あるいは乱用，合法の薬物(処方薬として買う場合あるいは処方箋なしで店頭で買う場合)や違法の薬物の使用あるいは乱用を含んでいる。本章で示した最初の2つのケアプランは，クライアントがアルコールや他の物質から離脱する際の，急性あるいは短期的な治療プランに関するものである。また，精神病と物質使用あるいは乱用の合併と診断される二重診断のクライアントについては，特別な対処を必要としており，主要な問題の1つあるいはその他のものに対する伝統的な治療ではうまく対処することはできない。そこで，これらのクライアントについて考慮すべき事柄とケアについては，ケアプラン16に示している。物質依存の治療プログラムを受けているクライアント，アルコール依存のアダルトチルドレンに関するケアプランは，第13章(ケアプラン52と53)を参照していただきたい。

ケアプラン 14

アルコール離脱

　大量，長期間にわたっていたアルコールの使用を中止した結果，自律神経機能亢進，手指振戦，睡眠障害，精神運動興奮，不安，嘔気，嘔吐，急激な発作，幻覚，妄想などの特徴的な離脱症候群を呈する(APA, 2000)。アルコール離脱症状は，軽度なものからクライアントの生命を脅かす重度のものまである。したがって，クライアントを注意深く観察し，アセスメントする必要がある。

病因
　アルコールは中枢神経系の抑制を引き起こす薬物である。慢性的な常用と乱用により，中枢神経系は慢性的に抑制される。飲酒の急激な中断は，反動として中枢神経系の活動亢進を起こし，これによってさまざまな離脱現象が起こる。症状は個々のクライアントにより，また飲酒のパターン，どのくらい長期にわたって過剰飲酒を続けているかによって異なる。

疫学
　アルコール乱用と依存の有病率の推定値は，研究により大きく異なっているが，APA(2000)は，米国におけるアルコール依存の生涯危険性は15％，現在のアルコール依存の有病率は5％に達すると報告している。アルコール依存は女性より男性に多くみられるが，この比率は，年齢層によって異なっている。また，倫理観や文化によって大きく異なる。アルコール依存は，家族的・遺伝的・社会的・文化的要因に影響を受けて発症する(APA, 2000)。

疾病経過
　アルコール離脱の症状は，通常，飲酒の中止または減量の後，4～12時間以内に出現する。急性の離脱症状は断酒後2日目に最も強く出現し，数日後には著明に改善する。しかし，急な離脱後も程度は弱いが，不安，睡眠障害，自律神経機能異常などの症状が，6カ月にわたって持続することがある(APA, 2000)。最もよくみられる離脱症状は次のように要約できる。
　振戦：焦燥感，頻脈，血圧の上昇，発汗，睡眠障害，粗大な振戦を特徴とする。振戦は手の震えから全身に及ぶものまでさまざまである。
　アルコール幻覚症：周囲の現実刺激の誤った認知や解釈(幻覚とは区別される)，睡眠障害，悪夢を特徴とする。人，場所，時間に対する見当識は保たれている。
　発作：一般的に大発作といわれる全身の運動発作で一時的なものである。医学

的治療を要する。

　幻聴：これは真性の幻覚であるが，統合失調症などの精神病によるものではなく，飲酒の中断によって起こる。クライアントは脅しや嘲りの声を聞く。また，その声は，クライアントの知り合いの誰かのもののように聞こえる。

　振戦せん妄：これはアルコール離脱症状として，最も重篤なものである。クライアントの20％は，医学的治療を施しても死に至る。振戦せん妄は，振戦，頻脈，血圧の上昇で始まる。数日間で改善の兆しもなく，クライアントの状態は時間とともに悪化する。意識障害，妄想，聴覚・視覚・触覚性の幻覚(虫やヘビ，ネズミなどが多い)が出現する。クライアントは追い詰められ，恐怖を感じる。振戦せん妄のクライアントは，2～7日間で死に至ることがあり，また，肺炎，心不全，腎不全などの身体的合併症を起こすこともある。

一般的介入

　離脱過程において最も重要なことは，クライアントの身体的状態を注意深くアセスメントすることである。身体状態をアセスメントする際に臨床で広く使われている指標を使用することや指標となる因子を基準にしてアセスメントすると，臨床的に有効な判断材料を得ることができる。実践的で有効な指標とは，血圧，脈拍，体温，振戦，舌の震え，嘔気，嘔吐，見当識，意識レベルなどである。

　急性アルコール離脱のクライアントに対するケアは，クライアントの安全と身体状態の保持を最優先に提供する。他の看護目的には，薬物療法の管理，クライアントの個人衛生や日常生活行動を援助することが挙げられる。退院が近くなったら，クライアントと彼らの重要他者に対し，アルコール依存およびアルコール関連問題について教え，継続的に治療を受けられるようにしかるべき機関に紹介することが非常に重要である(ケアプラン52「物質依存治療プログラム」，ケアプラン53「アルコール依存症の親をもつアダルトチルドレン」を参照)。

◆ケアプランに導入される看護診断
・身体損傷リスク状態
・非効果的健康維持
◆本書に導入される関連する看護診断
・睡眠パターン混乱
・入浴/生活セルフケア不足
・更衣/整容セルフケア不足
・摂食セルフケア不足
・排泄セルフケア不足
・対他者暴力リスク状態
・感覚知覚混乱(特定の：視覚，聴覚，運動覚，味覚，触覚，嗅覚)

看護診断

身体損傷リスク状態

患者の適応や防御のための資源と環境条件との相互作用の結果としての損傷の危険

【危険因子】

- 意識障害
- 失見当識
- 不安や恐怖の感情
- 好戦的，非協調的な行動
- 発作
- 幻覚
- 振戦せん妄
- 自殺行動
- 危険の可能性を認識できないこと
- 脅しや攻撃的な行動
- 周囲の誤認知

【期待される成果】

初期にクライアントは

- 安全に過ごし，外傷がなくなる。
- 現実見当識が得られる。
- 攻撃や脅しの行動の減少を示す。

安定期にクライアントは

- アルコール依存が病気であるという理解を言語化する。
- アルコール摂取に伴う危険性を言語化する。

地域でクライアントは

- アルコールや他の薬物を断つ。
- 物質乱用の治療を提供する機関への紹介を受け入れる。

【看護の実施】

看護介入	理論的根拠
クライアントをナースステーションに近い部屋，あるいは看護者が緊密な観察をできる場所に置く。	クライアントの安全を優先する。
病院の方針に従って発作への対応策を立てる（ベッド柵を何かで覆う，ベッド柵を上げておく，ベッドサイドにエアウェイを準備するなど）。	離脱の際に，発作を起こすことがある。対応策を講じることで外傷の危険が少なくなる。
ひげそりは電気カミソリだけを使わせる。	刃のついたカミソリは，手が震えて使えないこ

【看護の実施】

看護介入	理論的根拠
	とがある。
睡眠パターンを監視する。もし混乱したり，歩き回ったり，ベッドから這い出そうとするようなら，夜間の拘束が必要になるかもしれない。	クライアントの身体的安全を優先する。
必要に応じて，人，時間，場所，状況の見当識を促す。	状況を説明し，日付，時間などを述べることで，クライアントに現実見当識をもたせることができる。
簡潔で直接的，具体的な言葉でクライアントと話す。クライアントが中毒あるいは離脱期にあるときには，感情のこと，治療計画，ライフスタイルの変化などについて話し合おうとしてはならない。	クライアントは，簡潔で直接的な言葉に対しては反応することができる。複雑な，あるいは抽象的な概念を処理する能力は，身体的状態のために制限されている。情緒的な問題を話し合おうとする試みは，看護者，クライアントの双方にフラストレーションをもたらす。
虫やヘビなどは実際にはいないことを保証する。	看護者は，クライアントを現実へと導いていく。
そのような情景がクライアントには現実として見えていることを理解しており，そしてその体験の恐ろしさに共感していることを伝える。	看護者は，クライアントが体験し，感じたりしていることを疑ってはいないが，その内容が現実のものであるとは考えていないことを伝える。
アルコール依存に関して，クライアントに説教したり，非難してはならない。批判を差し挟まない態度を保つ。	アルコール依存は，病気であり，現時点ではクライアントのコントロール下にないことを肝に銘じる。説教は，クライアントの人格を軽んじることになる。

看護診断

非効果的健康維持

健康を維持するための援助を見出し，管理し，そして/または探し出すことが不可能

【アセスメントデータ】

- 身体症状（栄養状態の不良，水・電解質平衡の異常，消化管の障害，肝障害）
- 身体の極度の疲労
- 睡眠障害
- アルコールへの依存

【期待される成果】

初期にクライアントは
- 必要な栄養を満たす食事のパターンを確立する。
- 生理的なホメオスタシスを確立する。
- 休息，睡眠，活動のバランスが確立する。
- 個人衛生と身だしなみを維持できる。

安定期にクライアントは
- 安定した身体状態を保つ。
- 治療計画への参加に同意する。
- 自分にとって必要な保健資源を見つける。

地域でクライアントは
- 身体的健康，カウンセリング，法的問題，その他必要とする事項を考慮した退院計画に従う。
- アルコールや他の物質を断つ。

【看護の実施】

看護介入	理論的根拠
健康状態のアセスメント内容としてすでに確立している変数や評価指標に基づいて，クライアントの健康状態をモニターする。医師の指示，もしくはアルコール離脱の手順に基づいて，薬物を投与する。その後，些細な行動の変化についても観察を怠らない。些細な行動の変化がみられたり，指標が標準値を超えた場合には，速やかに医師に報告する。	クライアントの血圧，脈拍，舌の震えは薬物治療の必要性を判断する最も重要なデータである。クライアントのバイタルサインは，薬物治療の必要性を判断する最も確実なデータである。すでに確立している変数や評価指標を用いることで，一貫したアセスメントと正確にクライアントの離脱症状の進行をとらえるためのデータ把握を保証できる。
クライアントの身体的アセスメントに万全を期す。クライアントが最後に飲酒した時間と量だけでなく，ふだん何をどれだけ飲んでいるかについても尋ねる。	この情報は，離脱症状の始まりと程度を予測するのに役立つ。
水分，とくにジュースや麦芽飲料を頻回に与える。コーヒーはカフェイン抜きのものを与える。重篤な離脱症状では，点滴治療が行われる。	カフェインは振戦を強める。麦芽飲料やジュースは水分と栄養の補給になる。
体液と電解質平衡をモニターする。	アルコール乱用の問題をもつクライアントは，体液と電解質平衡の異常を起こしている危険性が高い。
摂取可能になったら，できるだけ早く食べ物や栄養分の多い飲み物を与える。夜でも食べられる物を準備しておく（最初は，口当たりのよいもの	アルコールを大量に飲んでいる人には，胃炎や無食欲がみられることが多い。そのために，口当たりの良い食べ物が食べるのに楽である。摂取可

【看護の実施】

看護介入　*印はチームケアを意味する	理論的根拠

が食べやすい)。

　離脱症状の進行や合併症を抑え，睡眠を促すために薬物を投与する。

　入浴，洗髪，清潔な衣服の着用を勧める。

　必要に応じて介助する。離脱症状の程度によっては，全面的な身体的ケアが必要なこともある。

　*アルコール依存は長期間の治療と経過観察を要する疾患であることを教える。クライアントに薬物依存の治療プログラムを受けるよう勧める。

　*家族や重要他者に，必要に応じて"Alanon"(アルコール依存のクライアントの家族の組織)や"Alateen"(アルコール依存のクライアントを親にもつ10代の子どもの組織)や"Adult Children of Alcoholics"(アルコール依存の親をもつアダルトチルドレンの組織)を紹介する。

能になったら，速やかに栄養物の摂取を再開させることが重要である。

　クライアントは疲労し，休息を必要としている。また，できるだけ安楽にすべきである。

　清潔であることは健康の感覚を高める。

　クライアントの自立レベルは，離脱症状の重症度によって決定される。クライアントの能力において可能な最大限の自立を目ざすべきである。

　離脱はクライアントのアルコールからの身体的離脱症状に対処しているだけであって，アルコール依存の基本的な病態には焦点を当てていない。

　アルコール依存は家族あるいは重要他者の全員に影響を与える病気である。

ケアプラン 15

物質離脱

　物質離脱あるいは薬物離脱は，大量，長期にわたって使用した後に，それらを中止または減量することによって出現する症状である。薬物への生理学的嗜癖の2つの特徴は，「耐性」（同じ効果に達するためには服用量を増すことが必要になること）と「離脱」である。離脱とは，薬物の服用を中止すると，生理学的および認知的症状が出現することをいう。

病因
　離脱症状は薬物の最終服用の何時間か後に発現し，服用した薬物の種類によってその症状は異なる。離脱の初期症状あるいは離脱過程で現れる離脱症状は，使用した物質の種類と使用量によって異なり，耐性のレベルも同様に異なる。これらの症状は薬物の服用量が減ったり中止されたときに，明らかな生理学的耐性がない場合でも起こりうる。このようなとき，クライアントはさらに追加した量の薬物を「要求」し（すなわち，精神的依存あるいは拠り所），このことが不安や焦燥を増長してしまう。

疫学
　物質離脱は，十分な量の物質を十分に長期間にわたって使用し続ければ，性や年齢に関係なく出現する。成人女性や青年期の男女では，薬物常用による耐性の進展や合併症が成人男性よりも急速に発現することが多い。一般に薬物乱用の有病率は，男性に高率であるが，物質によっては有病率の男女比は異なっている。
　処方薬を乱用するクライアントも，違法の薬物を乱用するクライアントと同じ問題や困難を抱えている。違法の薬物の常用者は，不注意に多量の服薬をしてしまったり，作用もわからない別の物質を加えて服用するなど，問題が複雑である。薬物常用や乱用の問題をもつクライアントは一般的状態，とくに栄養面で不健康であることが多い。これらのクライアントは，感染症，肝炎，胃腸障害などに罹患しやすい。

疾病経過
　離脱症状群の特徴は服用している薬物によって異なり，通常その薬物の副作用が出現する。主な薬物の離脱徴候と症状は以下のとおりである。
　麻薬：モルヒネ，ヘロイン，ヒドロモルフォン（Dilaudid），コデイン，メペリデン（Demerol）
　初期症状（最終服薬後8〜12時間）：発汗，あくび，流涙，鼻水，くしゃみ。続

いて瞳孔散大，食欲減退，落ち着きのなさ，不眠，嘔気，嘔吐，寒気，腹痛などが起こり，すべての症状が最終服薬後72時間ぐらい続く。このような症状は，4～7日を過ぎると鎮静する。

中枢神経系鎮静薬：バルビツール酸，鎮静薬，非バルビツール系睡眠薬

初期症状（最終服薬後10～16時間）：落ち着きのなさ，不安，疲労，イライラ，嘔気，嘔吐，振戦，反射の異常亢進。最終服用後2～3日：せん妄，発熱，発作。医学的治療をしないと，死に至ることもある。

［注意］バルビツール酸からの離脱は生命を脅かすほどのものであり，発作の後昏睡や死に至ることもある。

精神安定薬：クロルジアゼポキシド，ジアゼパム，ロラゼパムなど

初期症状（最終服薬後6～10時間）：落ち着きのなさ，イライラ，不眠，発汗。この後，焦燥，嘔気・嘔吐，周囲の状況の誤認知，あるいは敵対行動や攻撃行動が増加する。

中枢刺激薬：アンフェタミン，コカイン，クラック，PCP（フェンシクリジン）

一般症状：過度の睡眠，倦怠感，頭痛，抑うつ，とくにアンフェタミンは「クラッシュ」を引き起こす。この場合クライアントは妄想的になり，迫害されていると感じて行動することもある。最終服薬後10～12時間で発現する。

［注意］PCPが作用している人々には暴力や攻撃行動がよくみられる。PCPやクラックやコカインを使用していた人々の突然死が明らかになっており，それは初めての使用でも起こっている。

一般的介入

物質離脱のクライアントの治療は，安全の確保と症状の管理を行い，水分補給，栄養，排泄，休息のニーズを満たすことが重要である。治療を受けてクライアントが安定してきたら，看護者は学際的チームと協働して，クライアントの薬物乱用についての十分なアセスメントを行い，退院後に継続的な治療を受けられるようにしかるべき機関に委託することが重要である。治療目標として次に重要なことは，クライアントと彼らの重要他者に対して物質乱用について教育することである。静脈内薬物を常用するクライアントでは，ヒト免疫不全ウイルス（HIV）感染と後天性免疫不全症候群（AIDS）の危険性が高くなる。これに対しては，注射針の共用と性行為がHIVの伝播に関連していることを教育することが重要である（第2部 基本概念「HIV疾患とエイズ」22頁以下を参照）。

［注意］違法の薬物を誰から，またはどこで入手したかについては尋ねるべきではないし，またクライアントが話したとしても耳を傾けるべきではない。クライアントと問題を解決していくうえで，そのような情報は必要ない。もし偶然にそのようなことを知っても，それは内密にしておくべきで，法的措置のために利用してはならない。

◆**ケアプランに導入される看護診断**
・身体損傷リスク状態
・非効果的健康維持

◆**本書に導入される関連する看護診断**
- 対他者暴力リスク状態
- 睡眠パターン混乱
- ノンコンプライアンス(特定の)
- 感覚知覚混乱(特定の：視覚・聴覚・運動覚・味覚・触覚・嗅覚)

看護診断

身体損傷リスク状態

患者の適応や防御のための資源と環境条件との相互作用の結果としての損傷の危険

【危険因子】
- 恐怖心
- 気分の変化，激しい気分の変動
- 混乱
- 失見当識
- 発作
- 幻覚
- 妄想
- 身体的な痛みや不快感
- 非協力的な，あるいは敵対的な行動
- 集中力，注意の持続，指示に従う能力の障害

【期待される成果】

初期にクライアントは
- 安全が確保され，外傷がなくなる。
- 攻撃的あるいは敵対的行動の減少を示す。
- 現実見当識が得られる。
- 恐れや不安の感情を言語化する。

安定期にクライアントは
- 物質乱用が病気であるという理解を言語化する。
- 薬物を使用することに伴う危険性を言語化する。

地域でクライアントは
- 物質の使用を断つ。
- 物質乱用の治療を提供する機関への紹介を受け入れる。

【看護の実施】

看護介入	理論的根拠
クライアントをナースステーションの近くの部	クライアントの安全を優先する。

【看護の実施】

看護介入	理論的根拠
屋，あるいは看護者が緊密な観察をできる場所に置く。	
四六時中，1人のスタッフがクライアントに付き添わなければならないこともある。	クライアントの安全を守るために，1対1の監視を必要とすることもある。
病院の方針に従って適切な発作への対応策を立てる(ベッドの柵を何かで覆う，ベッドサイドにエアウェイを準備するなど)。	離脱症状としての発作の可能性に備えるべきである。
自傷を防ぐために，身体的拘束が必要なこともある。	他のどんな方法でもクライアントを損傷から守れない場合は拘束が必要となる。ただし，拘束を処罰として使用してはならない。
物質の常用に対して，説教や非難をしてはならない。批判を差し挟まない態度を保つ。	物質の常用と乱用はあくまで疾患であり，現時点ではクライアントのコントロール外にあることを忘れてはならない。説教は，クライアントを見下すことになる。
簡潔で具体的な言葉を使ってクライアントと話し合う。薬物の作用が持続している間や，急性あるいは重篤な離脱症状を認める間は，クライアントの感情，治療計画，ライフスタイルの変化の可能性などについて話し合おうとしてはならない。	離脱期には，クライアントの，抽象的な事柄を処理する能力は損なわれている。この時期に，対人関係の問題や複雑な問題を話し合おうとすれば，看護者とクライアントの双方がフラストレーションに陥る。
クライアントに混乱や失見当識がみられる場合は，必要に応じて，人，時間，場所，状況を説明する。	具体的な事実の提示は，クライアントの現実接触を促す。
クライアントが落ち着かず，イライラし，体を震わせているときは，環境の刺激(明かり，テレビ，面会者)を減らす。長時間の相互作用を避け，声の調子を抑え，はっきりと話す。	看護者が傍らにいて，穏やかな口調で話すことが，クライアントにとっての鎮静になりうる。彼らは過剰な刺激を処理できない。

看護診断

非効果的健康維持

健康を維持するための援助を見出し，管理，そして/または探し出すことが不可能

【アセスメントデータ】

- 薬物への依存
- 身体的不快感

- 身体症状(栄養障害，体液と電解質平衡の異常)
- 睡眠障害
- 低い自尊感情
- 無感情
- 非効果的な対処策

【期待される成果】

初期にクライアントは
- 栄養学的に適切な食事パターンを確立する。
- 休息，睡眠，活動のバランスを確立する。
- 生理学的ホメオスタシスを確立する。

安定期にクライアントは
- 生理学的安定を維持する。
- HIV感染の予防防止の知識を言語化する。
- 治療計画に参加することに同意する。

地域でクライアントは
- 身体的健康，カウンセリング，法的問題，その他必要とする事項を考慮した退院計画に従う。
- アルコールや他の物質を断つ。

【看護の実施】

看護介入　*印はチームケアを意味する	理論的根拠
*薬物の種類，量，摂取方法，最終服薬の時刻などの情報を入手する。必要ならば，家族や重要他者に相談し，それらの情報の入手や確認をする。注意：クライアントは薬物使用について不正確な数値を(過少に，あるいは誇張して)語ることがある。	基礎データは，身体的離脱症状の発症時期，タイプ，重症度の予測に役立つ。
身体症状を軽減するための臨時薬の使用には注意を要する。クライアントに不必要な苦痛を与えるべきではないが，しかし，安易に薬物を与えてはならない。注意：クライアントはすでに薬物の作用を経験している。	思慮深く臨時薬を使えば，クライアントの苦痛は軽減され，かつ薬物離脱の間にクライアントの健康を危険にさらすことも防げる。
入院時，医師の指示とクライアントの同意を得て，薬物スクリーニングのための血液または尿の検査(あるいは両方)を行うことが必要となる場合もある。このデータはクライアントの治療のために必要なのであり，看護者や医療スタッフが得る情報は法律や告訴を目的とするものではないことを強調する。注意：交通事故にかかわっているク	薬物スクリーニングにより，クライアントが服用した物質を確実に同定できる。違法薬物の場合は，クライアントのまったく知らない別の物質が含まれていることがしばしばある。治療は法的問題とは切り離されていることをクライアントと家族に保証すべきである。しかし，クライアントの法的立場や国の法律次第では，検査結果を当局に

【看護の実施】

看護介入　*印はチームケアを意味する	理論的根拠
ライアントや，犯罪行為で告発されているクライアントは，場合によっては例外となることもある。	渡さなければならないこともある。
クライアントと重要他者に対しては，批判を差し挟まない態度で接触する。	批判を差し挟まない態度によって，クライアントを薬物摂取行動とは切り離して，1人の人間として受け入れていることを伝えることができる。
栄養と水分の出納，電解質など，必要な検査値を記録する。	離脱期のクライアントは，体液と電解質平衡の異常を来す危険がある。
経口的な水分摂取，とくにジュースや栄養物を添加した麦芽飲料，またはミルクなどの摂取を勧める。嘔吐している場合は補液が必要になることもある。	ミルク，ジュース，麦芽飲料は，少量で高い栄養を補うことができる。ふつう，最初は液体のほうが抵抗の少ない場合が多い。
短く簡単な言葉で穏やかにクライアントと話す。むだ話や世間話はしない。	離脱期に看護者のほうから話しかけすぎると，クライアントは過敏になる。
沈黙を保ち，安心させる。身体に触れたり手を握ることでクライアントが楽になり安心するなら，そのようにする。	看護者がその場にいること自体が，クライアントに対する受容を伝える。
入浴，洗髪，清潔な身だしなみなどを促す。	清潔はクライアントの健康の感覚を高める。
必要に応じ，クライアントを介助する。離脱症状の程度に応じて全面的ケアが必要なこともある。	クライアントの個人衛生への介助は，クライアントが自力ではできないときに限定する。
*物質依存は病気であり，長期間の治療と経過観察を必要とすることを教える。化学物質依存のための治療プログラムを紹介する。	物質離脱のプログラムはクライアントの薬物に対する身体的依存のみを扱う。物質依存の根本的な問題に焦点を当てるためには，さらに進んだ治療が必要となる。
*家族と重要他者に適宜，"Alanon"（アルコール症クライアントの家族の組織）や"Alateen"（アルコール症クライアントを親にもつ10代の子どもの組織）や"Adult Children of Alcoholics"（アルコール症の親をもつアダルトチルドレンの組織）を紹介する。	家族と重要他者はクライアントの物質常用による影響を受けており，クライアントと同様，援助を必要としている。
HIVの感染防止について教育する。	静脈内投与薬物を常用するクライアントは，注射針の共用や性行為により，HIVに感染する危険性が高くなり，とくに判断力が損なわれているときにそのリスクは高い。

【看護の実施】(続き)

看護介入　*印はチームケアを意味する	理論的根拠
*もしクライアントがHIV陽性なら，HIV疾患に関する医学的治療やカウンセリングを紹介する。	HIV陽性のクライアントは，友人や家族，住居，保険，仕事などを失い，さらにエイズの危険に直面する。クライアントは有効な医学的治療や支援の資源を知らないかもしれない。

ケアプラン16

二重診断

　二重診断という用語は，物質乱用と他の精神疾患を合併しているクライアントと定義されている。
　(注：二重診断を精神病と精神発達遅滞であると定義する文献もある。本論ではそのようなクライアントを含まない。)

病因
　物質乱用のクライアントは自己治療(疾患の症状を緩和する)のため，仲間にうまく溶け込むため，社交場面での緊張や不安を軽減させるためなどの目的で薬物を使用するという説，あるいは彼らには薬物依存が根本的な疾患として存在するという説がある。アルコール症と双極性障害は家族性にみられる傾向がある。双極性障害のクライアントでは，上下に揺れ動く気分を自己治療で一定に保とうとして，薬物やアルコールを使って努力したと説明されることがよくある。しかし，これらのクライアントが物質を使用した結果は，症状の(軽減ではなく)悪化である。これは統合失調症の診断を有するクライアントにも当てはまる。

疫学
　物質依存は，多くの慢性精神疾患のクライアントにとって，問題を複雑にする要因となっており，物質乱用は，行為障害，パーソナリティ障害，双極性障害，失調感情障害，統合失調症など，さまざまな種類の精神障害のクライアントにみられる。物質依存の半数が，他の精神疾患の診断を受けているとみられている(Jaffe, 2000)

疾病経過
　二重診断を有するクライアントでは，精神疾患や物質乱用の種類，社会的サポートや治療などの諸要因によって経過が異なる。一般に行われる主要な精神病に対する伝統的な治療法，あるいは本来の物質依存に対する治療プログラムは，二重診断を有するクライアントの治療では持続的な効果をほとんど期待できないと報告されている(Jaffe, 2000)。統合失調症を有するクライアントでは，認知障害や抽象的な概念を処理する能力の低下が，物質依存の治療プログラムに参加して成果を上げることに対して大きな障壁になっている。同様に，精神病症状を管理するために計画された治療は，クライアントがアルコールを飲んだり物質を使用している場合に成功率が低くなる。アルコールや物質には症状を悪化させる傾向がある。双極性障害のクライアントのなかには，物質依存の治療プログラムに

従うにあたって，薬物を使わないという理念とリチウムや他の化学療法の計画に従い続けるという両立しない2つの指示の間で自分の考えを調整できなくなってしまう者も出てくる。さらに，双極性障害で出現する衝動性は，アルコールや薬物を我慢する能力を妨害する。

一般的介入

両方の問題を同時に考慮するアプローチは，どちらか一方の治療を単独で行う場合に比較して，二重診断のクライアントに対してはより効果的である可能性がある。また，治療目標を個々のクライアントに応じて修正する必要もある。たとえば，1年あるいはそれ以上の断酒を成し遂げ，その成果に対する社会的な報奨を得るというあるクライアントの目標は，統合失調症も有するクライアントにとっては非現実的であろう。

二重診断についてこれまでに書かれた論文は，二重診断のクライアントの問題は難しい課題であり，より効果的な治療方法を見出すためのさらなる研究が必要な分野があることを示唆している(Jerrell & Ridgely, 1995)。

［注意］ケアプランは地域社会での治療を基本とする。なぜなら，クライアントは病院という環境のなかでは容易に安定するが，退院後により大きな治療的課題が待っているからである。

◆ケアプランに導入される看護診断
・ノンコンプライアンス(特定の)
・非効果的コーピング

◆本書に導入される関連する看護診断
・非効果的健康維持
・思考過程混乱
・感覚知覚混乱(特定の：視覚・聴覚・運動覚，味覚，触覚，嗅覚)
・気分転換活動不足
・自己尊重慢性的低下
・社会的相互作用障害

看護診断

ノンコンプライアンス(特定の)

患者(そして／または家族，そして／または地域社会)とヘルスケア専門職との間で同意された健康増進計画や治療計画に一致できない患者，そして／または介護者の行動。健康増進計画や治療計画への同意が存在する場合，患者または介護者の行動は完全に沿わなかったり，または部分的に沿わないかったりで，その結果，臨床的に非効果的，あるいは部分的に非効果的になる。

【アセスメントデータ】
・アルコールあるいは薬物の頻繁な摂取
・神経遮断薬の血中濃度が治療域外であること

- 症状の悪化
- 予約を守らないこと,あるいは紹介先での治療を続けないこと
- 衝動コントロールの障害
- 治療計画と個人的な価値観あるいは願望との間の不適合
- 知識あるいはスキルの不足

【期待される成果】

初期にクライアントは
- 規則的な薬物療法を受け入れる。
- 治療に従うことの必要性を言語化する。
- アルコールあるいは化学物質の乱用に関する問題を認識する。

安定期にクライアントは
- アルコールあるいは薬物使用の事実を正確に報告する。
- 服薬のコンプライアンスを正確に報告する。
- 精神症状の軽減あるいは消失を体験する。

地域でクライアントは
- 地域のサポートプログラムに参加する。
- 処方薬のコンプライアンスを維持する。

【看護の実施】

看護介入	理論的根拠
薬物やアルコール常用のパターンについて,批判を差し挟まない態度で話し合う。	物質の使用パターンについては,懲罰的にならないような配慮をして質問しないと正確な情報が得られない。
評価するための正確なデータを得るためにクライアントのことを知る必要があるのであって,非難するためではないことを伝える。	これによってクライアントに対する純粋な関心が伝えられ,信頼を増長する。
物質使用の増加と精神症状の悪化が相関することにクライアントが気づくような援助をする。	飲酒によって症状が悪化することを,クライアントははっきりわかっていないことがある。
治療薬と他の化学物質との薬物相互作用を教える。	事実にもとづく情報は,今後の問題を解決していく際の適切な基盤となる。
飲酒をしているときの服薬などについてわからないことがあれば,質問するよう促す。	安全が優先される。薬物やアルコールを常用しているクライアントは,過量服薬の危険性が高くなる。
もし不眠などの症状がある場合,症状を軽減する目的で自己治療をしたり薬物やアルコールを使う前に,そのことを専門家に話して援助を求めるよう勧める。	治療薬やその量を変更するなどの方法で,クライアントを危険にさらさずに問題を解決することができる。
正直な報告には肯定的なフィードバックを与	執着を続けているよりも,正直であるほうがよ

【看護の実施】(続き)

看護介入	理論的根拠
える。	り自分にとって利益があることにクライアントが気づけば，さらに正直に報告するようになるだろう。

看護診断

非効果的コーピング
　ストレス因子の正当な評価を行うことができないこと，訓練でものにした反応を適切に選択できないこと，そして/または入手可能な資源を活用できないこと。

【アセスメントデータ】
- 衝動のコントロールの障害
- 低い自尊感情
- ソーシャルスキルの不足
- 生活環境に対する不満足感
- 目的のある日常生活活動の欠如

【期待される成果】

初期にクライアントは
- 処方された薬剤だけ飲む。
- スタッフや他のクライアントと適切な相互作用をもつ。
- 感情を率直に表現する。
- 自由な時間をうまく過ごすためのプランを立てられるようになる。

安定期にクライアントは
- 適切で，十分なソーシャルスキルを身につける。
- 薬物やアルコールとは無縁な環境で行われる社会的活動を見出す。
- 長所と短所を現実的に評価する。

地域でクライアントは
- 地域での専門家との接触や関係を維持する。
- 二重診断のクライアントのニーズに見合った地域社会の支援グループを見出す計画を言語化する。
- 薬物やアルコールとは無縁なプログラムや活動に参加する。

【看護の実施】

看護介入	理論的根拠
感情の率直な表現を促す。	感情を言葉で表現することは、それらの感情に建設的に対処するための第一歩である。
二重の問題に対処しなければならないクライアントのフラストレーションや怒りの正当性を認める（たとえば、「これが非常に難しいことはわかります」）。	感情、とくに否定的な感情を外に向かって表現することにより、ストレスや不安はある程度軽減されるだろう。
アルコールや物質の常用を、服薬する、予約を守る、適切な食事や睡眠のパターンを維持するなどの要因と同様に、クライアントが地域社会で生活するための能力に影響を及ぼしている要因の1つとみなす。	二重診断のクライアントにとっては、物質常用は彼らが体験しているなかで必ずしも重大な問題ではなく、いくつかの問題のなかの1つにすぎないかもしれない。物質常用を含めて、要因のなかの1つを強調しても、それが成功につながるとはかぎらない。
短い電話だけでもよいから、クライアントと頻回にコンタクトを取り続ける。	頻回にクライアントと接触すれば、クライアントが取り残された、あるいは1人で問題を片づけるよう放って置かれたと感じる時間を短くする。
毎日、禁酒に対する肯定的なフィードバックを与える。	肯定的なフィードバックは禁酒を強化する。
もしクライアントが飲酒をしたり化学物質を使用してしまったら、何をきっかけにそうなったかについて批判を差し挟まない態度でクライアントと話し合う。	クライアントはこれらの状況について話し合うことによって、出来事との関係、あるいは行動のパターンを理解できるようになる。
将来同じような状況になるのを避けるための方法を話し合う。	先を見越した計画を立てることは、クライアントに類似した状況を避ける準備をさせることになる。
どのように過ごすかをクライアント自身が考えなければならない自由な時間がどのくらいあるのかを評価する。	クライアントは、自由な時間が必要以上にあるときにフラストレーションや不満を抱きがちであり、その結果、物質の常用に至る可能性がある。
クライアントが1週間の、あるいはその日1日でも良いが、目的のある活動のスケジュール（たとえば、用事、約束、散歩など）を立てるよう援助する。	スケジュールを立てることによって、何かすることを予想したり、楽しみに待つことができる。
カレンダーにスケジュールを書き込むことが役に立つことがある。	スケジュールの視覚化は、クライアントにとって具体的な指示となる。
活動や感情、考えたことを日記に記録しておくことがクライアントにとって有用であるかもしれない。	日記はクライアントに焦点を与え、将来の計画立案に有益な情報を与えてくれる。クライアントはまた、忘れたり見逃すかもしれない情報を記

【看護の実施】(続き)

看護介入　*チームケアを意味する	理論的根拠
クライアントにソーシャルスキルを教える。アイコンタクト，耳を傾けること，うなずくことなどの具体的なスキルを説明し，実際に示したりする。天気やニュース，地域の出来事など，どのような話題が社交の場にふさわしいか話し合う。	録しておくこともできる。 　クライアントはソーシャルスキルと相互作用の知識をほとんどあるいはまったくもっていない場合がある。実際に手本を示すことは，求められるスキルの具体的な例となる。
クライアントがソーシャルスキルを適切に活用したときには，肯定的な支援を与える。	肯定的なフィードバックは，クライアントが社会生活に適応しようとする努力を継続し自尊感情を高めることを促進するだろう。
*必要に応じ，クライアントにボランティア活動や就労サービスを紹介する。	目的のある活動によって自由な時間を有意義に使うことができ，自己の価値感情や自尊感情を高めることができる。
*メンタルヘルスや物質依存に関するニーズに焦点を当てた地域の支援サービスを紹介する。	二重診断のクライアントの問題は複雑で長い経過をもつので，継続的で長期にわたる援助が必要とされる。

推薦図書

Aarons, G.A., Brown, S.A., Coe, M.T., Myers, M.G., Garland, A.F., Ezzet-Lofstram, R., Hazen, A.L., & Hough, R.L. (1999). Adolescent alcohol and drug abuse and health. *Journal of Adolescent Health*, 24(6), 412–421.

El-Mallakh, P. (1998). Treatment models for clients with co-occurring addictive and mental disorders. *Archives of Psychiatric Nursing*, XII(2), 71–80.

Freed, P.E., & York, L.N. (1997). Naltrexone: A controversial therapy for alcohol dependence. *Journal of Psychosocial Nursing*, 3(7), 24–28.

Garbutt, J.C., West, S.L., Carey, T.S., Lohr, K.N., & Crews, F.T. (1999). Pharmacological treatment of alcohol dependence. *JAMA*, 281(14), 1318–1325.

Meissen, G., Powell, T.J., Wituk, S.A., Girrens, K., & Atreaga, S. (1999). Attitudes of AA contact persons toward group participation by persons with a mental illness. *Psychiatric Services*, 50(8), 1079–1081.

Ries, R.K., & Comtois, K.A. (1997). Illness severity and treatment services for dually diagnosed severely mentally ill outpatients. *Schizophrenia Bulletin*, 23(2), 239–246.

ウェブ情報

American Society of Addiction Medicine
www.asam.org
Dual Diagnosis Resources
www.dualdiagnosisresources.com
Dual Diagnosis Web Site
www.erols.com/ksciacca
National Clearinghouse for Alcohol and Drug Information
www.health.org
National Council on Alcoholism and Drug Dependence, Inc.
www.ncadd.org

National Institute on Alcohol Abuse and Alcoholism
www.niaaa.nih.gov
National Institute on Drug Abuse
www.nida.nih.gov
National Nurses Society on Addictions
www.nnsa.org
Substance Abuse and Mental Health Services Administration
www.samhsa.gov

第6章

統合失調症と精神病性障害/症状

　統合失調症は，妄想，幻覚そして思考過程混乱のような精神病症状を伴う思考障害を呈する。加えて，精神病的行動は，さまざまな問題あるいは他の障害，たとえば双極性障害，アルコール離脱，化学的毒物，認知症，あるいは脳腫瘍などを抱えるクライアントにも現れる。この章のケアプランは一般的なタイプの精神病症状，たとえば妄想や幻覚，そしてもちろん精神病症状の原因となる問題や障害，たとえば統合失調症および一部の身体疾患を取り上げる。精神病的行動を呈するクライアントへのケアを行う際の看護者の役割は，クライアントの問題を治療するためにヘルスケアチームのメンバーと協力して看護ケアを提供すること，現実への見当づけを行うこと，クライアントや他者の傷害を防ぐこと，自尊感情の確立と感情表現においてクライアントを援助することなどの看護ケアを行うことである。

ケアプラン 17

統合失調症

　統合失調症は，特徴的な精神病症状(たとえば妄想，幻覚，気分障害，思考障害)と生活の重要な領域における機能水準の低下をもたらす障害である。統合失調症の特徴的な症状(APA, 2000)は次のようなものである。クライアントの多くは，これらの領域のいくつかに属する症状を体験する。

1. **思考内容**：妄想的思考は断片的で，時に奇妙であり，しばしばクライアントにとって不愉快である。多くのクライアントは以下のようなことを信じている。つまり，彼らの考えが外界に伝わり他者に聞かれる(思考伝播)，自分のものではない考えが心のなかに入れられる(思考吹入)，自分の頭から考えが引き抜かれる(思考奪取)などである。クライアントは，これらの思考コントロールのすべては，自分の意に反するところにあり，これを止める能力はないと感じている。

2. **知覚**：知覚の主要な障害は幻覚であり，最も一般的なものは幻聴(幻声)である。幻聴は，聞き慣れた声であったり，クライアントに何かすることを命令してくることもある(自身あるいは他者に対して危害を加えるような行為も起こる)。また，1人の声で「話す」ことも，同時に複数の声であることもある。他のタイプの幻覚(幻視，幻触，幻味，体感幻覚，幻臭)が生じることがあるが，頻度は少ない。

3. **言語と思考過程**：これが障害されると，他者に対して意味のある情報を伝えることができなくなる。連合弛緩，あるいは1つの話題から他の関係のない話題へ飛んでしまうことが頻繁に起こる。クライアントは，自分が何を言っているのかを相手が理解できないことに気づいていないことがある。会話の貧困化(少ない言語表現)，内容の貧困化(量的には話しているが，内容がない)，言語新作(言葉を発明する)，保続(反復する話しかた)，類音連想(韻を踏んだ話しかた)，途絶(考えを言葉にできなくなる)などの障害がある。

4. **精神運動性行動**：精神運動性の障害は，急性期の症状や重症の慢性のクライアントで最も一般的にみられる。クライアントは周囲に反応して興奮を呈し，せわしなく動き回ったり，その他の動きが出現する。極端な場合，クライアントは周囲にほとんど反応できなくなり，運動の遅延，一定の姿勢の保持，常同的な動きなどを示すようになる。

5. **感情**：感情の障害がみられ，通常それは平板化した，あるいは不適切な感情といわれる。感情の平板化に伴い，表情の乏しさ，単調なトーン，無表情などが観察される。クライアント自身は感覚がなくなった，あるいはふだんのような感情の緊張を欠くと感じることもある(注意：多くの向精神薬は，感情の平

板化に類似した効果を生む）。不適切な感情とは，クライアントの表現や感情の調子がその場の状況や話題にそぐわない場合をいう。たとえばクライアントは悲しい出来事やこわい出来事について話している一方で大声で笑ったり，悲しそうにみえたりする。

6. **会話の貧困化**：思考貧困ともいわれ，「会話の量や流暢さの低下した，短く，素っ気なく，内容のない返事として表れる」(APA, 2000, p. 301)。
7. **意欲**：これは，自発的行動，目標志向性行動における障害である。時に，著しい両価性のために簡単な判断さえも不可能になることがある。この症状は残遺期まで持続し，クライアントの社会的，職業的，あるいは日常生活上の重大な機能障害の原因となる。

統合失調症の主なタイプは次のとおりである。
1. **緊張型**：昏迷，緘黙，拒絶，蠟屈症など全汎性の抑制，あるいはしばしば出現する，激しい暴力行為と興奮を特徴とする。
2. **解体型**：ひどくそぐわない，あるいは平板化した感情，滅裂，連合弛緩，極度に解体した行動などを特徴とする。
3. **妄想型**：被害あるいは誇大妄想，幻覚，時には狂言，敵対行動，攻撃行動がみられる。
4. **分類不能型**：思考，感情，行動の障害に加え，(他の型の)統合失調症症状の混在を特徴とする。
5. **残遺型**：もはや精神病的ではないが，以前に，少なくとも1つの精神病エピソードがあったことを特徴とする。社会からの引きこもり，平板な感情，連合弛緩などの症状が残存している。

失調感情障害は，統合失調症の下位項目として分類されていたが，APA (2000)では新しい別の分類項目となっている。この障害の特徴は，気分障害とも統合失調症とも異なり，むしろ，両者を組み合わせたものといえる。

病因

この障害に対する完全な遺伝的基礎は見出されていないが，統合失調症が家族性に発現することを示唆するものはある。はっきりとした病因は明らかではないが，統合失調症の診断が下されるずっと以前から徐々に統合失調症の徴候を示しているクライアントが多い。

疫学

統合失調症は，一般的に男女差はないといわれており，成人の有病率は0.5～1.5％と推定されている(APA, 2000)。

疾病経過

統合失調症は，青年期に発症することが多い。発症の平均年齢は，男性では20代半ば，女性では20代後半である。統合失調症は，該当する症状が少なくとも6カ月間続いた場合に診断される。クライアントのほとんどは，長期間の疾病

管理を要する症状が続く。症状は，強いときもあれば弱いときもあり，また比較的安定している場合も，徐々に悪化する場合もある（APA, 2000）。

統合失調症の症状は，激しい症状（陽性症状）とソフトな症状（陰性症状）として分類されることが多い。陽性症状とは，妄想や幻覚であり，これらは薬物の治療効果を期待できる。陰性症状とは，意欲の欠如，社会化の障害，感情障害であり，これらは遷延し，主要な精神症状が和らいでもクライアントの苦痛を継続させる原因となる。

統合失調症のクライアントの予後は，生活歴において，社会的，職業的，あるいは性的にうまく適応していた場合，発症が急激であった場合，何か誘因となる出来事が存在する場合には比較的良好である。

一般的介入

統合失調症クライアントへの介入は，安全，クライアントの基本的なニーズを満たすこと，症状管理，薬物療法管理，そして長期的なケア計画を立てることに焦点が当てられる。統合失調症のクライアントの治療は，一般的に長期に及ぶという特徴をもつ。そのため看護者は，急性期ケアにおいても継続的ケアを委託する場合でも，これらのケアを統合して提供するために，また，その地域で適切なサポート資源を見つけていくためにも，学際的治療チームと緊密に協働することが重要である。

◆ケアプランに導入される看護診断
・自己同一性混乱
・社会的孤立
・入浴/清潔セルフケア不足
・更衣/整容セルフケア不足
・摂食セルフケア不足
・排泄セルフケア不足

看護診断

自己同一性混乱
　　自己と非自己を際立たせることが不可能

【アセスメントデータ】

- 奇妙な行動
- 退行行動
- 自我境界の喪失（自己と外界を区別することの困難）
- 失見当識
- まとまりのない，非論理的思考
- 平板化した，あるいは不適切な感情
- 不安，恐れ，興奮
- 他者あるいは器物に対する攻撃行動

【期待される成果】

初期にクライアントは
- 身体的損傷の危険が少なくなる。
- 他人を傷つけたり，器物を壊さなくなる。
- 現実接触を待つ。
- 精神症状，不安，興奮などが軽減したことを示す，あるいはそれを言語化する。
- 治療的環境に加わる。

安定期にクライアントは
- 処方された薬物療法に従う。
- 容認される方法で感情を表現する。

地域でクライアントは
- 能力にかなった役割遂行レベルに到達し，それを維持する。
- 自分の病気に対して効果的に対処する。
- 薬物療法，継続治療の予約など，指示された治療法を続ける。

【看護の実施】

看護介入	理論的根拠
病棟の日課や手続きなどについて簡潔でわかりやすく説明し，その環境が安全であることをクライアントに保証する。	周囲の状況がよくわかると，脅威は少なくなる。
自分自身あるいは他者を傷つけないように保護する。自己破壊行動に使われそうな物品は別の場所に移す。ケアプラン23「自殺行動」を参照。	クライアントの安全を優先する。自己破壊の考えは，幻覚や妄想に基づくのかもしれない。
もしクライアントの行動があまりにも奇妙で，他のクライアントに混乱や危険を及ぼすようなら，その集団からクライアントを別の場所に移す。	クライアントを集団の中に置くことから得られる利益は，その集団の安全と保護の必要に比べればはるかに少ない。
他のクライアントが，そのクライアントの「奇妙な」行動を受け入れられるように援助する。必要に応じ，クライアントグループに対して簡潔に説明する（たとえば「○○さんは今病気がとても重いのです。彼には私たちの理解と支持が必要なのです」など）。	他者のニーズを知ることは，クライアントグループにとっても有益であり，また共感を示すことでそのクライアントを援助できる。
他のクライアントのニーズに配慮する。問題のクライアントのケアに数人のスタッフの手がとられるときでも，最低1人は他のクライアントのケアにあたることができるように計画する。	他のクライアントも，彼らなりのニーズと問題をもっている。「最も具合の悪い」クライアントにのみ注意を向けないように配慮する。

ケアプラン 17 統合失調症

【看護の実施】

看護介入	理論的根拠
他のクライアントに対しては，彼らは言語的にも身体的にもそのクライアントの脅威となるようなことは何もしていないこと，クライアントの脅威は病気の結果であるということを説明する。	他のクライアントは，そのクライアントの言語的・身体的脅威が自分に関係があると解釈し，自分がその脅威を引き起こすようなことをしたと感じてしまうことがある。
クライアントが自分で行動をコントロールできないとき（クライアントの行動が他のクライアントを妨害したり，破壊的になった場合）は，行動に制限を設ける。クライアントを罰する目的で制限を設けてはならない。	クライアントが内的コントロールを効果的に活用できないときは，外部からの制限が必要となる。効果的な行動が増えれば，当然，容認されない行動は減少する。
周囲の過剰な刺激を減らす。精神病的症状がまだ活発な時期は，運動，競争的な活動，あるいは大きなグループ内での活動にうまく対応することはできない。	クライアントは過剰な刺激を処理できない。環境はクライアントにとって脅威的なものであってはならない。
臨時薬の処方と，それを必要とするクライアントのさまざまなニーズを知る。	薬物は，クライアントが自分の行動をコントロールできるようになるために有用である。
必要に応じ，人物，場所，時間の見当づけを行う（クライアントを名前で呼ぶ，今どこにいるのかを知らせるなど）。	現実を繰り返し提示することは，クライアントにとって具体的な強化となる。
クライアントが言語的に対応できなかったり，行動がまとまらないときでも，一緒にいる時間を作る。看護者の関心やいたわりを伝える。	看護者がそこにいるということが現実である。言語的ないたわりが理解されないときでも，非言語的ないたわりは伝わる。
約束は実現できることに限る。	約束を破ると，クライアントの不信感が増大する。
安全の感覚を高めるために，クライアントの生活空間を制限する。	境界が不鮮明だったり，クライアントが制限を認識できていないと，不安が増強されてしまう。
現実と非現実を区別できるように援助する。現実的な知覚は評価し，誤った知覚については，感情を交えない割り切った態度で修正する。クライアントとの議論は避けるべきだが，誤った知覚を支持してはならない	精神病の非現実性は強化されてはならない。現実こそが強化されるべきである。強化された考えかたや行動は，今後頻回に繰り返されるだろう。
クライアントがおびえているときは，傍らに付き添う。手で触れることも時には治療に役立つ。継続的な接触の活用は，あらかじめそのクライアントにおける有効性を評価してからにすること。	看護者の存在と接触は現実世界からの保証となる。しかし接触は，クライアントが自分の境界をおかされていると感じる場合には有効でない。
クライアントと話すときには簡潔，直接的，明瞭であること。	クライアントは複雑な考えをうまく処理できない。

【看護の実施】(続き)

看護介入	理論的根拠
単純で，具体的な話題にする。観念的あるいは理論的な話し合いは避ける。	クライアントは抽象的な概念を処理する能力が損なわれている。
クライアントが現実を受け入れ，現実とのかかわりを続けることに役立つような活動を指導する。	現実との接触が増えれば，非現実への引きこもりが少なくなる。
最初は，同一のスタッフにクライアントのケアを担当させる。	一貫性が保たれることによって，クライアントは安心感を得られる。
1対1の相互作用から開始し，それに耐えられるようになったら小さなグループへと発展させる（ゆっくりと進める）。	最初は，接触を制限したほうがクライアントにとって抵抗が少なく，対処しやすい。
日課を設定し，それを維持する。日課に変更があったときは必ずクライアントに伝える。	クライアントは変化に適応する能力が損なわれている。
現実的な目標を設定する。毎日の目標と期待を取り決める。	非現実的な目標は，クライアントにフラストレーションを起こさせる。日ごとの目標は期間が短く，遂行することも容易である。
看護者がクライアントに何を期待しているかをクライアントに気づかせる。	クライアントは何が期待されているかを知ってこそ，その実現を目ざして行動することができる。
クライアントに最初から選択を求めてはならない（「活動に行きたくありませんか」，「何か食べたいものはありませんか」）。そうではなく，指示的に働きかける（「食事の時間ですよ，フォークを持ってください」）。	クライアントの意思決定能力は障害されている。このようなときに意思決定を要求されると，フラストレーションに陥ることがある。
クライアントが耐えられるようになったら，徐々に自分の責任を受け入れ，自分で意思決定できるようなチャンスを与えていく。	クライアントは，できるだけ速やかな自立が求められる。責任と意思決定の場を徐々に増すことで，クライアントの成功のチャンスは増大する。

看護診断

社会的孤立
自分自身がもたらしているにもかかわらず，他者によって強いられたものであり，否定的で脅威となる状態であると思い込んでいる孤独

【アセスメントデータ】
- 不適切，あるいは不十分な情緒的反応
- 乏しい対人関係

- 社会的状況で脅威を感じること
- 言語的コミュニケーション能力の障害
- 刺激への過剰反応

【期待される成果】

初期にクライアントは
- 自己価値感の高まりを言語化する。
- 自分の能力と長所を認める。
- 社会的相互作用に加わる。

安定期にクライアントは
- 適切な情緒的な反応を示す。
- 他者と効果的にコミュニケーションを行う。

地域でクライアントは
- 自分の能力と長所を活用する。
- 地域での対人関係を確立する。

【看護の実施】

看護介入	理論的根拠
誠実な態度で関心を示しながら，ケアを行う。	お世辞を言われると，クライアントは軽んじられていると解釈する。
責任を果たすこと，企画，スタッフや他のクライアントとの相互作用など，クライアントが何かに成功したときには，必ずそれを支持する。	誠実で，真摯な称賛を受け取れば，クライアントの自尊感情は修復されよう。
クライアントは価値のある人間であるということを，言葉だけで納得させようとしてはならない。	クライアントは根拠のない称賛やお世辞に気がつき，かえって自尊感情を低下させてしまう。クライアントが確かな行動を示したときに，看護者は初めてそれを心から認めることができるはずである。
クライアントにソーシャルスキルを教える。アイコンタクト，耳を傾ける，うなずくなどの具体的スキルについて説明し，実際にやってみる。天気や地域の出来事，ニュースなど，世間話にふさわしい類の話題について話し合う。	クライアントは，ソーシャルスキルについての知識をほとんど，あるいはまったくもっていないことがある。モデルを示すことは，望ましいスキルに関する具体的な例を提示することになる。
身だしなみの改善を援助する。必要ならば入浴や洗濯などを手伝う。	身ぎれいであることはクライアントの健康感覚や自尊感情をはぐくむ。
身だしなみについては，できるだけ自分で責任をもてるように援助する（クライアントが自力でできることを手伝ってはならない）。	クライアントの自尊感情を強化し，セルフケアの継続を図るために，可能なかぎり自立が促されなければならない。

看護診断

入浴/清潔セルフケア不足
　自分のための入浴行動/清潔行動を遂行または完遂する能力の障害

更衣/整容セルフケア不足
　自分のための更衣行動および整容行動を遂行または完遂する能力の障害

摂食セルフケア不足
　食事行動を遂行または完遂する能力の障害

排泄セルフケア不足
　排泄行動を独力で遂行または完遂する能力の障害

【アセスメントデータ】

- 自発的で目標志向性の行動の障害
- 不十分な個人衛生
- 日常の課題を最後まで遂行することの困難
- 無感情
- 無気力，あるいはエネルギーを生産的に利用する能力の障害

【期待される成果】

初期にクライアントは

- 休息・睡眠・活動のバランスを適切に保つ。
- 栄養学的に良好な食事パターンを確立する。
- セルフケア活動に加わる。

安定期にクライアントは

- 最小限の援助で日課をこなす。
- 日課を開始する。

地域でクライアントは

- 生理学的な健康を維持するために必要な日課を継続する。
- セルフケア活動が自立する。

【看護の実施】

看護介入	理論的根拠
クライアントの身体的ニーズに注意を払う。	クライアントは自らのニーズに気がつかなかったり，鈍感であったりする。精神的ニーズを満たす能力を高めるためには，身体的ニーズが満たされていなければならない。
食物と水分の摂取パターンを観察する。摂取量と排泄量，毎日の体重をモニターし，記録することが必要な場合もある。	クライアントは，食物や水分へのニーズに気がつかなかったり，あるいはそれを無視していることがある。
排泄のパターンをモニターする。排泄が規則的	メジャートランキライザーの使用，食物と水分

ケアプラン17　統合失調症

【看護の実施】

看護介入	理論的根拠
になるよう，臨時薬を使うことも必要となる。	摂取の減少，活動レベルの低下などの理由で，しばしば便秘が起こる。
課題については，短く簡単なステップに分けて説明する。	複雑な課題も，一連のステップに分割されていれば，クライアントは容易に遂行できるだろう。
1回に課題のある部分だけを行うよう，明瞭で直接的な言葉で指示する。	クライアントは，一度にすべての段階を覚えることができない。
看護者の期待を直接的に伝える。不必要な選択を求めてはならない。「食事をしたいのか，それとも身支度をしたいのか」と尋ねるのではなく，「食事の時間です」あるいは「身支度をしなさい」と指示する。	クライアントは選択することができなかったり，あるいは選択が拙劣であったりする。
すんでしまったことについて，その理由を尋ねるなどして，クライアントを混乱させない。	抽象的概念の理解は困難で，それは課題遂行を妨げる。
作業の遂行には十分な時間を与える。	集中力が欠如し，注意の持続も短いために，クライアントは身支度をしたり，髪を整えるのに時間がかかる。
作業をしている間は，クライアントを待つ。急がせてはならない。	急がせると，それがフラストレーションになり，クライアントは課題の遂行が困難となってしまう。
日常生活や適切な個人衛生を維持するようにクライアントを援助する。	清潔，良い香り，魅力的であることなどによって，クライアントの尊厳と健康の感覚は高められる。
徐々に直接の手助けから手を引き，クライアントの身だしなみやセルフケアなどのスキルを指導するようにしていく。日常生活活動ができるようになったときや，セルフケア活動を開始したときには，クライアントを称賛する。	可能なかぎり早期に自立することが重要である。肯定的な強化は，これらの行動が再び現れる可能性を高める。

ケアプラン 18

妄想

　妄想は，現実に基づかない誤った確信，あるいは現実の誤った認知である。妄想は，さらに奇異な妄想と奇異でない妄想に分類され，奇異な妄想とは「明らかに受け入れがたく，理解不能で，通常の日常経験からかけ離れている場合」，あるいはそれらが「心や体の統制の喪失」を示す場合である(APA, 2000, p. 299)。奇異でない妄想とは，状況が違えば実際に起こりそうな現実的な状況に関する間違った確信である。

　クライアントは複数の領域についての妄想観念を抱くこともある。クライアントは妄想状態を洞察できたとしても，それを改めることはできない。妄想は，クライアントの考えや感情の対極をなすことが多い。たとえば，無力感，無能感を抱いていれば，自分をイエス・キリストだと信じ，また貧困に打ちひしがれていれば，権力と富をもつ財産家であると信じたりする。

病因

　クライアントは妄想を通して，自尊感情の増大，安全，安心，処罰，あるいは罪責感や恐れを伴う不安からの解放など，なんらかのニーズを満たそうとしていると考えられる。

疫学

　妄想は，統合失調症や双極性障害で現れる症状の１つであり，または妄想性障害の中心的な症状である。妄想は，被害妄想，誇大妄想，身体妄想，宗教妄想，貧困あるいは富裕妄想，不浄妄想，不貞妄想などに分けられることが多い。

疾病経過

　一部のクライアント（とくにパラノイア）は，固定した妄想，つまり生涯続くような妄想をもつことがあるが，ほとんどの精神病者は一過性の妄想，つまり，挿間性で時とともに消失する妄想をもつ。とくに処方された薬をきちんと服用している場合にはそうである。

　妄想思考の過程には３つの段階があるとされている。第１は，完全に妄想に巻き込まれている段階。第２は，現実検討能力と他者への信頼が妄想と共存する段階。第３は，妄想を体験しなくなる（あるいは，固定した妄想の場合，それらに煩わされなくなる）段階。

一般的介入

妄想のあるクライアントの治療は，まず，統合失調症や双極性障害などの背景にある疾病に焦点が当てられ，さらに安全な環境を提供することと薬物療法管理を行うことが含まれる。加えて，妄想のあるクライアントとかかわる際には2つの重要な因子が考慮されなければならない。1つは，妄想はある意味で防衛であり，クライアントが信頼と安心感をもたないかぎりは消失しないものだということ。もう1つは，クライアントは妄想を意識的，意図的にコントロールできないということである。

◆**ケアプランに導入される看護診断**
・思考過程混乱
・非効果的健康維持
◆**本書に導入される関連する看護診断**
・非効果的治療計画管理
・不安

看護診断

思考過程混乱
認知的な働きや活動の破綻

【アセスメントデータ】

- 現実に基づかない思考
- 失見当識
- 不安定な感情
- 注意力が持続しないこと
- 判断力の障害
- 注意散漫

【期待される成果】

初期にクライアントは
- 損傷の危険がなくなる。
- 不安のレベルが低下したことを示す。
- 他者からの現実に基づいた相互作用に応じる。

安定期にクライアントは
- 現実にあることを話題にして相互作用を行う。
- 仕事や活動を遂行するための注意や集中を持続する。

地域でクライアントは
- 自分の考えが妄想であることを認め，それを言語化する。
- 妄想から解放される，あるいは持続的な妄想思考があっても，それにとらわれないで生活できる能力を示す。

【看護の実施】

看護介入	理論的根拠
クライアントとのコミュニケーションは誠実，かつ正直であること，曖昧な言葉やごまかしを避ける。	妄想のあるクライアントは他者に対して非常に敏感になっており，不誠実さを見逃さない。ごまかしやためらいは，不信感や妄想を強めてしまう。
期待の設定や規則の強化などは，一貫性をもって行う。	明確で一貫性のある制限によって治療構造が確かなものになる。
実行できない約束をしてはならない。	約束の不履行は，クライアントの他者に対する不信感をますます強めてしまう。
話してみるように促す。しかし，情報を得る目的で詮索や詰問をしてはならない。	詮索は，クライアントの疑いを強め，治療関係を損なう。
手順を説明し，ケアを実施する前にクライアントがその手順を理解しているかどうかを確かめておく。	クライアントが手順をよく理解していれば，スタッフにだまされているなどと思うことは少なくなる。
クライアントが何か成功したときは，肯定的なフィードバックを与える。	真の成功に対する肯定的なフィードバックは，クライアントの健康的な認知を高め，より望ましい状況としての，妄想的でない現実を作っていくことを助ける。
妄想をクライアントの外界に対する知覚として受け止める。	クライアントが外界をどう知覚しているかを知り，彼らが体験している感情を理解することが大切である。
最初は，クライアントと議論したり，妄想が誤りで現実でないことを納得させようとしてはならない。	議論は妄想的な考えを追い払うどころか，逆に信頼関係の成立を妨げてしまうこともある。
現実的なことを話題にして相互作用を行う。妄想の内容を問題にすべきではない。	現実をめぐっての相互作用はクライアントにとって健康的なものである。
最初は看護者との1対1の活動に，次は小さなグループ活動に，そして徐々に大きなグループ活動に参加させる。	不信感の強いクライアントでも，相手が1人であれば何とか対処できる。それに耐えられるようになってから徐々に他者との関係を広げていくことで，脅威は減っていく。
クライアントの成し遂げたことを認め，支持する（活動や計画の達成，責任の遂行，相互作用の開始など）。	達成が認められればクライアントの不安は減少し，妄想によって自尊感情を支える必要もなくなる。
クライアントの感情に共感していることを示す。看護者の存在と受容によってクライアントを安心させる。	妄想は，クライアントを苦しめている。共感は，看護者がクライアントを受容していること，またクライアントへの思いやりや関心をクライア

【看護の実施】

看護介入	理論的根拠
クライアントの確信に対して、批判的であったり、軽んじたり、茶化してはならない。	ントに伝える。 妄想と感情は、クライアント本人にとっては奇妙でも滑稽でもない。冗談めかしたアプローチをされると、拒絶された、あるいは軽んじられたと感じるかもしれない。
看護者は、妄想を現実のものとして認めているとクライアントに思わせてはならない。	もし、看護者が妄想を信じるような素振りを見せれば、その妄想（つまりはクライアントの病気）を強化してしまうことになる。
クライアントが妄想を疑い始めたら、すぐに看護者もそれを疑っていることを示す。クライアントと議論はせず、看護者が見たありのままの状況を示す。	看護者を信頼し始めるとクライアントは、看護者からの疑いの表出に応じて、自分でも妄想を疑ってみようとするかもしれない。
クライアントの生活における問題として、妄想思考について話し合う。妄想が自分の生活を妨害すると感じているかどうかを尋ねる。	妄想によって引き起こされる問題についての話し合いの焦点は現在であり、事実に基づくものである。

看護診断

非効果的健康維持

健康を維持するための援助を見出し、管理し、そして/または探し出すことが不可能

【アセスメントデータ】

- 粗末な食事
- 不眠、熟睡できないこと
- 不適切な食物と水分の摂取
- 日常生活活動の遂行が困難であること

【期待される成果】

初期にクライアントは

- 休息・睡眠・活動のバランスを確立する。
- 適量の食物と水分を摂取する。
- 投与された薬物を服用する。

安定期にクライアントは

- 最小限の援助で必要な日常活動を遂行する。
- 処方どおり薬物を服用する。

地域でクライアントは

- 休息・睡眠・活動のバランスを保つ。
- 適切な栄養と水分の摂取，および排泄を維持する。
- 問題が起こったときに，ヘルスケアの専門家に援助を求める。

【看護の実施】

看護介入	理論的根拠
睡眠，休息，あるいは食べ物や水分の摂取を妨げたり，制限するような妄想がみられるときは，身体的健康を保つための直接的手段を講じる必要がある。	クライアントの安全と身体的健康を何よりも優先する。
クライアントが，食べ物に毒を入れられているとか，自分は食べるのに値しない人間だと考えているようなときは，食べ物に関する問題へのコントロールを高められるようにこれまでの習慣を変えていく必要があるかもしれない。信頼関係が成立してきたら，徐々に日課に関する手続きを取り入れていく。	クライアントの栄養摂取を増やすために直接的にとられるいかなる手段も，彼らの妄想体系を正当なものとして認めることのないように注意して実施しなければならない。これらは慎重に実施されるべきで，クライアントの栄養状態が極度に低下している場合には必ず必要である。
クライアントが眠ることに敏感になっているときには，最も心地よく眠れる場所や時間を選べるようにする。必要に応じて鎮静薬が処方される。	心地よく眠れる場所を自由に選べることがわかれば，クライアントは信頼感と十分に眠れる安心感を得られる。その際もまた，いかなる妄想をも正当なものとして認めることのないように注意しなければならない。
クライアントが，処方された薬物に対して疑いをもったり，飲みたくないのであれば，あらかじめ包装された1回分の薬物を自分で開けるようにする。	クライアントは，包装された薬物を見る機会をもてることで疑いが減り，また不安が緩和されるかもしれない。このようにしてクライアント自身のコントロール感が強化される。
処方された薬物の種類や薬物の服用時間を示すチャートかスケジュールを作る。クライアントはそれらを利用することで薬物の服用を記録することができる。	薬物を記録する責任をもってもらうことによって，クライアントが自分のケアに参加する機会を増やすことになる。チャートの使用は，退院後の薬物療法の高いコンプライアンスを維持するためのパターンを作る。
クライアントが，適切な食物と十分な水分をとり，十分な睡眠がとれ，また処方された治療法に従うならば，これらの活動に必要な促しや介入は徐々に減らしていく。	ひとたび最小限のヘルスニーズを満たせるようになったならば，次に重要なことは，クライアントが最大限に自立してこれらの活動を遂行することである。
クライアントが，退院後に使うチェックリストを作成するのを助ける。それは，ヘルスケアの専門家や機関の援助を求める場合の内容を示すリス	ストレスを感じている場合，クライアントが自力で効果的問題解決を行うのは，かなり難しい。前もって計画されたリストを持っていれば，問題

【看護の実施】

看護介入	理論的根拠
トである。このリストは，可能なかぎり具体的にすべきである。たとえば，「熱が38℃以上になったら○○先生を呼ぶ」あるいは「処方薬を手に入れるのに問題が生じたら，ケースマネジャーを呼ぶ」などである。	が危機状況に達する前に自力で効果的に問題を解決する機会が増える。

ケアプラン 19

幻覚

　幻覚とは，外界に実際の刺激がないにもかかわらずそれを知覚することである。聴覚，視覚，嗅覚，触覚，味覚など，あらゆる感覚で生じうる。これらの内的知覚は外的現実よりも強い影響力をもつようになり，クライアントは，しばしばそれに従って行動してしまう。

病因
　幻覚の成因論として，ストレスに対する転換反応，神経化学的障害，脳病変，無意識的な自我防衛，解体した思考の象徴的表現などが知られている。

疫学
　幻覚は，以下の場合に生じることがある。
- 統合失調症
- 双極性障害，重症躁病
- 催幻覚剤〔メスカリン，フェンシクリジン(PCP)，リセルグ酸ジエチルアミド(LSD)〕
- 薬物中毒あるいは副作用(アンフェタミン精神病，ジギタリス中毒)
- アルコール，バルビツール酸，その他の物質からの離脱
- アルコール幻覚症(幻覚状態にあっても，人物，場所，時間の見当識が保たれることがある)
- 睡眠障害あるいは睡眠遮断
- 神経障害
- 内分泌障害(ステロイド精神病，甲状腺中毒症)

疾病経過
　幻覚は，通常治まっていき，治療によって完全に消失する。時にクライアントは幻覚であると気づくこともある。しかし，幻覚が治まるまでそれを幻覚であると認識できないことが多い。クライアントは，幻覚が治まった後に，自分の精神病的行動を思い出し，罪や恥の感情をもつことがある。そのような事態になった場合，看護者は，クライアントが罪や恥の感情に対処するための支援を行う必要がある。

一般的介入
　一般的に，幻覚のあるクライアントの治療は，統合失調症やアルコール離脱な

どの背景にある疾病や問題に焦点を当てる。治療目標は，クライアントと他者の安全を保証すること，薬物療法の管理，栄養や水分などのクライアントのニーズを満たすことである。最も重要なことは，クライアントにとって幻覚は現実そのものであるということを忘れないことである。クライアントは幻覚を現実として知覚し，実際の状況や人物を否認することもある。したがって，看護者にとって最も重要なことは，現実の人々との接触や活動，現実の人との相互作用を促すことによって現実を提示し，幻覚をさえぎることである。

◆**ケアプランに導入される看護診断**
・感覚知覚混乱(領域：視覚，聴覚，運動感覚，味覚，触覚)
・対他者暴力リスク状態

◆**本書に導入される関連する看護診断**
・恐怖
・非効果的健康維持
・思考過程混乱
・自殺リスク状態

看護診断

感覚知覚混乱(特定の：視覚・聴覚・運動感覚・味覚・触覚・嗅覚)

減弱・誇張・歪曲・無反応などの反応を伴う刺激に対する入力刺激の量やパターンの変化

【アセスメントデータ】

- 幻覚(聴覚性，視覚性，触覚性，味覚性，運動感覚性，嗅覚性)
- 何も音がしないのに，熱心に耳を傾けること
- 誰もいないのに大声で話すこと
- まとまりなく，支離滅裂で，わかりにくい話
- 現実の知覚と非現実のそれを識別できないこと
- 注意の不足
- 意思決定できないこと
- 不安感
- 混乱

【期待される成果】

初期にクライアントは
- 幻覚が少なくなる。
- 実際に存在する他者と相互作用を行う。
- 現実の環境で活動する。

安定期にクライアントは
- 幻覚が再発した際に，その幻覚に対処する方法を説明する。
- 幻覚あるいは病気に関する知識と薬剤の安全な使用法について説明する。

地域でクライアントは

- 現実に基づいた妥当な決定をする。
- 地域活動やプログラムに参加する。

【看護の実施】

看護介入	理論的根拠
他の部屋からの音(たとえば近くにあるテレビやステレオなど)を含む周囲のあらゆる刺激に配慮する。	一見なんでもない刺激が,幻覚を誘発,あるいは増強する。クライアントはそれに圧倒されてしまう可能性がある。
刺激を少なくする,あるいはクライアントを別の場所に移す。	刺激が減れば,誤った知覚をする機会も減る。クライアントは刺激を処理する能力が低下している。
幻覚が現実だと信じているような印象を与えてはならない。「声」と対話してはならない。さもないと,幻覚が現実であるというクライアントの確信を強化してしまう。	幻覚が現実でないことをわからせるためには,看護者はクライアントに対して正直でなければならない。
クライアントにとって何が刺激になっているかを確かめるために,初期のアセスメントの際に,幻覚の内容を探る。しかし,幻覚を現実のものとして強化しないように注意する。たとえば,「私には何も聞こえませんが,あなたには,何か聞こえるのですか?」などと言う。	幻聴がクライアントに自分や他者を傷つけるように指図する「命令」幻覚であるかどうかを確かめることが重要である(Junginger, 1995)。安全を常に優先する。
直接的で,具体的な,わかりやすい言葉で会話する。ジェスチャー,抽象的な言葉,ほのめかしなどは避ける。	抽象的概念を処理するクライアントの能力は低下している。また,クライアントは,看護者のジェスチャーやほのめかしを正しく解釈できないことがある。
選択を迫られるような状況にクライアントを置いてはならない。「話したいですか,それともしばらく1人でいたいですか」と問うのではなく,話してみるように勧める。	クライアントの意思決定能力は損なわれている。選択を迫られた場合,クライアントは現実に対処する(看護者と話すこと)よりも,1人でいること(つまり幻覚状態)を選ぶだろう。
クライアントが話題にした現実的なことに対しては,言葉で対応する。彼らが現実を話題にしたときには,彼らの会話を強化する。	肯定的強化は,望ましい行動の可能性を高める。
幻覚が起こったときや,幻覚が会話や行動を妨げたときには,スタッフに知らせるよう説明しておく。	そのことは,クライアントが(現実のなかの)他者を捜し,幻覚によって引き起こされた問題に対処していくチャンスとなる。
幻覚状態にあると思われるときには,クライアントの注意を引きつけ,興味のありそうな会話や	現実的な活動や相互作用を行っているときは,幻覚に影響されにくい。

【看護の実施】

看護介入	理論的根拠
具体的活動を試みる。	
会話をする際は，現実感を与えるような単純で，基本的な話題にする。	クライアントにとって，基本的な事柄について話すのは容易であるが，複雑になるほど対処は困難である。
容易に，かつ実際に遂行できそうな活動を用意する（ちょっとした，あまり複雑でない工芸など）。	長くかかる作業や複雑な作業はフラストレーションを起こしやすく，クライアントは最後まで続けられないことがある。
もしクライアントが耐えられるようであれば，現実感を与えるために，脅威とならないように配慮して彼らに触れてみる。クライアントにも看護者の腕や手に触れさせる。クライアントによっては，実際に触れられることを脅威と感じる場合があることに注意する。それぞれのクライアントの反応を慎重に評価する。	看護者の身体的接触は現実そのものであり，それはクライアントが自我境界を再構築するのに役立つ。
クライアントが自分の精神病的行動に気がついたときに抱くことのある罪，良心の呵責，恥などの感情の表現を促し，それを支持する。	看護者が支持的で受容的な聞き手になることによって，はじめてクライアントはそのような感情を表現することができる。
クライアントの行動を受け入れ，1人の人格として認めていることを示す。クライアントの行動を茶化したり，批判してはならない。	幻覚状態から脱したとき，幻覚は病気の一部であり，コントロールできるものではないとクライアントが理解できるような援助が必要である。クライアントの行動を茶化したり，批判することは不適切であり，クライアントを傷つけることになる。
［注意］必ずしもすべてのクライアントが自分の精神病的行動を覚えているわけではなく，逆に自分が何をしたのかを尋ねてくることがある。看護者は，正直に答えなければならないが，精神病的行動の内容を詳しく話すべきではない。	正直な答えはクライアントを安心させる。多くの場合，クライアントは実際に示した行動以上のことを心配しているものである。

看護診断

対他者暴力リスク状態
他者に対して，身体的・情動的・性的に有害となりうる行動の危険

【危険因子】

- 恐れ
- 不信感あるいは猜疑心
- 興奮
- 速く，浅い呼吸
- 歯をくいしばったり，拳を握りしめる
- 硬直し，緊張した身体
- 敵対的な言葉や脅しの言葉
- 器物や人に対する攻撃の既往
- 暴力的な家族パターンの既往
- 抗精神病薬の量的不足

【期待される成果】

急性期にクライアントは

- 損傷の危険がなくなる。
- 他者を傷つけたり，器物を壊すことがなくなる。
- 怒り，欲求不満，混乱を言葉で表現する。
- 興奮，恐れ，不安などの感情が軽減したことを表現する。

安定期にクライアントは

- 処方された薬物療法を受ける。
- 不安を和らげる方法を示す。

地域でクライアントは

- 他者との関係に満足していることを示す。
- 効果的な対処方法を示す。

【看護の実施】

看護介入	理論的根拠
保護的な管理を行うための観察を行う。ただし，あまりまとわりつかないようにする。	クライアント自身と他者の安全が優先される。他者と一定の距離をとることで興奮が鎮められる場合がある。
クライアントが幻覚状態にあることを示す徴候（理由もなく何かに熱心に耳を傾ける，誰もいないのに会話をしている，ブツブツというつぶやき，場にそぐわない表情）に注意する。	クライアントは，「聞こえた」ことに基づいて行動する。活発な幻覚を示唆する徴候に早めに対応すれば，アクティングアウト（行動化）や攻撃行動の機会は減るだろう。
日常生活のなかに決まった活動を取り入れ，規	日課が定まっていなかったり，変更があって

【看護の実施】

看護介入	理論的根拠
則正しい生活環境を整える。予想外の変更が生じたときは，そのことを説明する。期待するところを簡潔かつ直接的な言葉ではっきりと示す。	も，説明されなければクライアントの興奮と不安はつのる。環境の構造化は，クライアントの安心感を強める。
恐れ，不安，興奮が増強する徴候に注意する。それによって，早期に適切なケアが実施でき，クライアント自身，他者，器物への危害を防止できる。	対策が速やかに実施されるほど，クライアントは落ち着きを取り戻しやすく，損傷を防ぐことができる。
物理的に，あるいは言葉によってクライアントを窮地に追い込まないようにする。	脅かされていると感じると，クライアントはより攻撃的となる。
1対1の接触，隔離，必要ならば投薬など，適宜看護介入を行う。	クライアントと他者の安全が優先される。
クライアントへの期待は現実的なものでなければならない。クライアントのもてる能力以上を期待してはならないし，それ以下であってもならない。	期待されすぎるとフラストレーションに陥り，応じようとさえしなくなる。また，期待が低すぎると，クライアントの自尊感情や自信，成長を損なうことがある。
興奮が鎮まってきたら，感情の表現を促す。最初は，1対1の関係のなかで，それから小さなグループへ，そして耐えられるようになったら大きなグループへと進める。	クライアントは，相手が1人だと安心する。脅威を感じることが少なければ，徐々に多くの人々のなかでも耐えられるようになる。
不安を言葉で表現できるようになったら，それを認識し，軽減する方法を実践できるように援助する。ケアプラン23「自殺行動」，ケアプラン45「攻撃行動」を参照。	不安が軽減すれば，クライアントは問題を解決し，新たな行動を学び，他者との関係をもつことができるようになる。

ケアプラン 20

妄想性障害

　妄想性障害の主な特徴は，妄想への固執，あるいは固定化された誤った信念である。妄想性障害において，妄想の内容は特定の思考領域に限定されており，またいかなる器質性障害や精神病性障害にも関連していない。妄想性障害のいくつかのタイプが，妄想的確信の主たるテーマによって分類されている（APA, 2000）。

　色情型：これは，自分が他の人（通常は有名人だが，一緒に働いている人であったり，またはまったく見知らぬ人のこともある）から愛されているという性的妄想である。この障害をもつ人たちは手紙を書いたり，電話をかけたり，あるいは妄想の対象を「保護」しようとして，法律にふれることになる場合もある。

　誇大型：この妄想は通常，自分には他の人にはない特異な才能がある，途方もない発明をした，宗教的な使命をもっているという確信である。この妄想をもつ人は自分を有名人であると信じ，逆に現実の人物を詐偽師呼ばわりすることがある。

　嫉妬型：この妄想は，事実でないのに，配偶者やパートナーが不貞を働いているという確信である。この妄想をもつ人は，不貞の「証拠」を探そうとして，パートナーの後をつけたり，手紙を読んだりする。この妄想はパートナーを1人で外出させないという要求や身体的暴力へとつながることもある。

　被害型：このタイプの妄想は最も一般的である。監視されている，つけられている，苦しめられている，毒を飲まされているなどの確信である。このような人たちは，警察に通報したり，訴訟を起こしたり，時には暴力に訴えるなどの行動を通して，被っている不正をなんとか取り除こうとすることがある。

　身体的型：このタイプの妄想は，実際にそうではないのに，毛穴などの開口部から悪臭が出ている，昆虫や寄生虫が体内に入っている，体の一定部分が醜い，変形しているなどの確信である。この妄想をもつ人は，そのほとんどが精神科以外の診療科に助けを求めてくる。

病因

　妄想性障害が引き起こされるその病因はいまだ明らかにされていないが，過度なストレス，聴覚障害，社会経済的地位の低さが，ある種の危険因子になるかもしれない。また，家族性に発現するともいえない（APA, 2000）。

疫学

　妄想性障害の発症年齢は思春期から老年期まで幅があるが，40〜55歳までの

人にみられることが多い。妄想性障害は一般的には珍しく，有病率は0.1%以下である（APA, 2000）。

疾病経過

妄想性障害のクライアントは，妄想以外にはどのような精神科的な症状もない。そのため妄想的確信を口にしたり，あるいはそれを行動に移すことがないかぎりは，まったくふつうに生活できる。また，職業的機能や知的機能が影響されることはまれだが，社会的場面，夫婦やパートナーとの関係で機能不全に陥ることがある。妄想性障害の経過は，クライアントによって異なる。再発せずに寛解する人もいれば，寛解した後に再発する人もいる。あるいは，よくなったり悪くなったりを繰り返す人や妄想をもったまま慢性的に経過する人もいる。

一般的介入

妄想をなくするための治療的努力にもかかわらず，妄想は持続するので，治療の目標は単に，妄想を除去することではなく，クライアントの生活が妄想に左右されないようにすることに置かれる。安心できる「はけ口」をクライアントに提供すること，クライアントが妄想的確信について安心して話せる相談相手をもつことが重要である。クライアントはまた，妄想的確信に基づいた行動化（不合理な）をしないように相談相手と一緒に，自分の認知を確かめたり，行動計画を確かめるとよい。

◆**ケアプランに導入される看護診断**
・思考過程混乱
◆**本書に導入される関連する看護診断**
・非効果的役割遂行
・社会的相互作用障害
・対他者暴力リスク状態

看護診断

思考過程混乱
　　　認知的な働きや活動の破綻

【アセスメントデータ】

- 常軌を逸した，衝動的行動
- 不適切な判断
- 興奮
- 苦痛の感情
- 非論理的な思考
- 誤った結果を導いている不合理な考え
- 極度に激しい感情
- 他者から現実的な情報を受け入れることへの拒否

- ほとんどの場合「正常」であるという他者からの評価
- ある特定の場面において，社会的に不適切で，風変わりな行動をとること

【期待される成果】

初期にクライアントは

- 自分の確信を他者は現実のものとみなしていないという認識を言葉にする。
- 興奮や攻撃的な行動が少なくなる。
- 治療スタッフだけには，妄想とそれに関連する感情について表現する。
- 妄想に基づく行動がなくなる。

安定期にクライアントは

- 必要だと感じたときに妄想について話せるように治療者とのかかわりを維持していくという計画を述べる。
- 行動を起こす前に，妄想に関連する事柄についての決定や結論について，それが正当なものかどうかを言葉にして確認する。

地域でクライアントは

- 妄想的確信について，公然と話すことは控える。
- クライアント自身の最適なレベルを達成する。

【看護の実施】

看護介入	理論的根拠
いかなる感情，思考，確信も，その存在についてはこちらも認めていることを伝える。	たとえクライアントの感情や思考が奇妙で異常だとしても，彼らは，その感情や思考を非難しない人として看護者を認識するようになる。
妄想の内容を認めてはならない。彼らの感情は現実であるが，妄想の内容は，彼らにとっては現実であるように思えても実際は違うということを理解させる。	すべての人が自分と同じ確信をもっているわけではないことにクライアントは気がつき始めるが，それでも感情については依然としてとらわれ続けている可能性がある。
妄想が現実ではないことをクライアントに納得させようとしてはならない。そうではなく，クライアントにとってはそれが現実のように思えるだろうが，他の人はその確信を共有したり，受け入れることができないのだということを伝える。	クライアントは妄想が真実であると信じており，理性的に別なことを信じるようになるのは困難である。この問題についての議論は治療関係を損ない，失敗に陥りかねない。
他の人がクライアントと同じように感じたり，同じことを確信しているわけではないというフィードバックを与える。	このフィードバックは現実であり，それをきっかけにクライアントは問題解決を開始することができる。
日常生活上の困難が妄想に起因している，あるいは関係があることに，クライアントが気づけるような援助をする。	生活が混乱していることに苦痛を感じているならば，妄想に関係した行動を抑える動機づけが得られるかもしれない。
現在の困難に至った出来事を確認する。そのう	妄想と生活上の困難との間の関係を理解し始め

【看護の実施】

看護介入　*印はチームケアを意味する	理論的根拠
えでそれらの出来事と妄想的確信との関係について話し合う。 　将来の家庭や職場，あるいは問題が起こりそうな他の状況における困難を回避する方法として，相互作用と問題解決に焦点に当てる。 　妄想について考える時間を限定することをクライアントと取り決める。これは1時間に5分でも，あるいはある1日に15分でも，クライアントが可能だと思う時間でよい。クライアントの状態に合わせて，その時間を徐々に減らしていくようにする。 　妄想によって生じるエネルギーや不安を解消する方法をクライアントと一緒に探す。 　*治療者，看護者，精神科医など，妄想的確信について話しても安全な人を見出せるよう援助する。 　*クライアントが信頼でき，困難を来しかねない行動を起こす前に，認知のしかたが正しいかどうかをクライアントと一緒に考えてくれる人を見つけるように援助する。 　*必要な時にいつでも連絡できる人を利用するよう促す。自分の認知が正しいかどうかを確かめるためには，常に予約をとるというやりかたよりも，電話を利用するほうが有用である。	ると，クライアントは自ら進んで，行動を変えることを考えるようになるかもしれない。 　これから先の問題や苦痛を避けたいということに関するクライアントの同意が，変化のための確固たる基盤となる。妄想が事実であるかどうかという「話題」を避けることができる。 　クライアントが妄想を完全に忘れてしまうことは期待できない。妄想に集中する時間を制限することは，妄想について考えることを「禁じられる」場合に比べてフラストレーションが少なく，妄想にひたって，時間のすべてを使ってしまうこともなくなるだろう。 　クライアントの不安感からくるエネルギーは，不安の増強を防ぐために，建設的な方法で表現される必要がある。 　看護師や治療者，あるいは指定された人と話すことは，クライアントにとって，自らの感情や考えを表現する，脅威のない安全なはけ口となる。 　他の人と一緒に自分の認知をチェックすることで妄想に基づく行動を避けることができれば，家庭や職場などでの困難の多くを回避することができる。 　信頼している人とすぐに連絡がとれ，直接フィードバックを受けることができれば，彼らは，妄想に関連した行動をとらないですむようになる。

ケアプラン 21

身体疾患に関連する精神病的行動

　クライアントの行動は，顕著な妄想や幻覚という統合失調症にみられる状態と非常に似ているが，その症状は，精神病ではなく，身体疾患の影響によるものである。

病因

　体液や電解質のバランスの崩れ，肝臓病や腎臓病，代謝障害，内分泌，神経系に由来するさまざまな一般的な身体疾患は，精神病的行動を引き起こすことがある（APA, 2000）。さらに，睡眠遮断や薬物によって生じる障害も，精神病的行動を起こすことがある。

疫学

　このカテゴリーに属する精神病は以下のように大別される。
　コルサコフ症候群は，慢性アルコール症とそれに伴うビタミン B_1（サイアミン）の欠乏によって起こる。一般に，大量飲酒が最低5～10年続くと発症するともいわれる。たとえアルコール摂取をやめても，引き起こされた脳損傷は不可逆的である。
　薬物に起因する精神病は，アンフェタミンの大量投与や常習によって現れるものが最も一般的である。これは，薬物の中断後1～2週間以内に現れる。催幻覚剤（LSDのような）の使用によって生じる。これは12時間～2日間続く。催幻覚剤を繰り返し使用することによって，薬物の投与なしで簡単に幻覚が現れるようになることがある。この精神病は15～35歳の間で起こるのが一般的である。
　内分泌障害による精神病的行動は，ステロイドホルモンを大量に服用し，血中濃度が中毒量となったときなどに生じる。ステロイドを急に中止した場合も精神病的行動を引き起こすことがある。甲状腺障害（たとえば甲状腺中毒症）は，精神病的行動を起こすが，サイロキシンが治療レベルに保たれると自然に治まる。
　睡眠遮断とレム睡眠の欠如によって精神病的行動が現れることがある。最も一般的な例として，CCU精神病がある。CCUで治療を受けるクライアントは，絶え間なく続く刺激（光や音），昼夜のリズムの崩れ，15～30分ごとの睡眠の中断などを体験し，その後に精神病的行動や精神病症状が現れる。

疾病経過

　化学物質，中毒，身体の損傷あるいは睡眠遮断による精神病的行動は，一般的に急性に起こり，背景にある原因への治療によって短時間で鎮静する。しかし，

時として精神病的行動の消退後に残遺症状が残る場合があり，コルサコフ症候群や鉛中毒などの重金属の摂取がそれにあたる。この残遺症状の治療には，長期にわたる治療が必要となる。

一般的介入

これらの病像は，統合失調症と臨床上よく似ているが，大きな相違点は，これらの治療が背景にある原因の是正を目ざす点にある。原因が治療され，除去されると，クライアントは急速に，そして劇的に回復する。看護者として重要なことは，身体的疾患の急性期状態にある家族や重要他者を支えると同様に，クライアントに対しては，現実検討を促し，クライアントの恐れや不安を和らげることである。

◆**ケアプランに導入される看護診断**
・感覚知覚混乱(特定の：視覚・聴覚・運動覚・味覚・触覚・嗅覚)
・身体損傷リスク状態
◆**本書に導入される関連する看護診断**
・非効果的健康維持
・入浴/清潔セルフケア不足
・更衣/整容セルフケア不足
・摂食セルフケア不足
・排泄セルフケア不足
・急性混乱
・状況解釈障害性シンドローム

看護診断

感覚知覚混乱(特定の：視覚・聴覚・運動覚・味覚・触覚・嗅覚)

減弱，誇張，歪曲，無反応などの反応を伴う刺激に対する入力刺激の量やパターンの変化

【アセスメントデータ】

- 幻覚
- 失見当識
- 恐れ
- 集中力の障害
- 個人衛生や身だしなみへの無関心

【期待される成果】

初期にクライアントは

- 人物，時間，場所および状況に対する見当識をもつ。
- 休息・睡眠・活動のバランスを確立する。
- セルフケア活動を行う。

安定期にクライアントは
- バランスのとれた生理的機能を回復させる。
- 他者との効果的なコミュニケーションを行う。

地域でクライアントは
- セルフケア活動を自力で行う。
- どんな疾患があったとしても，慢性病をうまくコントロールする。
- アルコール，薬物や他の病気の悪化を招く因子の使用を避ける。

【看護の実施】

看護介入　*印はチームケアを意味する	理論的根拠
身体的なニーズに注意を払う。	身体的なニーズは重要である。彼らは空腹感や疲労感などを無視している可能性がある。
食事や水分摂取のパターンを観察する。それらの出納バランスや毎日の体重を監視し，記録する必要がある場合もある。	適切な栄養は，クライアントの健康にとって大切である。
クライアントの排泄のパターンを監視する。規則的な便通維持のために薬剤投与が必要な場合もある。	便秘は，メジャートランキライザーの副作用として頻度が高い。
就寝前に緊張を解き，落ち着けるような活動（ぬるめの風呂，温かいミルク，静かな環境）を設ける。	就寝前に気持ちが落ち着く活動をすることは，休息と睡眠を誘う。
現実見当を促すことを念頭に置いて，クライアントとともに過ごす。	看護者がそこにいることが現実そのものである。
必要ならば，クライアントの名前を利用したり，クライアントにスタッフの名前，日付，場所や状況などを教えたりしながら，人物や場所，時間に関する見当づけを行う。	周囲のこと，人物，時間をクライアントに思い出させると，彼らの現実接触は増加するだろう。
接触の効果をクライアントとともに査定する。	触れることは，クライアントに安心や安全感を与える。
クライアントに対しては簡潔，直接的，明瞭に話をする。観念的あるいは理論的な話し合いは避ける。	抽象的概念や複雑なことを処理するクライアントの能力は低下している。
*クライアントが現実との接触を受け入れ，またそのような接触を保つ活動へと導く。たとえばレクリエーションや作業療法。	クライアントの現実接触および活動への参加が多くなればなるほど，非現実的世界に浸る時間は少なくなる。
*クライアントの家族や重要他者に情報を提供し，説明する。	クライアントが身体的疾患をもつ場合，家族や重要他者は，クライアントの精神病的行動を理解することは難しい。

看護診断

身体損傷リスク状態

患者の適応や防御のための資源と環境条件との相互作用の結果としての損傷の危険

【危険因子】

- 敵意
- 恐れ
- 認知障害
- 感情障害
- 統合の障害
- 感覚あるいは運動の障害
- 過去の闘争的行為，あるいはアクティングアウト（行動化）
- 有害な刺激を知覚する能力の欠如

【期待される成果】

初期にクライアントは

- 損傷がなくなる。
- 他者を傷つけたり，器物を破損しなくなる。
- 中毒性の物質から離脱する。

安定期にクライアントは

- 治療計画に従う。
- 今後の治療が指示されたときは，その計画を言語化する。

地域でクライアントは

- 中毒性の物質や化学物質を避ける。
- 必要な治療や継続的ケアに参加する。

【看護の実施】

看護介入	理論的根拠
生活の手順や日課などを簡潔明瞭に説明し，環境が安全であることを保証する。	精神病のクライアントは，自分自身を守る目的で頻繁にアクティングアウトを起こす。
クライアントを自己破壊的行為から保護するために，拘束したり，そのために使われそうな物品を取り除くなどの手段をとる。ケアプラン23「自殺行動」，ケアプラン45「攻撃行動」を参照。	クライアントの身体的安全が優先される。
クライアントがアクティングアウトを起こした場合，クライアント自身や他者に差し迫った危険がないかぎり，クライアントを静かな場所に移動するか，あるいは関心を示さないようにする。	看護者あるいはそれ以外の人が関心を向けなくなれば，容認されない行動は少なくなっていく。

【看護の実施】(続き)

看護介入　*印はチームケアを意味する	理論的根拠
クライアントの行動が他者を妨害したり，自己破壊的であり，それを自分で抑制できないときは制限を設定する。	制限の設定は，安全や安心を与える外的なコントロールとして積極的に利用される。
*クライアントが家族や重要他者の前で示す反応を査定する。彼らがいることで，穏やかになったり，安心するようなら，訪問時間を最大限にする。逆に，クライアントが，興奮状態になったり，彼らの存在によって過度に刺激されるようなら，1回につき1人あるいは2人の，ごく短時間での面会に制限する。	クライアントは，面会者によって加えられる刺激に耐えられないかもしれない。クライアントの安全と他者の安全が最優先である。面会人や面会自体が制限される場合，家族や重要他者は，その制限が面会に来る個人に対する反応ではなく，クライアントの疾患によるものであることを知る必要がある。

推薦図書

Buckley, P.F., Miller, A., Chiles, J.A., & Sajatovic, M. (1999). Implementing effectiveness research and improving care for schizophrenia in real-world settings. *The American Journal of Managed Care*, 5(special issue), SP47–SP56.

Landeen, J., Pawlick, J., Woodside, H., Kirkpatrick, H., & Byrne, C. (2000). Hope, quality of life, and symptom severity in individuals with schizophrenia. *Psychiatric Rehabilitation Journal*, 23(4), 364–369.

Lysacker, P.H., Bell, M.D., Kaplan, E., Greig, T.C., & Bryson, G.J. (1999). Personality and psychopathology in schizophrenia: The association between personality traits and symptoms. *Psychiatry*, 62, Spring, 36–48.

O'Brien, S.M. (1998). Health promotion and schizophrenia: The year 2000 and beyond. *Holistic Nursing Practice*, 12(2), 38–43.

Tuck, I., du Mont, P., Evans, G., & Shupe, J. (1997). The experience of caring for an adult child with schizophrenia. *Archives of Psychiatric Nursing*, XI(3), 118–125.

ウェブ情報

National Alliance for Research on Schizophrenia and Depression
www.mhsource.com/narsad

National Alliance for the Mentally Ill—Schizophrenia
www.nami.org/disord8.htm#schiz

National Institute of Mental Health
www.nimh.nih.gov/publicat/schizmenu.cfm

Yale University—Schizophrenia
www.yale.edu/vayale/

第7章 気分障害とそれに関連する諸行動

　気分とは，情緒的感情の調子と定義される。気分障害は，自殺念慮，自殺行動，引きこもり，あるいは精神運動の顕著な亢進や低下など多岐にわたる行動の問題として現れる。本章のケアプランでは，最も気分に関連の強い障害や行動を取り上げるが，本書の他の章のケアプランも個々のクライアントのケアを計画する際に有用である（たとえば，ケアプラン43「引きこもり」など）。

ケアプラン 22

大うつ病性障害

　うつ病は，悲哀感，罪責感，自尊感情の低下などを特徴とする感情の状態である。それは，他の疾患（下記を参照）の一部であったり，慢性の状態あるいは喪失体験に関連する急性期のエピソードであることが多い。喪失は，最近のこともあれば，そうでないこともある。また他者が気づいている場合もあれば，幻滅とか夢の喪失のように本人にしかわからない場合もある。

　大うつ病エピソードは，少なくとも2週間にわたる抑うつ気分または，ほとんどすべての活動における興味あるいは喜びの喪失に加えて，以下の症状のうち少なくとも4つの抑うつ症状を体験していることが特徴である。それらの症状とは，食欲や体重あるいは睡眠の変化，気力や活動性の減退，罪責感や無価値感，集中力の低下，自殺念慮あるいは自殺行動である。大うつ病性障害は，躁病エピソード（あるいは軽躁病エピソード）の既往なしに，これらのエピソードのうち1つあるいはそれ以上が起こった場合に診断される。躁病エピソードがある場合は，双極性障害と診断される（ケアプラン24「双極性障害，躁病エピソード」を参照）。症状の継続期間と重症度，そして抑うつ行動による機能障害の程度の違いは大きいので，大うつ病性障害の診断は，軽症，中等症，重症・精神病性の特徴を伴わないもの，重症・精神病性の特徴を伴うものと記述される（APA, 2000）。

　抑うつ的行動は以下の状況でもみられる。

　悲嘆：喪失への正常な反応としてのプロセス

　月経前症候群（premenstrual syndrome; PMS）：月経の前の週に始まる症候群で，性周期ごとに起こることが多い。症状は，人によってさまざまで，抑うつ，不安，緊張，いらだち，気分の変動などを呈する。

　出産後に起こる産後のうつ病：症状は軽度の抑うつ感情から急性の精神病的行動までの幅がある。

病因

　大うつ病性障害は，慢性病や重篤な身体病（たとえば糖尿病，脳卒中）の人や，家族にうつ病の既往がある人により多くみられる。うつ病の病因論は，精神力動的，認知的あるいは社会行動的な影響因子とともに，遺伝，神経化学，ホルモン，生物学的要因に対しても焦点が当てられている。

疫学

　成人の大うつ病性障害の有病率は，男性では2～3%，女性では5～9%と推定

されている。大うつ病性障害の生涯有病率は，男性では5〜12％，女性ではその約2倍と推定される(APA, 2000)。抑うつ的行動は，アルコールや他の物質の離脱期にあるクライアントや，神経性無食欲症，恐怖症，統合失調症のクライアント，また虐待の既往，心的外傷後の行動，ソーシャルサポートの少なさなどを抱えるクライアントにおいて高頻度に出現する。

疾病経過

大うつ病エピソードはどの年齢層でも発症するが，平均発症年齢は，20代半ばである。クライアントの約66％はうつ病エピソードから一度は完全に回復するが，時を経て再発することが多い。うつ病エピソードの症状は，1年，あるいはそれ以上の期間続く場合が多い(APA, 2000)。

一般的介入

多くの異なるタイプの抗うつ剤が，さまざまなタイプのうつ病行動に用いられている(付録F「精神病薬」を参照)。看護者は，これらの薬の特定の作用，服用の効果的なタイミング(薬によっては十分な治療効果に達するまで数週間を要する場合もある)，副作用を知っている必要がある。クライアントとその家族，あるいは重要他者に対する，薬物の安全性と継続使用に関する教育は，薬物療法を成功させるために重要である。うつ病のクライアントに対する他の重要な治療目的は，クライアントの安全を維持すること，見当識障害や反復思考あるいは精神病症状を減らすことである。また，必要に応じて生理的ニーズや個人衛生を満たすようにクライアントを支援する。さらに，自尊感情を高め，感情を表現することや社会化を促し，余暇の過ごしかたを身につけるように支援する。退院後の生活を支える支援資源を見つけておく。

◆ケアプランに導入される看護診断
- 非効果的コーピング
- 社会的相互作用障害
- 自己尊重慢性的低下
- 入浴/清潔セルフケア不足
- 更衣/整容セルフケア不足
- 摂食セルフケア不足
- 排泄セルフケア不足

◆本書に導入される関連する看護診断
- 社会的孤立
- 思考過程混乱
- 対他者暴力リスク状態
- 自殺リスク状態
- 悲嘆機能障害
- 睡眠パターン混乱
- 絶望

看護診断

非効果的コーピング

ストレス因子の正当な評価を行うことができないこと，訓練でものにした反応を適切に選択できないこと，そして/または入手可能な資源を活用できないこと

【アセスメントデータ】

- 自殺念慮と自殺行動
- 思考過程の遅滞
- 失望感，絶望感，無価値感
- 罪責感
- 快感消失（喜びを体験できないこと）
- 見当識障害
- 全身の落ち着きのなさ，あるいは焦燥感
- 睡眠障害：早期覚醒，不眠，過眠
- 怒り，あるいは敵意（抑圧されている場合がある）
- 反復思考
- 妄想，幻覚，あるいは精神病症状
- 性機能障害：性活動への関心の低下，快感を体験できないこと
- 感情の激しさに対する恐れ
- 不安

【期待される成果】

初期にクライアントは

- 自らを傷つけることがなくなる。
- 現実に根ざした対人関係をもつ。
- 人物，場所，時間をはっきりと認識する。
- 怒りや敵意を安全な方法で外に向かって表現する。

安定期にクライアントは

- 感情を調和のとれた言語的・非言語的メッセージで直接的に表現する。
- 精神病的症候がなくなる。
- 精神運動活動が機能していることを示す。

地域でクライアントは

- どんな場合でも薬物療法に対する知識と薬物療法へのコンプライアンスを示す。
- 不安やストレス，葛藤に対処する能力が高まったことを示す。
- 喪失や不安があれば，それを受容していることを言葉や行動で示す。
- 地域のサポートシステムについて知っている。

【看護の実施】

看護介入	理論的根拠
クライアントのために安全な環境を提供する。	クライアントの身体的な安全が優先される。多くのありふれた道具や環境が自己破壊の目的で利用される可能性がある。
クライアントの自殺の可能性について継続的に査定する。	うつ病のクライアントには自殺の可能性がある。それは，必ずしも表現されるとはかぎらないし，また時間経過とともに変化しうる。自殺の可能性は，常に心にとめておく必要がある。
とくに次に挙げるような状況では，クライアントを厳重に観察する。 ・抗うつ剤の投与により，クライアントの気分が上向きかけた後 ・突然の劇的な行動の変化の後(急に快活になる，苦痛の軽減，罪責感からの解放，持ち物を人に配るなど) ・病棟の予定が何もない時間帯 ・病棟のスタッフの数が少なくなった時間(ケアプラン23「自殺行動」を参照)	自殺や自傷の可能性があるときには，常時，クライアントの活動に注意を払う必要がある。 ・自殺の危険は，投薬によりクライアントの活動水準が増すのに合わせて高くなる。 ・これらの変化は，クライアントが自殺の実行を決意したことを示しているかもしれない。 ・時間についての枠組みがないときに，自殺の危険が高まる。 ・クライアントの観察が手薄になったときに，自殺の危険が高まる。
実際に示すこと(クライアントを名前で呼ぶ，スタッフの名前を伝える，自分がどこにいるのかを伝えるなど)により，人物，場所，時間を再度クライアントに認識させる。	現実を繰り返し提示することは，クライアントにとって具体的な強化になる。
クライアントとともに時間を過ごす。	看護者がそこにいるということ自体が現実となる。
クライアントがあれこれ考え込んでいたら，現実のことやクライアントの感情について話したいということを伝え，繰り返し考え込むことに関心が注がれるのを制限する。	考え込みを減らすためには，関心の集中や強化を抑えて最小限にすることが有効である。一方，見当識や感情表出の補強が考え込みを減らすことに役立つ。
最初は，可能なかぎり同一スタッフがクライアントとかかわるように配置する。	他者と対応するクライアントの能力は減弱していることが多い。最初の段階では，新たな接触の機会を少なくすることが，親密さや信頼感を促進するだろう。しかし，依存性を最小とし，またさまざまな人々と交流する能力を促進するために，可能なかぎり速やかにクライアントとかかわる人の数を増やしていくべきである。
クライアントにアプローチするときは，節度のある穏やかな調子の声で話す。過度に快活になる	過度に快活であると，クライアントに対して，それ以外の感情は受け入れられないこと，そして

【看護の実施】

看護介入	理論的根拠
のは避ける。	快活になることが目標あるいはノルマであると指示しているように受け取られかねない。
クライアントとかかわるときは沈黙と積極的な傾聴の技法を用いる。心配していること，また，かけがいのない人間として見ていることをクライアントにわかってもらう（ケアプラン43「引きこもり」を参照）。	看護者が話しすぎると，クライアントは話をしなくなるかもしれない。看護者がそこに身を置き積極的に傾聴することで，関心と配慮が伝わるだろう。
クライアントとの最初のコミュニケーションの際には，単純で直接的な言いかたをし，複雑な言い回しや指示は避ける。	複雑な刺激を知覚し反応する能力は障害されている。
クライアントに多くの質問，とくに短い答えのみを求めるような質問をすることは避ける。	質問をして短い答えのみを求めることは，クライアントからコミュニケーションや自らの感情を表現する主体性を失わせる可能性がある。
クライアントと一緒に黙って，楽にして腰を下す。いつでも話し相手になる準備ができていることをクライアントに伝える。ただし，クライアントに話すことを要求しない。	沈黙は，クライアントのほうから話してくれることへの期待や，看護者がクライアントにはコミュニケーションが困難であることを理解しているということを伝えるだろう。
クライアントが泣くことを許す（さらに，促す）。クライアントが望むならば，傍にいて支援する。クライアントが望み，それが安全であるならば，個人的な話をしてみる。	泣くことは，悲しみ，絶望，落胆などの感情を表現する健全な方法である。クライアントは安心して泣くことができず，泣くことへの促しや個人的な話を求めているかもしれない。
楽観的な意見や決まり文句（たとえば，「本当に死にたい人なんていない」「もちろん，人生は生きていく価値がある」あるいは「すぐに，気分は良くなるよ」）などで，相互作用をさえぎってはならない。クライアントの感情を過小評価してはならない。言葉にされた感情を真実として受け止め，そのように感情を表出したことを支持する。とくに，クライアント自身にとって受け入れがたい情動（たとえば怒り）の表出についてはそうすべきである。	クライアントが表現するある種の感情に対して不快になることがあるかもしれない。そのような場合は，そのことを認識し，他のスタッフと話し合うことが重要である。そうしないと，クライアントに対し，看護者の不快感を直接的あるいは間接的に伝え続けることになる。クライアントの感情が不適切であるとか，間違っていると主張したり，あるいは過小評価していると伝えることは有害である。
言語的であれ，非言語的であれ，どのような方法でもよいからクライアントにとって容易な方法で感情を表出するように促す。表出されたことに耳を傾け，受け入れることをクライアントに伝える。	落胆，絶望，悲しみなどの感情は，それを表出することで和らげられる。感情には本来，善悪の区別はない。看護者は，クライアントの感情に対して中立であり続けるべきである。また，中立であるということを直接クライアントに伝えなけれ

【看護の実施】(続き)

看護介入	理論的根拠
クライアントにとって安らげる話題で交流する。情報を得るために探りを入れてはならない。	ばならない。 不快な話題や探りはクライアントにとって脅威となったり，最初からコミュニケーションを妨害する可能性がある。信頼が確立されれば，クライアントはより困難な話題について話し合えるようになるだろう。
クライアントに問題解決プロセス(可能な選択肢を探る→それぞれの選択の帰結を検証する→そのうちの1つを選択，実行する→結果を評価する)について教育する。	クライアントは，問題解決のための体系化された方法を知らないかもしれない。問題解決プロセスがうまく機能すると，対処行動スキルを用いる際の自信を促進することになる。
プロセスの各段階で，肯定的なフィードバックを与える。もし，クライアントが自分の選択に満足していなければ，別の方法を選択することを援助する。	各段階における肯定的なフィードバックは，多くの成功の感覚を味わう機会を与え，問題解決の継続を促し，さらにクライアントの自信を強化する。クライアントは，失敗にもかかわらず「生き残る」ことをも学習できる。

看護診断

社会的相互作用障害
不十分または過剰な量の，あるいは非効果的な質の社会的交流

【アセスメントデータ】
- 引きこもり
- 会話が，その量や質，自発性などにおいて乏しくなる。
- 反復思考
- 低い自尊感情
- 不満足あるいは不適切な対人関係
- 周囲の人々に対する不快感を言葉や態度で示す。
- 社会的な孤立
- 不適切なソーシャルスキル
- 個人衛生の悪さ

【期待される成果】

初期にクラエントは
- 他者と交流する。
- 活動に参加する。

安定期にクライアントは
- 他者との相互作用を始める。
- 感情を処理するという責任を果たす。

地域でクライアントは
- 対人関係と社会的生活を再確立し，それを維持する。
- サポートシステムを確立する。

【看護の実施】

看護介入　*印はチームケアを意味する	理論的根拠
クライアントにソーシャルスキルを教え，スタッフや他の患者と一緒にこれらのスキルを使ってみるように促す。社会的な相互作用についてクライアントにフィードバックを与える。	クライアントは，ソーシャルスキルを欠いていて，社会的相互作用に対する自信がない可能性がある。これが，抑うつや社会的孤立を助長しているかもしれない。
最初は，クライアントと1対1の接触をもつ。社会的相互作用をもてるように，初めはクライアントと他のクライアント，次に小グループへと，徐々に大きなグループと発展させる。	看護者の社会的行動は，クライアントに役割モデルを示す。徐々に，クライアントの社会的相互作用の範囲が広がれば，クライアントはソーシャルスキルへの自信をもてるだろう。
*クライアントが個人的な興味や趣味，レクリエーション活動を行うように促す。レクリエーションセラピストへのコンサルテーションが望ましいこともある。	レクリエーション活動はクライアントの社会的相互作用を助け，さらに楽しみを与える。
*クライアントが，支持してくれる人々を病院外にも見つけ，彼らとの関係を発展させるのを援助する。	クライアントのサポートシステムが拡大すれば，今後の抑うつ行動や社会的孤立は減少するだろう。

看護診断

入浴/清潔セルフケア不足
　入浴行動/清潔行動を独力で遂行または完遂する能力の障害

更衣/整容セルフケア不足
　更衣行動および整容行動を独力で遂行または完遂する能力の障害

摂食セルフケア不足
　食事行動を遂行または完遂する能力の障害

排泄セルフケア不足
　排泄を独力で遂行または完遂する能力の障害

【アセスメントデータ】
- 無気力（目的をもった活動に対する気力の全体的な欠如）
- 運動量の減少

- 個人的なニーズに対する認識あるいは関心の欠如
- 自己破壊的感情
- 引きこもり
- 心理的な静止
- 食欲，あるいは規則的な食事パターンの障害
- 疲労感

【期待される成果】

初期にクライアントは
- 適切な栄養と水分の摂取と排泄を確立する。
- 適切な休息，睡眠，および活動のバランスを確立する。
- 適切な個人衛生を確立する。

安定期にクライアントは
- 適切にバランスのとれた生理的機能を維持する。
- 適切な個人衛生を自立的に維持する。

地域でクライアントは
- 生理的および個人的なニーズを満たすための日課をこなす。

【看護の実施】

看護介入	理論的根拠
食物と水分の摂取を正確に観察する。その出納と，必要ならば毎日の体重を記録する。	クライアントは身体的ニーズに気づかなかったり，それを満たすことに関心がないかもしれない。心的ニーズとともに身体的ニーズも満たされなければならない。
咀嚼しやすい食べ物，栄養素を添加したオレンジジュースのような強化飲料，高タンパクの麦芽飲料などを与える。	もしクライアントが食べることにあまり関心がないときに，食べるのに多くの労力を必要としない高栄養の食べ物は，栄養的なニーズを満たすのに効果的である。
好きな食べ物を調べ，それらを食事やおやつとして提供してみる。	好きな物であれば食べる可能性がある。
「食べなかったり，飲まなかったりすると病気になる」とか，「死んでしまう」などとクライアントに言ってはならない。	クライアントは，飲食をしないことで病気や死を求めるかもしれない。
クライアントが食べすぎる場合は，食べ物や台所に近づくことを制限し，食事やおやつの時間を管理し，配膳の分量を考慮する。指示された規定食を守れたときには肯定的なフィードバックを与える。	クライアントは健康的な食事を維持するために制限を必要とすることもある。
排泄のパターンを観察し，記録する。	うつ病のクライアントは重症の便秘になること

【看護の実施】

看護介入	理論的根拠
	がある。うつ病自体の経過，不十分な運動，不十分な食物や水分の摂取，薬物の影響などが原因となる。
十分な水分摂取を促す。	便秘は不十分な水分摂取により起こることがある。
緩下剤を用意してあること，必要に応じ投薬も可能であることを知らせる。	クライアントは便秘であることに気づいていなかったり，薬物を求めないことがある。
可能ならば，クライアントの衣服や個人的な身だしなみに必要な小物を渡す。	使い慣れた持ち物は，混乱を鎮め，課題の遂行を促す。
朝起きたら，服を着て，身だしなみを整えることから始める。	うつ病のクライアントは，朝に最も活力があり気分も良いことがある。それゆえ，課題をうまく遂行できるチャンスがその時間帯にこそあるかもしれない。
着衣，身だしなみ，衛生などの日課を続ける。	日課になってしまえば，服を着るか着ないかとか，身だしなみをどうしようかといった決断をしなくてもすむ。
クライアントは，起床や着衣，病棟内での生活のために，身体的な介助を必要とすることもある。	起き上がる，活動量を増やす，環境に順応するなどの能力は低下している。
ベッドにいる時間に制限を設けるに際しては，穏やかに，かつ断固として行う。何時に起きなければならないのか，何時に，どのくらいの休息ができるかなどの時間割を決める。	明確な制限により，クライアントは何を期待されているかを知り，自分に対する誠実なケアと関心を理解できるだろう。
休息時は静かで平穏な時間を提供する。夜間には周囲の刺激（大声での会話，明るすぎる照明など）を減らす。	騒音やその他の刺激の制限は，休息や睡眠を促す。
就床直前に夜間の日課や気分を楽にする処置（背中をさする，ぬるい風呂，温かなミルクなど）を施す。	日課を行うことでクライアントは入眠しやすくなるだろう。
不安を軽減させ，安心感を与えるために，床につく前のごく短い時間クライアントと話をする。	夜間に長時間話し込むことは，睡眠を妨げる。それは，クライアントを刺激し，覚醒の水準を高めるだけであり，眠ってほしくないという期待を伝えることになってしまう。
日中，長時間眠ることを認めてはならない。	昼間の眠りすぎは，夜間の睡眠のニーズを減らし，眠るのを困難にする。

【看護の実施】(続き)

看護介入	理論的根拠
睡眠を促すために必要に応じて指示された睡眠剤を使用する。[注意]睡眠剤のなかには抑うつを悪化させたり,興奮を引き起こすものがある。	薬剤は睡眠の導入に有用である。

看護診断

自己尊重慢性的低下
自己または自己の能力に関する,長期にわたる否定的な自己評価/感情

【アセスメントデータ】
- 劣等感
- 敗北主義的思考
- 自己批判
- かかわりをもとうとする意欲の欠如
- 自分の能力を最小にしか評価しない。
- 罪責感
- 絶望感,無価値感

【期待される成果】

初期にクライアントは
- 自己価値感の高まりを言葉にする。
- 感情を直接的,かつ率直に表現する。
- 自分の能力を現実的に表現する。

安定期にクライアントは
- 自尊感情の高まりに伴う行動を示す。
- 自分の能力に見合った将来の計画を立てる。

地域でクライアントは
- 自己と自分の個性について,満足を感じていると表現する。

【看護の実施】

看護介入	理論的根拠
病棟内の相互作用や活動を通して,スタッフや他のクライアントとのかかわりをもつように促す。	クライアントが他の人々や活動に注意を向けることができるようになると,思考の悪循環が断ち切られる。
セルフケア活動や他者との交流などの課題を果たしたときは,肯定的フィードバックを与える。	肯定的フィードバックによって,クライアントがその活動を続ける可能性が増す。

【看護の実施】

看護介入　*印はチームケアを意味する	理論的根拠
内省ばかりするのをやめさせるために，楽しい活動やレクリエーションに参加させる。	クライアントは，自分自身や問題に関係のない，楽しむことのできる活動を体験する必要がある。
否定がクライアントの会話の多くを占めているときには，クライアントとの交流を取り決めて，約束に従ったものにすることが有用であろう。たとえば，10分間は「否定的な」話に付き合うが，その後は中立的な話題で交流するなどの約束をする。	クライアントは自分の感情に耳を傾けてもらっていると感じる一方で，否定的な思考や感情のパターンに対しては，看護者は意識的にそれを断ち切ろうとしているのだと理解する。
*最初は，容易にかつ短時間で遂行できる単純な活動を提供する。クライアント1人での病棟内の活動から始め，徐々にグループでの作業療法やレクリエーション療法のセッションに進める。	クライアントは複雑な課題や刺激に対処する能力が制限されている。達成可能な課題はどのようなものでも，クライアントに肯定的フィードバックを与える機会となる。
小さな活動であれ，病棟や個人としての課題であれ，それらを達成したときには，その遂行がクライアントにとっていかに困難であったかを認識したうえで，正直な称賛を与える。	自尊感情の低下しているクライアントは，お世辞や度を過ぎた称賛から何の利益も得ない。肯定的なフィードバックはクライアントの成長を強化し自尊感情を高めることができる。
クライアントに期待する活動や課題の数を徐々に増やし，難易度を高めていく。それぞれのレベルでの達成について，そのつど肯定的フィードバックを与える。	能力が増すに従ってより複雑な活動を行うことができるようになり，受け取るフィードバックの量も増える。
気持ちが楽になるように何かを始めることが大切なのであり，気持ちが楽になってから何かを始めようと考えてはならないことを強調する必要があるかもしれない。	何かを成し遂げればクライアントは肯定的フィードバックを受け取ることができ，自分の達成した成果を認識する機会をもてる。肯定的フィードバックという刺激なしには，クライアントは何かやってみようと考える動機を見出せないだろう。
クライアントと一緒に，クライアントがもつ能力を明らかにしてみる。書き出してリストにしてもよい。	看護者は，クライアントが自分のもつ能力を見出すための手助けをすることができる。クライアントの能力をリストに書き出しても，それは看護者にとっては意味がないだろう。それらを知る必要があるのはクライアントのほうである。知ってほしいという看護者の支持的期待がクライアントにとって意味をもつ。

ケアプラン 23

自殺行動

　自殺は，それが死に至るであろうという信念に自らを委ねて行為する結果として生じる死と定義される。抑うつ状態のクライアントは確かに自殺の傾向はあるが，自殺をする人の多くは抑うつ状態ではない。彼らは自殺を，極度の絶望，あるいは終末期の疾患のような耐えがたい状況からの脱出とみなしている（ケアプラン 49「慢性あるいは終末期の疾患とともに生きる」を参照）。
　以下の状況で自殺のリスクは高い（Roy, 2000）。
- 計画が明らかにされたとき
- クライアントが計画の遂行能力をもっているとき
- 自殺企図の既往があるとき
- 家族に自殺の既往があるとき
- 自殺企図の方法がより苦痛を伴い，暴力的で，致死的になってきたとき
- クライアントが白人で，男性で，青年期あるいは55歳以上であるとき
- クライアントが離婚しているか，死別しているか，別居しているか，家族のない生活をしているとき
- クライアントが終末期の疾患，嗜癖，精神疾患であるとき
- クライアントが自分の持ち物を誰かに譲ったり，借金を返済したり，残っていた仕事を片づけたりしたとき
- 抗うつ薬による治療の初期段階で，気分や活動性が上向きかけたとき
- クライアントの気分や活動性が突然変化したとき

病因
　自殺の理由に関しては，さまざまな状況の因子と理論が論じられている。自殺は内面化された怒りに起因する自己破壊的衝動の極致であったり，耐えがたい心理的状況や生活状態から逃れる自暴自棄の行為であったりする。あるいは自殺を試みることで助けを求めている場合や，誰かに自殺行動を注意されることを求めていたり，誰かを操作する試みであったりする。

疫学
　自殺は世界的に重要な死因の1つである。米国では死因の第8位であり，15～24歳では死因の第3位である。統計的には，自殺率は集団によって異なってくる。男性のほうが女性よりも高率であり，白人のほうがアフリカ系アメリカ人よりも高率である。一般に，米国における自殺率は年齢が増すに従って高くなり，65歳以上の自殺率が最も高い。さらに特定の精神障害，うつ病，双極性障

害，統合失調症，薬物乱用のクライアントは，ある時期，自殺のリスクが高い。

疾病経過

　自殺を遂行した人の多くは，予告の言葉による警告や手がかりを残している（[注意]「自殺すると口にした人が自殺することはない」といわれるが，それは正しくない。かといって，自殺を試みたり，遂行した人のすべてが予告しているわけではない）。[銘記せよ] 自殺するという脅しは，生活状態の根本的な変化をもたらすためのクライアントの努力であったり，あるいは重要な人からの反応を引き出すための努力である場合もあるが，自殺を遂行する決意の現実的な徴候であるかもしれない。

　自殺念慮は，自殺を考えること，あるいはその方法を考えることと定義される。

　自殺のそぶりは，自殺を試みたが死に至らない（たとえば，遺書をしたため，アスピリンを10錠飲む）場合のような自己破壊的行動である。これは，しばしば他者を操作する行動とみなされるが，自分のとった行動や有効性を知らなかったために死に至らなかっただけで，実は心底から死にたかった可能性もある。

　自殺企図は，致死的な自己破壊行動である。

　自殺予防は，自殺のそぶりや遂行からクライアントを守り，厳重に観察するために看護スタッフがとる特別な行動である。

一般的介入

　自殺を企てるクライアントの治療目的は，クライアントの死，あるいは傷害を防止することが中心である。自殺のそぶりや実行からクライアントを守るために看護スタッフのとる行動や予防措置は，個々のクライアントのニーズによって異なるだろう。自殺行動が差し迫っていることを表すわずかなサインにも注意を払うこと，施設の方針や規則に従って綿密な指導を行うことが含まれる。病院内自殺の多くは，何の予定も決められていない時間帯やスタッフの数の少ない時間（たとえば夜間や週末）に起こる。クライアントを厳重に観察すること，注意深くクライアントの行動を文書に記録すること，クライアントについての決定権のある人物と適切な情報交換（とくに，クライアントが作業に出るとき，外出を許可されたとき，退院するときなど）をしておくことがとくに重要である。自殺の可能性のあるクライアントが自殺してしまったときには，法的な問題の生じる可能性がある。[銘記せよ] すべてのクライアントには自殺の可能性がある。

　自殺を企てるクライアントに対する看護目標の焦点は，自殺の防止以上に，クライアントの自殺行動の背景にある要因を見極め，それに本気で取りかかることである。また，要因になる問題や他の生活上のストレスに対処するスキルを高めるための支援をし，自殺行動についてクライアントやその家族，あるいは重要他者に教えることである。自殺を企てるクライアントは，深い信仰心，文化的な葛藤，対人関係の問題，生活状況の難しさ，自尊感情の問題，薬物乱用，あるいは精神的疾患を抱えているかもしれない。

　具体的な治療目的を以下に示す。

・クライアントが自己破壊行動を認識し，これを減らせるように助ける（自殺に

ついて考え込んだり，話しすぎるのを防ぐ）。
- クライアントの引きこもりを減らし，人と話すことを奨励する。
- 抑うつ感情と苦悩を減らす。
- 罪責感，自殺行動にかかわる宗教上の懸念などによる不安を緩和する。
- クライアントの自己価値感を高める。
- クライアントのソーシャルスキルを高め，施設外でのサポートシステムを作る。

クライアントの退院計画には，長期間の支援に向けた調整が必要になる。それは，サポートグループ，職業訓練，その他の訓練，継続的な個人療法や家族療法への委託などである。

◆ケアプランに導入される看護診断
- 自殺リスク状態
- 非効果的コーピング
- 自己尊重慢性的低下

◆本書に導入される関連する看護診断
- 絶望
- 無力
- 社会的相互作用障害

看護診断

自殺リスク状態
自らに加える，生命を脅かす身体損傷の危険

【危険因子】
- 自殺の着想，感情，念慮，計画，そぶり，あるいは実行
- 衝動コントロールの欠如
- 将来への見通しを失っている。
- 自己破壊の傾向
- 怒りや敵意
- 興奮
- 攻撃的行動
- 無価値感，絶望感，失望感
- 罪責感
- 不安
- 睡眠障害
- 物質乱用
- 主観的，あるいは客観的な喪失
- 社会的孤立
- 抑うつ状態，引きこもり，摂食障害，精神病行動，人格障害，操作行動，心

的外傷後ストレス，その他の精神医学的問題に伴う問題

【期待される成果】

初期にクライアントは
- 自分自身，あるいは他者を傷つけない。
- ストレスや情緒的問題に対処するための別の方法を見つける。

安定期にクライアントは
- 自分自身，あるいは他者を傷つけない。
- 実際に，ストレスや情緒的問題に対処するための別の方法を活用する。
- 自己破壊行動，その他の精神医学的問題，安全な薬剤の使用法などについての知識を言葉にする。

地域でクライアントは
- 将来の危機状態に備えて，その場合に利用できるコミュニティでの支援計画を作成する。

【看護の実施】

看護介入	理論的根拠
クライアントに見合ったレベルの自殺予防策を定める。入院したら直ちに(看護者，あるいは医師の指示に基づき)それを開始する。予防策のレベルとして以下のようなものが挙げられる。	クライアントの身体的な安全が保証される。
1) クライアントは，バスルームに行くときも，睡眠中でさえも，四六時中1人のスタッフと1対1の接触を保つ。行動は病棟内に制限し，自分自身を傷つける可能性のある物(たとえば，鋭利な物品やベルトなど)の使用は許されない。	1) 自殺行動のリスクが高いクライアントは常時観察し，自らを傷つける機会を制限する必要がある。
2) クライアントは，四六時中スタッフが1対1の接触を保つが，病棟外の活動にも参加できる(1対1の接触を保ちながら)。	2) 自殺のリスクがやや低いクライアントは，活動への参加や傷つける可能性のある物(鋭利な物など)の使用を許されるが，なお常に観察を必要とする。
3) 特別な注意：クライアントが病棟内のどのあたりで何をしているか常に把握しておくこと。病棟外では，スタッフが付き添わなければならないが，スタッフ-クライアントグループに入ることはできる	3) 自殺のリスクが低いクライアントでも観察は必要である。しかし，病棟内にいるかぎりにおいては1対1の接触を常時保つ必要はないだろう。
クライアントの自殺の可能性についても評価し，自殺予防策レベルを毎日定める。	自殺の可能性は変動し，リスクは時によっていつでも増減する。
初回のアセスメントで，これまでの自殺企図やその方法のすべて，精神疾患や自殺の家族歴など	過去の自殺企図や自殺念慮，家族歴などは自殺のリスクを判断するのに重要な情報である。クラ

【看護の実施】(続き)

看護介入	理論的根拠
を記録する。この情報は感情を交えない割り切った態度で聴取する。長々と話し合ったり細かなことにこだわってはならない。	イアントは，操作するために，あるいは二次的利得を得るために自殺行動を利用することもある。このような行動を強化するようなことがないようにすることが重要である。
クライアントに自殺の計画があるかどうかを尋ねる。その計画が，どのくらい綿密で実行可能か確かめる。	クライアントが自殺の計画を明確に述べ，とくにそれが実行可能で致死的である場合は，リスクが高い。
自殺予防策についてクライアントに説明する。	クライアントは，自分自身のケアの参加者でもある。看護者がクライアントのことを心配し，関心をもっていることが，自殺予防策によって伝えられる。
鋭利な物品やその他の危険な道具(ガラスの容器，灰皿，花瓶，マッチ，火のついたタバコ)にはとくに注意を払う。これらを所有させない。	自殺を決心すると，日用物品でさえも自己破壊の目的で使うようになる。多くの一見無害な物品が使われ，時にクライアントを死に至らしめる。
クライアントの部屋は，病棟の中心，なるべくならナースステーションの近くでスタッフの目の届く範囲に置くべきである。エレベーター，階段の近くの部屋に置くことは避ける。	自殺行動のリスクの高いクライアントは厳重な観察を必要とする。
窓は，クライアントが開けられないように鍵がかけられていることを確かめる(一般病院では管理担当者が窓を密封したり，厳重に締めなければならないこともある)。	クライアントは窓を開けてそこから飛び出したり，鍵が閉まっていてもガラスに飛び込むことがある。
鋭利な物品を使う必要があるときは，すべて署名のうえで貸し出し，使用中は傍らに付き添う。	クライアントは，鋭利な物品で自分を傷つけたり，後で使うために隠す可能性がある。
ひげそりは，できれば電気製品を使わせる。	使い捨てのカミソリでさえも，すばやく分解して，刃を自己破壊の目的で使う可能性がある。
クライアントが自分自身を傷つけようとしている場合は，クライアントを拘束したり，自分を傷つけるような場所(コンセント，食品，リネン類など)のない場所に隔離する必要が生じる。	身体的な安全が最優先される。
常にクライアントの所在を把握しておく。常時クライアントについて責任をもつスタッフを固定する。もし，このスタッフがなんらかの理由で病棟を離れるときには，患者の管理に関する情報と責任を別のスタッフに移行しておかなければならない。	自殺行動のリスクの高いクライアントは，きめ細かい管理を必要としている。一定の人物にクライアントを観察する責任を任せることにより，不適切な管理が行われる可能性を最小にできる。

【看護の実施】

看護介入	理論的根拠
クライアントが入浴，ひげそり，爪切りなどの個人衛生ニーズを満たすときには，付き添う。	1人のスタッフが付き添って管理することで，自己破壊的行動は少なくなる。もし何かあっても速やかに介入できる。
夜間は，巡回時間にとらわれず，クライアントの安全と所在をこまめにチェックする。	不規則な間隔で巡回を行うと，いつ観察されるか（いつ観察されないか）をクライアントは予測しにくくなる。
スタッフの数が少なかったり，決まった予定のないとき，刺激のレベルが少なくなるとき（シフト交代の際の申し送り，食事時間，週末，夜間など）にはことさらに綿密な管理を維持する。同様に，病棟が騒々しかったり混乱しているときや，作業の往き帰りにはとくに注意を払う。	スタッフの数や日課の枠組みの程度，刺激のレベルが少なくなったときに自殺のリスクは高くなる。クライアントは，喧騒や混乱の時間を利用して逃走や自己破壊行動を遂行することがある。
投与されている薬をため込んだり，他のクライアントや面会者から薬物や危険物を手に入れる可能性にも注意を払う。服薬を確実にするために，薬剤を投与した後，クライアントの口の中を確認したり，水薬を用いることが必要な場合もある。	クライアントは自殺企図に使う目的で薬剤を蓄えることがある。薬剤や危険物を手に入れるために，他のクライアントや面会者を操作したり，利用することもある。
クライアントの気分の変化（意気揚々，引きこもり，突然のあきらめ）はどんな些細なものでも観察し，報告，記録する。	気分や行動が急に変化したときに自殺のリスクは高くなる。［銘記せよ］抑うつが軽快するのに従い，自殺の計画を実行に移す気力が出てくる。
クライアントを観察し，その行動を，時間帯，日課がどの程度決まっているか，他者との相互作用，作業や活動の内容，責任の程度，注意の持続時間などとの関連で記録する。この情報（たとえば，クライアントはいつ活気があり，いつ引きこもっているか）を用いて，看護ケアやクライアントの活動計画を立てる。	行動の評価をしておくと，ふだんと違う行動の発見や，自殺行動のリスクが高まる時間の確認が可能になる。
他のクライアントとの間に築かれる関係にも注意を払い，誰がクライアントと親しくなるかを記録する。操作行動や関心を引こうとする行動がみられないかにも注意する（ケアプラン42「受動攻撃性パーソナリティ障害」を参照）。	クライアントは別のクライアントに自分の自殺企図を警告したり，あるいは二次的利得を引き出すのに別のクライアントを利用することもある。
［注意］クライアントは，自分の話すことを「誰にも言わないで」と頼んでくることがある。このような場合，秘密を守ると約束することは避ける。治療チームの他のスタッフとすべての情報	クライアントはこのようにスタッフを操作しようとしたり，自殺計画かもしれない「秘密」で関心を引こうとする。クライアントが話そうとしている自殺の計画を秘密にするという責任を引き受

【看護の実施】(続き)

看護介入　*印はチームケアを意味する	理論的根拠
を共有しなければならないことを説明する。しかし，治療チーム以外の人には誰に対しても秘密は守られることをはっきりと伝える。	けるべきではない。もしクライアントが，ほのめかすだけで明らかにしない計画をもっているときには，このような行動へは最小限の関心しか払わないようにし，自殺の予防策を実施することが重要である。
看護者は，クライアントの情動やその他の話題について話し合うことを望んでいるが，以前の自殺企図やその詳細について繰り返し話し合うつもりはないことを伝える(他のクライアントとそのような会話をすることにも反対する)。自分の感情や対人関係に関すること，生活の状況などについて話すように促す。	自殺念慮や考え込みを強化しないようにする。しかし，クライアントが自殺行動の背景にある自分の感情を認識し，それを表現していくことは必要である。
クライアントのことを気遣い，また価値ある人間だと信じていることを伝える。	行動が許容できるものであるかどうかにかかわらず，クライアントを1人の人間として認める。
コミュニケーションの減少，死や人生の無意味さについての会話，現実離れした行動，フラストレーションへの耐性の低さ，依存性および依存に伴う不満足感，周囲への無関心，自傷に役立ちそうな物品の隠匿などの行動に注意を払う。	これらの行動は自殺の決意を示しているかもしれない。
死についての冗談を言ったり，クライアントの希望や感情を軽くみたり，「誰だって本当は生きていたいものだ」などの無神経な言葉を使ってはならない。	ユーモアのような抽象概念を理解あるいは表現する能力は損なわれている。クライアントの感情は彼らにとって真実である。クライアントは本当に生きていたくないのかもしれない。このような一言はクライアントを突き放し，自尊感情の低下に追い打ちをかけることになる。
以前の自殺企図を軽くみてはならない。他の人は，関心を引くための「ただの」素振りと思うかもしれないが。	自殺の素振りとは死を賭けてギャンブルをしているようなものである。彼らは援助を必要としている。
自殺に対して道徳的な評価をしたり，クライアントの罪責感や罪悪感を強化してはならない。	罪責感などの感情は自殺行動を引き起こす可能性がある。
*病院牧師，聖職者，その他の宗教的資源への紹介が適当な場合もある。	自分と同じ信仰をもつ相談相手とであれば，霊的な問題について安心して話し合えるだろう。宗教の専門家に委任することで，クライアントの信頼を高め，また罪責感は軽減するだろう。
看護者は自殺に対する自分自身の感情を検証し，それを自覚していなければならない。もし必	多くの人は自分自身の生命を奪うことに強い感情を抱いている。否認や恐れ，自殺の罪悪視など

【看護の実施】

看護介入　*印はチームケアを意味する	理論的根拠
要ならば，これらの感情を処理するために他のスタッフと話し合う。	の自分の感情をよく認識し，折り合いがついていれば，これらの感情を不用意にクライアントに伝えることはなくなるだろう。
治療の計画立案にできるだけクライアントを参加させる。	自分自身のケア計画に参加することで，責任と主体性を実感できるだろう。
クライアントに対する関心を伝える。それぞれの勤務帯で少なくとも1回はクライアントとのかかわりをもつ。もしクライアントが「話す気分になれない」「あなたとは話したくない」あるいは「1人にしておいて」と言うときには，黙ってクライアントの傍らにいるか，あるいは「また後で話しに来ますね」などと伝えてその場を離れる。何時に戻ってくるかを伝えておくのもよい。	看護者がそこにいることは関心や心遣いを表す。クライアントは看護者の関心を試したり，1人になりたいと看護者を追い払ったりする。その場合，「また戻って来ます」と言っておくと，看護者がいつも関心を寄せているのが伝わる。
できるだけ部屋に閉じこもらない努力や，他のクライアントと交流したり，活動に参加する努力を支持する。	他者と交流する能力は損なわれている。肯定的なフィードバックによって自分の努力を認識できるだろう。
怒りの表出を促し，それを支持する（[銘記せよ] 怒りを看護者個人に向けられたものととらないこと）。怒りを表出することとそれ自体への恐れ，表出した後に起こることや自分の感情への不安などにクライアントが取り組むのを援助する。怒りを直接的に表出する方法を模索しているクライアントを援助する。	自己破壊行動は，怒りが自分自身に向けられた結果として起こりうる。言葉にして表現することでこれらの感情を自分の外に置くことができる。
*クライアントとともに，彼らの家庭環境や病院外の対人関係を検証してみる。将来の自殺行動の可能性を減らすために，何を変えるべきなのかを考えてみる。家族や重要他者を教育や技能開発，治療などのプログラムに参加させる。	クライアントの重要他者がクライアントの自殺行動を強化していることがある。あるいは，自殺行動は，クライアントの生活にかかわる他の人々を含めた問題の徴候であるかもしれない。
*過去に自殺を考えたり実行したとき，それに先立って存在したような感情や状況を，今後，どのように認識し処理するかを検討する。それには，誰に相談するか（理想的には，身近な人がふさわしい），どこに援助を求めるか，どんなことが自殺の衝動を和らげてくれるか（過去において何が役に立つのか）などが含まれる。	具体的な計画は危機を回避し自殺行動を防ぐのに役に立つ。自殺行動につながる感情を認識できれば，決定的な状況になる前に援助を求めることができる。

看護診断

非効果的コーピング
　ストレス因子の正当な評価を行うことができないこと，訓練でものにした反応を適切に選択できないこと，そして/または入手可能な資源を活用できないこと

【アセスメントデータ】

- うまく機能しない悲嘆
- 自己無価値感情や絶望感
- 問題解決能力の喪失
- 怒りや敵意
- 感情の認識と表現が困難なこと
- 罪責感
- 自己破壊行動
- 不安
- 信頼感の欠如
- 将来への見通しを失っている。
- 抑うつ状態
- 引きこもり
- 低い自尊感情
- 生活，状況，対人関係で本人が感じている危機

【期待される成果】

初期にクライアントは

- 治療プログラムに参加する。
- 自己破壊的でない方法で感情を表現する。
- ストレスや情緒的な問題に対処する代わりの方法を認識する。

安定期にクライアントは

- 問題解決プロセスを使っていることを示す。
- 退院後に，ストレスや情緒的な問題に対処するために別の方法を使うという計画を言葉で表現する。
- 退院後の治療を必要に応じて継続するという計画を言葉にする。

地域でクライアントは

- 地域での満足できる関係を維持する。

【看護の実施】

看護介入	理論的根拠
クライアントに自分の感情を表出させる。クライアントの感情を看護者が受け入れていることを	感情を表出することによって，自分自身の感情を認識し，受け入れ，折り合いがつけられるよう

【看護の実施】

看護介入	理論的根拠
伝える。	になる。ただし，これらは苦痛を伴い，不快な作業である。感情には本質的な善悪の区別はつけられない。クライアントの感情に対しては批判を差し挟まないようにすべきであり，その姿勢を明らかにしておかなければならない。
治療計画を立てる際に，できるだけクライアントを参加させる。	自分自身のケア計画に参加することで，責任と主体性を実感できるだろう。
クライアントに対する関心を伝える。それぞれの勤務帯で少なくとも1回はクライアントとのかかわりをもつ。もしクライアントが「話す気分になれない」「あなたとは話したくない」あるいは「1人にしておいて」と言うときには，黙ってクライアントの傍らにいるか，あるいは「また後で話に来ますね」などと伝えて，その場を離れる。何時に戻って来るかを伝えておくのもよい。	看護者がそこにいることは関心や心遣いを表す。クライアントは看護者の関心を試したり，1人になりたいと看護者を追い払ったりする。その場合，「また戻って来ます」と言っておくと，看護者がいつも関心を寄せていることが伝わる。
できるだけ部屋に閉じこもらない努力や，活動に参加する努力，他のクライアントと交流する努力を支持する。	他者と交流する能力は損なわれている。肯定的なフィードバックによって自分の努力を認識できるだろう。
おそれや感情の表出を促す。できるだけ抵抗なく感情を表出できる状況を見出せるよう援助する。たとえば，ロールプレイを用いて感情の表出を試みる。	感情を表出することによって，自分自身の感情を認識し，受け入れ，折り合いをつけられるようになる。ただし，これらは苦痛を伴い，不快な作業である。クライアントはロールプレイを用いて，新しい行動を支持的な環境のなかで試すことができる。
個別の，あるいはグループでの話し合いや活動，運動など，自己破壊的でない方法で感情を表現し緊張を解放する機会を提供する。	クライアントは，自己破壊的な行動や行動に代わるスキルを身につける必要がある。
抑うつ状態，自己破壊的行動，あるいはその他の精神医学的問題(適宜，他のケアプランを参照)について教育する。	クライアントは，自分の行動や感情について，ほとんど知識や洞察を持ち合わせていないことがある。
将来のことについてクライアントと話し合う。状況を仮定して考えたり，情緒的な関心事，重要な対人関係，将来計画などを話し合う。	先を見越した指導をすることで，クライアントは将来起こりうるストレスや危機に対する準備ができる。[銘記せよ]もはや自殺の危険がない(今のところは自殺を考えていない)からといって，退院してもよいということにはならない。
クライアントに問題解決のプロセス(問題の認	クライアントは，問題解決についての論理的か

【看護の実施】(続き)

看護介入　*印はチームケアを意味する	理論的根拠
識→別の解決策の認識と評価→解決策の選択と実行→成果の評価)を教える。 　クライアントにソーシャルスキルを教え，スタッフや他の患者と一緒にこれらのスキルを使ってみるように促す。社会的な相互作用についてクライアントにフィードバックを与える。 　*クライアントが個人的な興味や趣味，レクリエーション活動を行うように促す。レクリエーションセラピストへのコンサルテーションが望ましいこともある。 　*クライアントが，支持してくれる人々を病院外にも見つけ，彼らとの関係を発展させるのを援助する(ケアプラン2「退院計画」を参照)。	つ着実なアプローチをまったく知らないのかもしれない。 　クライアントは，ソーシャルスキルを欠いていて，社会的相互作用に対する自信がない可能性がある。これが，不安や抑うつ，社会的孤立を助長しているかもしれない 　レクリエーション活動はクライアントの社会的相互作用を助け，さらに楽しみを与える。 　クライアントのサポートシステムが拡大すれば，今後の自殺の可能性は減少するだろう。社会的に孤立したときに，クライアントの自殺のリスクは高くなる。

看護診断

自己尊重慢性的低下
自己または自己の能力に関する，長年にわたる否定的な自己評価/感情

【アセスメントデータ】
- 低い自尊感情，否定的な自分の性格，自己を低くみる考えなどを口に出すこと
- 罪責感や羞恥心の言語化
- 無価値感，絶望感，拒絶感

【期待される成果】

初期にクライアントは
- 自己尊重や自己価値の問題にかかわる感情を表現する。
- 自分の強さを認識する。

安定期にクライアントは
- 自尊感情の回復を反映した行動を示す。
- 自分の強さや弱さを現実的に評価する。
- 必要に応じ，自尊感情に関する治療を続ける計画を言葉にする。

地域でクライアントは
- 継続支援や，地域のサポートグループに参加する。
- 自己や自分の価値に対する満足を表現できる。

【看護の実施】

看護介入	理論的根拠
クライアントのことを気遣い，また価値ある人間だと信じていることを伝える。	行動が受け入れられるものか否かにかかわらず，クライアントを1人の人間として認める。
クライアントに自分の感情を表出させる。クライアントの感情を看護者が受け入れていることを伝える。	クライアントの自己評価は，彼らが受け入れられないでいる感情に関係しているかもしれない。クライアントが感情を表現し，その感情を看護者が受け入れることは，感情が本質的に悪いもの（あるいは，良いもの）ではないことをクライアントが学ぶのを助ける。また，彼らが経験している感情を自己イメージから分離することを助けることになる。
最初は，達成が容易な活動を提供し，クライアントに成功する機会を与える。ささやかであっても，達成したことに対しては肯定的なフィードバックを与える。注意：クライアントの自尊感情は著しく低下しているため，たとえば，初めは他の人のためであれば何か作ることはできるだろうが，自分のために作ることはできないと感じる。	肯定的なフィードバックはクライアントの成長を強化し，自尊感情を高めることができる。クライアントの集中力，作業を完遂する能力，他者とかかわる能力は失われている。
クライアントが，より魅力的でやりがいのある活動を積極的に引き受けるよう働きかける。活動に参加したり，他者とかかわるためのいかなる努力に対しても，肯定的な支持を与える。	活動を成し遂げる能力が高まれば，それに伴う自尊感情の高まりを実感することができるだろう。看護者から直接言葉でフィードバックが与えられれば，クライアントは達成に際しての自分の役割を認識し，役に立ったと感じることができる。
クライアントが，自分自身，あるいは自分の行動や活動の肯定的な側面を認識するのを助ける。クライアントの肯定的な側面を，観察に基づく所見として指摘し，感情についての議論はしない。	クライアントは，否定的な自己評価にしか目を向けない。肯定的側面を認識する能力が損なわれているのである。自尊感情の低さは，彼らにとっていかんともしがたい現実で，確かなものである。しかし，看護者の肯定的な所見は異なる見かたを提供し，クライアントはそれを検証し，自分のなかに統合し始めるだろう。
他者と交流したり治療プログラムに参加する，あるいは感情を表出するなどのクライアントの努力を認め，それを支持する。	課題の達成や「成功」の程度にかかわらず，クライアントは，努力しているのであり，それが認められることによって利益を得られる。
クライアントをおだてたり，不正直であってはならない。できるかぎり正直で，偽りのない肯定的フィードバックを与える。	不誠実さからは何の利益も得られない。不正直は信頼と治療関係を傷つける。

【看護の実施】(続き)

看護介入　*印はチームケアを意味する	理論的根拠
*クライアントが個人的な興味や趣味，レクリエーション活動を行うように促す。レクリエーションセラピストへのコンサルテーションが望ましいこともある。	レクリエーション活動はクライアントの社会的相互作用を助け，さらに楽しみを与える。
*クライアントの信じている宗教の聖職者や指導者への紹介が適切な場合もある。	クライアントの恥や罪の感情はそれぞれの宗教的信念に基づいていることがある。
*必要なら，自尊感情の問題を解決するための長期治療を受けるように勧める。	自尊感情の問題の所在は根深いことがあり，長期治療を必要とする場合がある。

ケアプラン24

双極性障害，躁病エピソード

躁行動は「異常にかつ持続的に高揚した，開放的，またはいらだたしい気分」として特徴づけられ(APA, 2000, p. 357)，活動量の増加，睡眠の減少，誇大的な考え，早口，社会的活動や性的行為への没頭，幻覚や妄想のような精神病的症状を呈する。躁行動は，双極性障害(以前は躁うつ病と呼ばれた)においてよくみられ，気分の高揚と抑うつが，比較的安定した問題のない期間を挟んで現れるという特徴的な経過をたどる。

躁行動を呈しているクライアントは，完全な興奮状態にある。クライアントは極端に活動的であり，食べること，飲むこと，衛生状態，身だしなみ，休息，睡眠に注意を払うことができない。クライアントの判断力は極端に低下しており，誘惑したり攻撃行動を起こすこともある。また，傷害の危険が増すこともある。双極性障害のクライアントは，自殺のハイリスク状態にある。10～15％のクライアントが，自殺を完遂する(APA, 2000)。

病因

双極性障害には遺伝的要因があることが指摘されており，クライアントとその家族成員が，大うつ病性障害の既往をもつこともある。

疫学

双極性障害は，男女ともほぼ同じ割合で発症し，有病率は0.4～1.6％である(APA, 2000)。クライアントには，アルコール症や物質乱用の家族歴のあることが多い。クライアント自身が物質乱用あるいはアルコール症であることも珍しくない。これには，アルコールや薬物による自己治療の企てによる場合もあるし，あるいは双極性障害と物質乱用という，それぞれ治療を要する二重診断をもっている場合もある(ケアプラン16「二重診断」を参照)。双極性障害に関連する精神疾患としては，摂食障害，注意欠陥/多動性障害，不安障害が含まれる。

疾病経過

双極性障害の躁病の初回エピソードの平均発症年齢は20歳である。躁とうつのエピソードは，ほとんどの双極性障害のクライアントに周期的に起こる。躁とうつの間欠期は，症状の明らかな減少によってわかる。しかし，症状が持続し，クライアントの生涯にわたって慢性的な問題を引き起こす場合もある(APA, 2000)。

一般的介入

　初期の看護目標は，傷害を予防し，安全な環境を維持し，クライアントの基礎となる生理的ニードを満たすことである。躁行動のクライアントの場合に忘れてならない重要なことは，自尊感情が非常に低いということである。見た目の多幸感や壮大な気分や行動とは正反対だということである。

　興奮が治まった後に，クライアント，その家族あるいは重要他者にクライアントの病気と薬物投与計画について教えることは，長期にわたる治療の成功は薬物療法へのコンプライアンスにかかっているので，治療のねらいとして重要である。炭酸リチウムは，双極性障害の治療で選択されることの多い薬剤である。たとえば，カルバマジアゼピン(テグレトール)，バルプロ酸(depakote)，などの薬剤である。これらの薬剤は，肝臓や腎臓，あるいは心機能に障害のあるクライアントに対しては禁忌である。これらの薬剤を安全に効果的に使用するためには，血中濃度を治療域に保つことが必要であり，一定の間隔でこれを測定しなければならない。血中濃度が高すぎると中毒症状が出現する。

◆ケアプランに導入される看護診断
・対他者暴力リスク状態
・防御的コーピング
・思考過程混乱
・入浴/清潔セルフケア不足
・更衣/整容セルフケア不足
・摂食セルフケア不足
・排泄セルフケア不足

◆本書に導入される関連する看護診断
・身体損傷リスク状態
・感覚知覚混乱
・自己尊重慢性的低下
・非効果的治療計画管理
・社会的相互作用障害
・栄養摂取消費バランス異常：必要量以下
・睡眠パターン混乱

看護診断

対他者暴力リスク状態
　他者に対して，身体的・情動的・性的に有害となりうる行動の危険

【危険因子】
- 落ち着きのなさ
- 活動性亢進
- 興奮
- 敵対行動

- 自己あるいは他者に向けられた攻撃の恐れ，あるいは実際の攻撃
- 低い自尊感情

【期待される成果】

初期にクライアントは
- 落ち着きのなさ，活動性亢進，興奮が軽くなる。
- 敵意が減少する。
- 自分自身や他者を傷つけない。

安定期にクライアントは
- 落ち着きのなさ，活動性亢進，興奮が消失する。
- 自身や他者に対する攻撃の脅しあるいは実際の攻撃がなくなる。

地域でクライアントは
- 気分のレベルを表現する。
- 安全な態度で怒りやフラストレーションの感情を言語的に表現する。

【看護の実施】

看護介入	理論的根拠
安全な環境を整える。ケアプラン23「自殺行動」，ケアプラン44「敵対行動」，ケアプラン45「攻撃行動」を参照。	クライアントおよび他者の身体的安全が優先される。クライアントは，日用の物品や身の回りの状況を破壊の目的に利用する可能性がある。
できるだけ，周囲からの刺激を減らす。不穏や興奮が増すきざしがあれば，刺激を取り去ったり，クライアントを隔離するなどして対処する。個室あるいは1人になれる部屋が有効である。	刺激に対処する能力は低下している。
薬物治療を行う（おそらく最初はリチウムか抗精神病薬が用いられる）。クライアントの行動が破壊的になる前に，臨時薬を適切に用いる。	薬物治療により，クライアントの自己コントロールを高めることができる。しかし，スタッフの都合に合わせてクライアントの行動をコントロールしようとしたり，あるいはクライアントの感情や問題にかかわることの代わりとして薬物を用いるべきではない。
一貫性が保たれ治療的に構造化された環境を提供する。クライアントに何が期待されているかを伝える。できるだけ早く，クライアントとともに到達目標を定める。	クライアントは，一貫性と構造（枠組み）から安心を得ることができる。自分が何を期待されているかを知って，初めてその期待に沿うために行動がとれる。
日課，処置，検査などについて簡潔かつ率直に説明する。クライアントと議論してはならない。	複雑な刺激を知覚し反応する能力は低下している。明確な制限を伝えることで，クライアントは何が求められているかを知ることができる。議論は猜疑心を引き起こし，制限を台なしにする。
不安，怒り，恐れなどの感情を言葉で表現させ	感情の表出が，不安や怒りなどの感情を和らげ

【看護の実施】(続き)

看護介入	理論的根拠
る。クライアントとともにできるだけ早期に，ストレスや緊張を緩和する方法を探る。	るのに有用である。
身体的活動を監督のもとで行わせる。	身体的活動によって緊張や活動性亢進は和らげられる。

看護診断

防御的コーピング
　肯定的な自己尊敬に対する潜在的な脅威を知覚し，その脅威から自分を守る自己防護パターンに基づく誤った肯定的自己評価の反復表明

【アセスメントデータ】
- 問題の否認
- 業績の誇張
- 誇大な計画や構想，あるいは自己イメージの肥大
- 派手な買い物
- 不適切，奇妙，あるいはけばけばしい服装・化粧・アクセサリー
- 挑発的，誘惑的な行動
- 性的なアクティングアウト

【期待される成果】

初期にクライアントは
- 自分を価値のあるものとして考えるようになったことを示す。
- 適切な外見(服装，化粧など)を示す。

安定期にクライアントは
- 自分を価値のあるものとして考えるようになったことを言語化する。
- 適切な外見や行動を示す。

地域でクライアントは
- 自分自身の行動を修正するために心理的なコントロールを行う。

【看護の実施】

看護介入	理論的根拠
奇妙な外見や行動，性的なアクティングアウトなどを減らす。情緒的な支持を与える。自尊感情を高める。	好ましくない行動に対してはできるだけ関心を示さないことが重要である。そのような行動を減らすためには，逆の強化よりは関心を向けないこ

【看護の実施】

看護介入	理論的根拠
適宜，肯定的なフィードバックを与える。	とが効果的である。 肯定的なフィードバックはクライアントの成長を強化し，自尊感情を高める。肯定的な面に対して支持することが基本であり，望ましくない行動ばかりに関心を払うべきではない。
最初は達成可能な課題を与える（短時間，容易な計画，あまり重くない責任，作業療法やレクリエーション療法）。徐々に活動や責任の量と複雑さ，あるいは期待する責任を大きくする。それぞれのレベルを達成するごとに肯定的なフィードバックを与える。	複雑な作業や刺激を処理する能力は制限されている。クライアントにとって達成可能は課題は，肯定的なフィードバックを与えるチャンスになる。

看護診断

思考過程混乱
　認知的な働きや活動の破綻

【アセスメントデータ】

- 見当識障害
- 集中力の低下，注意持続時間の短縮
- 連合弛緩（まとまりなく，内容の乏しい観念）
- しゃべり続けようとする心迫（早口で，休みないおしゃべり）
- 考えや話の脱線
- 幻覚
- 妄想

【期待される成果】

初期にクライアントは

- 人物，場所，時間に対する見当識が回復する。
- 幻覚と妄想が減少する。
- 注意力が回復する。
- 他の人と現実的なことを話せる。
- しゃべり続けようとする心迫，話の脱線，連合弛緩が改善する。

安定期にクライアントは

- 人物，場所，時間に対する見当識が回復する。
- 適切な認知機能を示す。

地域でクライアントは

- 自立して仕事や役割を遂行するための集中力と注意力を保つ。
- 妄想や幻覚が消失する。

【看護の実施】

看護介入	理論的根拠
最初は，できるだけ同じスタッフにクライアントを担当させる（躁状態のクライアントを長期間にわたりケアする能力があるかどうかに配慮する）。	クライアントの対応能力は低下していることが多い。一貫したケアによってクライアントは安心感を得られる。躁状態のクライアントのケアは，興奮や活動亢進のために困難で骨の折れる作業である。
ケアプラン1「信頼関係の樹立」を参照。	
必要に応じ，人，場所，時間などを再度認識させる（クライアントを名前で呼ぶ，看護者もクライアントに名前を教える，現在の場所や時間を伝えるなど）。	現実を繰り返し提示することはクライアントにとって具体的な強化になる。
クライアントとともに一定の時間を過ごす。	看護者がそこにいるということが現実そのものである。
クライアントを1人の人間として認めていることを伝える。	行動が受け入れられるものか否かにかかわらず，クライアントを1人の人間として認める。
毅然と，それでいて穏やかでリラックスした態度で接する。	看護者の態度と接しかた次第で，クライアントへの関心，期待，制限，さらに看護者の自己コントロールを伝えることができる。
実行できないような約束をしてはならない。	約束を守ることができなければ，クライアントに不信感を抱かせ，治療的関係を損なう。
破壊的な行動や他のクライアントに望ましくない影響を与える行動には，制限を設ける。	クライアントが適切に自制力を行使できないときには外部から制限を設けなければならない。他のクライアントの身体的安全と精神的ニーズも重要である。
ケアプラン18「妄想」，ケアプラン19「幻覚」，ケアプラン44「敵対行動」を参照。	
できるだけ，周囲からの刺激を減らす。不穏や興奮が増すきざしがあれば，刺激を取り去ったり，クライアントを隔離するなどして対処する。個室あるいは1人になれる部屋が有効である。	刺激に対処する能力は低下している。
クライアントの耐性のレベルに応じて，グループ活動の規模と活動の回数を制限する。	他者に対応する能力，刺激の量や複雑さの増加に対処していく能力は低下している。

【看護の実施】

看護介入　*印はチームケアを意味する	理論的根拠
*一貫性が保たれ治療的に構造化された環境を提供する。クライアントに何が期待されているかを伝え，できるだけ早く，クライアントとともに到達目標を定める。	クライアントは，一貫性と構造（枠組み）から安心を得ることができる。自分が何を期待されているかを知って，初めてその期待に沿うために行動がとれるのである。
達成の見通しの立つ活動をクライアントが計画することを援助する。	注意を持続できる時間は短く，また複雑な刺激に対処する能力は低下している。
競争的な要素の強い活動は避ける。	競争的な状況は敵意や攻撃性を高め，あるいはクライアントの低い自尊感情をさらに強化してしまう可能性がある。
*グループ活動，他のクライアントとの交流，面会などで，クライアントがどの程度の刺激と責任に耐えられるかを評価し，それに基づいて制限を設定する。	クライアントは自らに対して制限を設けることができず，また他者に対処する能力が損なわれていることに気がついていないことがある。
今後の治療や退院の計画に対する感情を適切に表現させる。クライアントが提案する目標と計画が現実的であれば，それを支持する。	健全な感情表出，現実的な計画，退院後の責任ある行動は，肯定的な支持によって強化される。
ケアプラン16「二重診断」を参照。	双極性障害のクライアントは，物質乱用の問題も抱えていることが多い。

看護診断

入浴/清潔セルフケア不足
　自分のための入浴行動/清潔行動を遂行または完遂する能力の障害

更衣/整容セルフケア不足
　自分のための更衣行動および整容行動を遂行または完遂する能力の障害

摂食セルフケア不足
　食事行動を遂行または完遂する能力の障害

排泄セルフケア不足
　排泄行動を独力で遂行または完遂する能力の障害

【アセスメントデータ】
- 基本的なヘルスケアおよびセルフケアのニーズを満たす能力の障害
- 食事や水分の不適切な摂取
- 自分の個人的ニーズへの無頓着
- 個人的なサポートシステムの障害
- ヘルスケアとセルフケアについて判断する能力の欠如
- 個人的なニーズに気がつかないこと

- 活動性亢進
- 不眠
- 疲労

【期待される成果】

初期にクライアントは
- セルフケアを満たすための活動に参加する。
- 適切な栄養と水分の摂取および排泄を回復する。
- 休息，睡眠，活動の適切なバランスを回復する。

安定期にクライアントは
- 適切な栄養と水分の摂取および排泄を維持する。
- 休息，睡眠，活動の適切なバランスを維持する。

地域でクライアントは
- 自立して，個人的ニードを満たす。
- 差し迫った再発の徴候を認識する。

【看護の実施】

看護介入	理論的根拠
クライアントの毎日のスケジュールのなかに休憩，午睡，安静の時間を作っておく。	クライアントは活動性が亢進しているので，休息を必要としている。
クライアントを注意して観察し，疲労の徴候を見つける。睡眠のパターンを観察する。	クライアントは自分の疲労に気がつかなかったり，休息のニーズを無視することがある。
就床時には刺激を減らす（明かりを暗くする，テレビのボリュームを下げる，ぬるめの風呂を準備する）。	騒音その他の刺激を制限することで休息や睡眠が促される。
必要に応じて，気持ちの落ち着く方法や睡眠導入薬を用いる。	それらの処置は，休息や睡眠を助ける。
日中は短時間の午睡のみ許可し，夜間に睡眠をとるという日課を守らせるようにする（夜間はクライアントとのかかわりを制限する）。	夜間に長時間話をするとクライアントの睡眠を妨げてしまう。長時間の話はクライアントを刺激し，覚醒レベルを上げ，クライアントに眠りを期待していないことになってしまう。日中眠りすぎると，夜間の睡眠へのニーズが減り，眠れなくなる。
ケアプラン35「睡眠障害」を参照。	
クライアントの摂取パターン，食物と水分の摂取状況を観察する。それらの出納，カロリーとタンパクの摂取量を記録する。	クライアントは，身体的ニーズに気づかなかったり，口渇や空腹感を無視することがある。
補助的に高カロリーの食事を必要とすることも	活動水準の亢進により，必要な栄養量も高まっ

【看護の実施】

看護介入	理論的根拠
ある。	ている。
持って歩ける食物(ミルクセーキ，サンドウィッチ，スナック類)を与える。ケアプラン54「食べようとしないクライアント」を参照。	じっと座って食べられない，あるいはそうしようとしないときには，簡単に食べられる高栄養の食物が役に立つ。
排泄のパターンを観察する。	クライアントは便意を感じなかったり，それを無視することがある。抗精神病薬の副作用によってしばしば便秘となる。
必要に応じ，口腔内の清潔，入浴，更衣，洗濯などの個人衛生を援助する。	クライアントは，個人衛生に気がついていなかったり，関心をもっていないことがある。個人衛生や身だしなみが適切に機能すると，健康の感覚や自尊感情が強まる。
自分自身のニーズをできるだけ自分で満たすようにさせる。	自尊感情を高めるためには，できるだけ自立を促さなければならない。
不眠，栄養不足，行き届かない個人衛生などの再発の徴候をクライアントに知らせる。	クライアントが，差し迫った再発の徴候を認識できれば，自分で再発を避けるための治療を求める行動をとることができる。

看護診断

知識不足(特定の)
特定の主題に関する認知的情報の欠如または不足

【アセスメントデータ】

- セルフケアに関連する不適切な行動
- 提示された情報についての不正確な記憶
- 提示された情報についての不十分な理解

【期待される成果】

初期にクライアントは

- 自分の疾患，治療，薬剤の安全な使用についての学習に参加する。

安定期にクライアントは

- 自分の疾患について知っていることを説明する。
- 薬剤の副作用や中毒に関する知識を示す。
- 薬物治療において安定したコンプライアンスを示す。
- 通院の継続，薬物治療，定期的な血液検査などの必要性を理解し，同意していることを言語化する。

地域でクライアントは

- 継続的ケアに参加する。
- 自立して薬物管理を行う。

【看護の実施】

看護介入　*印はチームケアを意味する	理論的根拠
*クライアントとその家族や重要他者に，躁行動，双極性障害，その他必要な問題について指導する。	クライアントとその家族や重要他者は，病気の経過や治療継続の必要性についてほとんど，あるいはまったく知らないかもしれない。
*クライアントとその家族や重要他者に，薬剤治療のこと，たとえば投与量，処方どおりに服用する必要性，中毒症状，血中濃度の測定，その他のことを説明する。	リチウムやカルバマゼピンによる治療は重篤な副作用を起こす可能性がある。血中濃度を測定するために，定期的な血液検査が必要である。
*情報は，簡潔明瞭な言葉で説明する。必要ならパンフレットを使って強調しておく。クライアントとその家族や重要他者に，説明したとおりに理解しているか，自分の言葉で言ってもらう。質問，あるいは感想や疑問があったら話してもらう。	クライアントおよびその重要他者は，薬物および中毒についてほとんど，あるいはまったく理解していないかもしれない。クライアントに説明内容を尋ねたり，質問を求めることは，理解不足や誤解をなくすのに役立つ。
*薬剤の効果を得るためには規則的かつ持続的に服用しなければならないことを，クライアントとその家族や重要他者に強調する。具合が良いとか，気分が安定しているということは薬剤を中止する理由にならない。	リチウムやカルバマゼピン，バルプロ酸による維持療法が成功するには，血中濃度が治療域内のほぼ一定したレベルにあることが条件である。

推薦図書

Bouchard, G.J. (1999). Office management of mania and depression: When patients go to extremes. *Clinician Reviews*, 9(8), 49–71.

Dinan, T.G. (1999). The physical consequences of depressive illness. *British Medical Journal*, 318(717), 826.

Gavazzi, S.M. (1997). The understanding mood disorders questionnaire. *Psychological Reports*, 81(1), 172–174.

Irvin, S.M. (1997). Treatment of depression with outpatient electroconvulsive therapy. *AORN*, 65(3), 573–581.

Pinkowish, M.D. (2000). What keeps depressed patients from committing suicide? *Patient Care*, 34(18), 17.

Placidi, G., & Oquendo, M.A. (2000). Anxiety in major depression: Relationship to suicide attempts. *American Journal of Psychiatry*, 157(10), 1614–1618.

ウェブ情報

American Association of Suicidology
www.suicidology.org

American Foundation for Suicide Prevention
www.afsp.org

CDC Violence Prevention Program Suicide Prevention
www.cdc.gov/ncipc/factsheets/suifacts.htm

Johns Hopkins University Department of Psychiatry and Behavioral Sciences, Affective Disorders Section
www.med.jhu.edu/bipolar

National Alliance for Research on Schizophrenia and Depression
www.mhsource.com/narsad

National Depressive and Manic-Depressive Association
www.ndmda.org

National Foundation for Depressive Illness
www.depression.org

National Institute of Mental Health Information
www.nimh.nih.gov/publicat/bipolarmenu.cfm
www.nimh.nih.gov/publicat/depressionmenu.cfm
www.nimh.nih.gov/publicat/depsuicidemenu.cfm

National Mental Health Association
www.nmha.org

Pendulum Resources
www.pendulum.org

第8章 不安障害

　不安は日常生活上のストレスへの一般的な反応である。精神的に健康か病気であるかの判断は，ストレスを処理し，不安に対処するその人の能力をもとにしてなされている。不安や不安に関連する障害に対する看護ケアの一般目標は，彼らが再び日常生活に支障を来さなくなるところまで不安レベルを下げること，および，不安とストレスを，今後も効果的に処理していく方法の学習を援助することである。本章のケアプランでは，いわゆる不安障害に加え，一般概念である不安行動についても取り上げる。

ケアプラン 25

不安行動

　不安とは，自己あるいは自己概念が脅威にさらされた際に現れる心配あるいはおびえである。不安は，明らかな外的脅威に対する反応である恐れとは異なる。不安は人間存在にとって欠くことのできないものと考えられている。不安を来したときに感じる不快感は学習や変化への刺激剤になる。軽い不安は注意力を高め，感覚を鋭敏にする。不安のこのような側面は，成長という観点から積極的にとらえれば，むしろ必要でさえあると考えられている。

　だが不安がより強度になっていくと，人は身動きがとれなくなり，それは有害なものになってしまう。不安のこの側面は，具体的な不安障害，つまりパニック発作とパニック障害，恐怖症，強迫性障害，急性ストレス障害と外傷後ストレス障害，全般性不安障害，物質誘発性不安障害，一般的な身体症状による不安障害など多くの精神障害の中核をなすものとして論じられている。また，不安行動と不安感は，うつ病や摂食障害などのクライアントが抱える他の問題と結びついて出現することが多い。

病因

　問題のある不安や不安障害は，発症の背景として，家族性あるいは遺伝性素因，過剰なストレス，心的外傷的な出来事や状況への直面，他の精神的問題や障害，神経化学的変化などの生物学的要因，あるいは学習された行動という要因が挙げられている。

　また，人は分離不安を経験することもある。これは，将来の不確実さを予期しての不安かもしれないし，あるいは実際の分離に際して起こる不安かもしれない。分離不安は，よちよち歩きの幼児の正常な成長発達，登校の開始や初めて実家から離れるなどの発達上の成熟点あるいは期待される地点として理解されている。分離不安は，それが長期化したり，日常生活全体を変化させたり，その人の日々の生活能力の妨げとなる場合に問題となってくる。また，分離不安は，クライアントが安全な病院環境を離れ，ヘルスケアの専門家のサポートを必要としない自立した生活に戻るための準備が進むにつれて，退院の直前になって起こることもある。

疫学

　不安障害は米国では一般的であり，男女を問わず，また小児でも発症する。有病率は，障害の種類によってさまざまであり，性差により異なっている。

疾病経過

ペプロウ(Peplau, 1963)は，不安の4つのレベルを定義している。

軽度：日々の生活において個人を動機づける通常の不安。刺激は容易に知覚され処理される。そして学習と問題解決の能力は効果的に高められる。

中等度：個人の知覚領域が狭くなり，見る，聞く，理解するなどの能力は低下する。学習は他者の指導でかろうじてできる。周囲の刺激への注意が低下することもあるが，注意を喚起されると気がつく。

強度：小さいことや細かいことに注意を奪われる。知覚領域は著しく狭くなる。また問題解決や学習は困難となる。

パニック：不安の極致である。個人は混乱し，自分自身の安全を保てなくなることもある。動くことや話すことができなくなったり，活動性が亢進し興奮状態になる。

不安は直接観察できるものではなく，行動を通して伝えられる。不安行動を呈している人には生理学的現象も現れる。すなわち，血圧の上昇，脈拍・呼吸数の増加，発汗，顔面紅潮，口渇，震え，頻尿，めまいなどである。さらに嘔気，下痢，不眠，頭痛，筋緊張，目のかすみ，動悸，胸痛などを訴えることもある。生理学的症状や訴えは個人によって異なるが，一般的に不安レベルの増大に従って強くなる。

不安障害の発生・進行・持続期間は，障害によりさまざまである。不安障害は，時間の経過とともに重症度の変動を伴いながら慢性化あるいは長期化することが多い。

一般的介入

不安行動を呈するクライアントに対する治療目標は，治療的環境の確立，クライアントの安全の保証，信頼関係の構築，自尊感情の育成である。不安障害には，薬物治療，とくに抗不安薬と抗うつ薬を投与することが多い。多くのクライアントは不安障害やその関連障害の問題についてほとんど，あるいはまったく理解していない。このため，不安や不安に関連する症状は「乗り越えるべきだ」と感じ，乗り越えられないのは自らの弱さのせいだと感じていることがある。したがって，クライアントと重要他者に対して不安と不安に関連する障害について教育することは重要である。また，看護者は，治療チーム内のスタッフと協働して，必要な資源を判定し，継続治療や支援への紹介などをすべきである。

◆**ケアプランに導入される看護診断**
・不安
・非効果的コーピング
・非効果的健康維持

◆**本書に導入される関連する看護診断**
・身体損害リスク状態
・社会的相互作用障害
・睡眠パターン混乱

看護診断

不安

自律神経系の反応を伴う，漠然とした，動揺した不快な感情または恐怖の感情（原因は本人にはしばしば特定できない，またはわからない）。危険の予知によって引き起こされる危惧の感情。不安は差し迫った危険を警告する変化の合図であり，脅威に対処する方法をとらせることができる。

【アセスメントデータ】

- 注意持続の低下
- 落ち着きのなさ，焦燥感
- 衝動コントロールの弱さ
- 不快感，懸念，無力感
- 活動性の亢進，歩き回ること
- 両手を握りしめること
- 知覚領域の狭窄
- 言語的コミュニケーション能力の障害

加えてパニック不安では
- 危険な刺激や状況を識別できないこと
- 一貫性のない思考過程
- 妄想

【期待される成果】

初期にクライアントは
- 外傷を負わなくなる。
- 心配，不安などの感情について話し合う。
- リラクセーション技法に反応して，不安レベルが低下する。

安定期にクライアントは
- リラクセーション技法を実行する能力を示す。
- 自ら不安レベルを下げる。

地域でクライアントは
- 不安発作がなくなる。
- 不安反応を効果的に抑制することができる。

【看護の実施】

看護介入	理論的根拠
不安レベルが高い（強度あるいはパニック）ときは，常時クライアントのそばを離れない。	クライアントの安全が優先される。不安が強いクライアントは1人にすべきではない。1人でいるとクライアントの不安はますます募る。

【看護の実施】(続き)

看護介入	理論的根拠
刺激が最小の場所,あるいは刺激を減らした場所にクライアントを移す。小さな部屋や隔離室の使用が指示されることもある。	過激な刺激を処理する能力は損なわれている。不安行動は外部の刺激でさらに拡大する。小さな部屋は安心感を高める。空間が拡がるほど,クライアントは混乱し,パニックに陥りやすくなる。
穏やかな態度でアプローチする。	穏やかな態度はクライアントを安心させる。それによってクライアントは,看護者が状況をよくコントロールしていると感じることができる。
短く,簡潔で,明瞭な言いかたをする。	抽象的なことや複雑なことを処理する能力は損なわれている。
クライアントに選択を求めたり,強制することは避ける。	問題解決能力は損なわれている。クライアントはしっかりした判断が困難であったり,あるいはまったく決断できないことがある。
クライアントの不安レベルが高いときや,妄想,滅裂思考などに支配されているときには,臨時薬の使用が指示されることもある。	看護者の言葉に耳を傾けて安心できるレベルにまで不安を軽減させるためには,薬物が必要かもしれない。
看護者は,自分自身の感情と不快や不安の程度を認識する。	不安は人と人との間で相互に伝達される。クライアントの不安は看護者にも影響し,その不安レベルを高めることがある。
リラクセーションの練習への参加を促す。この方法は深呼吸,段階的な筋弛緩,黙想,イメージ想起,静穏で平和な場所への(精神的な)移動などからなる。	リラクセーションは,薬剤を使わずに,効果的に不安を軽減する方法である。
クライアントが自分でリラクセーション技法を使えるようにその方法を教える。	リラクセーション技法を自力で使えるようになると,クライアントは不安行動を意識的にコントロールできるという自信をもつことができる。
軽い不安は,変化するための触媒の働きをするものとして,肯定的に受け止めるようクライアントを援助する。	不安自体が悪であり,役に立たないと理解されているが,それは間違いである。クライアントは不安それ自体を避ける必要はない。

看護診断

非効果的コーピング

ストレス因子の正当な評価を行うことができないこと,訓練でものにした反応を適切に選択できないこと,そして/または入手可能な資源を活用できないこと

【アセスメントデータ】

- ストレスに対処できないというクライアントからの報告
- 他者への過剰な依存
- 回避あるいは逃避的行動パターン
- 効果的でない感情表現
- 対処のための資源の欠如（実際の欠如，欠如しているという本人の認識）
- 自信のなさ

【期待される成果】

初期にクライアントは

- 感情を言語化する。
- ストレスに対する自分の行動を認識する。
- 問題に関する現実的な話し合いに参加する。

安定期にクライアントは

- 問題解決を含むストレスを処理する代替方法を実施できる。
- 現実的な自己評価に基づく将来の計画を話し合う。

地域でクライアントは

- 自力でストレスに対処する行動をとる。
- コーピングスキルを向上させるために地域支援を利用する。

【看護の実施】

看護介入	理論的根拠
自分自身の不安行動を客観視させる。彼らが考えたり感じていることと，それに対応した不安行動との関係を理解できるように援助する。	クライアントは，情緒的問題と不安行動との関係に気づいていないかもしれない。
不安行動の早期徴候を自覚できるよう援助する。	不安行動の始まりを早く自覚できればできるほど，その反応を速やかに変化させることができる。
ストレスや不安を処理する方法について，クライアントが比較的穏やかなときに一緒に考える。	不安レベルの低いときのほうが，問題解決に取り組みやすい。
感情の言葉による表出を促す。何が脅威になりうるのか，あるいは何が不安の原因になりうるのかを認識させる。できるだけ明確にするように促す。	不安を引き起こしているストレスがはっきりして具体的になればなるほど，クライアントはそれらの状況に適切に対処できるようになる。
問題を解決するための段階的なアプローチ（問題を明確にする→代替方法を見つける→その成果を評価する→意思決定する）を指導する。	クライアントは問題を見極め解決するための論理的なプロセスを知らないことがある。
自分自身とその能力を現実的にとらえようとするクライアントの積極的な行動を支援する。	クライアントの自信や自己評価の能力を高めることは，彼らの自己信頼感を高める。

【看護の実施】(続き)

看護介入	理論的根拠
できそうであれば，問題にアプローチする前に，不安軽減法を実施してみるよう促す。	不安レベルが低いときのほうが，問題解決過程を効果的に活用することができる。
選択した方法の成果を評価させる。もし最初に選んだ方法でうまくいかなかったら，引き続き別の代替方法を試してみるように援助する。	クライアントは，失敗しても切り抜けられること，そして失敗も学習の一段階であることを学ぶ必要がある。
クライアントがリラックスの方法や感情表現の方法，あるいは問題解決法などを身につけたときには肯定的なフィードバックを与える。	肯定的なフィードバックで望ましい行動の継続が促進される。
不安反応を引き起こすかもしれない問題をクライアントが予測するのを援助する。ロールプレイは予測される困難に対処する準備をしておくのに役に立つかもしれない。	予測される困難に対処するための計画を立てておくことは，クライアントの不安を軽減し，分離不安を最小限にとどめるのに役立つかもしれない。

看護診断

非効果的健康維持
　健康を維持するための援助を見出し，管理し，そして/または探し出すことが不可能

【アセスメントデータ】
- 消化器系の不調，食欲不振に関する頻繁な訴え
- 睡眠パターンの障害
- ストレスや不安に対処できないこと

【期待される成果】

初期にクライアントは
- バランスのとれた食事を摂取する。
- ぐっすり眠れるようになる。
- 関連する問題を認識する。

安定期にクライアントは
- 生理学的にバランスのとれた状態を維持する。
- 関連する問題の治療が指示されたときには，治療を求める意思を言語化する。

地域でクライアントは
- 必要に応じてフォローアップケアや支援グループに参加する。
- 自力で生理学的ニーズを満たす。

【看護の実施】

看護介入　*印はチームケアを意味する	理論的根拠
クライアントのエネルギーを建設的な方向へ向ける。全身を使う活動(散歩，ランニング，掃除，体操など)への参加が最も良い。	身体的活動でクライアントは過剰なエネルギーを発散させることができる。身体の筋肉を使い，次にそれを弛緩させることで睡眠が促進される。
就寝時の習慣を実施させる。クライアントが以前に用いていた方法を試してみる(ぬるめの風呂，温かいミルク，読書など)。ケアプラン35「睡眠障害」を参照。	緊張を解きほぐす就寝時の習慣は，睡眠と休息を促す。
栄養のある食事を勧める。食事時は落ち着いた雰囲気を配慮する。食事中やその前後は情緒的な問題を話題にしない。	ゆったりと食事することは，消化を助け，消化器系の不調を防ぐ。クライアントは，不安に対処する方法として，食べること(あるいは，食べないこと)を用いることがある。
*確認されている関連問題(たとえば，摂食障害，心的外傷後ストレス，虐待)について治療を継続させる。あるいは支援グループを紹介する。	過去に心的外傷の体験がある場合，高いレベルの不安を引き起こすことがある。これらの問題に対する治療は，しばしば長期間を必要とする。

ケアプラン26

恐怖症

　恐怖症は，ある出来事や状況，あるいは行為や対象に対する不合理で持続する恐れである。クライアントは，その恐れが不合理であることを認識してはいるが，それを食い止めることができない。多くの場合クライアントは，恐怖反応の原因となることを回避することができるため，治療を求めようとはしない。恐怖性行動がきわめて日常的なことや回避しがたいことによって生じるとき，あるいは回避行動が極端になり日常生活に支障を来すようになってはじめて，治療を求めるのが一般的である。

　恐怖症のタイプがいくつか説明されている。

　広場恐怖は，個人が，まるで「罠」にでもかかったように，逃げるに逃げられない，あるいは助けが得られないかもしれないと感じてしまうような場所や状況にいることの恐怖である。重症例では，出前を頼み，配達された食べ物や必要な物を使って，自宅やアパートに数カ月，場合によっては数年間も閉じ込もっているという報告がある。

　社会恐怖は，公衆の面前で，自分が恥をかく，あるいは困惑してしまうような行動をとるかもしれないという恐れである。この結果，他人の前で食べること，公共の洗面所を利用すること，簡単な質問に答えること，世間話に加わることなどができなくなる。

　特定の恐怖症は，高所，動物，水などのように容易に特定できる，特定の刺激への恐れである。特定の恐怖症の場合，刺激を避けることが容易であり，治療が必要とはみなされていない。治療は，その不合理な恐れが日常生活を阻害したり，そのことの苦痛が大きい場合にのみ考えられる。

　恐怖症のクライアントは，恐怖の対象に直面したときに激しい不安におそわれ，パニック発作を起こす。パニック発作は，特定の身体症状あるいは認知症状を伴う，「現実には存在しないなかで，はっきりと他と区別される強い恐怖または不快感の期間」である。その症状は，発汗，震え，喉が詰まる感じ，息苦しさ，頭が軽くなる感じ，『「気が狂うこと」または「コントロールを失うこと」に対する恐怖』（APA, 2000, p. 430）である。同様に，恐怖を引き起こすような状況に直面しなければならないことを予期した場合には，予期不安を示すことがある。この予期不安が激しい場合には，恐怖を引き起こすような状況を回避させてしまう。

病因

　恐怖症のクライアントの主たる反応は不安である。恐怖症で生じる不安と他の

不安反応との明確な違いは，恐怖反応としての不安は，不安に対する特定のきっかけがあり，クライアントがこのことを自覚している点である。恐怖症は，家族性に発症し，遺伝性があるという報告はあるが，すべての場合で認められているわけではない(APA, 2000)。

疫学
　恐怖症の有病率は，一般に男性より女性に高い。恐怖症の有病率は一般に3〜13％と推定され，社会恐怖が最も多い。

疾病経過
　恐怖症の発症年齢は，小児期，青年期，あるいは成人早期に最も多い(APA, 2000)。その発症は，急激であったり(とくにパニック発作で)，段階的であったりする。段階的である場合は，症状が高まって治療を求めざるを得ないほどに機能が障害されたり，苦痛を感じたりすることがある。恐怖症，なかでも社会恐怖はとくに心的外傷を与える出来事や体験によって引き起こされる。恐怖症は，恐怖が高まったり弱まったりしながらも慢性に経過することが多いが，成人期に寛解をみることもまれではない。

一般的介入
　一般に，恐怖性行動は系統的脱感作を含む行動療法を用いて治療する。この技法は，簡単に使うことができ，特定の恐怖症のクライアントについては，最も効果的な援助方法である。広場恐怖のクライアントで，パニック発作に加えて機能障害が重度の場合には，最も複雑で長期的な治療が必要となる。パニック発作のあるクライアントでは，抗うつ薬や抗不安薬を含む薬物療法が用いられることもある。

◆**ケアプランに導入される看護診断**
・恐怖
◆**本書に導入される関連する看護診断**
・非効果的コーピング
・非効果的役割遂行
・社会的相互作用障害
・不安

看護診断

恐怖
　意識して危険であると認識した脅威の知覚に対する反応

【アセスメントデータ】
- 予期不安(恐怖の対象について考えたとき)
- パニック(恐怖の対象に直面したとき)

- 対人関係，社会的あるいは職業上の機能を阻害するような回避行動
- 恐怖の非合理性を認識していること
- 恐怖症性の恐れの背景をなす困惑
- 治療を求めざるを得ないような不快感

【期待される成果】

初期にクライアントは
- 恐れと不快感を言語化する。
- 不安が減少してくれば，リラクセーション技法に反応する。

安定期にクライアントは
- 不安のレベルを自分で効果的に低下させる。
- 回避行動を減らす。

地域でクライアントは
- 社会的役割と職業的役割を効果的に果たせる。
- 不安反応を効果的に処理する。

【看護の実施】

看護介入　*印はチームケアを意味する	理論的根拠
感情を隠さずに表現することを認める。最初は恐怖を起こす状況についてはとくに話し合わずに，クライアントの困惑している感情，治療を求めざるを得なかった理由などに焦点を合わせるほうがよい。	クライアントは，1人でその状況に対処できなくなっており，とくにその恐怖が非合理的であることをわかっているので，なおさら不安が増幅していることが多い。
*クライアントや家族，重要他者に対して恐怖性反応についての教育をする。クライアントを悩ませている「神話」を一掃する必要がある。たとえば，たいていの人は，恐怖症の人に対して，必要なことはその恐怖状況に面と向かって立ち向かうことであり，それによって乗り越えられるなどと言うものである。	クライアントや家族，重要他者は，恐怖症や不安に関する知識をほとんど，あるいはまったくもっていないかもしれない。「神話」は，しばしば治療の妨げになる。重要他者からのサポートは，治療が成功し，長続きするチャンスを高める。
不安を軽減し，不安発作をコントロールする方法を学ぶことができるということを，クライアントに保証する。	クライアントは，大きな自信を得ることができる。それによって不安のコントロールに成功するチャンスが高まる。
クライアントにその準備ができるまでは，恐怖状況への直面化を強制しないことを保証する。	極度の不安を生じさせる状況に対しては，それに対処できる準備ができるまで，直面することを求められないことがわかれば，クライアントは安心することができる。
恐怖の誘因となっているものと，日常生活を妨害している回避行動に関連する問題とを区別でき	恐怖状況は通常，クライアントが治療を求めるかなり前から存在している。クライアントは，何

【看護の実施】

看護介入	理論的根拠
るように，クライアントを援助する。	が問題なのかはっきりしない漠然とした不安を体験している。
段階的なリラクセーション技法を指導する。深呼吸，特定の筋肉に注意を集中させてその緊張を解放すること，静かで穏やかな場所にいる自分を想像することである。	クライアントは，治療に参加するために，不安を低下させる能力を身につけなければならない。
苦痛がなくなり，安心できるまでリラクセーションを行うようにクライアントを励ます。	クライアントは，不安が生じたときに，いつもリラクセーション技法を活用できるようになれば安心感をもてるに違いない。
クライアントに対して系統的脱感作を詳細に説明する（下記参照）。	わからないという状況は，不安を倍増させる。
どの段階でも，必要なだけ十分に時間をかけてよいということを保証する。	このことは，クライアントのコントロール感を高め，不安の軽減に役立つ。
恐怖に関係する状況についてランクづけしたリストを作る。つまり，クライアントにとって不安の少ない状況から極度の不安を生む状況までをランクづけてみる（たとえば，犬に恐怖をもつクライアントは，犬の絵を見るという状況を最初に置き，最後の段階として実際に犬をなでてみることを置くことだろう）。	状況をランクづけることは，系統的脱感作の最初の段階である。
最も不安が生じない状況から始める。不安が減少するまでその状況での段階的リラクセーションを行わせる。その状況が苦痛でなくなったら，リストの次の課題に進む。この手続きを繰り返す。	クライアントは，最初は，ほとんど不安が生じない状況でうまく対処できるであろう。クライアントは，現在取り組んでいる状況を克服するまでは，より困難な状況に進むことはできない。
もし不安が高まり，コントロールできないと感じ始めたときには，苦痛を伴わずにうまく対処できた前の段階に戻る。そして，ゆっくりと次の段階に進む。	コントロール感を得られない段階に長くとどまりすぎると，クライアントの自信を損なってしまう。不安への対処に関する能力に自信をもつことが，クライアントにとっては重要である。
各段階で，クライアントの努力に対する肯定的なフィードバックを与える。クライアントが，各段階でうまく対処しているという評価を伝える。全部の過程をうまくやることだけが成功であるとみなさないようにする。	こうすることで，成功を体験し，自信をもつという機会が増し，結果的に不安を克服するチャンスが全体的に高まる。
以前に確認した回避行動が，系統的脱感作の進展に一致して少なくなっているかどうかについて，クライアントと話し合う。	クライアントが恐怖やそれに伴う不安にうまく対処していれば，回避行動は減少するはずである。

【看護の実施】(続き)

看護介入	理論的根拠
脱感作が完了した後にも特定の回避行動が持続している場合は，回避行動自体をケアの対象として扱う必要が出てくる。	もし，恐怖状況がコントロールできるようになっても，日常生活に支障を来すような回避行動が除去されない場合は，さらなる治療的かかわりが必要になる。また，クライアントが体験している困難が，クライアントが思い込んでいるところとは異なり，実は恐怖状況とは関連していない場合も考えられる。

ケアプラン 27

強迫性障害

　強迫思考は，執拗に持続する，強制的な思考である。クライアントにとっては厄介なものであり，非常に強い不安を引き起こす。強迫行動は儀式的行動であり，通常は反復行動である。具体的には，過度な手洗い，行動の確認や再照合などであり，これによって不安をコントロールしたり，強迫思考を抑えたり，鎮めようとする努力とも考えられる。

　強迫性障害(obsessive-compulsive disorder; OCD)は，強迫観念や強迫行動を特徴とし，クライアントにとって非常に強い苦痛を生じ，著しい障害を引き起こす。成人期のクライアントは，ある時点で，強迫観念または強迫行為が過剰あるいは非現実的であるということを認識している(APA, 2000)。

病因

　強迫思考や強迫行動は過度の不安に対処するための手段である。行為の繰り返しに没頭することで，クライアントは不安をコントロールし，強迫思考を処理している。強迫行動は，受け入れられない不安や衝動から自分自身を守るために必要なものとして了解される防衛パターンである(Gournay, 1998)。

　個々の強迫思考や強迫行動は，クライアントの不安や葛藤の表れであるかもしれない。強迫思考の多くは，宗教的なものあるいは性的なものという特徴をもつ。また，強迫思考は破壊的であったり妄想的であるかもしれない。たとえば，自分にとって大切な人を殺してしまうのではないかと悩んだり，自分は癌であるとか，妊娠していると確信するなど。クライアントは，自分自身や他者に関する非現実的でとうてい達成できないような厳格な規範にとらわれることもある。多くの人々がなんらかの強迫思考や強迫行動を抱えているが，治療を求めることはない。クライアントが治療を求めるのは，強迫思考や強迫行動によって生活の機能全体が妨げられたり滞ったときである(Gournay, 1998)。

疫学

　強迫性障害の有病率は，成人では性差は認められないが，小児期では，女子より男子に多く発症し，また，家族性の発症についてある程度立証されている。OCDの生涯有病率は，2.5％である。OCDは，うつ病，恐怖症，摂食障害，人格障害，トゥレット障害，睡眠障害，アルコールや抗不安薬の過剰使用を含む，他の精神問題や精神障害に付随して起こる可能性がある(APA, 2000)。

疾病経過

強迫性障害のクライアントの多くは，青年期，あるいは成人期早期に発症するが，小児期に始まることもある。ほとんどの場合，発症は緩徐であり，悪化と軽快を繰り返しながら慢性の経過をたどる。

一般的介入

治療の初期においては，強迫行動を妨げてはならない。最初は，有害で危険な状況や行動に限って介入すべきである。初期の看護ケアで必要なのは，クライアントが儀式を遂行するのを妨げないでおくことである（それらが害にならないかぎりは）。強迫行動に対して過度に関心を示したり，それを禁じようとすると，クライアントの不安は増加する。看護ケアの目標は，主として，安全の保証，治療的環境の提供，不安の軽減，そして自尊感情をはぐくむことに置くべきである。

◆ケアプランに導入される看護診断
・不安
・非効果的コーピング

◆本書に導入される関連する看護診断
・非効果的健康維持
・身体損傷リスク状態
・思考過程混乱
・社会的相互作用障害

看護診断

不安

自律神経系の反応を伴う，漠然とした，動揺した不快な感情または恐怖の感情（原因は本人にはしばしば特定できない，またはわからない）。危険の予知によって引き起こされる危惧の感情。不安は差し迫った危険を警告する変化の合図であり，脅威に対処する方法をとらせることができる。

【アセスメントデータ】
- 強迫思考（破壊的，あるいは妄想的なことがある）
- 強迫行動，儀式的行動（たとえば，繰り返し手を洗うなど）
- 自傷，その他の身体的問題（過度の手洗いによる皮膚損傷）
- 清潔や整頓へのこだわり
- 恐れ
- 罪責感
- 感情の否認

【期待される成果】

初期にクライアントは
- 自己を傷つけることがなくなる。
- 不安,恐れ,考え込み,攻撃的行動などが減少する。

安定期にクライアントは
- 恐れ,罪責感,不安などの感情を言語化する。
- 安全なやりかた,非言語的な感情表現をする。

地域でクライアントは
- 自立して,不安反応を処理する。

【看護の実施】

看護介入	理論的根拠
クライアントが自傷や危害を試みるときには,隔離や抑制,さもなければ別の方法でクライアントを保護する必要があるかもしれない。	クライアントの身体的安全,健康,幸福が優先される。
危険な行動に代わる身体的に安全な行動を試みさせる。その新しい行動が,たとえ強迫的,あるいは儀式的な行動であったとしても。たとえば,クライアントが自分を傷つけようとしているときは,代わりに紙を引き裂かせてみる。	代替行動は,クライアントの強迫行動への要求を満たす一方で,クライアントの安全を守り,これらの行動が減少するきっかけにもなる。
クライアントの行動が危険なものでないかぎり,最初は,強迫的行為への関心を示さない。	強迫行為を妨げたり,注意するとクライアントの不安を強めてしまう。
心配事,生活上のストレス,不安,恐れなどを自分の言葉で話してみるように促す。	感情を直接的に扱うことはクライアントの不安を減らすのに役立ち,それにより強迫思考,考え込み,強迫的行為が減少する。
クライアントにとって受け入れやすい方法(話す,泣く,身体的な活動など)で感情を表出させる。	最初,クライアントは,感情表出の方法のうちある種のものに対しては不快に感じていたり,受け入れられないと感じているかもしれない。
もしクライアントが黙り込んでいるならば(たとえば,自分は価値がないと考えて),まずは,そのクライアントの感情を認めてあげること。それから肯定的な方向を目ざして相互作用を立て直すことを試みる。クライアントが自分の感情を具体的にどのように受け止めているか,また,それらの感情の実現可能な処理方法について話し合う。もし,クライアントが黙り続けるようなら,一時的に関心を向けないようにする(クライアントには,別のことについて話し合いたいと思って	関心を向けないことによって,黙り込むという行動を強化することなしに,それを減らすことができる。また,情緒的な問題にクライアントがもう一度新たに焦点を当て直すよう促すことは,不安や考え込みを少なくするのに役立つかもしれない。

【看護の実施】(続き)

看護介入	理論的根拠
いると述べ，いつクライアントのところへ戻ってくるか，あるいはいつまた相互作用をもてるかを伝える)。	
クライアントが妄想による恐れを抱いているときは，これらの恐れの「論理」に対してクライアントと議論しないようにする。クライアントの感情を認め，手短に現実的なこと(「検査では妊娠の徴候はみられませんでした」というように)を呈示し，そして具体的な話題で会話を進める。	妄想は(誤っているにもかかわらず)強固な確信である。しばしばクライアントは表面的には「論理」でそれを補強する。妄想について議論していると，妄想的な確信を強化してしまい，せっかくのかかわりがむだになってしまう。相互作用のなかに具体的な話題を取り入れることで，現実を強化できる。
最初は，たとえば1時間に10分間ずつ，強迫思考や儀式的行動に没頭してもよい時間をクライアントに与える。残りの時間は，その他の感情や問題，行動に関心を向けるよう求める。徐々に許される時間を減らす(1時間に10分→2時間に10分というように)。	時間の制限を設けることは，これらの思考や行為がクライアントの生活のなかでいかに重要であるかを認めてしまうことになるが，それ以上に，クライアントがその他の感情や問題に焦点を当てていくことにつながる。

看護診断

非効果的コーピング

ストレス因子の正当な評価を行うことができないこと，訓練でものにした反応を適切に選択できないこと，そして/または入手可能な資源を活用できないこと

【アセスメントデータ】

- 意思決定や選択に関する両価性
- 強迫思考や強迫行動により日常生活に支障を来すこと(失業，家族からの孤立や家族の離散など)
- 標準からの逸脱を許容できないこと
- 考え込み
- 低い自尊感情
- 自分には価値がないという感情
- 洞察力の欠如
- 儀式的な行動のために，日常生活活動や作業の遂行が困難であったり，遅くなること

【期待される成果】

初期にクライアントは
- ストレス，不安，葛藤を認識する。
- 現実的な自己評価を言語化する。
- 適切な栄養や水分の摂取と排泄を確立する。
- 休息・睡眠・活動のバランスを確立する。

安定期にクライアントは
- ストレスや不安に対処する代わりの方法を見つける。
- 日常の規則的な活動を行える。
- 疾患，治療計画，安全な薬物の使用に関する知識を言語化する。

地域でクライアントは
- 強迫思考や儀式的行動が，自立した生活が可能なレベルまで減少する。
- ストレス，不安，生活状況に対処するための代替方法を実践する。
- 適切な生理的機能を維持する。
- 必要に応じて，継続治療をやり遂げる。

【看護の実施】

看護介入	理論的根拠
クライアントの摂食，水分摂取，排泄のパターンを観察し，必要に応じて援助する。	クライアントは身体的なニーズに気づいていなかったり，口渇，空腹，便意などがあっても，それを無視していることがある。
クライアントの睡眠パターンを観察，評価し，刺激を少なくしたり，背をさすったり，その他の(睡眠を誘うような)安楽ケアや薬物を用いて，睡眠導入の工夫をする。	騒音やその他の刺激を少なくすることで，休息と睡眠が促される。安楽ケアや眠剤は，リラックスして眠りにつくクライアントの能力を高めるだろう。
クライアントが日常生活活動(個人衛生，睡眠の準備など)を完全に行うためには，時間の超過を認めたり，直接声をかけて指導することが必要な場合がある。	クライアントの強迫思考や儀式的行動は課題遂行を妨害したり，それに必要な時間を長くしてしまう。
不安が(感情を認識し，それを表現することで)減少し，信頼関係が確立したら，クライアントの思考と行動，およびそれらをどう感じているかを話し合う。不安の増大に対処する代わりの行動や方法を見出すことができるように援助する。	クライアントは不安を直接的に処理できるように，その対処法を学ぶ必要がある。そうすることで，不安や他の感情の処理に対して自信をもてるようになる。
強迫行動の頻度を徐々に減らすように励ます。クライアント(あるいはスタッフ)は，その行動の通常の頻度を確認し，そのうえでその減少を記録していくとよいだろう。	強迫行動の頻度を徐々に減らし新たな行動に置き換えていくことで，その移行に際してのクライアントの不安は少なくなり，成功と自立の手応えがもたらされるだろう。

【看護の実施】(続き)

看護介入　*印はチームケアを意味する	理論的根拠
正直に興味と感心を伝える(お世辞を言ったり,不正直であってはならない)。	看護者がクライアントの傍らにいて,関心を示すことで,彼らを価値ある人間として認めていることが伝わるだろう。自尊感情の低いクライアントは,お世辞や不適当なほめ言葉を受けてもなんら益するところがない。誠実で真摯な称賛を受けると,クライアントの自尊感情は強化される。
クライアントが活動,治療,相互作用に参加することを支持する。達成が容易な,あるいは楽しいと感じられるような活動に参加する機会を与える。	複雑な作業,活動,刺激に対処する能力,および他者とかかわる能力は制限されている。達成可能で,また楽しめるような活動によって自尊感情は高められるだろう。
*病気に関すること,治療,薬物療法について,クライアントと家族,あるいは重要他者に教育する。	クライアントと家族,あるいは重要他者は,クライアントの病気,治療,薬物療法に関する知識をほとんどあるいはまったくもっていない場合がある。
*もし継続治療が指示されたときは,それに参加するように励ます。	クライアントは,強迫思考への対処のために,長時間にわたり困難を抱えることが多い。

ケアプラン 28

心的外傷後ストレス障害

　心的外傷後行動は，どんな人にも重大な心痛を与えると思われる，通常の人が体験する範囲を超えた衝撃的な出来事や状況を体験した後に現れる。心的外傷を与える出来事は，自然災害による場合と人為的な場合とがある。人為的なほうが自然災害による場合よりも，その心痛の程度は重いようである。心的外傷後ストレス障害(posttraumatic stress disorder; PTSD)は，心的外傷を与える出来事への暴露後に現れる症状であり，少なくとも1カ月継続する。その症状は，その出来事の再体験，その出来事と関連する刺激の回避，他者からの孤立や活動への無関心などの全般的反応性の減退，過度の警戒心や睡眠困難のような覚醒亢進症状である(APA, 2000)。

病因
　心的外傷後行動を引き起こす体験としては，レイプや暴行のような暴力犯罪，戦争体験，近親相姦，その他の虐待，地震，洪水，ハリケーン，その他の自然災害または大事故，傷害などがある(Rogers & Liness, 2000)。また，心的外傷後行動は，特定の体験という観点から述べられている。レイプされた後の「レイプによる心的外傷症候群(rape trauma syndrome)」，第二次世界大戦中の広島や長崎での原爆被害の生存者やナチ強制収容所での生存者の行動をもとにした「生存者論(survivor theory)」の主旨などがその例である。
　心的外傷に伴う行動は，悲嘆の反応と類似している。そして入院場面でみられる心的外傷後行動の多くは，引き延ばされた悲嘆，または悲嘆のプロセスの失敗という観点からとらえられよう。悲嘆と同様，心的外傷に続いて一定期間のショックと否認がある。

疫学
　米国でのPTSDの有病率は，一般人口の約8％である。とくにレイプ，戦争あるいは人種的な大量虐殺のような強度のストレスに直接さらされた経験をもつ人々の半数以上が，この障害を抱えている。

疾病経過
　PTSDの症状は，通常外傷を受けてから3カ月以内に始まるが，数年も遅れて症状が現れることもある。これと同様に，3カ月以内に症状が解消することもあれば，1年以上持続することもある。また，もととなった出来事を思い出させるような刺激にさらされることによって再発することもある。

「レイプによる心的外傷症候群」を呈する女性たちもまた，悲嘆が遷延化したり遅延することがある。この回復過程は，急性期，外部環境への適応期，再統合という3段階からなるといわれている(その間，否認，恐れ，怒り，罪責感，抑うつを呈する)。

一般的介入

　心的外傷後行動のクライアントをケアする際の看護のポイントは，この悲嘆のプロセスの進展を促すということである。看護目標としては，クライアントと他者の安全の保証，クライアントの自尊感情を高めること，自分の感情を他者に伝える技術を身につけるように援助することである。

　心的外傷にまつわるクライアントの感情，とくに罪責感や恥辱心は，クライアントの宗教上の信念や文化的価値に強い影響を受ける。このようなクライアントをケアする際，看護者は，宗教や文化的要因を意識することが重要である。怒りは，心的外傷後行動の主要な症状である場合が多い。それは，暴力や虐待行動として公然と現れることもあるし，抑うつとしてひそかに内在化して現れることもある。心的外傷からの回復には，長期にわたる治療と支援が必要となる。したがって，急性期から継続的に支援を受けるための現実的な治療計画を作成し，実施するための援助を行う。

　レイプの被害者，ベトナム戦争や湾岸戦争の退役軍人，近親相姦の犠牲者，および他の心的外傷体験をもつ人々は，正常で健康な人々の誰もが重大な心的打撃を受けるであろう出来事を体験しているのである。このような事件に続く悲嘆や，それに伴う感情をいかに乗り越えて立ち直っていくかは，彼らが他者(個人的な関係と専門家とのかかわりの両方)から受ける理解と支持にかかっている。不幸なことに，これらの他者は，ほとんどの場合自分の抱く感情におびえてしまう(たとえば，心的外傷体験者は，それらの体験は誰にでも起こりうることを他者に思い出させ，安全感，幸福感，自制心を脅威にさらす)。あるいは他者は，その出来事に対する理解が足りず，必要な支持を与えることができない場合もある。したがって，看護者にとって基本的に重要なことは，レイプ，近親相姦，戦争のような体験の本質とそれに続く反応や悲嘆に関して，その偏見を払拭するように，クライアント，家族や重要他者，地域に対して教育を行うことである。

◆**ケアプランに導入される看護診断**
・心的外傷後シンドローム
・対他者暴力リスク状態

◆**本書に導入される関連する看護診断**
・悲嘆機能障害
・不安
・非効果的コーピング
・睡眠パターン混乱
・非効果的健康維持
・社会的孤立
・自己尊重状況的低下

- 非効果的役割遂行
- 自殺リスク状態

看護診断

心的外傷後シンドローム
心的外傷性の抗しがたい出来事に対する持続的な不適応反応

【アセスメントデータ】

- 心的外傷体験のフラッシュバックあるいは再現
- 悪夢，またはその出来事や他の心的外傷体験を繰り返し夢見ること
- 抑うつ
- 感情の否認または情緒麻痺
- 感情の投影
- 感情表現の障害
- 怒り（潜在性のこともある）
- 罪悪感や良心の呵責
- 低い自尊感情
- フラストレーションと焦燥
- 不安，パニック，分離不安
- 恐れ；（レイプの犠牲者が男性一般に恐れを抱くように）置き換えられたり，普遍化されていることもある。
- 集中力の障害
- 愛情表現や共感を示せないこと
- 喜びを体験できないこと
- 対人関係の障害，夫婦の問題，離婚
- 対人関係における虐待
- 性的問題
- 物質乱用
- 職業上の問題
- 身体症状

【期待される成果】

初期にクライアントは

- 心的外傷を引き起こした出来事を認める。
- 身体症状が減少する。
- 悲嘆することの必要性を言語化する。
- 適切な休息・睡眠・活動のバランスを確立する。
- 不安，恐れ，罪責感などが減少する。
- 治療プログラムに参加する。

安定期にクライアントは

- 悲嘆のプロセスをたどり始める。

- 破壊的でない方法で直接的に，隠さず感情を表現する。
- 自身の強さと弱さを現実的に認識する。
- ストレスへの対処能力が高まったことを示す。
- 物質の乱用をやめる。
- 必要に応じて，病気についての知識，治療計画，薬物の安全な使用について言語化する。

地域でクライアントは
- 心的外傷体験が病院以外の生活に統合されるきざしを示す。
- 地域社会でのサポートシステムを見つける。
- 退院後の経過観察や継続治療が指示されたときは，計画に沿って行動する。

【看護の実施】

看護介入　*印はチームケアを意味する	理論的根拠
脅威を与えない，専門家らしい態度でクライアントにアプローチする。	クライアントは権威者とのかかわりに抵抗があったり（PTSDクライアント），男性を恐れたり（レイプの被害者），あるいは脅されていると感じやすくなっていることがある。
もし可能ならば，最初は同一スタッフにクライアントを担当させる。その際には性の問題に関するクライアントの感情に配慮する。経過とともにクライアントとかかわるスタッフの数や顔ぶれ（女性にしたり男性にしたり）を少しずつ増やす。	最初はクライアントとかかわるスタッフの数を制限するほうが，親密さや信頼が促進されるだろう。クライアントは，男性のスタッフ（レイプクライアントの場合）や女性のスタッフ（PTSDクライアントの場合）からケアを受けることに関して，強い恐れや不信感を抱くことがある。このような感情は，これまでの専門家とのかかわりのなかで強化されているかもしれない。どのようなケースにおいても，このことを考慮しておかなければ，治療関係は損なわれてしまう。
*クライアントの体験や心的外傷後の行動について，スタッフ全員が理解を深める。	クライアントの体験に関して理解を深めることで，偏見は払拭され，また，クライアントの感情と彼らの体験の詳細について知ることができる。
クライアントの心的外傷体験と，現時点での彼らの感情や行動に対する自分自身の感情を吟味し意識化する。その感情を表出し，克服するために，他のスタッフと話し合う。	戦争体験や性的暴力のような出来事は，他者に強い感情を呼び起こし，まさに脅威そのものとなることがある。これらの感情は，性，モラル，安全，幸福の問題に関連する。このようなことによって看護者は，自分の類似した体験や自分自身の弱さを思い出してしまうかもしれない。看護者は，感情を無意識的に投影したり，問題を回避したり，あるいはその他の非治療的なかかわりをしないために，自分自身の感情を意識化しておくこ

【看護の実施】

看護介入　*印はチームケアを意味する	理論的根拠

クライアントとのかかわりにおいては，批判を差し挟まない態度を保つ。

クライアントが自分の体験に関して内在化させているかもしれない非難を強化しないことが大切である。

ケアの一貫性を保つ。行動に制限を設け，それを維持する一方で，クライアントを1人の人間として認めていることを伝える。

クライアントは，制限と治療関係を試すことがある。受容，信頼，権威などに関連する問題が，心的外傷後行動でしばしば生じる。

*物質乱用の既往についてアセスメントする（重要他者からの情報が役立つ）。

クライアントは，物質乱用の既往があったり，または現在も情緒の鎮静（もしくは解放）を目的に物質を使用していることが多い。

入院中は物質の常用や乱用に注意する。このような行動に対する処置を定めて実施する。クライアントやクライアントグループをこれらの決定の場に参加させることは有用である。

病院内での物質乱用は治療や制限の効果を妨害し，クライアントの健康を危険にさらす。クライアントやクライアントグループが参加することで，病院内のもめごとやもめごとの要因の1つでもある物質の常用は減少するだろう。

*物質常用がクライアントの中心的な問題である場合は，物質依存の治療プログラムに紹介するのが適当だろう。

物質常用の問題は，クライアントの生活と行動のあらゆる領域に影響するので，直接的な対処が必要である。

体験について話すように促す。クライアントの判断と認識には受容的，かつ批判を差し挟まない態度で対応する。

体験を再び語ることで，クライアントは現実に何が起こったのかを認識し，それに対する感情を明らかにし，克服することが可能になる。

話す，書く，泣くなどクライアントにとって苦痛の少ない方法で自分の感情を表現するよう促す。

感情の認識と表現は，悲嘆のプロセスにおける中心的課題である。

とくに怒り，罪責感，激怒の表現を促す。

これらの感情は心的外傷を経験したクライアントに多く起こるものである。とくに彼らは，他者が死んでしまったのに自分は生き残ってしまったこと，あるいは自分が生き残るためにとった行動に対する生存者の罪責感（戦争で他者を殺したこと，レイプを耐え忍んでしまったこと）を抱いていることがある。

*クライアント，家族，あるいは重要他者に心的外傷後行動とその治療について教える。

クライアント，家族，あるいは重要他者は，心的外傷後行動についての知識をほとんどあるいはまったく持ち合わせていないことがある。知識を得ることで，不安や罪責感が緩和され，回復への望みが高まるだろう。

【看護の実施】(続き)

看護介入　*印はチームケアを意味する	理論的根拠
*クライアントの状態に応じ，グループ療法や心的外傷に関連したサポートグループのなかで，あるいは他のクライアントとの個人的な会話のなかで，感情と体験を話し合えるように励ます。	クライアントは自分の感情を他者が受け入れ，共感してくれることを知る必要がある。同じ経験をした仲間やサポートグループの人々は，クライアントが必要としている理解，支持，体験共有の機会などを与えてくれる。
感情を表現し，体験を共有できたときには，肯定的なフィードバックを与える。批判を差し挟まない態度を保つ。	クライアントは自分の問題が他者を煩わしていると感じていることがある。クライアントの内在化された非難を強化しないことが重要である。
*もしクライアントが宗教，あるいは信仰をもっているならば，聖職者や牧師に会わせるのもよい方法だろう。	罪や贖罪は，クライアントにとって本質的には宗教あるいは信仰上のものであることが多い。
病院外での生活に関する現実的な計画を立て，心的外傷体験が統合された生活へと変えていけるように促す。	心的外傷体験を統合することや将来の計画を立てることは，悲嘆のプロセスの重要な段階である。
ストレス軽減法，ストレス対処法，弛緩法，アサーティブトレーニング，自己防衛法（レイプによる被害者のための），または，その他のスキルを適宜指導し，実践する。	クライアントの心的外傷体験は，自信や安心感の喪失，ストレスを処理する能力の低下を招く。
ソーシャルスキルや余暇時間の使いかたについて相談に乗る。適宜，レクリエーション療法士を紹介する。	社会的孤立や，レクリエーション活動への無関心は，心的外傷後行動を示すクライアントによくみられる問題である。
*クライアントと仕事について話し合う。たとえばこれまでの職歴，仕事に関連したストレス，上司との問題など。適宜，職業訓練士を紹介する。	心的外傷後行動を示すクライアントには，仕事上の問題がしばしば起こる。
*必要に応じて継続治療を受けられるよう援助する。PTSD，レイプ，近親相姦，あるいは性の問題などを専門とする治療者を紹介する。	心的外傷からの回復は，入院を必要としなくなった後もなお長い経過をたどる。継続治療はクライアントの悲嘆克服に持続的サポートを与えることができる。

看護診断

対他者暴力リスク状態

他者に対して，身体的・情動的・性的に有害となりうる行動の危険

【危険因子】

- 怒りや激怒(そのような状態が続いている，いつもそうである，時々起こる，あるいは潜在している)
- 過剰な警戒心，危険にさらされているという感情(武器を持っていることもある)
- 妄想性行動，疑念，他者への不信
- 対人関係，とくに重要他者(配偶者，パートナー，子ども)との関係における虐待
- 敵意
- 言語的虐待
- 攻撃行動
- 自殺念慮または自殺行動
- 殺意
- 法的問題または犯罪行為の既往
- 上司など本人にとって権威をもつ人々とうまくいかないこと
- 物質乱用
- 衝動コントロールの弱さ
- スリルを求める行動

【期待される成果】

初期にクライアントは

- 自己や他者を傷つけない。
- 敵対行動，虐待行動，暴力行動をやめる。

安定期にクライアントは

- 危険な行動や潜在的に危険な行動を認識する。
- 安全なやりかたで感情を表現する。

地域でクライアントは

- 指示がある場合に，物質乱用の治療プログラム，相互関係または対人関係上の問題に取り組むプログラムに参加する。

【看護の実施】

看護介入	理論的根拠
安全な環境を整える。傷害に用いられる可能性のある物品を取り除く。クライアントに凶器を持っているかどうか尋ねる。クライアントの身体や所有物を彼らの見ているところで調べることが必要になる場合もある。	クライアントと他者の安全を優先する。クライアントは他の人を疑っていたり，あるいは脅されているように感じて凶器を隠し持っていることがある。
ケアプラン23「自殺行動」を参照。	
運動，すなわち攻撃行動に代わる安全な身体的活動を促す。パンチングバックを叩く，バーベル	身体的な活動は非破壊的な緊張緩和法である。言語的な感情表現が可能になるまでの間，クライ

【看護の実施】(続き)

看護介入　*印はチームケアを意味する	理論的根拠
を上げるなど。	アントは代替行動を用いて攻撃感情を表出することができる
クライアントがうまく自制できない場合はスタッフがコントロールすることを保証する。興奮していないときには感情について話してみるように促す。	クライアントは自分の感情の激しさに圧倒されていると感じ，また，もしそれらの感情が解放されれば自制できなくなるのではないかと恐れていることがある。
制限の設定と維持，病院や病棟の規則の強化については，確固とした，一貫性を保つ。クライアントの敵意を個人的に受け止めてはならない。他のクライアントを虐待行動から守ること。	心的外傷後行動を示すクライアントは，破壊的な方法を用いて怒りを追い払おうとしたり，行動化することがある。
ケアプラン45「攻撃行動」を参照。	
*クライアントと家族，あるいは重要他者と虐待について話し合う。クライアントが虐待の問題を話し合うことができなかったり，話そうとしない場合は，重要他者から情報を得る必要があるかもしれない。	心的外傷後行動を示すクライアントの対人関係においては虐待が起こっていることが多い。最初，クライアントは，それらの問題に対処することができないほどに怒り，圧倒され，恥じていることがある。しかし，クライアントの重要他者は，1日も早い対応を必要としている。
*家族や重要他者に，治療者，治療センター，適切な支援グループを紹介する。最初はクライアント抜きで，重要他者だけで参加することが必要になる場合もある。	対人関係における虐待は，しばしば入院期間だけでなくその後も長期間の治療が必要となる。クライアントが参加する準備ができていなかったり，あるいはすぐには参加できない場合にも，クライアントの重要他者は，治療を開始することができる。
ケアプラン46「性的・情緒的・身体的虐待」を参照。	

推薦図書

Murray, C.K. (1996). Helping your patient relax. *Nursing96*, 2, 32h–32n.

Turner, D.M. (1995). Panic disorder: A personal and nursing perspective. *Journal of Psychosocial Nursing*, 33(4), 5–8.

Wilhelm, S., Keuthen, N.J., Deckersbach, T., Engelhard, I.M., Forker, A.E., Baer. L., O'Sullivan, R.L., & Jencke, M.A. Self-injurious skin picking: Clinical characteristics and co-morbidity. *Journal of Clinical Psychiatry*, 60(7), 454–458.

ウェブ情報

American Academy of Experts in Traumatic Stress
www.aaets.org

American Psychiatric Association information
www.psych.org/public_info/phobias.cfm

Anxiety Disorders Association of America
www.adaa.org

Anxiety Disorders Education Program
www.nimh.nih.gov/anxiety

International Society for Traumatic Stress Studies
www.istss.org

Medline Plus information
www.nlm.nih.gov/medlineplus/phobias.html

National Center for PTSD
www.ncptsd.org

National Institute of Mental Health information
www.nimh.nih.gov/anxiety/panicmenu.cfm
www.nimh.nih.gov/publicat/ocdmenu.cfm
www.nimh.nih.gov/anxiety/ptsdmenu.cfm

National Mental Health Association information
www.nmha.org/infoctr/factsheets/35.cfm

Obsessive-Compulsive Foundation
www.ocfoundation.org

OC & Spectrum Disorders Association
www.ocdhelp.org

第9章 身体化障害と解離性障害

　クライアントのなかには，自分の情緒をそのまま表出したり，対人関係上の葛藤に対処できないでいる人がいる。このようなクライアントは，情緒的な問題や精神的な葛藤を，さまざまな身体症状というかたちで表すことがある。それらの症状につながる器質的な原因を見つけることはできないが，それでもクライアントにとっては現に症状として感じているのであり，軽視したり，見過ごしにすることはできない。本章で取り上げた最初の3つのケアプランは，身体化障害，転換性障害，心気症のケアプランで，情緒的な困難を身体症状として表しているクライアントを取り上げている。4つ目のケアプランは，解離性障害に関するケアプランである。ここでは，虐待などの体験が辛すぎて，その体験を自分では引き受けられない場合に，その外傷体験を自分から切り離して(解離)過ごしているクライアントを取り上げる。

ケアプラン29

身体化障害

　身体化障害の特徴は，反復性で，多彩な，臨床的に著しい身体的愁訴の様式である。身体的愁訴が臨床的に著しいとみなされるのは，そのために医学的治療を受ける結果になる（服薬をする），または社会的，職業的，他の重要な領域における機能の著しい障害を起こしている場合である（APA, 2000）。

　その身体的愁訴は，既知の医学的な身体的疾患では十分に説明できないし，仮に医学的な身体的疾患があったとしても，その症状や結果として生じる障害は，臨床検査所見や既往歴，身体診察から予測されるものをはるかに超えている。

　身体化障害の症状には，以下の領域がある（APA, 2000）。

　疼痛：少なくとも4つの異なった部位の痛み，たとえば，頭部，腹部，背部，関節，四肢，胸部，直腸などの痛み，あるいは機能に関連した痛み，つまり月経痛や，性交，排尿などによる痛みの既往がある。

　胃腸：疼痛以外に少なくとも2つの胃腸症状の既往歴があり，嘔気，鼓腸，嘔吐，下痢，いくつかの食物に対する食物不耐性などの既往がある。

　性：疼痛以外に性的または生殖器症状の既往があり，性的に無関心になり，男性の場合，勃起または射精機能障害，女性の場合，月経不順，過度の生理出血，妊娠中を通じての嘔吐などの既往がある。

　偽神経疾患：疼痛以外に，少なくとも1つの神経疾患を示唆する症状の既往がある（協調運動または平衡の障害，麻痺または部分的な脱力，嚥下困難または喉に塊がある感じ，失声，尿閉，幻覚，触覚または痛覚の消失，複視，盲，聾，けいれんなどの転換性症状；記憶障害のような解離性症状；または失神以外の意識消失）（APA, 2000, p. 486）。

　重要なのは，これらの症状が，意図的に作り出されたり，捏造されたものではなく，クライアントにとってはまさに現実であって，本当の苦痛を引き起こしていることである。身体化障害をもつ人は通常，自分の訴えを，多彩な，誇張した言葉を使って表現するが，事実に基づいた情報が不足していることが多い。既往歴には一貫性を欠いている傾向があり，また，何人かの医師の治療を同時に受けている場合が多く，時には危険な組合わせの治療が行われていることがある。

病因
　精神医学の学説によると，身体化障害をもつ人は，ストレスや不安，フラストレーションなどの感情を直接的な方法で外に向かって表現できずに，内面に抱え込んでいると考えられている。これらの内面化された感情やストレスは，情緒で

はなく身体症状を通じて表現される。ストレスにさらされたり，他者との葛藤に巻き込まれると，身体症状が出現したり，あるいは身体症状が悪化する。このような身体症状の悪化によって，彼らは，ストレスや葛藤から解放され（一次的利得），さらに，人からの注目，保護，愛情などの心理的欲求を満たすことができる（二次的利得）。

　身体化障害の生物学的原因については，身体化障害のクライアントでは，刺激を調整する方法や刺激に対する反応のしかたに違いがあることが報告されている。つまり，身体化障害の人は，適切な刺激から不適切な刺激を振り分けることができず，すべての刺激に対して同じように反応してしまうのである。身体感覚は，クライアントにとっては，深刻で，不快で，辛いことと感じられる。つまり，彼らは，蠕動運動のような正常な感覚を体験しているのに，正常な蠕動運動ではなく異常な蠕動運動であると感じ取っている。あるいは，筋緊張のような些細な痛みを激痛として体験しているのである（Guggenheim, 2000）。

疫学
　身体化障害の生涯有病率は通常，女性は 0.2〜2.0％，男性は 0.2％以下である。身体化障害をもつ女性の第 1 親等にあたる女性のうち 10〜20％に身体化障害がみられると報告されている（APA, 2000）。

疾病経過
　身体化障害は通常，25 歳未満で発症するが，最初の発症は青年期までに現れることが多い。この障害は，慢性ではあるが軽快と増悪が変動する経過をとるという特徴があり，寛解することはまれである（APA, 2000）。典型的には，症状は悪化していくが，人生で情緒的ストレスや葛藤を感じている時期には，とくに激しい障害を呈する。

一般的介入
　この障害の治療は，症状の管理とクライアントの生活の質の改善を図ることである。ヘルスケアの提供者はクライアントの身体的訴えや苦痛に共感を示し，これらを敏感に感じ取らなければならない。彼らとの信頼関係を構築していくには，1 人のケア提供者として支援し続けることが重要である。また，身体化障害にうつ病を併発する場合があるので，抗うつ薬が有用なこともある。また，慢性疼痛の専門機関に紹介することが有効な場合もある。集団認知行動療法への参加が，身体的・情緒的安定につながるかもしれない（Guggenheim, 2000）。

　身体化障害を抱えるクライアントは，身体症状の背景にある情緒的な問題やストレスを認知することが難しい。したがって，看護目標は，クライアントが，ストレス，不安，その他の関連する感情を見極めること，治療計画に参加すること，二次的利得の探求を認知してこれを回避することである。クライアントは，否認の減少，洞察力の向上，あるいは不安や怒りのような，彼らにとって対処困難な感情を表現するための援助を必要としている。

◆**ケアプランに導入される看護診断**
・非効果的コーピング
・非効果的否認
◆**本書に導入される関連する看護診断**
・不安

看護診断

非効果的コーピング
　ストレス因子の正当な評価を行うことができないこと，訓練でものにした反応を適切に選択できないこと，そして/または入手可能な資源を活用できないこと

【アセスメントデータ】

- 不適切な対処行動スキル
- 問題解決の障害
- 身体的訴え，症状
- 治療，あるいは精神医学的クライアントという役割への抵抗
- 怒りや敵意
- 憤りや罪責感
- 対人関係の障害
- 依存欲求
- 感情表出の障害
- 罪責感，怒り，恐れなどの抑圧
- 二次的利得(関心を引くこと，責任の回避)につながる身体的疾患という対処パターン
- 不安や恐れ

【期待される成果】

初期にクライアントは

- ストレス，不安，怒りなどの感情を言語化する。
- 情緒的，あるいはストレスに関連する問題に気づく。
- 情緒的問題と身体症状との関係について説明する。
- 「病人という役」を進んで放棄する気持ちが強くなる。

安定期にクライアントは

- 情緒的問題と身体的疾患の関係を理解し，それを言語化する。
- 不必要な薬剤の使用が減少する。
- ストレス，不安，怒りなどの感情を言葉で表現することを継続する。
- ストレスに対処する方法，治療計画，薬剤の使用法などの知識を言語化する。

地域でクライアントは

- 対人関係での満足が増していることを示す。

- 問題解決プロセスを用いていることを言語化し，あるいは実行していることを示す。
- ストレスと不安，あるいはそれらに伴って起こる他の感情を処理する代わりの方法について語る，あるいはそれを実際に示す。
- 身体的に健康になる，あるいは障害が続いていたとしてもそれをコントロールできる。

【看護の実施】

看護介入　*印はチームケアを意味する	理論的根拠
*初回面接で，身体的問題，愁訴，病歴，これまでの治療や手術，入院歴などについて徹底的に系統立てた調査を行う。クライアントはややもすると身体的問題を過小に，あるいは過大に評価することに留意する。	医学的な身体的疾患を徐外するためには，十分な基礎データが必要となる。
身体的健康に関する看護ケアプランを作成し，速やかに実施する。感情を交えない割り切った態度でかかわり，処置を行う。身体的な問題や処置を強調しすぎたり，身体症状に過度の関心や同情を示してはならない。	身体的健康が得られれば情緒的健康の達成が促される。クライアントの身体的ケアへの配慮は必要だが，それは主要な焦点ではない。クライアントの問題は身体的に実在し，心気症的あるいは想像上のものではないことに留意する。
感情やストレスと身体症状あるいは病気との間にはなんらかのつながりのあることについて，クライアントと率直に話し合う。	身体的健康と精神的健康との関連性を理解できれば，健康回復への可能性が高まる。
入院治療と身体的問題をどのように受け止めているかを尋ねる。ただし，クライアントと議論したり，クライアントを防衛的にさせてはならない。	これによって，クライアントが自らの健康問題をどのように感じているかがわかる。議論は信頼関係を損なうだろう。
入院治療に対する期待，さらに自分自身や病院スタッフに対する期待を明らかにしてもらう。ケアプランの作成，問題の同定，ゴールの設定とそれに向けてなすべき行動の選択などにクライアントを参加させる。	クライアントが自分のケアに参加し，努力を注ぐならば，望ましい結果につながる可能性が高まる。
クライアントのライフスタイル(活動，他者との相互作用)を，ストレス，サポートシステム，依存欲求，感情の表現などの観点から評価する。	ストレスに関連する要因は身体化障害の精神力動において重要である。
観察とアセスメントの結果をもとにクライアントと話し合う。ストレス，日常生活上の満足や不満の原因，重要な対人関係，仕事などについてどのようにとらえているのかを尋ねる。	情緒的な問題に焦点を当てる。クライアントは健康のこれらの側面については，あまり考えてこなかったかもしれない。

【看護の実施】

看護介入　*印はチームケアを意味する	理論的根拠
クライアントが，身体症状のことよりも感情や対人関係の問題に焦点を当てたときには，肯定的なフィードバックを与える。	肯定的なフィードバックにより，クライアントが感情を表現し対人関係の問題に取り組むことを継続する可能性が高まる。
クライアントの身体的問題と感情を無理に結びつけてしまうことなく，彼らが自らの感情を認識し，それらを(書くことを通して)自分自身に，あるいは(個人的な会話のなかで)スタッフに対し，さらにグループ(小さくて非公式のものから次第に大きくて公式なものへ進めていく)に対して，表現できるように励ます。	初めは1人の人に対して感情を表現し，徐々に人数を増やしながら情緒的問題について話していくようにすると，クライアントにとって抵抗が少ない。
*クライアントとその家族や重要他者に心身症の概念，ストレス，およびストレスへの対処法(たとえば，弛緩法，深呼吸)を教える。	クライアントは，ストレスやストレスに対処する技術についてほとんど，あるいはまったく知らないことがある。
不安またはストレスと身体症状の悪化との関連を，クライアントと一緒に徐々に明確にしていく。	身体的健康と精神的健康との関連性を知ることは，今後のライフスタイル変革の基礎となる。
クライアントが自分の能力を認識できるように配慮する。リストの作成が有用である。	クライアントが自分自身の能力を認識することはきわめて困難である。自らの能力を認識できれば自己の価値感情を高めるだろう。
*クライアントおよび重要他者と，二次的利得の概念について話し合い，クライアントのためにこれらの利得を減らす計画を一緒に立てる。クライアントが求めているニーズ(たとえば，いかにして注目されるか，現実以上に感じている責任やストレスにどう対処するか)を明らかにする。クライアントが，これらのニーズを満たすためのより現実的な方法を考えるよう援助する。	重要他者は，クライアントの身体的症状にどう対応すべきかわかっていない場合がある。クライアントが病人役割を演じることをやめ，情緒的問題に取り組むことができるようになるためには，重要他者の治療への参加が重要である。
*クライアントの家族や重要他者との話し合いは，彼らのクライアントに対する態度や行動を明らかにするうえで実際のところ役に立つ。たとえば彼らは，情緒的問題は弱さの現れであり身体疾患しか容認しないというメッセージを，自分たちでも気がつかないうちにクライアントに対して送っていることがある。	もし，重要他者がクライアントとの関係を変えないようだと，クライアントの改善のチャンスは著しく減少する。
*治療が終了して退院した後もストレスを明確にすることを続け，そのストレスに直接的に対処	長期的立場から見たクライアントの変化は，治療後いかにその進歩を止めないかにかかってい

【看護の実施】(続き)

看護介入　*印はチームケアを意味する	理論的根拠
するように励ます．必要に応じ，外来での治療継続を勧める．慢性疼痛専門のクリニックを紹介することも有用である．	る．
*感情表出の継続を支持し，退院後も感情について話し合えるようなサポートシステム(たとえば，重要他者，活動中のサポートグループ，グループ療法)を病院外にもつよう勧める．	クライアントは，身体症状に頼ってしまう対処法への逆戻りを避けるために，感情表出を続ける必要がある．
求められたからというのではない自発的な感情表現，他者に頼らない感情の表出(書くこと，創作すること)を強く支持する．	真の変化は自発的行動として現れる．
対人場面やストレス状況で，感情(とくにクライアントにとってこれまで受け入れ難かった感情)を認識し，それらを直接的に表出できるように励ます．グループ内でロールプレイを行い，うまく感情を表出したときには，その場であるいは終了後に支持するということも必要である(第2部　基本概念「看護師-患者の相互作用」32頁以下を参照).	ロールプレイを用いて，脅威のない状況で新しい行動を試すことができる．
問題解決過程(問題の明確化→可能な対策の検討と評価→対策の選択と適用→結果の評価)を活用することを指導する．	クライアントは問題に対処するための理論的かつ段階的なアプローチを知らないことがある．
*クライアントとクライアントの家族や重要他者に，罹患している身体的疾患，疾患のプロセス，治療や薬物療法などについて指導する．	身体化障害では治療や薬物療法，セルフケアの継続を必要とすることが多い．クライアントは，セルフケアや薬剤の安全な使用に関するきちんとした教育を受ける必要がある．
健康増進のためにライフスタイルを修正するように働きかける(たとえば規則的な運動，良好な食生活など)．	良好な体調によって疾病の管理やコントロールが促進される．

看護診断

非効果的否認

健康の損失に対する不安/恐怖を軽減するために，ある出来事についての知識またはその意味を否定する，意識的または無意識的な試み

【アセスメントデータ】

- 情緒的な問題やストレスの否認
- 洞察の欠如
- 治療あるいは精神疾患のクライアントという役割に対する抵抗
- 不適切な対処行動スキル
- 感情を表現できないこと
- 罪責感，怒り，憤り，恐れなどの感情の抑圧
- 身体疾患によって二次的利得を得る対処パターン
- 情緒に対する不快感
- 感情の激しさに対する恐れ

【期待される成果】

初期にクライアントは

- 治療プログラムに参加する。
- 情緒的あるいはストレスに関連した問題を認める。
- ストレス，不安，恐れ，怒りなどの感情を言葉で表現する。

安定期にクライアントは

- 情緒的ストレスと身体的疾患との関連について理解したことを言語化する。
- ストレス，不安，恐れ，怒りなどの感情を引き続き言葉で表現する。

地域でクライアントは

- 身体症状が悪化することなく，葛藤やストレスへの対処がうまくできたことを報告する。
- 必要があれば，継続してきた治療に続けて参加する。
- 生活のストレスや不安，あるいはそれに伴って生じる感情に対処するための代わりの方法を示す。

【看護の実施】

看護介入	理論的根拠
クライアントのライフスタイル（活動，他者との相互作用）を，ストレス，サポートシステム，依存欲求，感情の表現などの観点から評価する。	ストレスに関連する要因は身体化障害の精神力動において重要である。
入院治療と身体的問題についてどのように受け止めているかを尋ねる。しかし，クライアントと議論したり，クライアントを防衛的にさせてはならない。	これによって，クライアントが自らの健康問題をどのように感じているかがわかる。議論は信頼関係を損なうだろう。
観察とアセスメントの結果についてクライアントと話し合う。ストレス，日常生活上の満足や不満の原因，重要な対人関係，仕事などについてどのようにとらえているのかを尋ねる。	情緒的な問題に焦点を当てる。クライアントは健康にかかわるこれらの側面については，あまり考えてこなかったかもしれない。

【看護の実施】(続き)

看護介入　*印はチームケアを意味する	理論的根拠
感情やストレスと身体症状あるいは病気との間にはなんらかのつながりがありうることについて，クライアントと率直に話し合う。	身体的健康と精神的健康との関連性を理解できれば，健康回復への可能性が高まる。
クライアントが，身体症状のことよりも感情や対人関係の問題に焦点を当てたときには，肯定的なフィードバックを与える。	肯定的なフィードバックにより，クライアントが感情を表現し対人関係の問題に取り組むことを継続する可能性が高まる。
もしクライアントがストレスやある種の感情の体験を認めないようであれば，あまり率直な話し合いはしないほうがよい。たとえば，はっきりした，あるいは可能性の高いストレスや感情を指摘して，クライアントの反応を見るにとどめる。	否認をありのままに話題にしようとすると，クライアントに対応の準備ができていない場合，かえってその否認を強めてしまう可能性がある。
クライアントの身体的問題と感情を無理に結びつけてしまうことなく，彼らが自らの感情を認識し，それらを(書くことを通して)自分自身に，あるいは(個人的な会話のなかで)スタッフに対し，さらにグループ(小さくて非公式のものから次第に大きくて公式なものへ進めていく)に対して，表現できるように励ます。	初めは1人の人に対して感情を表現し，徐々に人数を増やしながら情緒的問題について話していくようにすると，クライアントにとって抵抗が少ない。
*クライアントとその家族や重要他者に心身症の概念，ストレス，およびストレスへの対処法(たとえば弛緩法，深呼吸)を教える。	クライアントは，ストレスやストレスに対処する技術についてほとんど，あるいはまったく知らないことがある。
不安またはストレスと身体症状の悪化との関連を，クライアントと一緒に徐々に明確にしていく。	身体的健康と精神的健康との関連性を知ることは，今後のライフスタイル変革の基礎となる。
*治療が終了した後もストレスを明確にすることを続け，そのストレスに直接的に対処するように励ます。必要に応じ，外来での治療継続を勧める。	長期的立場から見たクライアントの変化は，治療後いかにその進歩を止めないかにかかっている。
*感情表出の継続を支持し，退院後も感情について話し合えるようなサポートシステム(たとえば重要他者，活動中のサポートグループ，グループ療法)を病院外にもつよう勧める。	クライアントは，身体的疾患に頼ってしまう対処法への逆戻りを避けるために，感情表出を続ける必要がある。

ケアプラン 30

転換性障害

　転換性障害は，転換反応ともいわれ，明らかな器質的問題がないにもかかわらず，身体症状を示したり一部の身体機能が欠損することを特徴とする。クライアントは身体症状のふりをしているのではなく，症状をコントロールできるという感覚もない。症状は一般に感覚機能，あるいは運動機能において現れる。この症状は神経疾患あるいは他の一般身体的疾患を示唆しているが，臨床検査(筋電図，脳波図)や理学的検査では問題を認めず，症状の説明はまったくつかない。よくみられる症状は，感覚症状では，失明，聴力消失，四肢の感覚喪失(知覚)，また運動症状では，無言，四肢の麻痺，めまい，失調，発作などである。身体症状はただ1つであることがほとんどである。

病因
　転換性障害でみられる身体症状は，葛藤，あるいは抑圧された未解決の感情が身体に現れたものと考えられる。転換性障害を抱えるクライアントの症状は，身体疾患に関係しておらず，またクライアントの意識的コントロール下にもない。しかし，クライアントの症状は，背景にある心理学的葛藤に関連していることがある。たとえば，次のような状況でみられる。
　身体症状はクライアントに，葛藤を回避するための「合理的理由」を与えることがある。たとえば，あるクライアントは大学進学を望んでいるが，父親は彼が家に残って農場を手伝ってくれることを求めている。その若者は，下肢の麻痺を呈し，そのため農作業ができなくなってしまう。つまり，彼の葛藤は，自分のコントロールを超えた身体的障害によって解決されるのである。
　身体症状は，罪悪感を抱いている行動に対する「当然の罰」を意味することがある。たとえば，ある若い女性は映画やテレビを見て楽しんでいる。しかし，そのような行為は彼女の家では信仰により固く禁じられていた。彼女は信仰に背いたことで罪責的となり，その罰として失明する。彼女の罪は軽減されたことになる。
　上記の例のように身体症状による葛藤の解決は，いわゆる「一次的利得」である。つまり，クライアントは身体症状の徴候や葛藤の身体化によって，不安や葛藤の軽減を得ている。さらにクライアントは，自分が体験している症状や障害に伴って，責任の回避や他者の注意を引くなどという「二次的利得」を得ることができる。転換性障害のクライアントは，症状の重さに無頓着で(ラ・ベル・アンディフェランス，la belle indifférence)，その代わりに，葛藤が解消して安心するというプロセスが無意識的に起こっていることもある。

疫学

転換性障害は男性よりも女性に多く，一般に10～35歳の年齢層で発症する。限られたデータではあるが，家族性に発現することが示唆されている。転換性障害の米国での有病率は1%未満とされ，田舎，低い社会経済階層，および医学や心理学の概念についての知識が乏しい人に多くみられるといわれている（APA, 2000）。

疾病経過

転換性障害の発症は，一般に急性であり，2～3週間で症状が消失する。しかし，慢性化しやすく，1年以内の再発率は，20～30%に達する（APA, 2000）。

一般的介入

治療の焦点は，クライアントの身体症状がきわめて現実的であったとしても（麻痺が症状であれば，実際に歩けなくなる），身体症状それ自体ではなく，葛藤や矛盾する感情の解決に当てられる。葛藤からの解放（たとえば入院のように）で，身体症状は徐々に軽減ないし消失することが多い。ところが，退院が近づくと身体症状が再発することもある。

初期治療において重要な目標は，症状の基盤を形成している葛藤やストレスを明らかにして，二次的利得を避けることである。次に，クライアントが葛藤と身体症状について認識するのを促し，ストレスの除去や葛藤の解決を助け，身体症状を出す以外の方法で対処するのを助ける。これらの援助は，症状の除去や再発防止に効果的な方略である。

◆ケアプランに導入される看護診断
・非効果的コーピング
・非効果的否認

◆本書に導入される関連する看護診断
・家族機能破綻
・不安

看護診断

非効果的コーピング

ストレス因子の正当な評価を行うことができないこと，訓練でものにした反応を適切に選択できないこと，そして/または入手可能な資源を活用できないこと

【アセスメントデータ】

- 葛藤を認識して解決する，あるいはそのために援助を求める能力の障害
- 役割期待を満たすことの障害
- 現在の生活状況に対処できないこと
- 問題解決能力の障害

- 罪責感と憤り
- 不安
- 不全感
- 怒り，敵意，葛藤など，自らの感情を扱えないこと
- ニーズや感情を表現する能力の低下
- 身体症状や障害に伴う二次的利得（葛藤や責任を引き受けることの回避）
- 不満足な，あるいは不適切な対人相互関係
- 低い自尊感情
- 身体的能力の制限あるいは障害（たとえば失明，麻痺，失声）
- セルフケアの作業，日常生活活動を遂行できないこと

【期待される成果】

初期にクライアントは
- 急性のストレスあるいは葛藤状況から解放される。
- 当面の身体的問題が改善する。
- 成果を予測する。
- 身体症状の背景にある葛藤を認識する。
- 恐れ，怒り，罪責感，不安，不全感などを認識する。
- 外傷がなくなる。
- 適切な栄養，水分の摂取，活動を保つ。

安定期にクライアントは
- 恐れ，罪責感，不安，不全感などを言語化する。
- 怒りを直接的，かつ破壊的でない方法で表現する。
- 自己の価値感情が高まったことを言語化する。
- 病気についての理解を，二次的利得の概念も含めて言語化する。

地域でクライアントは
- 指示に従って，退院後の精神療法を継続する。
- 転換反応を再発させずに，葛藤をうまく処理する。
- 日常生活上のストレスを処理するために，対人間および内面的な対処方策を身につける。

【看護の実施】

看護介入　　*印はチームケアを意味する	理論的根拠
*入院時に詳細な病歴を聴取する。それを補うために，必要があれば家族や重要他者にも会う。可能ならば，以前の入院記録を取り寄せる。	診断の妥当性を高めるためには，完全な情報が必須である。
これまでの生活，自分にとって大切なこと，ふだんの環境，仕事，重要他者などについてクライアントと話し合う。	一般的な話題で導入し，率直に話し合うことで，クライアントに脅威を与えることなく葛藤の特徴を知ることができる。
クライアントの行動，とくに症状との関係を観	観察記録から，ストレスの感じかた，その影

【看護の実施】(続き)

看護介入　*印はチームケアを意味する	理論的根拠
察する。症状に先行する出来事，もしあるとすれば環境の影響（他者の存在など），症状の強さの変化など，観察したことはすべて記録する。	響，さらには対処策としての転換症状への依存などが明らかになるだろう。
*医師は身体的（器質的）な原因を除外するために種々の検査を指示することがある。適宜，介助や準備を行う。	器質的な病状は除外されなければならない。
身体症状の改善を期待しているという態度でアプローチする。	入院自体が，これまでの環境から離れるという意味で葛藤の軽減に大いに役立つことがある。看護者の改善に対する期待が伝われば，クライアントもそれを期待するようになる。
最初は要求したり，意思決定を迫ることを避ける。それはクライアントにとって，入院前の葛藤や状況の再現につながる。	そのような要求をするとクライアントの葛藤を再現したり増強してしまうだろう。その結果，症状が悪化したり，長期に及ぶ身体症状へのしがみつきが生じる。
ストレスが特定の人（あるいは人々）に関係している場合，最初はその人（人々）の面会を控えてもらう必要がある。場合によっては制限したり禁止する必要があるかもしれない。	面会の一時的な制限は，クライアントのストレスを軽減するのに有用である。
身体症状の改善に合わせ，徐々にストレス状況を容認する。クライアントが耐えられるようであれば，面会を開始したり増やしてみる。ストレスに対するクライアントの反応を記録する。	クライアントは，支持的な環境のなかでスキルを身につけるに従い，より強いストレスを体験することが徐々に可能になる。しかし，過大なストレスは症状の悪化を招く。
食物と水分の摂取，排泄，休息の量などを，できるだけさりげなく評価する。	過度な関心を示さずに，クライアントの身体的健康に気を配らなくてはならない。
*身体の状態（食物や水分の摂取低下，睡眠不足）に関する看護介入は，すべてチームとして計画されたものでなければならない。すべてのスタッフは，統一された一貫性のあるアプローチを求められる。	チームとしてのアプローチによって一貫性をもたせ，操作行動の機会を少なくする。
必要なケアを感情を交えない割り切った態度で提供する。	感情を交えない割り切ったアプローチにより二次的利得は少なくなり，また情緒的な問題を身体的問題や症状から切り離すことができる。
日常生活活動や自立した歩行などのクライアントの能力については，控えめな管理にとどめる。もしけがでもしそうならば介入しなければならないが，クライアントの身体的管理に対する関心は	ヒステリー性行動を示すクライアントはけがをすることが少ない。

【看護の実施】

看護介入　*印はチームケアを意味する	理論的根拠
最小限にとどめる。	
看護的相互作用の焦点を，クライアントの感情，家庭や職場での状況，他者との関係などに絞る。	情緒的問題に対して看護者が一貫して関心を向けることで，クライアントの関心もこのような問題へと自然に移行する。
感情を言葉にしたり書くことで，率直に表現させる。感情表出の努力を支持する。	感情を率直に表現することで，緊張や葛藤から解放され，身体症状に訴える必要性も少なくなる。
*クライアントとともに彼らの個人的な対人関係とそれに関連する感情を探ってみる。	転換反応の症状は対人関係における葛藤や状況に関連していることが多い。
クライアントや家族，重要他者に転換反応，ストレス，ストレスへの対処法，葛藤の解決過程などについて指導する。	クライアントや家族，重要他者はストレス，ストレスへの対処法，対人間の力動，病気の力動などについてほとんどあるいはまったく知識がないかもしれない。そのような知識を身につければ，理解，変化への動機づけ，クライアントに対する支援などが促進される。
葛藤に対処する手段として身体症状を利用していたことを話し合えるようになったときには，クライアントをほめる。	肯定的なフィードバックはクライアントの洞察を促す。
クライアントが活動や課題，相互作用に成功するような機会を作る。肯定的なフィードバックを与え，そこで示されたクライアントの長所や能力を指摘する。	クライアントの能力に見合う活動であれば，それは成功の機会となるだろう。肯定的なフィードバックはクライアントの成長を強化し，自尊感情を高める。
クライアントが自ら行動のゴールを定めるのを援助する。ゴールを達成したときには肯定的なフィードバックを与える。	ゴールの達成は自信と自尊感情を高める。自らゴールを設定することで，クライアントはコントロールの感覚が増し，またゴール設定のスキルを身につけることができる。
自覚した葛藤に結びついた感情を表出するためのこれまでとは異なる対処策を探す。	クライアントは脅威のない環境で，介護者と一緒に，なじみのない行動を実践する機会をもてる。
クライアントに問題解決過程について指導し，葛藤を検証するためにそれを使わせてみる。	クライアントは問題解決のスキル，あるいは問題解決過程の知識をほとんどあるいはまったく持ち合せていないかもしれない。
クライアントに，葛藤に対処あるいは解決するための方策を認識させる。代わりの対処策の有効性をクライアントとともに評価する。	新しい方策はなじみがないため，積極的にそれを試そうと努力しなければならない。

【看護の実施】(続き)

看護介入　*印はチームケアを意味する	理論的根拠
クライアントが葛藤に関する感情を表現し，葛藤解決の方策を試したときには肯定的なフィードバックを与える。	肯定的なフィードバックは望ましい行動を増やす。
*必要に応じ，クライアントと家族や重要他者を継続的治療に委託する。	クライアントが，感情，葛藤，対人関係に対処するスキルを身につけるためには，長期的な治療を必要とする場合がある。
*クライアントに，病院外でのサポートシステムを拡大させる。ケアプラン2「退院計画」を参照。	長期にわたる地域での支援は，より効果的に対処していくクライアントの能力を強化する。

看護診断

非効果的否認

健康の損失に対する不安/恐怖を軽減するために，ある出来事についての知識またはその意味を否定する，意識的または無意識的な試み

【アセスメントデータ】

- 表現されている身体的制限，または障害(失明，麻痺，失声など)の重症度に対する無関心，あるいは関心の欠如
- 身体症状に対するヘルスケアの努力の拒否
- 怒り，敵意，葛藤など，自らの感情を扱えないこと
- 欲求や感情を表現する能力の減退
- 身体症状や障害に伴う二次的利得(葛藤や責任を引き受けることの回避)

【期待される成果】

初期にクライアントは
- 身体症状の背景にある葛藤を認識する。
- 恐れ，怒り，罪責感，不安，不全感などを認識する。
- 問題解決過程の諸段階を説明する。

安定期にクライアントは
- 恐れ，罪責感，不安，不全感などを言語化する。
- 病気についての理解を，二次的利得の概念も含めて言語化する。
- 問題解決過程を実際に用いる。

地域でクライアントは
- 家族，友人，重要他者と葛藤の解決方法について話し合う。

【看護の実施】

看護介入　*印はチームケアを意味する	理論的根拠
日常の活動，セルフケア，食堂での食事などは他のクライアントと同様にさせる。	参加を期待することによって，クライアントが実際に参加する傾向が促され，二次的利得は少なくなるだろう。
症状についての医学的評価がすんだならば，必要なケア以外はクライアントの身体状態に対して関心を示さない。身体症状について長々と話し合うことは避ける。場合によってはクライアントを無視する。	身体的訴えを少なくするには，それに関心を示さないことが有用である。
クライアントができるだけ多くの活動に参加することを期待する。その期待をはっきりと彼らに示す。クライアントに特権を与えたり，身体的制限があるからといって活動を免除してはならない。	クライアントに特権を与えたり，責任や活動を免除することは二次的利得となる。対処策としての身体的転換がクライアントにとってより不快なものであれば，クライアントがあえてそれを用いることはなくなるだろう。
クライアントと議論してはならない。場合によっては無視する。	クライアントとの議論は制限を損なう。無視は二次的利得を減らすのに効果的であろう。
看護的相互作用の焦点を，クライアントの感情，家庭や職場での状況，他者との関係などに絞る。	情緒的問題に対する周囲の関心が増せば，クライアント自身の関心もこのような感情や問題へと自然に移行する。
クライアントと一緒に彼らの個人的な対人関係とそれに関連する感情を探ってみる。	転換反応の症状は対人関係における葛藤や状況に関連していることが多い。
*クライアントや家族，重要他者に転換反応，ストレス，ストレスへの対処法，葛藤の解決過程などについて指導する。	クライアントや家族，重要他者は，ストレス，ストレスへの対処法，対人間の力動，病気の力動などについてほとんど，あるいはまったく知識がないかもしれない。そのような知識を身につければ，理解，変化への動機づけ，クライアントに対する支援などが促進される。
葛藤に対処する手段として身体症状を利用していたことを話し合えるようになったときには，クライアントをほめる。	肯定的なフィードバックはクライアントの洞察を促す。
クライアントが葛藤に関する感情を表現したり，葛藤解決の方策を試したときには肯定的なフィードバックを与える。	肯定的なフィードバックは望ましい行動を増やす。

ケアプラン 31

心気症

　心気症は，身体的徴候または症状に対する誤った解釈に基づいた，自分が重篤な病気にかかる恐怖，または病気にかかっているという観念へのとらわれである。身体的徴候や症状を十分に説明できる身体的疾患は見つからない。心気症の診断基準は，身体的診察や診断のための検査，医師からの保証があっても，自分が病気にかかる恐怖や病気にかかっているという観念が，少なくとも6カ月続いていることである。このとらわれには，妄想的強固さはない（APA, 2000）。

病因
　身体的訴えは，クライアントが感情や不安，葛藤を処理する方法として身につけた1つのメカニズムといえよう。不安が軽減するか，それに代わる他の行動を身につけるまでは，心気症的行動を放棄することはできないだろう（第8章「不安障害」を参照）。
　心気症的症状は，怒りをうまく表現できないクライアントにみられ，背景にうつ病，統合失調症，神経症，パーソナリティ障害など種々の精神障害がある場合もある（適宜，他のケアプランを参照）。クライアントは種々の防衛機制を用い，怒りのような情緒を無意識のうちに身体的不調に転換していることもある。

疫学
　心気症は，どの年齢でも発症し，性差は認められない。米国での有病率は，1～5％である（APA, 2000）。

疾病経過
　心気症の疾病経過は，通常，慢性的であるが，まれに回復することもある。心気症のクライアントは，情緒的問題を否認したり，他の神経症症状が出現したり，また，精神科の治療機関への委託や精神的治療を拒否することが多いために，予後は不良である。彼らは，自分が十分な身体的治療を受けることができておらず，情報をきちんと得られていないと信じており，医師を替えることも多い。心気症的行動を示すクライアントとのかかわりは相当なフラストレーションになりうる。クライアントが，自分に起こっている状況の情緒的側面をきちんと認めることができなかったり，あるいはまったく認められないでいる場合，彼らは，治療効果を得られないままに心気症的症状を発現し続けたり，退院が近くなると，再燃したり増悪する。看護者は，これらのクライアントとかかわるなかで沸き起こる個人的な感情を認識し，それと折り合いをつけたうえでケアするよう

に努め，このような感情を非治療的なかたち（クライアントを避けるなど）で行動化することを避けなければならない。

一般的介入

　クライアントは，症状に見合う器質的疾病の背景なしに，痛みのような実際の症状を感じる。クライアントが以前に心気症と診断された既往があったとしても，今回は，実際に器質的異常が生じ，新たな病気に罹患しているかもしれない。したがって，看護者は，クライアントの身体の状態を注意深く調べ，評価を担当する医療スタッフにすべての新たな身体的訴えを伝えなければならない。医学的な評価が終わるまでは，訴えを心気症的なものと決めつけてはならない。

　心気的症状や訴えを抱えるクライアントへの看護の目標は，訴えの回数と儀式的行動を減らすこと，反芻思考と疾患に対する過度の恐れを低下させることである。看護に際して最も重要なのは，心気症的行動の背景にある生活ストレスや問題を明らかにできるようにクライアントを助けることである。この種のクライアントに対する看護ケアとして最も効果的な介入は，クライアントが，ストレス，不安，怒り，その他の感情に対処するための身体化以外の方法を見つけられるように助けることである。その方法は，クライアントにとって好ましく，効果的な方法であることが重要である。

　クライアントは，症状を表したり，訴えを述べることで，うまい具合になんらかの責任（職業上，教育上，あるいは家庭での）を回避したり，関心を引きつけたり，他者を操作することもある（あらゆるかたちの二次的利得）。二次的利得を減らし（あるいは排除し），クライアントが健全な方法で関心を得たり，責任を果たせるようにするためには，クライアントの家族や重要他者と協力することが有用である。

◆ケアプランに導入される看護診断
・非効果的コーピング
・不安
◆本書に導入される関連する看護診断
・非効果的健康管理維持
・非効果的否認

看護診断

非効果的コーピング
　ストレス因子の正当な評価を行うことができないこと，訓練でものにした反応を適切に選択できないこと，そして/または入手可能な資源を活用できないこと

【アセスメントデータ】
・情緒的問題の否認
・感情を認識し表現することの障害

- 洞察の欠如
- 身体的機能へのこだわり
- 病気への恐れや考え込み
- 身体的不定愁訴(多くの異なる臓器や器官に及ぶことがある)
- 感覚に関する訴え(痛み,味覚の消失,においの訴え)
- 精神医学的治療プログラムや活動に対する抵抗感あるいは拒否
- 薬物や身体的治療への依存(緩下剤への依存など)
- 売薬,民間療法,浣腸などの乱用
- 儀式的行動(誇張された排泄習慣など)
- 振戦
- 対人関係から十分な満足が得られないこと
- 情緒面のサポートシステムの欠如
- 不安
- 身体的問題によって得られる二次的利得(関心を引きつける,責任を回避する)
- 頻回に繰り返す受診や入院の既往
- 異常所見の得られない検査の繰り返しの既往

【期待される成果】

初期にクライアントは
- 治療プログラムに参加する。
- 身体的訴えの種類と頻度が減少する。
- 医学的治療と服薬のコンプライアンスを維持する。
- 適切な熱量,栄養,水分を摂取する。
- 生活上のストレスと不安を認識する。
- ストレスと身体症状との関係を認識する。
- 感情を言葉で表現する。
- ストレス,不安,その他の感情に対処するための代わりの方法を見つける。

安定期にクライアントは
- 儀式的行動が少なくなる。
- 関心を引くための身体的訴えが少なくなる。
- 二次的利得を含む心気症的行動の精神力動について,洞察を深めていることを言語化する。
- 治療計画や薬物療法があれば,その理解を言語化する。

地域でクライアントは
- 身体的愁訴を正確に評価し,処置する。
- ストレス,不安,その他の感情に対処するための代わりの方法を活用する。

【看護の実施】

看護介入　*印はチームケアを意味する	理論的根拠
最初のアセスメントで，詳細な身体的評価，これまでの訴えの経過と処置，現在の個々の訴えに対する考察を行う。	看護アセスメントは，ケアの計画を始めるための基礎となる。
*看護スタッフは，入院時におけるクライアントの個々の訴えに対する医療スタッフの診察内容を注意して聞く必要がある。	本物の身体疾患が見逃されてはならない。また，それらは治療されなければならない。
*クライアントが新たな訴えをするたびに（外傷を訴えるときも），医療スタッフの診察（および必要があれば治療）を受けさせるようにする。	すべての身体的訴えを心気症状とみなすのは危険である。実際に病気であったりけがをしていることもある。クライアントは本当にけがをしたり病気になったりして，訴えの妥当性を立証しようとする。
*訴えに対して費やす時間と関心を最小限にとどめる。クライアントが症状を訴えてきた場合，（それが新たなものであれば）医療スタッフに照会し，そうでないときはチームの計画に従って対処する。その後で，身体の訴え以外のことについて話し合うつもりでいることを伝える。身体的訴えとは関係なく，1人の人間として関心があること伝える。訴えが深刻なものでなければ，医療スタッフの定期診察まで我慢するように求める。	身体的訴えをしても関心を得られなければ，その頻度は次第に減るだろう。
もしクライアントが愁訴を唯一の話題にしようとするならば，無視する。そうする理由を説明し，別の話題で話し合いたいこと，あるいは時間を改めて会うつもりであることを伝える。	身体的訴えに関心がないのであって，人間としてのクライアントに関心がないのではないことを明確にすることが重要である。
身体的愁訴については，一定の時間（たとえば1時間に5分間）に，決められた1人のスタッフと話し合うようにさせる。他のスタッフはそれを話題にしない。	身体的愁訴はクライアントの主な対処策になっているので，最初はそれを禁止してしまうよりも制限するだけにとどめるほうがクライアントに脅威を与えない。新しいスキルを身につけないうちに，これまでの対処策を突然否定されてしまうと，心気症的行動が増幅してしまうこともある。
身体的愁訴についてクライアントと議論してはならない。訴えをクライアントの感覚あるいは知覚として理解したうえで，上記の諸アプローチを行う。	クライアントとのこのような議論は，たとえ否定する立場であっても，関心を示していることになってしまう。クライアントは，感情について話し合うことを回避することができる。
クライアントの感情を知るために，客観的保証は最小限にとどめながら，質問紙（他の方法でも	このようなアプローチをきっかけに感情について話すようになる。

【看護の実施】(続き)

看護介入	理論的根拠
よい)を併用して，先に述べた介入を行う(「検査ではどこも悪くないようです。まだ病気だと思いますか？　どんな気持ちですか？」)	
ケアプラン27「強迫性障害」を参照。	
恐れそのものではなく，恐れに関する感情について話すように励ます。	焦点になるのは，恐れの感情であり，身体的問題に対する恐れではない。
ストレスや日常生活での出来事をコントロールできないことに対する感情を理解するように努める。	クライアントは通常，無力感を抱いているが，それを自ら認めようとはしない。
最初は，クライアントの自己イメージ，社交のパターン，怒りへの対処策，ストレスなどについて注意深いアセスメントを行う。	このアセスメントは心気症的行動に関する基礎データとなる。
日常生活，家族や重要他者との関係，仕事などにおける満足と不満の原因について話し合う。	制限のない自由な話し合いは，一般にクライアントに脅威を与えない方法であり，クライアントが自己アセスメントを開始するのを助ける。
上述のような話し合いをしながら信頼関係の強化を続けた後で，よりストレートな働きかけを行う。最近あるいは現在の具体的なストレスについて正直に話すように促す。クライアントは何をストレスとして受け止めているのだろうか。	一般に他の人がストレスをどのように認識しているかということよりも，クライアント本人のストレスに対する認識が重要である。クライアントは，自分の信じるところに従って行動するのである。
クライアントが防衛機制として否認を用いている場合，話し合いがあまり直接的にならないよう配慮する。クライアントにとっての明白なストレス，可能性の高いストレス，あるいは起こりそうなストレスを(脅威とならないかたちで)指摘してクライアントの反応を見るにとどめる。	否認を用いているときに直接的アプローチを用いると，怒りや敵意を生み，信頼関係を脅かすことがある。
ストレスや不安と身体症状の出現や悪化との関連性をクライアントが認識できるように徐々に援助する。アセスメントの要点は：何がクライアントを多少なりとも心地よくするか；多少なりとも心地よく感じたり，あるいは症状を自覚するときに，クライアントは何をしているか，あるいはクライアントの周囲で何が起こっているか。	クライアントは自分なりのペースで，ストレスと身体症状との関連性に気づき始める。看護者に問題を指摘されるよりも，自分自身で気づいたほうがそれを受け入れやすいだろう。
クライアントには，毎日の出来事や状況，ストレス，症状の出現について日記をつけさせるとよい。これは，ストレスと症状との関連性を明らか	書かれたもので振り返ってみることは，より正確であり，クライアントにとって脅威も少ない。

【看護の実施】

看護介入　*印はチームケアを意味する	理論的根拠
にするのに役立つ。	
少なくとも勤務時間中に1回は感情の認識と表現に焦点を当ててクライアントと話し合う。	クライアントに対し，変わらない関心を持ち続けることで関係が促進される。またそれは，感情や情緒的問題を話し合うことへの抵抗を少なくする。
話すこと，泣くこと，身体的活動などを通して感情を表出させる。	感情を認識し率直に表現することが，クライアントにとっては困難である場合が多い。看護者の励ましや支持によって，彼らはそれらのスキルを身につけ，発展させることができる。
*クライアント自身，彼らの家族や重要他者に心気症的行動の精神力動，退院後のプランも含めた治療計画を指導する。	クライアント，家族，重要他者は，ストレスや対人精神力動，心気症的行動などについて，ほとんど，あるいはまったく知識を持ち合わせていないことがある。治療計画を理解できれば，長期的な行動の変化が促されるだろう。
*クライアントおよび重要他者と二次的利得とはどのようなことをさすのかについて話し合い，それらを減らすような計画を一緒に立てる。クライアントが二次的利得によって満たそうとしているニーズを明確にする（たとえば，関心を引く，過大な責任やストレスから逃避するなど）。	二次的利得を減らすために制限を設定し，それを維持しようとするときは，関係者全員がそれに参加しないと成功しない。クライアントの家族や重要他者がクライアントのニーズを満たすための効果的な援助を行いたいのであれば，まずそのニーズを理解しなければならない。
より直接的な方法でニーズを満たすようなプランをクライアントに立てさせる（クライアントが症状や訴えを示さないとき，自分で責任をもって対処したとき，またストレスや不快に際し自己主張したときには，関心や支持が得られることを示す）。	健全な行動は，肯定的なフィードバックや支持によってその頻度が増える傾向がある。クライアントの家族や重要他者もまた，クライアントに対して肯定的な強化を活用しなければならない。
病気から得られる利得を可能なかぎり減らす。身体的不調を理由とした責任回避を認めない。作業を免除しない。ベッドにとどまったり寝間着のままで過ごすという特権を認めない。	身体的問題を訴えれば望むものが得られるという事態が存在しなければ，クライアントがそのような対処のしかたを示すことは少なくなるだろう。
*クライアントに対して用いられる薬剤や浣腸などの数，種類，強度，頻度を医療スタッフと協力して制限する。	余分な薬剤を手に入れるための，スタッフに対するクライアントの操作をやめさせるためには，チームとしての努力が有用である。ケアプラン42「受動攻撃性パーソナリティ障害」を参照。
訴えに対する薬剤投与や処置をクライアントが望んだときには，症状発現に先立って何があった	もし薬剤や処置以外の方法でストレスから解放されることができれば，クライアントは次第にそ

【看護の実施】(続き)

看護介入	理論的根拠
かを自分で明らかにし，別の方法でその不調に対処するように促す。	のような方法を用いなくなるだろう。
訴えの発現や悪化にまつわる環境要因を観察し，記録する。観察したことをクライアントに伝える。	訴えにまつわる状況に目を向けさせることにより，クライアントはストレスと身体症状との関係を理解できるようになる。
リラクセーション技法などの，薬剤なしに苦痛から解放される方法を認識させ，それを利用できるように援助する。	薬剤を用いないで苦痛を解放する方法を身につけると，クライアントの対処行動の焦点は身体的な方法から離れ，同時にコントロールしているという感覚も増す。
食事，睡眠，気持ちを落ち着かせる方法，ストレス対処法，適切な水分摂取，毎日の運動，刺激を減らすこと，休息，カフェインと不安症状の関係など，より健康的な生活習慣を指導する。ケアプラン35「睡眠障害」を参照。	身体症状を対処策とするクライアントにとって，できるかぎり身体が健康であることがとくに重要である。
恐れそのものではなく，恐れに関する感情について話すように励ます。	焦点になるのは，恐れの感情であり，身体的問題に対する恐れではない。
クライアントが，ストレスや日常生活をめぐるコントロール感の欠如について説明するよう促す。	クライアントは，無力感を感じていても，この感情を自力で認識することができない。
話すこと，泣くこと，身体的活動などを通して感情を表出させる。	感情を認識し率直に表現することが，クライアントにとっては困難である場合が多い。看護者の励ましや支持によって，彼らはそれらのスキルを身につけ，発展させることができる。
対人関係やストレス状況において感情，とくに(怒りや憤りなどの)不快な感情をありのままに認識し表現するように促す。	率直に感情を表現できれば，身体症状でそれらを表現する必要性が減少する。
他者(他のクライアント，スタッフ，訪問者，重要他者，看護者自身)との相互作用に目を配り，自己主張や感情の率直な表現，とくに怒りや憤りなどいわゆる否定的感情の表現に対して，肯定的なフィードバックを与える。第2部 基本概念「看護師-患者の相互作用」32頁以下を参照。	クライアントは自信をもってストレスを処理できるようになる。怒りやその他の否定的感情も適切に表現されれば受け入れられること，また表現することで身体的に楽になれることに気がつく必要がある。

看護診断

不安

自律神経系の反応を伴う，漠然とした，動揺した不快な感情または恐怖の感情（原因は本人にはしばしば特定できない，またはわからない）。危険の予知によって引き起こされる危惧の感情。不安は差し迫った危険を警告する変化の合図であり，脅威に対処する方法をとらせることができる。

【アセスメントデータ】

- 身体機能へのこだわり
- 病気への恐れや考え込み
- 頻回に繰り返す受診や入院の既往
- 振戦
- 無効な対処行動
- 妄想
- 睡眠障害
- 栄養低下

【期待される成果】

初期にクライアントは

- 感情を言葉で表現する。
- 生活上のストレスと不安に気がつく。

安定期クライアントは

- ストレス，不安，その他の感情に対処するための代わりの方法を見つける。
- ありのままに，自信をもって他の人と共感し合う。

地域でクライアントは

- ストレス，不安，その他の感情に対処するための代わりの方法を実行する。
- 指示がある場合にのみ，身体的治療を受ける。

【看護の実施】

看護介入	理論的根拠
恐れそのものではなく，恐れに関する感情について話すよう励ます。	焦点になるのは，恐れの感情であり，身体的問題に対する恐れではない。
ストレスや日常生活での出来事をコントロールできないことに対する感情を理解するように努める。	クライアントは通常，無力感を感じているが，それを自ら認めようとはしない。
少なくとも勤務時間中に1回は感情の認識と表現に焦点を当ててクライアントと話し合う。	クライアントに対し，変わらない関心を持ち続けることで関係が促進される。またそれは，感情や情緒的問題を話し合うことへの抵抗を少なくする。

【看護の実施】(続き)

看護介入	理論的根拠
話すこと，泣くこと，身体的活動などを通して感情を表出させる。	感情を認識し率直に表現することが，クライアントにとっては困難である場合が多い。看護者の励ましや支持によって，彼らはそれらのスキルを身につけ，発展させることができる。
対人関係やストレス状況において感情，とくに(怒りや憤りなどの)不快な感情を率直に認識し表現するように促す。	率直に感情を表現できれば，身体症状でそれらを表現する必要性が減少する。
他者(他のクライアント，スタッフ，訪問者，重要他者，看護者自身)との相互作用に目を配り，自己主張や感情の率直な表現，とくに怒りや憤りなどいわゆる否定的感情の表現に対して，肯定的なフィードバックを与える。第2部 基本概念「看護師-患者の相互作用」32頁以下を参照。	クライアントは自信をもってストレスを処理できるようになる。怒りやその他の否定的感情も適切に表現されれば受け入れられること，また表現することで身体的に楽になれることに気がつく必要がある。

ケアプラン 32

解離性障害

解離性障害は，DSM-Ⅳ-TR(APA, 2000)において「意識，記憶，同一性，または知覚についての通常は統合されている機能の破綻」を基本的特徴とすると定義されている(p.519)。

解離性障害は，以下のように分類されている。

- **解離性健忘**は，通常は外傷的または強いストレスによって，重要な個人情報の想起が不可能であることを特徴とする。それはあまりにも広範囲にわたり，通常の物忘れでは説明のできない。
- **解離性遁走**は，家庭あるいはふだんの職場から突然，予期せぬ放浪に出ることが特徴で，過去を想起できなかったり，個人の同一性が混乱していたり，新しい同一性をまとうことを伴う。
- **解離性同一性障害**(以前は多重人格障害)は，2つまたはそれ以上の，はっきりと他と区別できる同一性あるいはパーソナリティ状態が存在しており，それらが繰り返しその人の行動を制御し，通常の物忘れでは説明できないような重要な個人情報の想起不能を伴っていることを特徴とする。この障害は別々のパーソナリティが増殖するというより，むしろ同一性が分裂するということが特徴である。
- **離人症性障害**は，自分の精神過程あるいは身体から遊離しているという持続的あるいは反復的な感覚と，それに伴う正常に保持された現実検討を特徴とする(APA, p.519, 2000)。

病因

解離性障害のクライアントは，一般に，小児期に身体的虐待もしくは性的虐待，または両方の被害を受けていることが多いが，とくに解離性同一性障害のクライントでは多い。解離は，虐待や外傷的な出来事の衝撃から情緒的な自己を保護する心理過程であり，そのような出来事に直面している最中でも，その直後でも生じる。保護や対処の心理過程として複数の解離性障害を伴っている場合，解離を繰り返すと解離しやすくなる。解離体験は，日常生活，人として機能する能力，あるいは虐待や外傷的な出来事に現実的に対処する能力を阻害する。

疫学

解離性障害の有病率は，その種類によって異なるが，解離性同一性障害については，男性より女性に多くみられ，家族性に発症する(APA, 2000)。解離性障害の重症度は，クライアントによって著しく異なる。

疾病経過

　解離性障害は，突然に発症することも，徐々に発症することもある。エピソードの経過中に発症することもあるが，エピソードの後，長期間を経て発症する場合もある。解離性障害を抱えるクライアントは，セラピストのケアを受けながら心的外傷や虐待によって生じている多種多様な問題に対処し，長期にわたって地域で生活していることが多い。しかし，なかには，入院を必要とするクライアントもいる。毎日の生活を送る機能が障害され，保護的環境が必要になると入院することになる。入院が必要となる場合，入院中のクライアントは，食事や睡眠に重大な問題を呈し，不安に圧倒され，常習的な危険行為や自分の安全に対する配慮の欠落の延長で自分を傷つけることへの強烈な衝動を抱えており，自虐や自傷衝動や自殺への強烈な衝動を抱えている。

　レイプ被害，近親相姦，その他の外傷を体験した人々は，外傷体験のフラッシュバック，身体的苦痛，睡眠障害や摂食障害，そして，恥，悲嘆，怒り，不安，孤立感，無力感，低い自尊感情，うつ状態，空虚感，無感情などの感情を強烈に抱えている。彼らは，外傷を再体験することがあり，その際には，虐待を受けたそのときに体験したさまざまな感情と身体的感覚を感じる。この人々は，外傷を受けたそのときから，解離することでその体験に対処し続けている。

　小児期の虐待は，何人かの被害者においては，解離を通じてクライアントには見えなくされており，成人期に至るまで報告されず，話し合われもせず，対処されることもない。「小児期の記憶は歪曲されやすく，この障害をもつ人のなかには強い被催眠性傾向，とくに示唆的影響を受けやすい人がいるために，このような報告の正確さをめぐっては議論がある。しかし，解離性同一性障害をもつ人によって報告された過去の性的または身体的虐待が客観的な証拠によって裏づけられたこともしばしばである。さらに，身体的および性的虐待行為の責任を負わなくてはならない人は，自分たちのそのような行動を否認したり歪曲する傾向がある」(APA, 2000, p. 527)。

　解離は，証拠もない虐待の物語を述べ立てたあげくに後で取り消すような扇情的な報道で，新聞をはじめさまざまなメディアで取り上げられることが多く，これが，解離性障害という体験に対する疑いを生み出している。虚偽の記憶を信じている一部の人々は，彼らが成長した後に家族メンバーやその他の人によって小児期に虐待を受けたと主張して損害賠償請求を起こしており，フィラディルフィアとペンシルベニアにある虚偽記憶症候群財団は，これとの闘いを支援するために設立された。

一般的介入

　看護者にとって重要なことは，解離性障害のクライアントに対する急性期の治療が，安全の保証と日常生活を営む能力の障害を軸に展開されることを肝に銘じることである。また，看護者が，長期にわたって，外傷や虐待によって生じている治療問題に携わる必要はないし，有益でもない。実際，精神療法のセッションでこれらの問題の治療をしていても，急性期ケアが必要な状況では，そのセッションを変更したり，あるいは中断することが多い。なぜかというと，急性期においては，クライアントの対処能力が明らかにストレスを受け，破綻しているか

らである。精神療法は，クライアントが安全感を得ることができ，かつ日常生活を送ることができるようになってから，クライアントが必要と考え，継続することを望めば再開される。

◆**ケアプランに導入される看護診断**
・自己傷害リスク状態
・非効果的コーピング

◆**本書に導入される関連する看護診断**
・不安
・入浴/清潔セルフケア不足
・更衣/整容セルフケア不足
・摂食セルフケア不足
・排泄セルフケア不足
・睡眠障害
・非効果的役割遂行
・心的外傷後シンドローム

看護診断

自己傷害リスク状態

緊迫した状況を緩和するために，生命にかかわらない身体損傷を与える意図をもって，組織損傷を起こす故意の自傷行動の危険

【アセスメントデータ】
- 自己損傷への強い衝動（致死的ではない）
- 自殺念慮，自殺を思いつく，自殺の計画，自殺企図
- 自分の安全を守る能力のなさ
- 衝動性
- 社会的孤立
- 不安
- フラッシュバック
- 悪夢

【期待される成果】

初期にクライアントは
- 自分を傷つけない。
- 危険を感じたらスタッフのアプローチに従う。
- 自己損傷に関する種々の考えを識別でき，それらの考えに対して実際に対処することができる。

安定期にクライアントは
- 自分自身の安全を脅かさないことを約束する。
- ストレスや情緒に対処するための代わりの方法を使ってみせる。

地域でクライアントは
- 自力で自己損傷の考えや強い衝動をうまく処理できる方法を見つける。
- 破壊的ではない方法で，自己損傷の強い衝動と自己損傷の考えを処理する。

【看護の実施】

看護介入	理論的根拠
クライアントに見合ったレベルの自殺や自己損傷の予防策を定め，クライアントにきちんと説明する。ケアプラン 23「自殺行動」を参照。	クライアントの身体の安全を最優先する。
クライアントの自殺や自分を傷つける可能性をアセスメントし，必要な予防策のレベルを毎日定める。	クライアントが自分を傷つける可能性は変動し，リスクは時によって増減する。
鋭利な物品やその他の危険な道具（ガラスのケース，マッチ，ライター，花瓶など）は，とくに取り扱いに注意する。	日常生活でふつうに使っているものでさえ，自分を傷つける道具として使用されてしまう。自分の衝動をうまく抑制できない場合，彼らは，簡単に手に入れられるものを使って実行行為に及ぶ。
自分をひどく傷つけており，手元に使えるものがなくても実行行為に及ぶような場合には，クライアントを拘束したり，隔離する。自分の行為に対する自己コントロールを取り戻してきたとクライアントが話すようになったら，速やかに隔離や拘束を解除するべきである。	クライアントの身体の安全を最優先する。ただし，外傷体験や虐待の既往がある場合は，拘束や隔離を開始するにあたって，自己コントロールを再び取り戻すことについて，自分で考えることが重要となる。
自分の安全を保つ能力について，率直に話し合う。話し合う際には，割り切った態度をとる。	看護者の率直で批判を差し挟まないアプローチにより，必要な話し合いができるとともに，自分に価値はないとか，自分が悪いなどのメッセージをクライアントに伝えてしまうのを避けられる。
クライアントが安全のニーズに対処できるようになったら，まず最初に「自分を傷つけない」という同意をとる。この約束は，自分を傷つけることを避け，自分の安全を維持することの同意である（看護者と約束することで自分の衝動に対抗する）。	通常クライアントは，安全を守るための自分の能力について，的確で，正直に報告することができる。安全を守ることは，最終的に自分で責任を負うべきことなので，このような同意を得ることは重要である。同意を得た場合，自分を傷つけるような行為への着手は，他者を「裏切った」ことによる罪の意識や恥を感じることになる。とくに，この約束を看護者と交わしている場合には，なおさらである。看護者と約束するようにクライアントに求めることは，子どもが親と約束するのに非常によく似ている。つまり，親との約束も，これを破ったときに子ども自身の自己への信頼を非常に損うものである。

【看護の実施】

看護介入	理論的根拠
自分を傷つけることを思いついたりそのような衝動に駆られることと，それらの考えを実行に移すことを切り離し，明確に区別して認識できるように話し合う。	クライアントは，自分を傷つけることを思いついたりそのような衝動に駆られることと，それらの考えを実行に移すことを区別して認識できていないことが多い。
クライアントに対して，たとえ自分を傷つけたいという欲求が消えずに残っていたとしても，実行行為に及ばないようにコントロールできると信じていることを伝える。	自分が実行行為に及ばないようにコントロールできると看護者が信じてくれているという認識がクライアントに利益をもたらす。
自分を傷つけることを思いついたり，そのような衝動が高まってきたときに行う活動や行動を探す。	別の方法を手に入れられれば，自分を傷つけることへの行動化を減らすことができるだろう。

看護診断

非効果的コーピング

ストレス因子の正当な評価を行うことができないこと，訓練でものにした反応を適切に選択できないこと，そして/または入手可能な資源を活用できないこと

【アセスメントデータ】

- 圧倒される感じ
- 無価値観あるいは絶望
- 罪責感
- 感情を認め表現することの障害
- 不安
- 信頼の欠如
- 社会的孤立
- 疲労感
- 低い自尊感情
- 自己コントロール感の欠如
- 無力感
- 回避あるいは逃避行動のパターン

【期待される成果】

初期にクライアントは

- 破壊的ではない方法で感情を表現する。
- 社会的孤立の低下を示す。

- 最近の機能的能力に焦点を当てる。

安定期にクライアントは
- 効果的な問題解決過程を含む，ストレスに対処する代わりの方法を示す。
- 最近の話題を使った社会的対人関係に参加する。
- 現実的に自分の強さと弱さを評価する。

地域でクライアントは
- 学校，職場，レクリエーション，社会活動などの生産的な活動に参加する。
- 満足のいく他者との対人関係を経験し，これを報告する。

【看護の実施】

看護介入	理論的根拠
クライアントの治療を計画する際には，可能なかぎり本人を参加させる。	自分の治療計画に参加することは，クライアントの責任感を強め，コントロール感を向上させるのを助ける。
「いま，ここで」行っているケアに焦点を当ててケアを継続する。過去の虐待や外傷体験にまつわる治療上の問題について掘り下げることへの誘惑を避ける。	急性期治療病棟では，クライアントの安全を確保し，日常生活にうまく対処する能力に関心が向けられる。虐待や外傷体験にまつわる治療上の問題は，長期にわたって取り組まれる問題であり，急性期病棟の入院患者を対象に行われるものではない。ただ，治療のなかで，クライアントの存在自体を圧倒するような感情がわいているような場合には，これに取り組む。
自分の感情を認識し，表出するように促す。看護者が，クライアントの感情を受け入れていることを伝える。	クライアントが現在体験している感情について話し合うことは，彼らがそれらの感情を認識し，表現し，取り組むことを助ける。またそれは，クライアントが過去と最近の感情を区別できるようにする。感情には，本質的に善悪の区別はつけられないので，看護者は，それらの感情について批判を差し挟まない態度を示すべきである。
患者に対する関心を伝える。クライアントが，「話す気分になれない」と言うときは，黙ってクライアントの傍らにいるか，後で戻ることを伝える。話をせずに一緒に座っていてもよいということを伝える。	看護者がそこにいるということは関心や心遣いを表し，信頼関係の構築を促す。クライアントは，看護者が信頼できるかを試したり，孤立することで関心を引いたりする。
他のクライアントと交流したり，活動に参加するなど，できるかぎり部屋に引き込もらない努力を支持する。	他者と交流する能力は損なわれている。肯定的なフィードバックによって，自分の努力を認識できるだろう。
恐れや情緒の表出を促す。できるだけ不快感を感じることなく感情を表出できる状況を見出せ	感情を表出することは，クライアントにとっては不快であるが，有用である。ロールプレイは，

【看護の実施】

看護介入　*印はチームケアを意味する	理論的根拠
ように援助する。ロールプレイを用いた情緒の表出も適宜活用する。	新しい行動を支持的な環境のなかで試すことができる。
個別の，あるいはグループでの話し合い，活動，運動など，自己破壊的ではない方法で感情を表現し，緊張を緩和する機会を提供する。	クライアントは，自己破壊的な行動に代わるスキルを身につける必要がある。
不安の初期に感じる徴候を認識できるように助ける。	不安がわき始めたときに，すぐにそのことを認識できれば，クライアントは，自分の反応を変えることができる。
クライアントが比較的落ち着いているときに，不安やストレスに対処する方法を一緒に探す。	不安レベルが低ければ，クライアントは，問題解決にうまく取り組める。
クライアントに問題解決過程（問題の認識→別の解決策の認識と評価→解決策の選択と実行→成果の評価）の使いかたを教えたり，思い出させる。	クライアントは，問題解決についての論理的かつ着実なアプローチをまったく学んでいないかもしれない。
*クライアントにソーシャルスキルを教え，それらを看護スタッフや他の患者とともに実践するように促す。クライアントに社会的対人関係についてのフィードバックを与える。治療，自分を傷つける行為，その他の社会的状況などについて議論させない。	クライアントは，社会的対人関係に関するスキルや信頼を持ち合わせてないことがあり，これが社会的孤立の一因になっている。
クライアントが，個人的関心事，趣味，レクリエーション活動などを継続するように促す。	レクリエーション活動により，クライアントは，社交的なかかわりの機会を広げ，楽しみも得られる。クライアントは，楽しめる活動を放棄することがある。また，リラックスすることや楽しむことを学んでいないこともある。
リラックスしたり，感情を表出したり，問題解決するなどの行動が見え始めたら，それについて肯定的なフィードバックを与える。	肯定的なフィードバックは，望ましい行動の継続を促す。
クライアントが，自分に合った地域活動を見つけ，その行事への参加を日程表に記入するように援助する。	日程表に書き入れることで，地域での行動計画に従いやすくなる。

推薦図書

Hulme, P.A. (1996). Somatization in Hispanics. *Journal of Psychosocial Nursing, 34*(3), 33–37.

Kent, D., Tammasson, K., & Coryell, W. (1995). Course and outcome of conversion and somatization disorders. *Psychosomatics, 36*(2), 138–144.

Lenze, E.J., Miller, A.R., Munir, Z.B., Pornnoppadol, C., & North, C.S. (1999). Psychiatric symptoms endorsed by somatization disorder patients in a psychiatric clinic. *Annals of Clinical Psychiatry, 11*(2), 73–79.

Liebbrand, R., Hiller, W., & Fichter, M.M. (1999). Effects of comorbid anxiety, depressive, and personality disorders on treatment outcome of somatoform disorders. *Comprehensive Psychiatry, 40*(3), 203–209.

Tyrer, P., Seivewright, N., & Seivewright, H. (1999). Long-term outcome of hypochondriacal personality disorder. *Journal of Psychosomatic Research, 46*(2), 177–185.

Wing, D.M. (1997). Caring for alcoholic patients with dissociative disorder. *Issues in Mental Health Nursing, 18*, 303–313.

ウェブ情報

Academy of Psychosomatic Medicine
www.apm.org
International Society for the Study of Dissociation
www.issd.org

Medlineplus information
http://medlineplus.adam.com/ency/article/000954.htm
Vanderbilt University information
www.mc.vanderbilt.edu/peds/pidl/adolesc/convreac.htm

第10章 摂食障害

　本章では，長期間に及ぶ不適切な食習慣である神経性無食欲症と神経性大食症のケアプランについて述べる。摂食障害のあるクライアントは，しばしば，十分適応し，成功をおさめ，幸福な人である，と誤ってみなされることが多い。しかし，クライアントは，そのような外見の奥底で，葛藤や情緒を，食物を媒介とした破壊的な行動を通して処理しようとしているのである。摂食障害は，急性期ケア病棟での治療，外来治療，家族療法あるいは個人精神療法を必要とし，克服するために何年もの作業を必要とする複雑な問題である。

　食事に関連する行動や問題は，さまざまな障害でみられ，本書の他の章で示したケアプランでもふれている。クライアントの栄養状態は，彼らの身体的健康に直接関連し，さらに情緒的あるいは精神的な問題と相互に影響し合う。栄養摂取に関する短期的な問題は，ケアプラン54「食べようとしないクライアント」を参照のこと。

ケアプラン 33

神経性無食欲症

　神経性無食欲症(anorexia nervosa)は，「正常体重の最低限の維持を拒否すること」(すなわち，適正体重の15%かこれをさらに下回るような体重)，肥満になることへの激しい恐れ，ボディイメージの歪み，初潮後の女性の場合は無月経によって特徴づけられる摂食障害の1つである(APA, 2000)。

病因
　神経性無食欲症の原因は，生物学，心理学，家族相互作用，社会文化論などを含め，さまざまな学説が展開されてきたが，まだ明らかになっていない。成熟(思春期，初めての性的体験，他者によって性的関心が引き出されること)，家庭からの出立(大学への進学，軍への入隊)，喪失などに関連する生活上の大きなストレスや変化が，結実因子として認められることが多い。事実であれ，単にそう認知しているものであれ，肥満と若年からのダイエットは，神経性無食欲症へ移行するリスクファクターである(Stice, Akutagawa, Gaggar, & Agras, 2000)。しかし，本症は，過度のダイエットというより，はるかに複雑な問題である。
　神経性無食欲症に関しては，家族発現様式と遺伝的因子の両方について，いくつか立証されている(APA, 2000)。本症の成立には，家族内力動が重要な役割を果たしていると考えられている。クライアントの家族は，からみ合っていて(密着していて距離がとれない)，過保護で，柔軟性に乏しく，融通が利かず，争いの解決ができないといわれている。そのうえ，クライアントの30%に性的虐待の過去があることが報告されている(Wiederman, 1996)。
　神経性無食欲症は，産業化された社会でより一般的であり，その発症には，文化的な要因が関連しているかもしれない。とくに女性において，やせていることは，米国社会では高く価値づけられ，女性は自分たちが能力よりも容姿で判定されているという社会的メッセージを内在化していることが多い。女性の社会化と役割期待の変化は，青年期や若年成人期の女性を混乱させ押しつぶしているのかもしれない(たとえば，「依存」対「自立」，「他者との競争に勝つ」対「他者を喜ばせる」，「職業人としてのキャリア」対「家族の世話」などの矛盾を抱えた対立的なメッセージ)。拒食症の女性に多くみられる特徴(依存，人を喜ばせること，役に立つこと，感受性の豊かさ)は，米国社会における女性の役割に帰するものである。

疫学
　神経性無食欲症の90%は女性であるが，男性にも生じる。有病率は，青年期

または早期成人期女性の0.5%(APA, 2000)，高くても1%(Halmi, 2000)と推定される。

　神経性無食欲症のクライアントは，うつ状態，強迫的な思考や行動，融通性のない思考，そして完璧主義など多くの特徴が認められる。神経性無食欲症のクライアントは，アイデンティティが未確立で，無力感や絶望感を感じているといわれている。彼らは，体重減少を自分の身体をコントロールする(彼らの生活のなかでコントロールの感覚を得ることができる)あるいは成熟を避ける手段として利用しているのかもしれない(Serpell, Treasure, Teasdale, & Sullivan, 2000)。

疾病経過

　神経性無食欲症は，通常，青年期に最も多く発症する。思春期以前あるいは40歳以降で発症することはまれである。この障害は，生涯にわたる慢性疾患にもなりうる一方，急性期のエピソードのみで終わる場合もある。神経性大食欲症を合併する場合もある。神経性無食欲症の現在のエピソードは，制限型(食事の制限をする，あるいは体重減少のための過剰な運動する)，あるいはむちゃ食い/排出型(むちゃ食いの有無にかかわらず，排出行動をしている)と記述される(APA, 2000)。

　神経性無食欲症は，身体に重大な影響を及ぼす。神経性無食欲症に関連する死亡率(栄養失調，合併症，自殺)は，10〜20%といわれている。神経性無食欲症は，入院治療や外来治療，個人精神療法，家族療法などの形態で，長期間の治療と継続観察を要することが多い。治療の成功例はさまざまであるが，早期に問題を認識して治療することが回復の可能性を高める(Halmi, 2000)

一般的介入

　急性期治療期間の看護ケアは，クライアントの安全の確保，医学的問題に対する治療の促進，十分な食事や水分の確保に焦点を当てる。他の治療目的は，引きこもり，うつ状態，操作行動や退行の減少，二次的利得の防止である。治療過程を通して，最終的には退院へ焦点を当てること，クライアントの自尊感情，ソーシャルスキル，成熟した行動の確立を助けること，食べ物に頼らない対処方法を身につけることが重要である。家族内力動は，多くのクライアントの発症にかかわっているため，クライアントの家族環境をアセスメントし，病気についてクライアントと家族を教育し，必要な治療を継続するように紹介することが大切である。

◆**ケアプランに導入される看護診断**
・栄養摂取消費バランス異常：必要量以下
・非効果的コーピング
◆**本書に導入される関連する看護診断**
・非効果的否認
・自己尊重慢性的低下
・感覚知覚混乱(特定の：視覚・聴覚・運動覚・味覚・触覚・嗅覚)
・ノンコンプライアンス(特定の)

- 無力
- 非効果的健康管理維持
- 自己傷害ハイリスク状態
- 自殺リスク状態

看護診断

栄養摂取消費バランス異常：必要量以下

代謝上必要とする量を満たすには不十分な栄養摂取

【アセスメントデータ】

- 体重減少
- 標準体重を15％以上下回る。
- 拒食
- 食欲の否認，食欲の低下
- 空腹感や栄養的ニーズなどの身体内部の刺激を正しく知覚し，それに反応できないこと
- 上腹部不快感
- 嘔吐
- 嚥下困難
- 下剤の常用あるいは乱用
- 実際の体重よりも大きい計測値にするために，便や尿をがまんしたり，多量の食塩を摂取したり，身体に重りを隠すこと
- 病気であることの否認，あるいは治療への抵抗
- やせている(やせすぎている)ことの否認
- 過度の運動
- 身体的問題あるいは変化(生命を脅かすような)として，次のようなものがある。
  ①栄養不良，②飢餓，③蒼白で乾いた皮膚，④皮膚緊張の低下，⑤皮下組織がほとんどないこと，⑥産毛(柔らかな綿毛のような体毛)，⑦浮腫，⑧便秘，⑨無月経，⑩不整脈，徐脈，僧帽弁あるいは三尖弁の機能不全，⑪低い基礎代謝，⑫低体温，⑬注意力や集中力の低下，⑭低血圧，⑮筋の緊張と機能の低下，⑯骨粗鬆症や骨折，⑰二次性徴の欠如，⑱貧血や白血球減少，⑲低血糖，⑳高コレステロール血症，㉑血清免疫グロブリンが減少し感染症や敗血症にかかりやすくなること，㉒腎機能障害，㉓尿崩症，㉔尿中17-ケトステロイド，エストロゲン，テストステロン，ゴナドトロピンなどの減少，㉕水分と電解質のアンバランス

【期待される結果】

初期にクライアントは

- カロリーや栄養の摂取量が増える。
- 栄養不良による合併症がなくなる。

- 健康な皮膚を保つ。
- 体重が増える。
- 神経性無食欲症の身体合併症としての身体状態が改善する。

安定期にクライアントは
- 適切な栄養状態になる。
- 規則的で自立した，栄養的にも良好な食習慣を示す。
- 改善した身体状態を保つ。

地域でクライアントは
- 健康的な体重を維持する。
- 目標となる栄養状態を自力で達成する。

【看護の実施】

看護介入	理論的根拠

[注意] クライアントに合わせた個別的なケアプランを作成するにあたっては，次に述べる看護ケアを選択して用いることがとくに重要である。ここに紹介するケアプランではいくつかの異なった介入方法を示してあるので，無食欲症クライアントのケアに対するアプローチに応じて利用できるであろう。ある種の方法(総合的静脈栄養や経管栄養)は栄養状態が高度に障害されているクライアントに適用できるだろうし，それほど重篤でないクライアントには食物自体への関心を減らす方法(たとえば，摂取や排泄ではなく体重のみに焦点を当てる方法)が効果的であろう。看護者は，ケアの実際(経管栄養，食事中や食後の観察など)，およびカロリー摂取と体重増加の達成に応じて与える特権など，それぞれのクライアントごとに独自のプロトコールを作成しなければならない。

もしクライアントが危機的な栄養不良状態ならば：

中心静脈や右房へのカテーテルによる経静脈栄養(高カロリー栄養，あるいは完全静脈栄養)が適用される。感染の徴候や症状について綿密にクライアントを観察する。	必要な栄養，電解質などは経静脈的に供給できる。この種の栄養においては嘔吐の心配はない。クライアントの免疫系は低栄養のために障害されていることがある。
経管栄養は単独でなされることもあるし，経口摂取と経静脈栄養とが併用されることもある。経鼻十二指腸チューブが効果的である。	高栄養の流動食はチューブを通して供給できる。経鼻十二指腸チューブの使用で嘔吐や逆流の危険が少なくなる。
経管栄養後，一定時間(最初は90分から始め，徐々に短縮して30分にする)クライアントを観察するか，あるいは注入後は胃チューブをはずすようにする。	観察によって，嘔吐や逆流を来す可能性は少なくなる。
クライアントに経口的に食物を摂取する機会を与える。摂取カロリーが不十分なとき，体重が減ったとき，あるいは医学的な意味(電解質，酸塩基平衡など)で適応となったときには経管栄養	クライアントは経管栄養よりも経口摂取を望むかもしれないが，身体的健康を優先する。

【看護の実施】(続き)

看護介入	理論的根拠
を用いる。経口摂取量の増加に応じて経管栄養を減らす。	
経管栄養が適応となったら(上記を参照)、罰を与えるという態度ではなく、感情を交えない割り切った態度で速やかにチューブを挿入して供給する。経管栄養を脅しとして用いたり、取引きを認めてはならない。	制限と一貫性が、トラブルを回避し、操作行動を減らしたりするために重要である。経管栄養は医学的処置であって、罰ではないことを忘れてはならない。
経静脈栄養や経管栄養は夜間に行うのが適切かもしれない。	これらの方法を夜間に行うようにすると、他の人々がクライアントに注意や同情を向ける場面が少なくなり、またクライアントの日中の活動をあまり妨げないですむ。
もしクライアントが危機的な栄養不良状態でないならば:	
クライアントの栄養状態がそれほど悪くないとき、クライアントが同意するようなら、治療に関する契約をする。	契約によって、クライアントのコントロールや自己責任の感覚は高まり、また目標の設定が可能になる。同意なしでは契約は効果を示さない。
最初は、他のクライアントや面会者と一緒に食べることを許してはならない。	他のクライアントは、クライアントに食べることを迫ったり、クライアントが食べないことを気にするなど、家族と同じパターンを示すだろう。
食事は、一定の時間を定め、制限を設ける。一貫性と感情を交えない割り切った態度を保つ。食事の時間になったらクライアントを呼び、食事を出して、食事時間の制限を伝える。	クライアントは、明確な制限により、自分に何が期待されていることがわかる。
クライアントをなだめすかして食べさせるようなことはしない。取引きをしたり脅かしてはならないし、食べることには決して焦点を当ててはならない。クライアントが食べるのを拒んだら無視する。食事時間が終わったら、食事のことはいっさい話さずに下膳する。	食べないことによる二次的利得を最小限にとどめることが大切である。コントロール(とくに食べることに関する)の問題はクライアントにとって中心となる課題で、強化されてはならない。
食事中と食後(最初は90分、徐々に短縮する)は1対1でクライアントを観察する。食後30分以内は洗面所を使わせない。	クライアントは食べ物を流したり、隠したり、捨てることがある。吐き出したり、隠した食べ物を捨てるために洗面所を使うかもしれない。
食事のための心地よい、くつろげる環境を整え、緊張をできるだけ取り除く。食事の前後にはリラクセーション、休息、安静を促す。	クライアントは食べることに関して強い不安と罪責感をもつため、食事時間がストレスとなっている。

【看護の実施】

看護介入　*印はチームケアを意味する	理論的根拠
食後，不安や罪責感について話したくなったり，吐きたいという衝動にかられたときにはスタッフを呼ぶよう促す。	スタッフと話すことで，食物そのものではなく，情緒の問題に焦点を当てることができるようになる。
食べ物，食事時間，その他に関するクライアントの選択の幅を広げる。	クライアントは食習慣の自立を図る必要がある。
制限設定の手段として，体重増減に応じて権利を与えたり減らしたりする。食べること，食事時間，カロリー計算，運動などには焦点を当てない。体重が減少したら権利を減らし，環境を検証したり，感情を洞察する目的でクライアントと話し合う。	食べ物や食事に対する直接的な関心を減らせば，クライアントは代わりに情緒的な問題に目を向けるようになる。
*必要に応じて，あるいは医師の指示がある場合に，バイタルサイン，電解質，酸塩基平衡，肝機能，アルブミンその他の医学的所見を調べる。	クライアントの身体的健康を優先する。クライアントの臨床的な状態に関する情報は，効果的な看護ケアを計画するために必要である。
クライアントの摂取と排泄の状況を監視する。記録はナースステーションに保管し（クライアントのベッドサイドや病室に置いてはならない），スタッフが記入する（クライアントには記入させない）。摂取と排泄の観察はさりげなく，感情を交えない割り切った態度で行うべきである。	クライアントは摂取と排泄の記録に関して不正確な報告をする可能性がある。食事に関しては直接的な関心を示さず，食べ物や食事から情緒的な問題を切り離すことが重要である。
毎日，朝食前に，排泄してから病院のガウンのみを着て体重を測定する。測定は感情を交えない割り切った態度で行い，体重の増減に関して是非の判断をしてはならない。	体重の正確な比較のためには同じ条件であることが必要である。クライアントは体重を多く見せようとして尿をためたり，重りを隠していることがある。クライアントの体重の増減は，看護者の利益や是認のためのものではなく，またそれは健康の尺度であって，成功や失敗の尺度ではない。感情を交えない割り切った態度は，クライアントの摂食（または拒食）行動から，クライアントの情緒的問題，コントロール，是非の問題を切り離す助けとなる。
クライアントの排泄パターンを監視する。食事には十分量の繊維質と適量の水分を含めるようにすべきである。	クライアントは便秘したり，排便の回数が少なくなっていることがある。繊維質の食べ物や水分は適切な排便を促す。
浣腸，下剤，坐薬の使用を控えさせる。	クライアントは体重をコントロールする手段として下剤を乱用している可能性がある。
身体的活動を観察し，記録する。隠れて運動し	クライアントは体重をコントロールしようとし

【看護の実施】(続き)

看護介入　*印はチームケアを意味する	理論的根拠
ていないか気をつける(たとえばシャワールームでのジョギングや,ベッドでの美容体操)。	て過度に運動している可能性がある。
治療計画のなかでは,クライアントの運動を制限したり活動を構造化する必要があるかもしれない。しかし,クライアントの健康状態が重篤であるとか,運動が本当に有害あるいは危険でないかぎりは,すべての運動を禁じてはならない。	運動の制限があまりに厳しいとクライアントの不安はますます大きくなる。ケアプラン27「強迫性障害」を参照。また,適度な運動は長期的な健康維持に有用であり,やめさせるべきでない。
皮膚のケアに配慮する。とくに骨突起部に気をつける。	不良な栄養状態,筋組織や皮下組織の減少により,皮膚損傷の危険がある。
入浴にはシャワーの使用を勧める。	骨突起部や筋・皮下組織の減少のため,浴槽に座ることがクライアントにとって非常に苦痛となることがある。
暖かいベッドを用意する。室温に気をつける。	脂肪や皮下組織の減少のために,クライアントは寒がりになっている。
*口腔衛生に注意し,その増進を図る。適宜,歯科医を受診させる。	嘔吐(胃液との接触により歯のエナメル質が損傷する)や栄養不良のため,歯や歯肉の状態が損なわれていることがある。
徐々に食事や間食の制限を緩め,食べ物の摂取,その選択,食事の準備などをクライアントが自分でコントロールできるようにする。	クライアントは自立した食習慣を身につける必要がある。
健全な摂食行為に対しては肯定的なフィードバックを与える。	肯定的な支持は望ましい行為を強化する。
看護者は,健全な行動のモデルとしての自分自身の役割を自覚する。	看護者は,クライアントにとってモデルである。
*体重,栄養,その他についてクライアントがどの程度の知識をもっているかについて評価する。クライアント指導が必要となることもあるが,その場合は,事実に基づいた,感情を交えない言葉を用い,回数や時間は限定すべきである。適宜,栄養士にクライアントを紹介し,詳しい指導を受けさせる。	クライアントは食べ物,体重,栄養について誤った考えを抱いているかもしれない。食べ物や食事への感情的思い入れを減らす必要がある。看護以外の専門領域は,他の健康に関する専門家に紹介するのが最もよい。
食べ物や食事のことは,指導のとき以外は話題にしないようにする。	そうすることで看護者は,クライアントと一緒に情緒的問題に焦点を当て,食べ物や食事への関心を制限することができる。
治療計画での同意に沿って,健康的な体重に達	クライアントの身体的健康を優先する。取引き

【看護の実施】

看護介入	理論的根拠
するまでは退院させるべきでない。目標はすでに設定されたのだから，この制限は，取引きなしで維持されなければならない（目標設定の際にはクライアントは意見を差し挟むかもしれないが）。	は制限を損なう。治療計画に関してクライアントの意見を認めることで協力が促される。

看護診断

非効果的コーピング
　ストレス因子の正当な評価を行うことができないこと，訓練でものにした反応を適切に選択できないこと，そして／または入手可能な資源を活用できないこと

【アセスメントデータ】

- 病気であることの否認
- 援助を求めることができない。
- 問題解決ができない。
- 基本的ニーズを満たす能力の障害
- 期待される役割に応えられない。
- 絶望感や無力感
- 抑うつ行動
- 不安
- 罪責
- 怒り
- 自殺念慮やその感情
- 操作行動
- 退行行動
- 過活動
- 睡眠障害（早朝覚醒など）
- 社会的孤立
- 性的関心の減少
- 考え込み
- 病気の否認または治療への抵抗
- 拒食
- ある種の食べ物に対する恐怖（たとえば炭水化物）
- 食べるという考えに対する嫌悪
- 食べ物への没頭
- 食べ物を隠したり，ため込んだりすること
- 体重を減らすことへの没頭

- やせることの飽くなき追求
- 肥満への激しい恐れ
- 家族の問題
- 低い自尊感情
- 同一性の感覚の困難
- 妄想
- ボディイメージの歪み

【期待される成果】

初期にクライアントは
- 自傷行為がなくなる。
- 治療計画に参加する。
- 操作的,抑うつ的,退行的な行動や,自殺念慮が減少したことを示す。
- 他者との信頼関係を築き始める。
- 知覚の歪み(たとえばボディイメージ)を認識し,それを言葉で表現する。
- 食べ物を媒介としない対処方法に気がつく。
- 食べ物を媒介としない方法で他者とかかわる。
- ソーシャルスキルを向上させる。

安定期にクライアントは
- 家族や重要他者とのより効果的な対人関係を発展させる。
- 食べ物や食事に関する態度が変化する。
- 自分の価値感情が増したことを言語化する。
- 食べ物を媒介としない対処方法を実践する。
- 食べ物と感情との結びつきが減少したことを示す。
- 病気と治療に関して理解したことがいくらかでもあれば,それを言語化する。

地域でクライアントは
- 退院後の継続治療が必要であれば,それに参加する。
- 自立が進み,年齢相応の行動を示す。
- ボディイメージに対する現実的な知覚を言語化する。

【看護の実施】

看護介入　*印はチームケアを意味する	理論的根拠
ケアプラン23「自殺行動」を参照。	
*看護者はクライアントやその行動に対する自分自身の感情を認識する必要がある。その感情を他のスタッフに対して表現する。	このようなクライアントのケアをしていると,看護者は強い絶望感,フラストレーション,怒りなどを感じることがある。それらの感情に折り合いをつけることができていれば,クライアントとのかかわりのなかでそれを行動化してしまう可能性は少なくなる。

【看護の実施】

看護介入　*印はチームケアを意味する	理論的根拠
クライアントとの相互作用においては，批判を差し挟まない態度を保つ。クライアントに対して是非を表明したり，懲罰的であってはならない。	コントロール，是認，罪責感の問題はクライアントの課題であることが多い。批判を差し挟まない態度で看護ケアを行うことで，トラブルの可能性は少なくなる。
ケアプラン 1「信頼関係の樹立」，ケアプラン 22「大うつ病性障害」，ケアプラン 43「引きこもり」を参照。	
*治療の一貫性を保つ。勤務時間ごとに 1 人の看護者が意思決定に関する最終責任をもつべきである（他のスタッフやクライアントが意見を差し挟むかもしれないが）。	一貫性を保つことで，クライアントがスタッフを操作する可能性は少なくなる。
他のクライアントや面会者との相互作用を観察し，注意を払う。	他のクライアントや面会者，とくに家族は操作行動を強化したり，食べないことに対する二次的利得を与えてしまうことがある。
特権の制限として，クライアントを部屋に閉じ込めてはならない。	社会的孤立はクライアントの望むところかもしれないし，また，クライアントが抱える問題の一部である場合もある。
クライアントの年齢を考慮し，それに応じた接しかたをする。年齢相応の振舞いをクライアントに期待する。	クライアントは実際の年齢よりも幼くみえることがある。彼らは，依存して，子どものように扱われたいと望んでいることがあり，また成熟や責任，自立を恐れ，それらを避けようとしている場合もある。
クライアントに健全な行動を期待する。	クライアントに病気というレッテルを貼るのは危険である。そうすると，看護者は，病人特有な行動をクライアントに期待し，それらの行動を何気なしに強化してしまうことがあるからである。
もしクライアントが入院治療のために学校に行けなくなっているときは，病院内でも学業に励ませる。	学業は青年期の通常の日課の一部である。勉強することを期待されない，あるいは学校で同級生から遅れるということがあれば，クライアントはそこから二次的利得を手にするかもしれない。
成し遂げたことに対しては肯定的な支持を与え，率直にほめる。クライアントの長所と能力に関心を向ける（不全感に対してではなく）。	肯定的な支持は，望ましい行動を強化する。
クライアントとの相互作用において，あるいはフィードバックを与えるときは，お世辞を言ったり，逆に不正直な態度をとったりしてはならな	クライアントは，不正直な称賛やお世辞からはなんらの利益も得ることができないだろう。誠実で肯定的なフィードバックが，自尊感情をはぐく

【看護の実施】(続き)

看護介入　*印はチームケアを意味する	理論的根拠
い。	む助けとなりうる。
成功の体験をさせる。クライアントが他のクライアントを手助けできるよう具体的に配慮し，彼らの能力の範囲にある活動を提案する。容易に達成できる小さな課題や活動を勧めることから始め，適宜複雑なものにしていく。	達成可能な活動はどのようなものでも肯定的フィードバックの機会を与える。
*グループ療法やロールプレイを用いる。	クライアントは支持的な環境や脅威的でない環境で，感情を共有したり新しい行動を試すことができる。
看護者は，クライアントに対する自分自身の行動(一貫性，信頼，批判を差し挟まない態度)の検証を怠らないようにする。	スタッフは，クライアントにとって適切な行動や自己コントロールのモデルである。
*適宜，クライアントをレクリエーション療法，作業療法に紹介する。	クライアントは，食物と関係しない方法で，リラックスしたり，余暇の時間を過ごす方法を学ぶ必要がある。
決められた間食と食事の時間のみ，食べ物の摂取を許す。この時間は，クライアントと情緒的問題について話し合ってはならない。食事以外の時間に，食べ物と関係しない方法で感情を表出させる。	情動的な問題と食べ物や食事を切り放すことが重要である。
クライアントが食べ物のことで考え込んでいたり，食べ物や食事の儀式に没頭しているときは関心を示さない。	できるだけ注意を向けないようにすると，これらの行動の頻度は減少する。
ストレスに対するクライアントの受け止めかたや反応を観察し，それを記録する。ストレスを感じた際はスタッフの所へ来るようにさせる。	クライアントはストレスに対する自分の反応に気づいていないかもしれない。ストレスとなる状況を認識することを学ぶ必要がある。
クライアントと話し合い，生活環境のなかで彼らが話し合えそうな人，あるいは支援してくれそうな人を見つける。食べ物を媒介としないで，ストレスや不安を軽減する活動(趣味，文章を書くこと，絵を描くことなど)を見つける。	クライアントはストレスに対処する新しいスキルを学ぶ必要がある。
クライアントが耐えられるようであれば，達成成果，家族の問題，自立，社会的スキル，性，コントロールなどについて抱いている感情を表現させる。	これらは無食欲症のクライアントにとって問題となる領域であることが多い。
ケアプラン25「不安行動」を参照。	

【看護の実施】

看護介入　*印はチームケアを意味する	理論的根拠
*クライアントの家庭環境についてアセスメントを行う。クライアントの家族と面接したり，可能ならば家庭訪問をし，食事の際の家族の行動を観察する。家族療法の適用となる場合は，家族の参加を促す。	家族内力動は，本症の発生と経過にかかわり，それゆえ，家族療法は無食欲症の治療を成功させるために有効である。
クライアントが，家族メンバー，家族内力動，家族内の役割などについて抱いている感情を表出できるよう励ます。	感情の表出はクライアントにとってつらく不快なものであるが，そうすることによって自分の感情を認識し，受け入れ，折り合いをつけることができるようになる。
退院前に一定の期間クライアントを外泊させ，この試みの成果をクライアントと一緒に評価する。外泊の前後での感情，気分，活動を観察し記録する。	入院することで，家庭から離れ，家族力動の影響を受けなくなるため，クライアントの負担は少なくなる。家に戻ると，クライアントのストレスは増し，体重減少その他の無食欲行動を招くかもしれない。
*教育，治療，退院と経過観察の計画に家族や重要他者をクライアントとともに参加させる。教育には病気の精神力動，栄養，薬物療法なども含まれるべきである。	神経性無食欲症では，家族力動が重要な役割を果たしているとされる。
*クライアントと家族のための継続的治療の準備をする。退院後の治療者に，あらかじめ入院中に会わせておく。	継続的な長期間の治療は，今後の体重減少を防ぐのに有効である。
*クライアントと家族をサポートグループに対して，地域またはインターネットを介して紹介する（たとえば，National Anorexic Aid Society for Anorexia Nervosa and Associated Disorders, 神経性無食欲症および関連疾患のための全国拒食症援助協会）。	これらのグループは，クライアントと家族に，支持，教育，資源を提供することができる。
ケアプラン2「退院計画」を参照。	

ケアプラン 34

神経性大食症

　神経性大食症(bulimia nervosa)あるいは過食症(bulimia)は，むちゃ食いと体重増加を防ぐための不適切な行動(自己誘発の嘔吐，下剤の過剰使用など)の繰り返しを特徴とする摂食障害である(APA, 2000)。むちゃ食いでは，クライアントは一度に大量の食物を一気にすばやく食べ尽くす。これらのエピソードは週に2，3回から日に数回までさまざまである。

　過食症のクライアント，とくに，体重をコントロールする手段として下剤や断食をするクライアントは，標準体重かそれに近い値，あるいはそれ以下の体重である。過食症のクライアントはしばしばボディイメージの歪み(やせているときでさえ，自分自身を太っている，あるいは太りすぎと知覚する)やボディイメージの不満を経験する。彼女らの自尊感情のレベルは，ボディイメージと体重に対する自分自身の知覚と大いに関連している。過食症のクライアントは，自分の摂食行動を恥じて，その行動を隠そうとすることが多い。過食症のクライアントは著しい栄養失調の状態になることもあり，重篤で生命を脅かすほどの水分・電解質異常などの内科的合併症をしばしば引き起こす。

病因

　気分障害や物質乱用と同じように，過食症も家族メンバーが発症の危険性を増していることがいくつか実証されている(APA, 2000)。これらのクライアントは，本人あるいは家族に物質乱用，衝動的行為(万引き，乱交など)，感情障害(大うつ病，自傷，自殺行為など)，不安障害，人格障害などの病歴があることが多い。多くのクライアントが，発症する前に体重がいくぶんか多めで，ダイエットをしたという経験をもっている。

疫学

　過食症のクライアントは通常，女性である(少なくとも90％は女性である)。米国の神経性大食症の有病率は，青年期と若年成人期の女性の1〜3％と推定され，他の先進工業国でもほぼ同率である(APA, 2000)。

疾病経過

　過食行動の始まりは青年期後期あるいは20代前半に多い。この障害は，周期的あるいは慢性的な症状を伴い，長期の経過をたどることが多い。

一般的介入

　過食症のクライアントの治療は長期間になることが多く，薬物治療と精神療法を必要とする。抗うつ薬が過食症のクライアントに有効であるといわれている（Halmi, 2000；Peterson & Mitchell, 1999）。入院は，内科的あるいは精神医学的な危機状態に限定すべきで，もし入院になったとしても，その期間はあまり長くならないようにすべきである。過食症のクライアントは，むちゃ食い-排出行動，栄養失調などからくる身体的合併症のために，最初は内科を受診することが多い。クライアントが摂食障害であることを確認したうえで治療を受けさせ，さらに，摂食障害のための治療を最後まで続けるよう促すことが重要である。

　過食症や大食するクライアントの治療における看護目標は，クライアントが身体的・精神的ニーズの双方を満たすよう協働することである。それらの目標は以下のようである。

・安全な環境を提供する。
・適切に栄養を摂取し，排出(嘔吐，排泄)せずに保持する。
・関連する身体的問題(便秘，歯のトラブル，水分と電解質のアンバランスなど)の治療あるいは治療を促す。
・クライアントの治療への参加を促す。
・不安を軽減する。
・認知の歪みを軽減する。
・自分自身，人間関係，生活状況に関する自己コントロール感が高まることを促進する。
・自分の行動や障害を理解し，洞察することを促す。
・自尊感情と自分を現実的に評価できる能力を高めることを促す。
・コーピングスキルの向上，支持的な人間関係の発展，継続治療ための資源の開発を促進する。

◆**ケアプランに導入される看護診断**
・栄養摂取消費バランス異常：必要量以下
・栄養摂取消費バランス異常：必要量以上
・非効果的コーピング

◆**本書に導入される関連する看護診断**
・非効果的否認
・ノンコンプライアンス（特定の）
・自尊感情慢性的低下
・感覚知覚混乱(特定の：視覚・聴覚・運動覚・味覚・触覚・嗅覚)
・不安

看護診断

栄養摂取消費バランス異常：必要量以下
　代謝上必要とする量を満たすには不十分な栄養摂取

栄養摂取消費バランス異常：必要量以上
代謝上必要とする量を上回る栄養摂取

【アセスメントデータ】

- 体重増加や減少
- 下剤，ダイエット剤，利尿薬の過剰使用
- 摂食パターンの乱れ
- むちゃ食い
- 強迫的な摂食
- 利尿薬の常用
- 下剤の常用
- 不適切な栄養摂取量
- 過度のカロリー摂取量
- 食習慣や食べた量を隠すこと
- 食べた後に嘔吐を繰り返すこと
- 身体的徴候や症状：手背の皮膚表面の変化(潰瘍形成や瘢痕化)や胼胝(手指で刺激して嘔吐することによる)，唾液腺や耳下腺の肥大，歯のエナメル質の腐食(嘔吐物の酸による)，口周囲や頬部の潰瘍(嘔吐物のはね返りによる)
- 身体的な問題や変化(生命を脅かすこともある)：①水と電解質のアンバランス(脱水や体液の喪失，低カリウム血症，低ナトリウム血症，低マグネシウム血症，低カルシウム血症など)，②心臓の問題(心電図異常，心不全，心筋症など)，③代謝性アルカローシス，代謝性アシドーシス，④けいれん発作，⑤低血圧，⑥血中アルドステロンの上昇，⑦手足の浮腫，⑧疲労，⑨筋力低下や筋肉の疼痛，けいれん，⑩頭痛，⑪悪心，⑫下剤依存，⑬嘔吐や下剤の乱用による消化管の問題(便秘，大腸炎，吸収不全症，胃が空虚になる時間の遷延，胃出血，潰瘍，破裂など)，⑭咽頭痛，⑮吐根(イペカック)の乱用によるエメチン中毒(エメチン＝吐根のアルカロイドで催吐作用がある)，⑯血清アミラーゼの上昇，⑰食道の炎症，びらん，出血，狭窄，穿孔，⑱膵炎，⑲低血糖，⑳ホルモンレベルの障害，㉑生理不順

【期待される成果】

初期にクライアントは

- むちゃ食いのパターン(むちゃ食い-排出)を中断する。
- 正常な(適切で過剰でない)栄養量の摂食パターンを身につける。
- 利尿薬，下剤，ダイエット薬品を使わない。
- 過食やむちゃ食いの合併症としての身体症状が改善する。

安定期にクライアントは

- 下剤なしで，正常な便通を維持する。
- 気ばらし食いのパターン(むちゃ食い-排出)がなくなる。
- 過食やむちゃ食いの合併症としての身体症状が改善し，持続する。

地域でクライアントは

- 標準体重から20％以内の安定した体重を自ら受け入れ，それを言語化する。
- 正常な(適切で過剰でない)栄養量の摂食パターンを維持する。

【看護の実施】

看護介入　*印はチームケアを意味する	理論的根拠
＊それぞれのクライアントにとって適切で，すべての食品群を含むような毎日の食事の計画を考えさせる。栄養士へのコンサルテーションが有用である。	クライアントは食べ物に没頭しているにもかかわらず，健康的なダイエットのために必要な食べ物の種類や量については知識のないことが多い。食事の計画を立てることで，クライアントの食行動の枠組みができる。
最初は，栄養の点で問題ないかぎり，「太る」食べ物（クライアントが恐れ，悪いものとみなしている食べ物）を避けることは大目に見る。	クライアントは何か自分で決めることを許されていれば，ある程度のコントロールを行使できる。最初は，ある種の食べ物を避けることが認められることで，クライアントの不安は小さくなるだろう。
徐々に，禁じられているから，あるいは太るからといって避けてきた食べ物や恐れるようになった食物（たとえば炭水化物）を加えていく。	クライアントが避けていた食べ物を加えることで，それらの食べ物が有害ではないことを学ぶことができる。恐れている食べ物は，徐々に加えることによってクライアントの不安を最小限にすることができる。
食後は一定の時間，クライアントと一緒に過ごす。洗面所に1人で行かせたり，孤立した場所に行かせない。そこでこっそりと吐くことがよくある。	このような行動はふつう隠れて行われるので，看護者が傍にいるだけで防ぐことができる。また，食べてしまったことへの罪責感や不安を感じているクライアントにとっては，看護者の存在が支えとなるだろう。
クライアントがむちゃ食いの衝動に駆られたときは，一緒に歩いたり，運動や気分転換のための活動を行わせてみる。クライアントが自ら，積極的に身体的活動を利用すれば，このような衝動をさらにうまく処理できるようになると言って励ます。しかし，体重をコントロールする手段として過度の運動を行うことはやめさせる。	身体的活動によって，むちゃ食いを招く感情を開放することができる。また，活動により食事の時間まで食べることを延期できる。
毎日体重を測定し，記録させる。1日に何回も測ったり，逆に測らない日があることのないようにする。	クライアントは太り過ぎであると確信しているために，体重の測定を避けてきたかもしれない。また，実際の体重よりも自分が太っていると思い込んでいるために，むちゃ食いや排出行為を行う傾向がある。
利尿薬，ダイエット薬品，下剤の使用をやめさせる。クライアントにこのような物を捨てるよう求める。クライアントの承諾を得たうえで，所持品を調べる必要がある場合もある。	利尿薬，ダイエット剤，下剤の連用は過食行動も強化する。また，重大な身体的問題を起こすこともありうる。

【看護の実施】(続き)

看護介入	理論的根拠
下剤の使用を中止させる。正常の排泄を促すために，十分な食物繊維を含む食事にする。それでも便秘が続くようなら，グリセリン坐薬の一時的な使用によって排便を刺激する。	下剤への依存は排除されるべきである。グリセリン坐薬は，慎重な使用を心がければ，下剤のような依存を来すことはない。
食べ物や下剤，その他の薬物をこっそり持ち込もうとして，友人や家族に頼む可能性もあるので注意する。	クライアントはむちゃ食いのための食べ物，下剤やその他の薬物が手に入らないと，うろたえてしまう。自己をコントロールできないと感じるかもしれない。過食行動を強化するような行動をとらないことによって，重要他者はクライアントの健康の支えとなることができる。
クライアントに対しても，彼らの行動に対しても，批判を差し挟まない態度，感情を交えない割り切った態度でアプローチする。	このようなアプローチを用いれば，クライアントが以前から抱いている過度の罪責感や恥の感情を強化しないですむ。
電解質のアンバランスに注意して検査値を読む。	持続的な嘔吐，利尿薬や下剤の連用により，低カリウム血症，低ナトリウム血症，脱水，代謝性アルカローシス，代謝性アシドーシスなどを引き起こすことがある。

看護診断

非効果的コーピング

　ストレス因子の正当な評価を行うことができないこと，訓練でものにした反応を適切に選択できないこと，そして／または入手可能な資源を活用できないこと

【アセスメントデータ】

- 基本的ニーズを満たす能力の障害
- 援助を求めることができないこと
- 問題解決の能力がないこと
- 行動を変えられないこと
- 自己破壊的行動
- 自殺念慮やその感情
- 欲求を満たすことを先延ばしにできないこと
- 不十分な衝動コントロール
- 盗みや万引き
- 完璧であることへの願望
- 無価値感

- 不適合感や罪責感
- 満足の得られない対人関係
- 自己非難の言語化
- 感情，病気，問題の否認
- 不安
- 睡眠障害
- 低い自尊感情
- コントロールすることへの過度の欲求
- コントロールできないという感覚
- 体重，食べ物，ダイエットへの没頭
- ボディイメージの歪み
- 下剤，ダイエット剤，利尿薬の乱用
- 食習慣や食べた量を隠すこと
- 太っていることへの恐れ
- 嘔吐の繰り返し
- むちゃ食い
- 強迫摂食
- 物質の乱用

【期待される成果】

初期にクライアントは

- 自分自信を傷つけることがなくなる。
- ストレスや危機に対処するために有効な，食べ物を媒介としない方法を見つける。
- 罪責感，不安，怒り，コントロールすることへの過度の欲求などを言語化する。

安定期にクライアントは

- より満足の得られる対人関係をもてるようになる。
- ストレスや危機に対処するための代わりの方法を身につける。
- 万引きや盗みをしなくなる。
- 食べ物を媒介としない方法で感情を表現する。
- 病気のプロセスを理解し，薬剤の安全な使用法を言語化する。

地域でクライアントは

- より現実的なボディイメージを言語化する。
- サポートグループや治療の必要性を含めて，退院計画に従う。
- 自尊感情や自信の高まりを言語化する。

【看護の実施】

看護介入	理論的根拠
食習慣についての制限をクライアントと一緒に設定する。食べ物は、食堂という場で、テーブルに向かって、決められた食事時間にのみ食べることにする。	これらの制限により、隠れてがつがつ食べたり、食べ物を隠すというこれまでのむちゃ食いの行動は少なくなるだろう。看護者は、クライアントが正常な食習慣を取り戻すのを援助することができる。1日3回食事をすることで、空腹のあまり夜になってから食べ過ぎてしまうことが防げられるだろう。
耐えられるようであれば、他のクライアントと一緒に食べることを勧める。	他の人たちと一緒に食事することにより、食べることに関する秘密をもてなくなる。しかし、最初のうちは不安が強すぎて、食事時間に他の人たちに加わることは困難かもしれない。
食べてしまったことについての不安や罪責感という感情を表現するよう促す。	感情を言葉で表現することは、不安や排出行動(嘔吐や排泄)への衝動を軽減するのに役立つ。
自殺や自傷をどう考えるかを率直に尋ねる。	クライアントの安全を優先する。自殺の問題を直接話し合ったからといって、それが自殺念慮を誘発するわけではないことを憶えておく。
ケアプラン23「自殺行動」を参照。 クライアントに日記をつけさせ、食べたものの種類と量を書き、また、食前・食中・食後に起こった感情、とりわけむちゃ食いや排出行動への衝動に関連する感情を明確にできるようにする。	日記は、食べ物の摂取状況とそのときに経験した感情を吟味するのに役立つ。クライアントは少しずつ、これらの感情と行動との関係に気がつくだろう。最初は、書くことが話すことよりも容易に感情や行動を表現できるものである。
感情を言葉で表現し、話し合うように促す。最初は、食行動や排出行動から切り離して、感情だけを扱うことから始める。批判を差し挟まないアプローチを続ける。	クライアントが感情を表出し始めるのを援助するには、脅威的でない環境が必要である。批判を差し挟まない態度で接することで、クライアントは拒否や報復の恐れなしに、否定的な感情や自分では容認できない感情を率直に話し合えるようになる。
どんな食べ物がクライアントの気持ちを落ち着かせ、不安を和らげてくれるかについて話し合う。	それによって、感情に対処するために、あるいは自らを慰めるためにどのように食べ物を利用していたかをクライアントが理解することを援助できる。
食べることに結びつけないで、不安を和らげ、感情(とくに怒り、フラストレーション、不安)を表現する方法を見つけられるよう援助する。食べ物や食べることに関連しない楽しみを体験できる	食べ物や食行動から感情の問題を切り離せるようにクライアントを援助することは、重要なことである。

【看護の実施】

看護介入　*印はチームケアを意味する	理論的根拠
方法を見つけられるよう援助する。	
クライアントの努力に対して肯定的なフィードバックを与える。	クライアントはこれまで，自分の感情をおざなりにし，達成した成果（しばしば食物が関係している）のみによって自身を評価するのを常としてきた。看護者が心からほめるようにすると，クライアントは不安や怒り，その他の感情を隠すことなく率直に処理できるようになるだろう。
*クライアントと重要他者に過食行動や身体的合併症，栄養，食べ物に関することなどを教育する。必要に応じて，さらなる教育のために栄養士に紹介する。	クライアントと重要他者は，病気や食べ物，栄養などの実際の知識をほとんどもっていないことがある。事実に基づく知識は，不正確な思い込みを一掃し，感情の問題と食べ物の問題を切り離すことに有用である。
*クライアントと重要他者に，薬物治療の目的，作用，タイミング，考えられる副作用などについて説明する。	抗うつ薬や他の薬剤が過食症に対し処方される場合がある。クライアントは薬物治療の効果や安全な使用法について知っておく必要がある。抗うつ薬のなかには治療効果の発現まで数週間を要するものもある。
クライアントに問題解決過程の利用について教育する。	問題解決過程をうまく用いることができれば，クライアントの自尊心や自信を高められる。
クライアント個人の長所をクライアントとともに探る。リストに書き出すことが時に有用となる。	看護者は，クライアントが自分の長所を見つけるのを援助をすることができる。クライアントの長所をリストにすることは看護者にとって役に立つということではない。クライアント自身が自分の長所を認識する必要があるわけで，クライアントは，「きっと自分で長所を見つけてくれるだろう」という看護者からの支持的な期待に導かれてよい結果を得るのである。
「理想的な」値に満たない体重を認めるかどうかについて，クライアントと話し合う。	クライアントの抱いていた「理想的な」体重は，非現実的であり，不健康でさえある。
クライアントが耐えられるようであれば，体重の増えそうな（あるいは「悪い」）食べ物を食事に加えさせる。	これにより，過食をコントロールできるという感覚が強められるだろう。
これらのスキルを身につけ，日常生活のなかで用いるよう促す。もし必要であれば，自己主張の教本や教室を紹介する。	過食症のクライアントは対人関係において，受け身的で主張しないことが多い。自己主張の訓練は，確かなコントロールの感覚，自信，健全な対人関係力動などを促進するだろう。

【看護の実施】(続き)

看護介入　*印はチームケアを意味する	理論的根拠
家族や重要他者，その役割や関係などについてクライアントの感情を表現させる。	感情の表現により，直接的な方法で自分の感情を認め，受け入れ，それと折り合いをつけることができるようになる。
*長期治療の適応であれば，その担当者に紹介する。通院を主体とした治療を最後まで続けるように励ます。クライアントと契約を結んでおくと，継続治療を促すのに役に立つ場合がある。	摂食障害の治療はしばしば長期間にわたる。もしクライアントが契約を結んでいれば，進行中の治療に従う可能性が高まるだろう。
*食物を媒介としない対処スキルを支え，維持していくためには，家族や重要他者が現に進行中の治療に参加することが必要となる。	家族や重要他者との関係の障害は，摂食障害を体験しているクライアントにとって最も重要な問題であると考えられる。
*クライアントと家族あるいは重要他者を，地域またはインターネットを介してサポートグループ(Anorexia Nervosa and Aassociated Disorders, Overeaters Anonymous)に紹介する。	これらのグループは，クライアントと家族あるいは重要他者に支援，教育，援助を提供することができる。
*必要なら，クライアントを物質依存の治療プログラムや物質依存のサポートグループ(Alcoholics Anonymous)に紹介する。ケアプラン52「物質依存治療プログラム」を参照。	過食症のクライアントでは物質乱用がよくみられる。
ケアプラン2「退院計画」を参照。	

推薦図書

Gardener, R.M., Friedman, B.N., & Jackson, N.A. (1999). Body size estimations, body dissatisfaction, and ideal size preferences in children six through thirteen. *Journal of Youth and Adolescence, 28*(5), 603–618.

Geist, R., Heinmaa, M., Katzman, D., & Stephens, D. (1999). A comparison of male and female adolescents referred to an eating disorders program. *Canadian Journal of Psychiatry, 44*(54, 374–378.

O'Dea, J.A., & Abraham, S. (1999). Onset of disordered eating attitudes and behaviors in early adolescence: Interplay of pubertal status, gender, weight, and age. *Adolescence, 34*(137), 671–679.

Schwitzer, A.M., Bergholz, K., & Dore, T. (1998). Eating disorders among college women: Prevention, education, and relapse. *Journal of American College Health, 46*(5), 199–207.

Wilson, G.T., & Vitousek, K.M. (1999). Self-monitoring in the assessment of eating disorders. *Psychological Assessment, 11*(4), 48–488.

ウェブ情報

Academy for Eating Disorders
www.acadeatdis.org
American Anorexia Bulimia Association, Inc.
www.aabainc.org

Eating Disorders Awareness and Prevention
www.edap.org

第11章 睡眠障害と適応障害

　急性期ケア病棟には，睡眠障害と適応障害という診断のみで治療を受けているクライアントはほとんどいない。この障害を抱えるクライアントは，クリニックや病院の外来，初期診療を行うオフィスなどのさまざまなケアの場で出会うことが多い。看護ケアは，健康な生理的機能を立て直すこと，そしてより効果的にストレスやライフイベントに対処する方法を再構築することに焦点を置く。

ケアプラン 35

睡眠障害

　睡眠障害は，さまざまな精神疾患や身体疾患に伴って生じていたり，あるいは初期症状として，日常的に訴える症状である。一過性の睡眠障害は健康な生活の一部として，心理社会的ストレスに伴ってしばしばみられるものである。DSM-Ⅳ-TR(APA, 2000)によれば，睡眠障害は，他の精神疾患に関連した睡眠障害，一般的身体疾患による睡眠障害，あるいは物質誘発性睡眠障害に分類されている。また，睡眠の問題が，物質誘発性の場合や他の精神疾患に関連している場合，睡眠障害と診断されるには一定の基準を満たしていなければならない。しかし，睡眠障害は，精神的な問題をもつクライアントに，しばしばみられる症状なので，このケアプランは，睡眠障害だけでなく睡眠の障害を体験しているクライアントにも役立つように示している。睡眠の問題は，ふつう，精神的な問題を抱えるクライアント，物質乱用のクライアントにおいて，不眠症(睡眠導入困難，睡眠の持続困難，熟眠感の体験困難)と過眠症(睡眠過多)としてみられる。

病因
　睡眠障害は，大うつ病性障害，双極性障害，不安障害，統合失調症，適応障害，外傷後ストレス障害，身体化障害，パーソナリティ障害でよくみられる(APA, 2000)。睡眠についての問題は，カフェインの過剰摂取，アルコールや物質の使用や乱用，ある種の薬物の作用でも生じる。

疫学
　睡眠の問題は，性別や年齢にかかわりなくみられる。他の精神障害を抱えているクライアントでは，不眠症のほうが過眠症より起こりやすい。

疾病経過
　睡眠の問題の始まりは，他の精神的問題の進行に伴って並行して起こってくる。たとえば，躁的エピソードの最中，アルコールや鎮静薬の離脱期の不眠症である。また睡眠に関する困難さは，たとえば不安を抱えるクライアント，外傷後ストレス障害のクライアントについては，慢性で長期間に及ぶことがある。この問題に対しては，処方薬や売薬を自分で服用したり，アルコールを飲むことが一般に行われている。一時的に効いたとしても，このような対処を長期的に続けると，さらなる睡眠の問題が生じることになる。

一般的介入

睡眠障害が，うつ病や躁病性行動のような明らかな原因があって起こる場合は，まずうつ病や躁病エピソードを和らげる治療を行う。しかし，安らかな睡眠を促す別の方法でクライアントを援助すれば，その治療効果をより高めることができる。これらの方法は，睡眠障害の原因がわからない場合や治療に十分反応しない場合にいっそう重要性を増す。

睡眠や健康的な睡眠についてほとんど知らない人が多いので，クライアントや家族，重要他者に，睡眠や，睡眠に効果的な化学物質，食べ物，飲み物について指導することは重要な介入である。他の看護目標は，リラックスさせることや，就寝時の日課を作って，実践することである。

◆ケアプランに導入される看護診断
・睡眠パターン混乱

◆本書に導入される関連する看護診断
・不安

看護診断

睡眠パターン混乱

睡眠（自然で周期的な意識の停止状態）の量および質の時間限定の破綻

【アセスメントデータ】

- 不適当な睡眠の量
- すがすがしくない眠り
- 入眠困難
- 眠るべき時間帯に眠れないこと
- 断眠パターン
- 悪夢，暗所恐怖症
- ぐっすり眠れないという思い込み

【期待される成果】

初期にクライアントは

- 安眠を妨げる要因を除去する，あるいは軽減する。
- 睡眠を促す要因を明らかにする。
- 睡眠時間を規則的にする。
- 不眠に対する不安の減少を言語化する。

安定期にクライアントは

- ベッドに入って30分以内に眠りに就ける。
- 毎晩，（年齢や活動レベル，以前の睡眠パターンから考えて）適切な長さの時間，眠ることができる。
- 目覚めたときのすがすがしさを口にする。
- 疲労や不安が軽くなったと言う。

地域でクライアントは

- 関連する問題の治療計画に参加し，その計画を言語化する。
- 睡眠障害に関する知識，活動や投薬治療，化学物質が及ぼす睡眠への効果について言語化する。

【看護の実施】

看護介入	理論的根拠
睡眠に対するアルコールの影響について正確な情報を与える。クライアントは，ぐっすり眠れる習慣がきちんとつくまではいかなるアルコール摂取をも控えるべきである。	アルコールを飲むと最初は眠気を誘うので，クライアントは睡眠に役に立つと思いがちである。しかし，その効果がなくなると，睡眠は断続的になる。アルコールの量が増えれば増えるほど，睡眠はより断続的になってしまうだろう。
コーヒー，紅茶，ソーダなどを飲む代わりにカフェインの入っていないものを勧める。チョコレートやココア製品をとらせないようにする。	カフェインのような刺激性薬物をとると，睡眠が障害される。
他の就眠時の飲み物に代えて，少量のミルクを勧める。	乳製品は，天然の鎮静物質であるLトリプトファンを含む。
就床前少なくとも3時間は，満腹するほどの食事をとらせない。胃もたれを起こすような食べ物も避ける。	3時間で胃は空になり，クライアントの満腹感や不快感はなくなっている。胃もたれを起こすような食べ物をとると十分リラックスできなくなる。
就床前に軽食（認められた食べ物を少量）を与える。	眠りが浅かったり不眠がちのときは，空腹で目覚めることがある。
就床前4〜5時間は水分摂取を制限する。	水分摂取の制限によって，尿意で目が覚めることがなくなる。
クライアントが喫煙する場合，就床30分前までには煙草を吸うのをやめるよう指導する。	ニコチンは中枢神経系への刺激物である。
たとえクライアントが疲れを感じたとしても，起きている時間の身体活動を増やすように促す。	クライアントはエネルギーの乏しさを感じるために，身体的活動を避けることが多い。日中活動すると健全な「疲れ」の感覚が増し，睡眠が促進される。
就床2時間前には，活発な活動を控えさせる。	身体的活動による刺激効果は数時間続き，就床前のリラックスを妨げる。
睡眠薬の効果について教育する。もしクライアントが睡眠薬を常用しているときは，その回数と量を少しずつ減らしていくのがよいだろう。	睡眠導入剤は常時使用していると効かなくなってくる。また，ある種の睡眠薬はレム睡眠を減らす作用があり，そのために目覚めたときすっきりしないこともある。睡眠薬の突然の中止は睡眠困難を増長する。

【看護の実施】(続き)

看護介入　*印はチームケアを意味する	理論的根拠
毎晩どのくらいの時間眠りたいのかを決め，さらに就寝時刻と，その睡眠時間に見合うような規則的な起床時間を定めることを援助する。	時間を決めておけば，それが日課になる。「眠くなる」まで待っていると，睡眠パターンはバラバラになる。
年齢や身体疾患などの理由で必要がある場合を除いて，昼寝はさせないようにする。	睡眠を追加する生理学的な必要性がある場合を除いて，日中の仮眠は夜間に適切な時間睡眠をとる能力を妨げることになる。
ベッド以外で眠らせないようにする。つまり，寝椅子やソファーでは絶対に眠らせるべきではない。さらに，ベッドは睡眠に関する行動のみ使うようにする。すなわち，ベッドで軽食を食べたり，電話をかけたり，仕事をしないようにする。	このようにすることによって，クライアントはベッドに入れば眠くなると思えるようになるだろう。
眠りに入りやすい雰囲気を整える（具体的には，薄明かりにするか，あるいは灯りを消す，静かな環境，迷惑にならないような同室者もしくは1人部屋など）。	外からの刺激や妨害は睡眠を妨げる。
どういうときにリラックスできるのか考えるのを援助する。以前の習慣が役に立つ場合もあるし，新たな行動を始める必要があるかもしれない。	クライアントはリラックスするために有効だったことを忘れてしまったり，あるいはこれまで就寝前に意識的にリラックスする必要がなかったのかもしれない。
リラックスのために新しい技術の教育と実践を勧める。カセットテープによるリラクセーションプログラムが役に立つ。	リラックスのためのテクニックは，睡眠を容易にするのには有用である。これらの技術は十分な効果が得られるまで，続けて行う必要がある。
リラックスのためのぬるめの風呂や静かな音楽，読書，その他の刺激にならない活動などを試みるよう勧める。	クライアントはいくつかの活動を試すなかで，自分にとってどれが効果的かわかるだろう。
就寝後20分過ぎても眠気を感じないときは，起きて15～20分間退屈と感じるような静かな作業（たとえば読書，書類の分類，編み物）をし，それからまたベッドに戻るように提案する。これを，眠れると感じるまで繰り返すべきである。	ベッドで横になっている時間が長すぎると，眠れないことばかりに集中し，フラストレーションがたまる。単調な活動は眠気を誘う。
これらの技術を，たとえ効果がないようにみえても最低2週間は就寝前の決まり事として続けさせる。	睡眠を促す活動は，開始してから最低2週間たたないと効果のほどはわからない。
*クライアントの家族や重要他者に，睡眠，リラクセーション，および前述したような日課の必要性を教育する。クライアントの努力に対して協	クライアントの家族や重要他者は，これらの分野についてわずかしか，あるいはまったく知識がなく，知らず知らずのうちにクライアントの睡眠

【看護の実施】

看護介入　*印はチームケアを意味する	理論的根拠
力してくれるよう求める。 　*睡眠に悪い影響を及ぼしている問題の治療を受けさせる。	を妨げていることがある。 　睡眠障害は多くの身体的・精神的問題と関連しており，これらの問題の治療を抜きにしては完全に良くなることはない。

ケアプラン 36

成人期の適応障害

　適応障害は，はっきりと確認できる心理社会的ストレスに対する不適切な反応である。クライアントの反応の程度は客観的にみたストレスの程度と釣り合わないことがあり，また，大げさに述べられる場合もある。さらにクライアントは，予想以上に大きな社会的，職業的な機能不全を経験している。
　適応障害は，特徴や表現型により細かく分類される。不安気分を伴う適応障害，抑うつ気分を伴う適応障害，身体的不定愁訴を伴う適応障害，引きこもりを伴う適応障害などである。主要な行動もしくは愁訴のいくつかは，他の診断と類似しているが，それらは不安，うつ病など他の障害と診断されるほどには重症ではない。

病因
　適応障害はしばしば，高校や大学からの卒業，就職，結婚，退職などの発達上の重大な出来事に関連する。ストレス因子は必ずしも，人生における「否定的」出来事というわけでない。実際，昇進や子どもの誕生など，一般には幸福な出来事，あるいは大きな期待を込めて待ち望まれている出来事でも認められる。
　適応障害を起こしているクライアントは，たいていは日常の生活をうまく処理しており，一見彼らの役割や期待においては何も大きな変化はないかのように振る舞う。しかし，大きな生活の変化が起こったり，小さなストレスの積み重ねが極まると，クライアントはそのストレスや変化に対応できなくなる。

疫学
　適応障害はあらゆる年齢で起こる。成人女性のほうが男性よりも適応障害と診断される人は多いが，有病率はさまざまである。高齢者では2〜8％，また精神科に紹介される内科の入院患者や精神科を退院したクライアントの10％以上が適応障害を発症している（APA, 2000）。

疾病経過
　適応障害は，ストレスの発生から3カ月以内に起こる。その障害はストレスが消滅してから6カ月以内に，あるいはクライアントが新たな適応水準に達したときに解消するだろう（APA, 2000）。

一般的介入
　成人期の適応障害の看護ケアは，クライアントがストレスに伴う感情を認識

し，それを表出するように促すことである。クライアントは，論理的，段階的な問題解決過程の使いかたを学び，ストレスにうまく適応するコーピングスキルを見出し，身につける必要がある。

最終的に，看護者は，クライアントが現在のストレスと将来のストレスの両方に対処するための継続的な治療と支援を得られる資源を見つけられるよう，学際的治療チームと協働することが重要である。

◆ケアプランに導入される看護診断
・非効果的コーピング

◆本書に導入される関連する看護診断
・自己尊重状況的低下
・非効果的役割遂行
・不安

看護診断

非効果的コーピング

ストレス因子の正当な評価を行うことができないこと，訓練でものにした反応を適切に選択できないこと，そして/または入手可能な資源を活用できないこと

【アセスメントデータ】
- 不全感，圧倒されているという感情
- 問題解決が困難であること
- 生活状況をコントロールできないこと
- 軽度の気分変動
- 低い自尊感情
- 生活上のストレス因子に対して不釣合いな情動的反応
- 職業的，社会的な役割期待に応えられないこと
- 過去における成功した日常生活スキル
- 生活状況の変化が最近あったか，または差し迫っていること
- 過去3カ月間の重大なライフイベントの有無

【期待される成果】

初期にクライアントは
- 不安，恐れ，無力感が軽減したことを表現する。
- 生活上の変化やストレスに伴う困難を認識する。
- 自分の長所を認識する。

安定期にクライアントは
- 自尊感情を言葉にする。
- 効果的に問題を解決する能力を示す。

地域でクライアントは
- 現在の危機をうまく乗り切る。
- 1日1日の生活のなかに変化や新たな状況を統合する。

【看護の実施】

看護介入	理論的根拠
変化のなかで自分にとって好ましい側面と，好ましくない側面を明瞭に認識させる。	クライアントは，変化を肯定的，否定的な両面をもつものとして客観的に認識するための援助を必要としている。たとえば退職などのように，幸福なものとして周囲から支持されている変化を，クライアント自身は受け入れ難いものと認識している場合はとくに重要である。
クライアントが認識した変化の諸側面をリストとして書かせる。	クライアントが変化に向き合うことができるようになったとき，作成されたリストは，肯定的および否定的な側面を明らかにする具体的方法となる。また，ひとたび，否定的側面を書いてしまえば，クライアントは，特定の側面に気をとられて，くよくよ考えるのをやめて，別の側面を認識できるようになる。
クライアントと一緒に，彼らが変化をより建設的にとらえられるような見かたを模索する。たとえば，「あなたの息子さんが大学にいるとき，あなたは1人の自由時間をもてますね。もし時間があったら，何をしたいと考えていたのですか」というように。	クライアントは目の前にある変化や喪失のことが頭から離れない，肯定的な代替方法を模索することはクライアントの見通しの幅を広げる。
「……はしたくないですか」とか「……するのはいかがですか」という具体的な提案を避ける。	クライアントが，その変化に対して否定的な感情をもっている場合，クライアントは，提案がうまくいかない理由を述べて看護者に応じるであろう。クライアントが看護者の提案を発展させることを認めることで，看護者ではなく，クライアント自身の考えに責任をもたせることができる。
クライアントに対し，率直に感情を表現するよう促す。曖昧な感情を明確にするよう援助する。たとえば，もしクライアントが参っていると感じているならば，それがおびえなのか，怒りなのかというように尋ねる。	外に向かって感情を表現することは，感情を認識し，それをうまく処理するきっかけを作る1つの方法である。感情が具体的で明確になればなるほど，クライアントはそれを受け入れやすく，また扱いやすくなる。
感情を表現したとき，とくにそれが否定的なものであったときには，肯定的なフィードバックを与える。	看護者が受容すれば，クライアントは自分自身の感情をより肯定的に感じられるだろう。それにより，否定的な感情も実は正常なのであり，必ず

【看護の実施】

看護介入　*印はチームケアを意味する	理論的根拠
	しも「良い」とか「悪い」とかいうものではないことがわかるようになる。
クライアントが、変化や問題の処理に関して、自分には強い部分と弱い部分のあることを認識できるよう援助する。そのリストを作らせる。	クライアントは強い部分(長所)を認識するのが苦手である。リストの作成は、長所を見つける1つの具体的な方法である。
クライアントに、段階的な問題解決過程を教える。たとえば、問題を認識し、代替方法を探し、それぞれの方法の適否を検討し、そのなかの1つを選択し、適していることを評価する。	クライアントは、問題を解決するための論理的で、合理的な諸段階を知らないかもしれない。
新しいアプローチの成果を評価できるよう援助する、失敗した場合には、別のアプローチを選択させる。	クライアントは、「悲劇」にすることなく失敗できることを知る必要がある。クライアントは危険をおかして再び試みるための支援を必要としている。
過去に成功したことのある対処策や方法を認識させる。現状の状況の処理にその過去の方策を用いてみるよう促す。	クライアントは、現在の問題を処理するための方法を、過去の効果的な対処策のなかに見出すことができる。
*生活の変化に対処するうえで助力をもらえるよう、家族もしくは重要他者に働きかけるように促す。	変化に対処するためには、家族もしくは重要他者の協力を得ることが、クライアント1人で努力するよりも成功のチャンスが多い。
*クライアントと重要他者が将来の変化を認識したり、あるいは予想するのを援助する。可能ならば、変化が起こる前にそれを処理する方法について話すように促す。	変化は自分にとって容易なものではないと認識しておくことは、将来の変化に対処するために有用である。

推薦図書

Greenberg, W.M., & Rosenfeld, D.N. (1995). Adjustment disorder as an admission diagnosis. *American Journal of Psychiatry, 152*(3), 459–461.

Kovacs, M. & Ho, V. (1995). Predictive validity of the diagnosis of adjustment disorder: A prospective study. *American Journal of Psychiatry, 152*(4), 523–528.

Pinkowish, M.D. (1998). Exercise more, sleep better. *Patient Care, 32*(20), 188–192.

Vitiello, M.V. (1999). Effective treatments for age related sleep disturbance. *Geriatrics, 54*(11), 47–52.

ウェブ情報

American Academy of Sleep Medicine
www.aasmnet.org

National Sleep Foundation
www.sleepfoundation.org

第12章
パーソナリティ障害

　パーソナリティ障害は，クライアントの属する文化から期待されているものから著しく逸脱した思考・日常生活・行動の持続的パターンである。クライアントは，衝動のコントロールや対人関係を結ぶこと，認識あるいは情動に困難を抱えている。不適応な対処様式と自己および他者についての歪んだ知覚は，長期に持続し，さまざまな生活場面で現れる。そのような対処様式と歪んだ知覚は，たとえそれらが効果的ではなく，大きな苦悩を引き起したり，あるいは役割を果たすことを妨げるとしても，長期に持続する。

　境界性パーソナリティ障害あるいは反社会性パーソナリティ障害のクライアントは，これらの障害に伴うさまざまな困難のために精神保健サービスの場でサービスを受けていることがある。他の精神医学的診断を受けたクライアントがパーソナリティ障害を合併していることもあり，クライアントのケアをより複雑にしている。さらに，パーソナリティ障害のクライアントが，情緒的問題や精神保健上の問題とは無関係な身体症状の治療を求めて，健康管理の場でサービスを受けていることもある。

ケアプラン 37

妄想性パーソナリティ障害

　妄想性行動は，信頼の欠如，猜疑心，誇大妄想もしくは被害妄想，敵意によって特徴づけられる。妄想性行動は，妄想型統合失調症，妄想性精神病，うつ病，認知症，感覚遮断，睡眠遮断，物質乱用など，さまざまな精神障害でみられる。妄想性パーソナリティ障害は，一貫した不信と他者に対する疑い深さを反映した思考や感情，あるいは行動様式からなる，執着的な性格特性のある特殊なパーソナリティ障害である(APA, 2000)。

　他者への疑念の広がりに加えて，妄想性パーソナリティ障害のクライアントの妄想は，誇大的(自分は傑出した宗教家だとか政治家などという)であったり，破壊的もしくは陰謀的(ある集団が監視や追跡をし，自分を苦しめコントロールしようとしているなど)であったりする。これはまた他者の言っていることやある出来事は，自分が引き起こしているとか，自分がコントロールしているとか，自分にとって特別な意味をもつと考えるなどの関係妄想を含む(たとえば，テレビ番組が自分にメッセージを伝えようとしているというような)。妄想のあるクライアントの多くは，平均的かそれ以上の知能をもっている。彼らの妄想体系はかなり複雑で，ある程度の論理性が保たれているようにみえる。

病因
　妄想性パーソナリティ障害の病因は特定されていないが，環境(たとえば経験)と遺伝要因の両方が，その発症に関与していると考えられる。妄想観念や妄想性行動の精神力動は，喪失，苦痛，失望など，クライアントが無意識的に否認してきた幼少期の体験に起因するといわれる。クライアントは(幼少期の体験とその否認の結果として)抱いている感情を他者に帰する，投影という防衛機制を用い，疑念や妄想にとらわれている自分を守ろうとしている。クライアントの自尊感情はきわめて低く，あるいは自らの人生に対しての無力感を強く感じている。そのため，彼らは自尊感情を補い，無力感を軽くするために妄想で代償するのである。

疫学
　妄想性パーソナリティ障害は女性よりも男性に多く診断され，米国での有病率は0.5～2.5％と推定されている。これらのクライアントは，精神病性エピソード，妄想性障害，うつ病，不安障害，アルコールと物質乱用，他のパーソナリティ障害を含む他のメンタルヘルス上の問題のリスクも高い。

疾病経過

他のパーソナリティ障害と同様に，妄想性パーソナリティ障害はたいてい幼い頃に発症し，通常その思春期あるいは青年期の早い時期にその特徴がみられるようになる。パーソナリティ障害は長期にわたって持続し，慢性の障害としてみなされている。

一般的介入

妄想性パーソナリティ障害のクライアントに対する治療は，症状のマネジメント（たとえば攻撃やうつ）に焦点を合わせるが，たいてい薬物治療の管理と行動制限を必要とする。妄想のあるクライアントと協働する際は，安全な環境を確保すること，一貫性をもつこと，クライアントに脅威や不信のもととして受けとめられるような自分たちのあらゆる行動を自覚すること，これらが看護者にとってとくに重要である。クライアントによって否定的に解釈されてしまうような行動には，矛盾，隠しだて，約束を守らないことが挙げられる。もっと微妙な行動として，たとえば文化的背景をもつ恥の感覚やきまりの悪さ，あるいは看護者が所属する文化圏では受け入れられることでもクライアントが所属する文化圏では不適切と考えられているような行動なども挙げられる。

このようなクライアントの看護目標は，信頼を確立し，促進すること（それは短期間では，ほんの一部にとどまるかもしれない），服薬を確実に実施することである。また，妄想のあるクライアントの他者に対する疑念と不審が，しばしば社会的孤立やソーシャルスキルの乏しさを招くことが多い。したがって，クライアントと他者との良好な関係づくりを手助けすることが，重要な看護目標であり，これは退院後のクライアントの生活を良好に保つのに役立つ。

◆**ケアプランに導入される看護診断**
・思考過程混乱
・防御的コーピング
・社会的相互作用障害
・効果的治療計画管理

◆**本書に導入される関連する看護診断**
・非効果的健康維持
・睡眠パターン混乱
・対他者暴力リスク状態
・不安

看護診断

思考過程混乱
　　認知的な働きや活動の破綻

【アセスメントデータ】

・非現実的な思考

- 混乱した，非論理的思考
- 判断の障害
- 問題解決の障害
- 知覚の変容（幻覚，関係念慮）
- 妄想，とくに誇大妄想や被害妄想
- 感覚遮断，あるいは感覚過剰
- 自殺念慮
- 考え込み
- 敵意，攻撃，あるいは殺意

【期待される成果】

初期にクライアントは
- 自傷の危険がなくなる。
- 他者を傷つけない。
- 幻覚，妄想など精神病症状が軽減する。

安定期にクライアントは
- 自分の妄想観念を他者も共有しているわけではないという認識を言語化する。
- 現実に根ざした考えかたができる。

地域でクライアントは
- 妄想観念からではなく，現実に基づいた思考により行動する。
- 重要他者やケースマネジャーのように，信頼できている人と考えかたの妥当性を確認する。

【看護の実施】

看護介入	理論的根拠
凶器を持っていないかどうか，所持品を注意深く点検する。もしクライアントが車を病院に置いているのであれば，その中に凶器があるかもしれない。	妄想のあるクライアントは，凶器を持っていたり隠していることがある。
クライアントに対しては，穏やかで脅威を与えないような態度で接する。静かな声で話す。驚かせてはならない。	脅かされていると感じると，クライアントはあらゆる人や刺激を脅威として受け止めてしまうだろう。
興奮状態を綿密に観察する。刺激を少なくするか，刺激のより少ない場所，必要に応じて隔離室（保護室）にクライアントを移す。	クライアントが自己コントロールを失う前が最良であるが，可能なときは機を逃さずに介入する。クライアントは刺激への対処能力が損なわれている。
面会者との相互作用を観察する。面会の長さ，人数，回数などの制限が必要な場合もある。	クライアントは，他者と対応する能力が損なわれている。

【看護の実施】

看護介入　*印はチームケアを意味する	理論的根拠
妄想や関係念慮についてクライアントと議論してはならない。しかし，適宜現実を呈示する。クライアントが確信していることを，看護者も同じように信じているというような態度を見せてはならない(「私にはそう思えない」と言うほうがよい)。	現実を提示しそれを強化することは，クライアントの精神病的症状の改善に貢献する。
クライアントが信じていることに関して，冗談を言ってはならない。	クライアントは，ユーモアのような抽象的なことを理解し，それを使いこなす能力が損なわれている。
政治的なこと，宗教的なこと，その他論争を招くような話し合いはしない。	論争を招くような話し合いは，口論を引き起こしたり，敵意や攻撃を増長してしまう。
妄想よりも家庭生活，家族，仕事，学校などの話題について話し合うようにする。	具体的で身近な話題は，クライアントの目を現実に向けさせるのに有効である。
妄想についていつまでも考え込んでいたり，話し続けるのを認めてはならない。もしクライアントが他の話題で話し合うのを拒んだら，妄想や恐れなどに対する自らの感情について話し合うようにする。それも拒むときは，後でまた来ることを伝えて，一時無視する。	精神病的症状を強化してしまうことは，最小限にとどめるべきである。感情について話し合うことは，クライアントが情緒的問題に対処するきっかけになるかもしれない。クライアントに，彼らの行動は受け入れられないが，1人の人間として認めていることを伝えることが重要である。
*妄想や考え込みが宗教的なものであるときは，その施設の聖職者に委託したほうがよい場合がある(もし，その聖職者がこの分野に関する特別な教育を受けていたり経験があるならば)。	看護の範囲を超える領域については，適切な人物や機関への委託が必要である。
クライアントの恐れの原因は，外的な事実に基づいたものではなく，内的なものであることを説明して安心させる。	周囲が安全であることを保証されれば，クライアントの恐れは軽減するだろう。
症状の現れかたを観察し，症状に先行する要因や悪化させている要因を記録する。そして，それらの要因(騒音のレベル，人の数)を少なくしたり，コントロールして，環境の操作を試みる(ケアプラン45「攻撃行動」を参照)。	看護介入の基礎となる情報は，アセスメントから得られる。クライアントの刺激に対する対処能力や，他者とかかわる能力が損なわれている。

看護診断

防御的コーピング
　肯定的な自己尊敬に対する潜在的な脅威を知覚し，その脅威から自分を守る自己防護パターンに基づく誤った肯定的自己評価の反復表明

【アセスメントデータ】

- 信頼の欠如
- 低い自尊感情
- 猜疑心
- 恐れ
- 無力感
- 他者に対する非難の投影
- 合理化
- 他者に対する尊大な態度
- 無効な対人関係

【期待される成果】

初期にクライアントは
- 猜疑的行動が軽減する。
- 恐れが軽減する。
- 現実的に自分には価値があるという感情を言語化する。

安定期にクライアントは
- 現実的な自己評価を言語化する。

地域でクライアントは
- より直接的で建設的な方法で，ストレス，苦痛，喪失，無力感などに対処する。

【看護の実施】

看護介入	理論的根拠
最初のアプローチとして自己紹介をし，看護スタッフであることを名乗る。その後もクライアントに思い出させる必要があれば，それを繰り返す。クライアントへのアプローチは，脅威を与えないように配慮する。	クライアントは恐れや疑念を抱いており，現実とのかかわりが希薄である。
病棟は安全であること，秘密は守られること，スタッフの顔ぶれと役割，設備などについてはっきり説明する。	事実に即した情報を与えるとクライアントは安心し，新たな方向づけができるようになる。
クライアントが徘徊しているときは，必要に応じて一緒に歩きながら話をする。	クライアントの日常生活活動の水準に合わせなくてはならない。傍らにいることや一緒に歩こう

【看護の実施】

看護介入	理論的根拠
	とすることで，関心や配慮が伝わる。
妄想や幻覚のあるときには，刺激の少ない場所でクライアントと話すようにする。	クライアントは過剰な刺激を処理できない。外部からの刺激は，誤って知覚されることがある。
可能ならば，適宜，治療計画の作成にクライアントを参加させる。	参加することによって信頼が確立し，猜疑心や無力感が軽減する。
クライアントと秘密を共有してはならない。クライアントのいるところで，他の人と内緒話をしてはならない。	クライアントに対する隠しだてや秘密の共有は，猜疑心を強化する。
面接の記録をクライアントに見せる。質問にはためらわず正直に答える。	看護者の包み隠しのない率直な行動は，猜疑心の改善に役立つ。
病院は安全で保護的な環境であること，また，スタッフはクライアントがコントロールを維持できるよう援助すること(クライアントが特定の感情を抱いているからといって「苦境に陥る」ことはないこと)を説明して安心させる。	クライアントは，自分の感情に圧倒されるのではないか，受け入れられないのではないか，ある種の感情を抱くことでコントロールを維持できなくなるのではないか，と恐れていることがある。
感情の表出を促す。勤務時間中には少なくとも1回は相互作用をもつ(相互作用の時間はクライアントが耐えられる範囲にとどめる)。	感情を表出することで，たとえそれが苦痛あるいは不快なものであっても，クライアントはその感情を認め，受け入れ，折り合いをつけることができるようになる。
クライアントが感情を高ぶらせていると感じたときには，それをクライアントに指摘し，そう感じた理由を説明する(状況，クライアントの表情，落ち着きのなさ)。看護者の観察に対するクライアントの感情やフィードバックを求める。	クライアントは，自分が今経験している情動に気づいていないことがある。脅威的でない方法でフィードバックを与えると，それを知るきっかけを認識できるようになる。
感情が高ぶっているときには，言葉やその他の方法(身体的活動など)でそれを表現させる。	身体的活動を通して感情を表現すると，緊張が緩和され，感情が直接的に処理される。
感情表現を引き出すために，ごく限られたロールプレイを用いる(「私はあなたの〔妻，夫，その他〕だとします。今，私に言いたいことは？」など)。	クライアントはロールプレイによって感情をさらけ出し，脅威のない状況で新たな行動を試すことができる。
クライアントに対する正直な興味と関心を示す。お世辞を言ってはならない。それはまさに不正直である。	自尊感情の低いクライアントに対しては，お世辞や過度の称賛は何の役にも立たない。不当なお世辞や過度の称賛はクライアントに不正直として認識され，軽蔑されていると解釈される。
活動や治療への参加，他者との相互作用を支援	肯定的なフィードバックは望ましい行動を強化

【看護の実施】(続き)

看護介入	理論的根拠
する。 　クライアントが容易に達成できそうな活動，あるいはクライアントが好みそうな活動の機会を作る。また，その完成や成功のために支持を与える。	する。 　複雑な課題に対処するクライアントの能力は損なわれている。達成可能な課題はすべて，肯定的なフィードバックの機会となりうる。

看護診断

社会的相互作用障害
不十分または過剰な量の，あるいは非効果的な質の社会的交流

【アセスメントデータ】
- 他者を避けること
- 反応が限られている，あるいは素っ気ないこと
- 周囲に他者がいると不快になること
- 他者とのコミュニケーションの拒否
- 他者に対する不信感
- 社会的孤立
- 敵対行動あるいは攻撃的行動

【期待される成果】

初期にクライアントは
- スタッフと交流する。
- 少人数のグループ活動に参加する。

安定期にクライアントは
- 個人的な感情を直接的に表出する。
- 自分の欲求を表出する。

地域でクライアントは
- 家族や重要他者と効果的なコミュニケーションを行う。
- 他者と短時間は相互交流ができる。あるいは日常生活で，どうしても必要なことに関しては他者と相互交流できる。

【看護の実施】

看護介入	理論的根拠
スタッフは最初，クライアントの妄想的あるい	クライアントの行動が病気によるものであるこ

【看護の実施】

看護介入　*印はチームケアを意味する	理論的根拠
は尊大な行動が原因で引き起こされる，他のクライアントの怒りから守る必要がある。	とを理解できない他のクライアントに対して，クライアントは敵対したり，ののしったり，あざ笑うことがある。
最初のある決まった期間が過ぎてから，別のスタッフにもクライアントを担当させ，彼らにクライアントとの短時間の相互作用を試みさせる。	最初は新たにかかわりをもつ人数を制限することで，一貫性が与えられ，同時に親密さや信頼を高めることができる。しかし，クライアントとの相互作用を行う人数はできるだけ早く増やすべきで，それによって，さまざまな人とコミュニケーションをもち，信頼関係を築いていく能力が増進される。
*最初は，クライアントが（スタッフや他のクライアントと）個人的な接触をもてるように援助する。小さな非公式のグループに進め，さらに，クライアントが耐えられるようになったら，より規模の大きな公式のグループへと進めていく。	クライアントの，他者に反応する能力は損なわれている。初めは1人の人とかかわるようにし，安心感やスキルの高まりに合わせて，より難しい状況に進めていく。
クライアントと他のクライアントとの相互作用を観察し，適切な関係をはぐくめるように援助する。	クライアントは，対人関係における精神力動を自覚していないことがある。フィードバックは，その理解を助け，関係を作ろうとするクライアントの努力を支持する。
他者との相互作用や他者とかかわろうとするクライアントの試みは，どのようなものであっても支持する。	肯定的なフィードバックは，望ましい行動を強化する。
*初めは，クライアントを競争のない活動や作業に参加させ，クライアントが耐えられるようになったら，より大きな競争のあるグループに進むよう援助する。	競争は，クライアントの低い自尊感情や敵対感情を強化する場合がある。
*前述した介入，余暇活動についてのカウンセリング，および他の施設や地域の資源（作業療法やレクリエーション療法，通院クライアントのソーシャルクラブやグループ）への紹介などを通して，クライアントのソーシャルスキルを確立する。	地域でのクライアントと他者との関係は損なわれており，再確立を図る必要がある。

看護診断

非効果的治療計画管理
　個別の健康目標を達成するには不十分な，病気や病気の後遺症に対する治療プログラムを毎日の生活のなかに組み込み調整するパターン

【アセスメントデータ】

- 服薬のためらい，あるいは拒薬
- 職場や家庭などで責任を果たせないこと
- 栄養，休息，睡眠の必要性に適切な関心を払えないこと
- 日常生活活動遂行の障害

【期待される成果】

初期にクライアントは
- 処方された薬物を服用する。
- 栄養と水分の摂取，排泄の適切なバランスを確立する。
- 休息，睡眠，活動の適切なバランスを確立する。

安定期にクライアントは
- 日常生活活動を遂行する能力を行動で示す。

地域でクライアントは
- 適切にバランスのとれた生理的機能を自力で維持する。
- 服薬を含む治療の継続に同意する。

【看護の実施】

看護介入	理論的根拠
クライアントが服薬を渋っていたり，実際に服薬しているかどうか疑わしい場合，可能ならば水薬にして投与する。	水薬として投与すれば，薬剤の服用がいっそう確実になる。［注意］水薬のなかには口腔粘膜を刺激するものがある。投与に際しては適宜予防策をとる。
処方に従って服薬するよう期待していることを伝える。内服薬の投与後に，必要に応じてクライアントの口の中を調べる（口を開け，舌を上げさせるなど）。薬剤は治療計画の一部であり，服薬が期待されていることを指摘する。	クライアントが薬剤を服用しているかどうかを把握しておくことは重要である。直接的に伝えることによって，クライアントは何を期待されているかを理解できる。
使用薬剤に関する情報提供は，率直かつ具体的であること。薬剤の名称とその効用を伝える（たとえば，「考えがはっきりするように」「あなたの恐れを軽くするため」「声を聞こえなくするため」）。	はっきりした情報は，信頼を確立して猜疑心を減らすのに役立つ。

【看護の実施】

看護介入	理論的根拠
クライアントの食事，水分摂取，排泄のパターンを観察し，必要に応じて援助する(ケアプラン54「食べようとしないクライアント」を参照)。	クライアントは，身体的なニーズを自覚していなかったり，口渇，空腹，便意などを無視していることがある。
クライアントの活動性が亢進していたり，歩き回っているようなときは，ジュース，牛乳，歩きながらでも食べられるようなスナック類を少量ずつ頻回に与える。	クライアントが座って食べることができない，あるいはそうしようとしない場合は，簡単に食べられる高栄養の食べ物を与えるのが効果的である。
クライアントのカフェイン摂取を評価，記録し，必要に応じてそれを制限する。	カフェイン摂取は，とくに大量の場合，不安や妄想感情を強める。
クライアントの睡眠パターンを評価，監視したうえで，刺激を減らす，背中をマッサージする(抵抗がなければ)，快適に感じる他の方法や薬物を使うなどの方法で入眠を促す(ケアプラン35「睡眠障害」を参照)。	騒音や他の刺激を制限すると，休息や睡眠がとりやすい。快適に感じる方法や催眠薬により，クライアントはリラックスして眠りにつきやすくなる。

ケアプラン 38

シゾイドパーソナリティ障害と失調型パーソナリティ障害

シゾイドパーソナリティ障害のクライアントは,「社会的関係からの遊離,対人関係状況での感情表現の範囲の限定の広範な様式」(APA, 2000)と表現される。失調型パーソナリティ障害のクライアントは,「思考,外見,行動の奇妙さと対人関係の欠陥を特徴とする広範な状態」(APA, 2000)と表現される。しかし,これらのクライアントの抱える問題と看護ケアの多くは共通している。そこで,これら2つのパーソナリティ障害は同じケアプランのなかで取り上げ,相違点があれば注記することとする。

シゾイドあるいは失調型パーソナリティ障害を示すクライアントは,好んで孤立していることが多い。彼らは他者との親密な人間関係をもっておらず,またそれを望んでもいない。彼らの相互作用は,核家族内か,せいぜい家族以外の1人の人に限られていることが多い。そのような関係においてさえ,クライアントは冷淡でよそよそしく,自ら距離を置いているという特徴を示す。彼らは他人からの称賛あるいは批判によって影響を受けることもほとんどない。

このようなパーソナリティ障害のクライアントは,統合失調症という診断を支持するほど重篤な症状を呈しているわけではない。一方で,このようなクライアントは,極度の避けがたいストレスのもとでは,精神病エピソードを体験することがある。

上記の特徴に加えて,失調型パーソナリティ障害を示すクライアントは,なじみのない人々と一緒になるような社交場面が避けられない場合に,きわめて強い不安を呈する。通常,彼らはさまざまな程度に奇妙かつ風変わりである。たとえば,魔術的思考,異常な知覚体験,そぐわない表情,あるいは文化的規範に反した迷信や千里眼,テレパシーなどの確信,そしてだらしのない奇抜な服装などである(APA, 2000)。

病因

病因を明確に定義できないが,遺伝的および経験的な要因のいずれも,パーソナリティ障害に至る経緯になんらかの役割を果たしていると考えられている。

疫学

シゾイドパーソナリティ障害の発症はまれで,失調型パーソナリティ障害の有病率は人口の約3%であると報告されている。いずれも,わずかに女性より男性

に発生しやすいといわれている(APA, 2000)。また，これらのクライアントはうつ病(とくに失調型パーソナリティ障害の場合)や，他のパーソナリティ障害になるリスクが高い。

疾病経過

これらの障害の症状は，小児期と青年期に現れ，成年期を通じて持続する。これらのクライアントは継続して職に就いていることは難しいだろう。しかし，他者と協働する必要がない仕事であれば，雇用を維持できる可能性がある。これらの人々は，しばしば原家族にとどまるか，あるいは無理に原家族と離れた場合には，1人で暮らしていることが多い。ホームレスの人の多くが，このタイプのパーソナリティ障害であるとも考えられている。

一般的介入

シゾイドパーソナリティ障害や失調型パーソナリティ障害のクライアントの看護目標は，現実的なものにすることが重要である。クライアントは社会性の拡大や親しい対人関係を望んではいない。むしろ，看護者はクライアントの自立の拡大と必要なコミュニケーションの促進，そして他者との交流に重点を置いて取り組む必要がある。

◆**ケアプランに導入される看護診断**
・適応障害
◆**本書に導入される関連する看護診断**
・入浴/清潔セルフケア不足
・更衣/整容セルフケア不足
・摂食セルフケア不足
・排泄セルフケア不足
・非効果的役割遂行
・非効果的治療計画管理

看護診断

適応障害

自分のライフスタイル/行動を健康状態の変化に合わせたやりかたに変容できない状態

【アセスメントデータ】
- 称賛あるいは批判に対する無関心
- 平板で思慮に欠ける，あるいは場にそぐわない感情
- 社会的相互作用への欲求の欠如
- 魔術的思考
- テレパシー，千里眼，迷信への確信
- 曖昧な，細部にこだわる，あるいは抽象的な話しかた

- だらしのない外見
- 奇異な動作や話しかたの癖

【期待される成果】

初期にクライアントは
- 自らの基本的欲求に気がつく。
- なんらかの好み，関心，願望などを言語化する。
- 奇異な考えや確信を治療スタッフだけに語る。
- 治療プログラムに参加する。

安定期にクライアントは
- 他者に対して欲求を適切に伝える。
- 個人衛生と身だしなみが適切なものになる。

地域でクライアントは
- 職業に就くための計画あるいは訓練に参加する。
- 自立心を維持するために地域生活でのニーズを満たす。

【看護の実施】

看護介入	理論的根拠
クライアントが他者から否定的に受け取られてしまう基本的で本質的な行動を変えさせる方向で看護ケアを行う。	クライアントは，行動の変化に対する関心や欲求が限定されている。
否定的な関心を呼び起こすようなクライアントの行動に対しては，正直なフィードバックを与える。	クライアントは，自分にとって不快な結果を招く行動を知る必要がある。
変化することで，地域でもっと自由に生活できるようになり，また入院を避けることできると説明する。何が社会的に受け入れられるか，あるいは何が「正しい」ことかを基準とした変化の方針を示してはならない。	クライアントは，自分の行動に対する他者の反応には無関心である。自由な生活や入院の回避という直接的で，具体的な利益が得られるとわかれば，行動の変化が起こりうる。
クライアントにフィードバックを与える際は，何に対してなのかを具体的に言うこと（たとえば，しかめ面をする，テレパシーの話をするというような問題に対してであることを示す）。	クライアントは，概念や抽象的思考を理解する能力や欲求が乏しい。
微妙なことやちょっとした合図に反応できる能力の発達を，クライアントに期待してはならない。	クライアントの「学習」能力は障害されている。あるいは，これらの社交的能力を身につけようという欲求を欠いている。
コミュニケーションが必要な人々のリストを作らせる。それには店員，家主，ソーシャルワーカーなどが含まれる。	クライアントの抽象的な思考能力は障害されている。具体的なチェックリストは，それをうまく補ってくれる。

【看護の実施】

看護介入　*印はチームケアを意味する	理論的根拠
*もし可能であれば，クライアントへのサービスを調整してくれる地域の人を1人決める。ソーシャルワーカー，コミュニティナース，あるいはケースマネジャーなどが適当である。	相互作用の必要な人が少なければ少ないほど，クライアントはうまくやれる。
*地域での担当者に，できるだけ早くクライアントのケアに参加してもらう。	退院に先立って接触をもつことによって，クライアントは地域の担当者に慣れることができ，退院後の治療関係への移行が促される。
できるかぎり多くの要望を書かせる。それが難しいようなら，電話を使って，何をして欲しいのかを要望させる。	要望を書くということは，事前に準備が可能であり，また相互作用における不快さを避けることにもなる。電話によるかかわりは，対面しての相互作用に比べて脅威が少ない。
*対面したかかわりが必要な場合は，家族の誰か，あるいは地域の担当者が同行するのがよいだろう。	地域の担当者あるいは家族メンバーは，必要ならば，他者とクライアントの間の緩衝剤の役割を果たすことができる。
クライアントへの期待は，クライアントにとってどうしても必要なサービスを得るための相互作用に限定する。	もし，クライアントがサービスの必要性を十分に認識すれば，成功のチャンスは大きくなる。
クライアントに対して現実的な期待ができるように，クライアントの家族あるいは重要他者を援助する。	重要他者は，障害されているクライアントの実際の能力ではなく，自分たちが好ましいと考えている「期待」を根拠とすることがよくある。
個人衛生を達成するために，クライアントに簡単な日課を作らせる。	単純な作業と日課を繰り返すほうが，期待を変更していく方法よりもうまくいくチャンスが大きい。
*クライアントが誰かと一緒に住んでいるのであれば，部屋の整頓や個人衛生など，家でも続けられる毎日の日課が身につくように，その人にも加わってもらう。	身につけたスキルや行動が地域においても同様に期待され，必要とされるものであれば，クライアントはさらにうまくやれるであろう。
あまり多くの人と接触しなくてもすむような関心事や活動を見出すように，クライアントを援助する。	このタイプの活動に，クライアントは最も興味をもつだろう。
「楽しむだけ」の活動を促すようにしてはならない。「目的のある」活動(たとえば，コンピュータを利用する)を探すほうがより有益である。	クライアントは，純然たる余暇活動のような「目的を見出せない」活動には加わらないだろう。このようなクライアントは，通常，高い知的能力をもっており，他者との相互作用におけるストレスが小さければ，その能力を活用できる。
*別な生活様式が適当であれば，それを考えて	もしクライアントが，核家族で生活している場

【看護の実施】(続き)

看護介入　*印はチームケアを意味する	理論的根拠
みるようにクライアントを援助する。たとえば、設備がすでに整えられている「まかない・ケア付きホーム」で、食事や洗濯のサービスがあり、しかもほとんど相互作用を必要としないような生活様式にするなどである。 *職業をもつことや雇用についての関心が潜在的にあり、それが可能であるならば職業紹介所に紹介する。	合、その家族メンバーが高齢になるとか、クライアントを家でケアすることができなくなったときには、どこか別の所で生活する必要が生じてくる。最もうまくいく可能性があるのは、生活の基本的な要求を満たすサービスを最大限に享受でき、社会的参加への要請が最も少なくてすむような状況である。 　クライアントは自立を高め、他者への依存を少なくするために、自分の知的な能力を使うことができる。

ケアプラン 39

反社会性パーソナリティ障害

　反社会性パーソナリティ障害のクライアントは，その社会のなかで社交的，道徳的あるいは法的規範と対立していることが多い。これらの人々は，他者の権利を無視したり，侵害する行動や特徴を示す。それらの行動としては，嘘をつく，他者を操作する，犯罪を犯す，暴力をふるうなどの行動がみられる。加えて，このようなクライアントは無謀かつ無責任で，他者への危害を何とも思っていない（APA, 2000）。

　反社会的行動を示すクライアントは，表面的な社交レベルにおいて魅力的で，楽しく，愉快な人であることもある。彼らは通常，成功できる能力をもち，知的レベルも平均かそれ以上で，良い第一印象を与える。このようなクライアントは，自分自身に問題があるとは思っておらず，また不愉快な結果を避けるためでないかぎり，自ら援助を求めることはほとんどない（刑務所に入ることや離婚あるいは借金などを避けるために，入院に同意することはある）。このようなクライアントは，繰り返し刑務所や病院に戻ることになる。

病因

　反社会性パーソナリティ障害のクライアントは，小児期や思春期において「行為障害」の項で示した症状のような明らかな問題行動をとっているという病歴を有しており（ケアプラン10「行為障害」を参照），クライアントには，不登校，学業不良，クラスを崩壊させる行動，他の子どもとの喧嘩がみられ，早くから全年齢を通じてこのような行動が持続する。

　反社会性パーソナリティ障害の発生には，遺伝的，環境的要因の双方が明らかになっており，子どもの頃に虐待を受けたり，無視されたという病歴がある（APA, 2000）。

疫学

　反社会性パーソナリティ障害は，男性は女性の3倍の割合で発生する。その有病率は，女性では一般住民の約1％，男性は約3％である。反社会性パーソナリティ障害のクライアントには，物質乱用，不安，抑うつ，身体化，他のパーソナリティ障害の1つかそれ以上の障害をもっている可能性がある（APA, 2000）。

疾病経過

　反社会性パーソナリティ障害は慢性疾患だが，症状のいくつかは年齢とともに減少する。とくに40歳を過ぎると減少する。この障害の症状は，小児期あるい

は思春期に明らかになるが，反社会性パーソナリティ障害という診断は，18歳まで(定義によれば)下されない(APA, 2000)。

一般的介入

　反社会性パーソナリティ障害のクライアントに対する看護介入は，主に症状のマネジメントに焦点が当てられ，それは攻撃行動の対処，行動制限の設定と維持，薬物服用計画のマネジメントなどである。

　反社会性パーソナリティ障害のクライアントは，自分のとった行動に洞察を加えて自分が恒久的・永続的に変化するということがない。これを覚えておくことが重要である。クライアントの行動は自己中心的で，結果や他者の感情を斟酌せずに，そのときの願望や欲求に基づいている。反社会性パーソナリティ障害あるいは反社会的行動を示すクライアントは，病院という環境のなかでケアにあたるスタッフにとって，大きなフラストレーションになりうる。

◆**ケアプランに導入される看護診断**
・非効果的コーピング

◆**本書に導入される関連する看護診断**
・自己傷害リスク状態
・対他者暴力リスク状態
・ノンコンプライアンス(特定の)

看護診断

非効果的コーピング

　ストレス因子の正当な評価を行うことができないこと，訓練でものにした反応を適切に選択できないこと，そして/または入手可能な資源を活用できないこと

【アセスメントデータ】

- フラストレーションに対する耐性の低さ
- 衝動的行動
- 不適切な判断
- 権威との対立
- 規則や法律に従うことの困難
- 良心の呵責の欠如
- 社会的に容認されない行動
- 不正直
- 効果的でない対人関係
- 操作行動
- 過去の経験や処罰に基づいて行動を学習したり修正できないこと
- 責任を引き受けたり，果たすことができないこと

【期待される成果】

初期にクライアントは
- 自分あるいは他者を傷つけない。
- 入院に至らせた行動を認識する。
- 治療的環境の制限の範囲で生活していける。

安定期にクライアントは
- ストレスとフラストレーションに破壊的でない方法で対処する。
- 他人の権利を侵害しないで自分のニードを満たす方法を見つける。

地域でクライアントは
- 満足感を味わえる仕事をし，それを継続する。
- 他者の権利を悪用したり侵害せずに自分のニーズを満たす。

【看護の実施】

看護介入	理論的根拠
入院に先立って存在した行為(借金，夫婦間の問題，法律違反など)を認識させる。	このようなクライアントは，自分自身の行動の結果に対する責任を認めないことが多い。
正直なことに対しては肯定的なフィードバックを与える。クライアントは，責任を避けるために，あたかも自分が「病気」あるいは「何もできない」かのように振る舞ったり，さまざまな策を弄するかもしれない。	クライアントが自分の行動の結末を正直に認めることは，将来の行動修正のために必要である。
容認できない行動をはっきりと伝える。それには，一般的行動(他人の物を盗む)もあれば，特定の行動(汚い言葉やいかがわしい話で○○さんを恥ずかしがらせる)もある。	クライアントが自ら行動を制限できないとき，あるいはその意思がないときは，看護者が制限を与えなければならない。制限は明確で具体的であるべきで，誤解を招かないようにしなければならない。
容認できない行動に対しては，その帰結としての具体的な取り決め(その日は体育館に行ってはならない，テレビを観る権利を取り消すなど)をし，それを課す。この取り決めは，クライアントが楽しみにしていることを含めると効果的である。	クライアントにとって不快な結末は，容認されない行動を減らす，あるいはなくすのに役立つ。
規則やなぜそうする必要があるのかについて話し合ったり，議論をしない。要求されることや規則は，感情を交えない割り切った態度で伝える。クライアントはさまざまな理由，口実，弁明を用いて「今回だけ」特別に見逃してもらおうとしたり，規則を破ろうとすることがある。クライアン	看護者がクライアントによる操作やご機嫌とりを拒否すれば，操作行動は減少するであろう。

【看護の実施】(続き)

看護介入　*印はチームケアを意味する	理論的根拠
トとの議論を避ける。 　容認されない行動とそれに伴う結果については，そのような事態が起こる前に説明しておく。 　*クライアントのケアプランは，すべての行動とその結果について，具体的な言葉でスタッフ全員に伝え記載しておく。クライアントは，スタッフの機嫌をとろうとしたり，あるスタッフを別のスタッフと争わせようとするかもしれない(「昨夜，あの看護師さんはそうしてもいいと言ったわよ」)。 　別のスタッフの言動について，その当人のいないところで，クライアントと話すことを避ける。 　*ケアプランに関しては，確固とした一貫性を保つ。規則とそれに伴う結果を勝手に変えてはならない。どのような変更もスタッフの集まりでなされるべきであり，新たな情報は他の分野の専門家も含めたケアに当たるすべてのスタッフに伝えられなければならない(また，ある程度の決定について責任を負う中心となるスタッフを決め，質問はすべてこのスタッフに向けるようにしてもよい)。 　「正しいこと」をさせようとして，クライアントをおだてたり説得してはならない。 　容認できない行動に対しては，感情を交えない割り切った態度で，速やかにその結果としての取り決めを課す。 　評価を交えないやりかたで，クライアントの行動の責任を指摘する。 　容認できる行動には，速やかに肯定的なフィードバックや報酬を与える。	クライアントは，自分に期待されていることと，それに伴う結果を知っているべきである。 　スタッフ全員が，文章化されたケアプランのみに従うようにすれば，クライアントはプランを変更させるための画策ができなくなるだろう。 　クライアントは，自分に対して注意が集まらないように，他者に注意を向けさせようとする。 　一貫性は重要である。クライアントが，あるスタッフが勝手にプランを変更していることに気づいた場合には，どのようなプランも効果を失うだろう。 　クライアントは，自らの意思決定で，自分の行動に対する責任と選択の失敗による結末を認めるようにならなければならない。 　容認できない行動の結果としての処置は，直後に課すのが最も効果的である。もし看護者がそのことで怒っていると，クライアントはその怒りを利用する。そのような状況はできるだけ避けるほうが賢明であり，場合によっては，誰か他の人にそれを任せるようにしたほうがよい。怒ったり，罰を与えるような態度で接してはならない。 　クライアントは，自分の行動とその行動が招く結末との関連を知る必要がある。しかし，それを責めたり，審判を下す態度は適切ではない。 　肯定的なフィードバックを速やかに与えることで，好ましい行動が増えるだろう。容認できない

【看護の実施】

看護介入　*印はチームケアを意味する	理論的根拠
クライアントが報酬を得るには，容認できる行動の期間を，次第に長くしていく。条件や報酬を変更すると決めた場合は，クライアントにそれを伝える。たとえば，最初はテレビを観る1時間を得るために，2時間の容認できる行動をとらなければならない。徐々にこの条件と報酬の双方を増やしていき，やがて5日間の容認できる行動を示せば，2日間の週末帰宅の許可を得ることができるようにする。	行動ではなく，肯定的な行動にこそ関心が示されなければならない。 このように段階的に進めていくことで，クライアントは満足を先延ばしできるようになる。社会でうまく生活していくためには，このようなことが必要である。
クライアントがフラストレーションの原因をさぐり，これまでそれにどのように対処し，その結果どのような不快な帰結がもたらされたを明らかにしていくよう励ます。	そうすることでクライアントは，自分の行動に対する責任を受け入れる能力を高めることができる。
明らかにされたフラストレーションに対処するための，世間的にも法的にも容認できるような代替方法を見つけられるように援助する。	クライアントは，代替方法の選択を学ぶ機会をもつことができる。
状況に応じて，クライアントがさまざまな代替方法を試すのを援助する。それがうまくいったときには，肯定的なフィードバックを与える。	クライアントは，脅威のない環境で代替方法を試すことができる。
*退院前のケアとして，求職，就労，借金の返済，出廷などについての調査，情報提供を行う。	クライアントは，このような活動がうまくいった体験を，ほとんど，あるいはまったくもっていないことがある。自らが招いた結末に対処し，それに従うことが責任ある行動である。このような領域での援助は，クライアントにとって有用である。

ケアプラン40

境界性パーソナリティ障害

　境界性パーソナリティ障害のクライアントは，さまざまな生活場面で多くの困難な事態を呈し，他のパーソナリティ障害と共通する多くの特徴をもつ。自己像，対人関係，気分，行動などの広範囲にわたる不安定さのパターンが，この障害の本質的な特徴である(APA, 2000)。これらのクライアントは，「社会的に相容れない」「概して悲観的である」「依存的である」「自己破壊的である」などと記載されることが多い。

　このようなクライアントには，まとわりつくような依存の時期と，敵意に満ちた拒絶の時期を揺れ動くという，対人関係上の特徴がある。友人や重要他者が時に崇拝され，やがてこれという理由もなく価値を下げられる。対人関係はきわめて緊張に満ち，孤独感，退屈感，見捨てられ感(これらは頻繁にきかれる訴えである)を避けるために，クライアントは極端な手段に走ろうとすることが多い。

　境界性パーソナリティ障害のクライアントは，根の深い同一性障害をもち，それは性的志向性，自らの価値や信仰の体系，職業や家族に関する将来像，自己像，人生の主要な問題に関する不確実性などに及ぶ。怒りから不安や上機嫌などに至る，気分の揺れはよくみられる。彼らの望むものが直ちに満たされないとき，彼らは，かんしゃくや激怒，過度の飲酒や自殺企図あるいは自傷行為などの攻撃行動あるいは自己破壊的行動などの強烈な感情表出をもって反応する傾向がある。この障害を有するクライアントの約8～10％が，自殺を遂げている(APA, 2000)。

　さらにこれらのクライアントは，衝動的で満足を先延ばしできず，日常生活での欲求不満や不安に耐えることができない。極度のストレス状況下で，境界性パーソナリティ障害のクライアントは一過性の精神病症状を示すことがある。同様にこれらのクライアントが入院を求めることもよくあることである。それほど重症でなく，満足できる生活状況ではないが，時には穏やかな気分を保ち，就労を続け，感情爆発にも至らないでいられるクライアントもある。このようなクライアントには，地域の支援サービスに頻繁に参加することが有用である。

病因

　この障害の発生における家族性の要因は明らかである。さらに，ほかに数々のリスク要因が特定されており，小児期の身体的あるいは性的虐待，ネグレクトや親の死亡や離別が挙げられる(APA, 2000)。

疫学

境界性パーソナリティ障害は通常，女性に多くみられる。この障害のあるクライアントは，他のメンタルヘルス上の問題も抱えており，気分障害，摂食障害，物質乱用，他のパーソナリティ障害が挙げられる。

疾病経過

境界性パーソナリティ障害は，通常，思春期から明らかになるが，青年期に最も深刻である。この障害の多くの特徴は慢性的であるが，クライアントの多くは中年になったり，治療後には症状を示さなくなる（APA, 2000）。

一般的介入

境界性パーソナリティ障害のクライアントは，自殺や自傷のリスクが増しているため，クライアントの安全確保が看護目標の鍵となる。また，このようなクライアントと協働するに際して，信頼関係を確立し，操作行動を最小にするよう，一貫性と行動制限の設定も重要な原則となる。

治療の場では，クライアントが治療スタッフと対立したり，不調和を起こす行動をとることがあるため，スタッフを苛立たせることがあるかもしれない。また，より弱い立場にあるクライアントに影響を及ぼし，スタッフに対する自分の否定的な感情に引き込む傾向がある。このようなクライアントに対しては，一貫した態度をとり，看護の専門的な役割を堅持することが重要である。

◆**ケアプランに導入される看護診断**
・自己傷害リスク状態
・非効果的コーピング
・社会的孤立

◆**本書に導入される関連する看護診断**
・ノンコンプライアンス（特定の）
・自己尊重慢性的低下
・対他者暴力リスク状態
・自殺リスク状態

看護診断

自己傷害リスク状態

緊迫した状況を緩和するために，生命にかかわらない身体損傷を与える意図をもって，組織損傷を起こす故意の自傷行動の危険

【危険因子】

- 衝動的行動
- かんしゃくをあらわにすること
- 感情を言語的に表現できないこと
- 身体的に自己を傷つける行為

- 関心を引こうとする行動
- 無効な対処行動スキル

【期待される成果】

初期にクライアントは
- 深刻な損傷がなくなる。
- 他者を傷つけたり，器物を破壊することがなくなる。
- 外部からの制限を受け入れる。

安定期にクライアントは
- アクティングアウト(行動化：かんしゃく，自傷，自殺の脅し)を行わなくなる。
- 治療計画に参加する。

地域でクライアントは
- 自傷行為の衝動を自力でコントロールする。

【看護の実施】

看護介入	理論的根拠
初期アセスメントで，クライアントに自殺行動の既往があるか，自殺の考えや計画をもっているかどうかを見逃さないようにする。	クライアントの身体的安全が常に優先される。自殺行動の既往がないからといって，リスクがなくなるわけではない。既往がある場合，自殺リスクは上昇する。自傷の病歴があるクライアントでも自殺企図があれば，同様に自殺のリスクもありうる。自傷行為だけに焦点を当てると，クライアントの自殺リスクを低く評価する可能性がある。
クライアントをナースステーション付近，あるいは観察しやすい部屋に置く。出入り口や階段の吹き抜け近くなどの部屋は避ける。	観察しやすければ，見つけにくい場所に逃げる機会も少なくなる。
ケアプラン23「自殺行動」，ケアプラン45「攻撃行動」を参照。	
クライアントの自傷への衝動やスクラッチングの既往，切創，熱傷の有無をアセスメントする。	クライアントは傷つける行動パターンを身につけており，ストレスが加わると，同様の自傷行為に没頭する。
鋭利な道具，その他，危険物になりうる物品の使用を厳重に管理する。	これらの道具は，自己破壊の目的で使われることがある。
クライアントには一貫した態度を保つ。行動，責任，病棟の規則などについて制限を定め，維持する。	望ましくない行動を減らすためには，一貫した制限の設定が重要である。
もしクライアントがアクティングアウトを起こしても，できるだけ関心を示さないようにする。	無視することで，アクティングアウトは減少するだろう。

看護診断

非効果的コーピング

　ストレス因子の正当な評価を行うことができないこと，訓練でものにした反応を適切に選択できないこと，そして/または入手可能な資源を活用できないこと

【アセスメントデータ】

- 一貫性のない行動
- アイデンティティの不確実さ（たとえば役割，自己像，選択，忠誠心）
- 衝動コントロールの弱さ
- 満足感を先延ばしできないこと
- 葛藤や不安に耐えられないこと
- 人生に対する不満足感
- 気分の変動
- アルコールや薬物の常用
- 身体症状の頻繁な訴え

【期待される成果】

初期にクライアントは

- 入院のきっかけになった初期の危機が解決したことを，言葉か態度で示す。
- 治療プログラムに参加する。
- 容認できるしかたで要求を伝える。
- スタッフや他のクライアントを操作するための努力をしなくなる。

安定期にクライアントは

- 衝動をコントロールできるようになる。
- ニーズを満たすことを先延ばしでき，アクティングアウトを起こさずに依頼できる。
- ライフスタイル安定のための計画を言語化する。

地域でクライアントは

- 入院していたいという要求がなくなる。
- 地域で効果的な問題解決を行動で示す。

【看護の実施】

看護介入	理論的根拠
クライアントが率直なコミュニケーションを行ったり，指示された課題や個人の責任を果たしたときには，彼らを支持する。	肯定的な支持によって望ましい行動が増える。
クライアントに関する意思決定の責任を1人のスタッフに委ねることは，一貫性を保つうえで有	1人のスタッフが最終的な決定を行うことにより，クライアントによって操作される機会は少な

【看護の実施】（続き）

看護介入　*印はチームケアを意味する	理論的根拠
用である。	くなる。
クライアントの身体症状は偽りであるとか，クライアントは人を操作したり，関心を引こうとしているだけだと思い込んではならない。	クライアントは本当に身体的な病気かもしれない。身体的疾患か，否かを確認する。
*医療スタッフは一定の期間内あるいは定められた時間に，訴えの1つ1つを調べなければならない。その後は，身体的愁訴に関するクライアントの執拗な話に関心を示してはならない。	医療スタッフが身体的問題を処理した後に，看護スタッフはクライアントの内面的な問題を扱えるようになる。身体症状が情緒的問題への取組みを避けるために利用されてはならない。
物質常用の程度は初回アセスメントにおいて判断しておくこと。必要があれば，クライアントの重要他者からも情報を得る。	物質常用のある場合は，効果的な方法で対応することが必要になる。
クライアントと上記の諸問題について話し合うときは，自己責任と彼らが生活のなかで実行可能な積極的な取組みに焦点を当てる。クライアントの受動性や無力感を強化してはならない。	自分の問題を他者やシステムのせいにしているかぎり，クライアントは変化を生じさせる責任を引き受けはしないだろう。
問題解決のための段階的アプローチ（問題を認識する→代替方法を検討する→意思決定する→結果を評価する）をクライアントに指導する。	クライアントは，問題解決のための論理的プロセスを知らないことがある。
初回アセスメントおよびその後の会話のなかで，クライアントが自分のスキル，能力のレベル，自立性をどのように認識しているかを確かめる。	クライアントの自己認識は，重要な基礎データ項目である。
さまざまな状況におけるクライアントの能力を観察する。電話を使えるか，電話帳をひけるか，仲間との交流はどうか，権威者とはどうかかわるか，定められた活動ではどう振る舞うか，自由な時間ではどうか，競争的な状況ではどうか。	クライアントは何ができるのか，どのようなスキルを身につける必要があるのかを評価しなければならない。
観察したことをクライアントにフィードバックする。足りない部分を補い，もてる能力を生かし，それを高めるための計画立案に参加させる。合理的かつ現実的なゴールに到達できるよう，ともに努力する。リスト，優先スケジュールなどを明記して利用することで，課題の枠組みがしっかりしたものになる。	計画立案への参加は，クライアントが自らの責任を引き受けることにつながる。スケジュール表やリストの利用により，自立したライフスタイルの実現が促される。
*クライアントの検査や特殊な状況での援助（職業面接のための訓練など）のために，他の分野の	看護領域以外の分野の保健医療の専門家を利用することで，クライアントが成功する可能性が高

【看護の実施】

看護介入　*印はチームケアを意味する	理論的根拠
専門家(職業訓練，教育，心理学)の力を借りる。	くなる。
自己同一性への疑問，不確かさ，恐れなどの自らの感情や心配事をクライアントが表現できるように配慮する。このような話し合いでは，批判を差し挟まない態度を保ち，決して嘲笑したり，軽蔑しないことを保証する。	批判を差し挟まない態度によって，クライアントは安心して心配事を看護者に話せるようになる。彼らの多くは，拒否される恐れなしに，個人的な心配事を話せるような関係を他者と結ぶことが困難である。
クライアントにどのような特別の問題あるいは生活の状況があって入院に至ったのかを認識させる。	クライアントは，入院に至る状況において自分が演じた役割を洞察することが困難である。
*必要に応じて，ソーシャルサービスや職業訓練などの援助を受け，クライアントが資源を活用できるよう援助する。	クライアントは，地域で生活するためにこれらの資源を必要としているにもかかわらず，どうしたらサービスが受けられるか知らないことがある。
*クライアントの法的問題に関しては，(ソーシャルワークや法律などの)他の分野の専門家の協力を仰ぐことも必要である。クライアントの自主性と，他に頼らずに問題を処理できるようになるまでの成長を促進するよう配慮する。他者依存のパターンを強化してはならない。	法律問題は看護の範囲を超える。看護者の責務は適切な委任をすることである。
クライアントがこれまで用いて成功してきた対処行動を含めて，自分の能力を現実的に認識できるように援助する。それには，リストを作ることが役立つ。現在そして将来にわたって，これらの対処行動を利用できるようにする。	クライアントの自己知覚は，絶望と無力に縁どられている。クライアントが自分の能力を認めるには，看護者の援助を必要とする。
入院期間を通して，初回面接あるいは評価の時点から積極的に退院計画について話し合う。	クライアントは，それによって，自分に自立の可能性があり，入院は一時的なものだというメッセージを受け取ることになる。

看護診断

社会的孤立
　自分自身がもたらしているにもかかわらず，他者によって強いられたものであり，否定的で脅威となる状態であると思い込んでいる孤独

【アセスメントデータ】

- 孤独に耐えられないこと

- 慢性的な退屈の感情あるいは空虚感
- 対人関係におけるしがみつきと回避の繰り返し
- 過度の依存欲求
- 自分の要求実現のため他者を都合よく動かそうとすること(操作行動)
- 特権意識
- 洞察の欠如

【期待される成果】

初期にクライアントは
- スタッフや訪問者,他のクライアントと適切に交流する。
- 余暇活動に参加する。

安定期にクライアントは
- 過度のしがみつきや回避なしに対人関係を営む。
- 社会的に容認される方法で依存欲求を満たす。

地域でクライアントは
- 病院外にソーシャルサポートグループを見つける。
- 楽しむことのできる余暇活動を始める。

【看護の実施】

看護介入	理論的根拠
容認できる対人関係の範囲の制限を,クライアントとともに設定する。それが困難な場合は,クライアントに代わって設定する。他のクライアントや面会に来た人を操作したり,好意につけ込んでだますのを許してはならない(クライアントの対人関係のもちかたに注意し,必要があれば介入する)。	クライアントが自力で可能になるまでの間は,看護者が,制限を設定したり,クライアントをコントロールしなければならない。他のクライアントの保護を考慮しなければならないので,介入が必要なこともある。
[銘記せよ]クライアントが,スタッフから1人の人間として尊重されていると感じることは(治療的に)必要であるが,スタッフが同情や友情を寄せることはクライアントにとって望ましいことではない。スタッフや施設に対する依存を助長して,クライアントの自立を妨げてはならない。	同情と友情は,個人的あるいは社会的な交際関係でのみふさわしいものである。クライアントの自立が治療関係のゴールである。頼りにされるのは心地良いことかもしれないが,クライアントにとって治療的ではない。
どのようなときに退屈な感情を覚えるのかを知り,そのような感情を払拭する活動を見つけられるような援助をする。スケジュール表を使って日課を組み立てさせることも有用である。	クライアントは,退屈な感情も自分の問題であり,さらにそれを解決する責任があるということを理解する必要がある。
他者を操作しようとすると仲間を失うことになり,さらに,それは退屈で孤独になるということ	もし,クライアントが退屈を望むのでなければ,彼らは退屈を避けるために操作行動をとらな

【看護の実施】

看護介入　*印はチームケアを意味する	理論的根拠
をクライアントにわからせる。	くなるだろう。
クライアントが，個人的な問題を話し合うのにふさわしい人や，その機会を決められるように援助する。	依存欲求と衝動コントロールの弱さのために，クライアントはちょっとした知り合いや，場合によっては初対面の人にさえ個人的な問題を暴露してしまうことがあり，それがクライアントに対する拒絶につながっていくこともある。
*退院に先立って，地域の人々と接触し，交流を開始するか，サポートグループと連絡がとれるように配慮する。	クライアントは，病院スタッフへの依存を避けるために，病院外の人々との交流を深めるというニーズを満たす必要がある。

ケアプラン 41

依存性パーソナリティ障害

　依存性パーソナリティ障害のクライアントは，過度に，絶えず他者に依存し，彼らとかかわる人々に対して受動的で，しがみつく行動や従属的な行動を示す。彼らは簡単な意思決定についても他者に頼り，1人でいることや頼っていた人々の支援が失われることに強い恐れを覚える。これらのクライアントは，基本的な自立して生きていくスキルを身につけてきておらず，自分の能力に自信がもてない(APA, 2000)。

　依存性の強いクライアントや，日常生活をうまく処理するためのスキルが身についていないクライアントは，さまざまな訴えを理由にして，あるいはさまざまな出来事をきっかけに入退院を繰り返す。彼らは日常生活上の事柄にうまく対処できないで，たとえば，就職の難しさや，不渡り小切手の発行による法的問題などの複雑な問題を持ち込んでくることがある。

病因
　依存性パーソナリティ障害の病因はわかっていないが，考えられるリスクファクターには小児期の慢性身体疾患や分離不安障害が考えられる(APA, 2000)。

疫学
　依存性パーソナリティ障害はパーソナリティ障害のなかでは最もありふれており，女性がこの障害と診断されがちだが，男女の有病率は同じである。依存性パーソナリティ障害のクライアントは，他のパーソナリティ障害を合併していることもあり，気分障害や不安障害あるいは適応障害のリスクが高い(APA, 2000)。

疾病経過
　依存性パーソナリティ障害のクライアントは，入院に至らせる変化や危機に直面するまで，病院外で何とかうまくやっている。このようなクライアントは，日々の生活で助けとなる重要他者に依存しており，そのような重要他者を失うことが入院に至るきっかけともなる。

一般的介入
　依存する他者を奪われたとき，これらのクライアントにはアクティングアウトや自己破壊的行動の危険性がある。いつの場合も重要な看護目標の第1は，クライアントの安全である。

このようなクライアントは，尋常ではない依存レベルを示すため，自分の依存欲求を，入院時や治療関係の場面でよく見られるように，病院やスタッフメンバーに転嫁していこうとする。看護者にとって重要なことは，クライアントの障害を常に念頭に置き，クライアントがスタッフに対して過度に依存する機会を最小限にすることである。

依存的なクライアントへの看護目標は，彼らが基本的なスキルを身につけ，自分の能力に対する自信をはぐくむことである。ところが，このようなクライアントは自分の能力を認識することができない可能性があり，洞察力の欠如は，スタッフのフラストレーションになる。制限の設定や明瞭なコミュニケーションをとること，あるいはクライアントに対する一貫した期待が有用である。ただし，その期待は，クライアントの実際の能力の範囲内にとどめることを忘れてはならない。

◆ケアプランに導入される看護診断
・非効果的コーピング
・無力

◆本書に導入される関連する看護診断
・社会的相互作用障害
・社会的孤立
・絶望
・自己尊重慢性的低下
・自己傷害リスク状態

看護診断

非効果的コーピング

ストレス因子の正当な評価を行うことができないこと，訓練でものにした反応を適切に選択できないこと，もしくは入手可能な資源を活用できないこと。

【アセスメントデータ】
- 日常生活上のスキル，あるいは変化や危機への対処行動スキルの不足
- フラストレーションに対する耐性の低さ
- 衝動コントロールの弱さ
- 乏しい判断力
- 不安
- 怒りまたは敵意(抑圧されていることもある)

【期待される成果】

初期にクライアントは
- 傷害の危険がなくなる。
- 操作行動や関心を引こうとする行動が減少する。
- 感情，とくに怒りの感情を言語化する。

安定期にクライアントは

- 身体症状，法的問題，あるいは物質常用と，効果的でない対処法との関係を話し合う。
- 生活上の変化や危機に対処する適切なスキルを言語化する。

地域でクライアントは

- 日常生活上のスキルを身につける。
- 自立して意思決定し問題を解決する。

【看護の実施】

看護介入	理論的根拠
クライアントの身の回り，持ち物，病室を調べて危険物になりうるものを探す。	クライアントの安全を優先する。
クライアントが活動に参加しているとき，他のクライアントと一緒のとき，あるいは病棟を離れているときは十分に監視する。	自己破壊的なアクティングアウトは，監視が不十分なときに起こりやすい。
自傷行為に対しては，感情を交えない割り切った態度で処理する。必要な身体的治療を施した後，自傷行為自体からは話題をそらし，クライアントがどう感じているかについて話し合う。	これらの行動が他者の関心を引けば引くほど，クライアントはその行動を繰り返そうとする。
アクティングアウトを起こしたときは，クライアントを無視する。それが破壊的なものでないかぎり，無視してもよい。	関心を減らせば，その行動は減少する。
介入が必要な場合（破壊行動のように）には，直ちにクライアントを身体的に安全な場所へ隔離する。	即座の隔離によりクライアントは関心を集めることができなくなり，「観客」の前から姿を消すことになる。
感情を言葉，あるいは破壊的でなくクライアントも受け入れられるような他の方法（書く，描く，身体的活動など）で表現するよう促す。	クライアントは一般に容認される感情表現のしかたについて具体的な指導を必要としている。これまでそういうことについて学んだことがないのかもしれない。
怒りを言葉や破壊的でない方法で表現できたときは，肯定的なフィードバックを与える。	肯定的なフィードバックはクライアントに自信を与え，望ましい行動を続ける動機づけとなる。
クライアントに必要とされるソーシャルスキルを教える。アイコンタクト，耳を傾ける，うなずくなどの具体的なスキルを説明し，手本を示す。天気やニュース，地域の出来事などのちょっとした世間話にふさわしい話題の種類について話し合う。	クライアントはソーシャルスキルと相互作用の知識をほとんどあるいはまったくもっていないことがある。手本を示すことは，求められるスキルの具体例の提供となる。
個人的なニーズを充足するための直接的な活動	クライアントは，自立的生活のためのスキルを

【看護の実施】

看護介入	理論的根拠
をするよう，クライアントを促す。必要でないかぎりクライアントを援助してはならない。たとえば，求人広告を調べて自分にできる仕事を探したり，住まいを見つけるために新聞をとる，予約をするなどの活動を，できるだけクライアント自身にやらせてみる。	学ぶ必要がある。最初はたいへんであろうとも，援助なしでやってみないと，このようなスキルは身につかない。
退院に先立って，今後のニーズと状況をクライアントと一緒に予測しておく（「もし……になればあなたはどうしますか」）。具体的な方法，接触する人，その他を書きとめておくと役立つ。	クライアントは（生活歴によれば）変化にうまく対処できないため，先を見越して計画を立てておくことは，変化に際してクライアントの情緒的負担を軽くする。これによりクライアントは，事件や変化を予測し計画を立てるというスキルを身につけることができる。
問題を解決するための段階的なアプローチを教える。問題を認識する→代替の方法を探る→意思決定をする→結果を評価する。	クライアントは問題を検証し解決するための論理的な方法を知らないことがある。

看護診断

無力

結果に対して自分自身の行動が重要な影響を与えないという知覚。現実の状況や直後に起こる出来事をコントロールできないという思い込み

【アセスメントデータ】

- 欲求を満たすために他者に依存すること
- 不全感，依存感，無気力，失敗，絶望感
- 無感情
- 役割を遂行することについての疑念
- コントロールできないという自覚

【期待される成果】

初期にクライアントは

- 自分の現在のスキルと日常生活活動を認識する。
- 感情を隠さずに言語化する。

安定期にクライアントは

- 自尊感情の高まりを言語化する。
- スタッフ−クライアント関係を終結させる。
- 地域のなかに支援してもらえる人々や資源を見つける。

地域でクライアントは

- 地域の支援システムを活用する。
- 生活上のストレスに関連した不安に耐える。

【看護の実施】

看護介入　*印はチームケアを意味する	理論的根拠
怒り，敵意，無価値，絶望感などの感情を表出させる。感情の表現に対しては開かれた態度で正直に支持を与える。	看護者のいる安全な状況下でクライアントは感情の表出を学ぶことができる。肯定的な支持によって，その継続が促される。
他のクライアントたちとの間で自らの感情を話し合うよう促す。最初は非公式の小さなグループで始め，次第に大きな公式のグループへと進めていく。	クライアントが耐えられるようになり次第直ちに他者のなかに入れる。それによって，コミュニケーションに関して1人の人や病院のスタッフに依存してしまうことを最小限に抑える。
最初の面接が始まるときから，常に，退院と病院からの自立という目標に向かってケアを進める。クライアントにも，全入院期間を通してこの考えを強化する。	依存的なクライアントには，看護者との関係が一時的なものであると伝えることが大切である。
特定のスタッフへの依存が高まるのを避けるため，クライアントのケアにあたるスタッフを時々交替させる。クライアントにとって話のできる「たった1人」の人になるというのは望ましくない。	クライアントは自分自身を信頼することを学ぶ必要があり，少数の人への依存は避けなければならない。
［銘記せよ］クライアントにスタッフの住所や電話番号を教えてはならない。退院後もスタッフと親しくしたり，個人的に接触することを認めてはならない。	治療的な関係と社交的な関係を区別することが重要である。
*できるだけ病院から自立するために，地域社会のサポートシステムを見つけ，それを確立するよう促す。退院の時点でそこまでのレベルの自立を維持できない場合には，外来クライアント用の継続治療（個人療法やグループ療法）や支援グループへの参加が指示される。	病院外のサポートシステムの活用は，入院の場合よりも依存の程度が少なくなる。
*必要に応じて，クライアントのニーズを満たすことのできる地域の他の機関に働きかける。しかし，新たな施設への依存を不必要に促してクライアントの進歩を妨げてはならない。また，これらのクライアントは，過去に地域の資源を利用し尽くしていることもあるので，このような分野での働きかけは特別な注意を必要とする。	もし地域での生活を維持するために他の援助が必要ならば，それを利用すべきである。しかしクライアントは，まず，自力でできることはすべて自分でやらなければならない。

ケアプラン 42

受動攻撃性パーソナリティ障害

　受動攻撃性パーソナリティ障害には，敵意を表すために受動的な行動を活用するという特徴がある．会議の進行を遅らせたり，ふてくされたり，引き延ばしたり，頑固だったり，故意に能率を低下させるような行動がこれに該当する．このような障害のあるクライアントは怒りっぽく，否定的で，対人関係や仕事の場で困難を抱えている (APA, 2000)．

　受動攻撃性パーソナリティ障害のクライアントには，受動攻撃行動と操作行動のどちらもみられるが，こういうタイプの行動は他の問題をもつクライアントにも見受けられる．受動攻撃行動は，クライアントが攻撃感情（怒り，憤り）を言語的に表現しないまま否認し，その代わりに行動を通して表出するという，間接的なかたちの感情表現である．操作行動はクライアントが当面の願望や欲求を満たすため，あるいは不快なこと，変化や成長などを避けるために，他者との相互作用や対人関係をコントロールしようとするところに特徴がある．

病因

　受動攻撃性パーソナリティ障害の明確な原因はわかっていないが，パーソナリティ障害には環境や遺伝上の要因が関連している．

疫学

　受動攻撃性パーソナリティ障害のクライアントは，境界性パーソナリティ障害や妄想性パーソナリティ障害，依存性パーソナリティ障害，反社会性パーソナリティ障害のような，別のパーソナリティ障害をもっていることが多い (APA, 2000)．

疾病経過

　他のパーソナリティ障害と同じく，受動攻撃性パーソナリティ障害は長期にわたり持続する．否定的なパーソナリティ特性は，小児期や思春期にその痕跡をたどることができるが，この障害自体は，成人期でのみ診断される（反抗挑戦性障害という診断は，同様の問題を有する小児につけられる；APA, 2000）．

一般的介入

　受動攻撃行動あるいは操作行動を示すクライアントのケアにあたってとくに重要なことは，看護者が自分の専門家としての役割を忘れないことである．クライアントが看護者を個人的に好きになる必要もなければ，それが特別望ましいこと

でもない。クライアントの友達になることが看護者の目的ではなく，また看護者の友達になることがクライアントの目的でもない。クライアントに対して専門家としての役割を維持することは，望ましい治療関係を確立するための堅固な基盤となるだろう。

受動攻撃行動あるいは操作行動を示すクライアントとの協働で重要な目標は，彼らが自らの行動に対する責任を認識しそれを受け入れることである。可能ならいつでも，クライアントをケアプランの立案に参加させる。ところが，操作行動を示すクライアントは，一般に，他者とかかわったり，種々の状況に対処するこれまでの自分のやりかたを変えようという真の動機づけを，ほとんどもたない。治療を求めてきたとしても，彼らは単に束縛，危機あるいはストレス状況から逃れようとするだけのことが多い。

受動攻撃行動をとるクライアントへの看護介入は，直接的な感情表現を促すこと，一貫した行動の枠組みを維続すること，クライアントの効果的な対処スキルを引き出すことである。

◆**ケアプランに導入される看護診断**
・非効果的コーピング
◆**本書に導入される関連する看護診断**
・社会的相互作用障害
・自己尊重慢性的低下
・ノンコンプライアンス(特定の)

看護診断

非効果的コーピング
　ストレス因子の正当な評価を行うことができないこと，訓練でものにした反応を適切に選択できないこと，および/または入手可能な資源を活用できないこと

【アセスメントデータ】
- 問題や感情の否認
- 洞察力の欠如
- 感情(とくに怒り)を直接的に表現できないこと，あるいは表現の拒否
- 活動への参加拒否
- 治療への抵抗
- 忘れっぽさ
- 不正直
- 怒りや敵意
- 他者との表面的な関係
- 身体的な訴え
- 自分自身の問題を扱うのを避けるために，他のクライアントの問題に執心したり(「治療者を演じる」)あるいはスタッフの心配をすること

- 問題の知性化あるいは合理化
- 依存性
- スタッフ，あるいは家族に対する操作行動
- 特別の治療や特別扱いを得ようとすること

【期待される成果】

初期にクライアントは
- 自分の行動に対する責任を言語化する。
- 感情を言語的あるいは非言語的なかたちで直接的に表現する。
- 治療プログラムや活動などに参加する。
- 自分自身のことについてスタッフや他のクライアントと直接かつ正直に話す。
- 身体的な訴えが減少する。
- 操作行動，関心を引こうとする行動，受動攻撃行動が減少する。

安定期にクライアントは
- 自尊感情をはぐくむ，あるいは高める。
- 病院環境やスタッフから自立する。
- 自分自身に対して責任をとる能力が高まる。
- 問題行動，治療計画，その他の治療に関する知識を言語化する。

地域でクライアントは
- 怒りなどの感情を直接的に，非破壊的な方法で表現する。
- 自尊感情が高まる。
- 他者との適切な相互作用を高める。
- 状況や他者への対処において，問題解決スキルを発揮する。

【看護の実施】

看護介入	理論的根拠
制限とクライアントに期待する行動をはっきり伝える。議論，説得，合理化，取引きなどをしてはならない。	具体的な制限によって，クライアントは自分に何が期待されているかがわかる。説得したり，取引きや弁明などをすると，疑いを差し挟み，制限を損なうことになる。
この特定のクライアントだけでなく，すべてのクライアントに対して常に一貫した態度をとる。他のクライアントが免除されているのに，このクライアントにだけ決まりに従わせるようなことはしない。	一貫性によって治療的構造(枠組み)が作られ，制限が強化される。例外を作ると制限は崩れ，操作行動が増す。
病棟と病院のすべての方針や規則を守らせる。弁解したりせずに，決まりを曲げられない理由を伝える。	施設の規則によって治療的構造が作られる。規則に対する弁解は，この構造を損ない，操作行動を強めてしまう。

【看護の実施】(続き)

看護介入　*印はチームケアを意味する	理論的根拠
率直であること。必要なら，クライアントとの対立もあってよい。しかし，看護者は自分自身の感情を必ず吟味しておく。懲罰的になったり，怒りの感情で反応してはならない。	看護者はクライアントにとって適切な行動と自己コントロールのモデルである。いかなるときもクライアントに対する処罰は正当化されない。クライアントの行動が容認できるか否かにかかわらず，彼らを1人の人間として受け入れるということを忘れてはならない。
看護者自身のこと，他のスタッフのこと，あるいは他のクライアントのことを話題にしないようにする。	看護者とクライアントとの関係は職業上のものである。看護者自身や他の人々の個人的な情報をそのクライアントと共有することは，操作手段に使われることがあり適当ではない。
*クライアントと相互作用をもつ頻度と時間についての制限を設ける。とくに，クライアントにとって重要な治療者の場合に必要である。一定の限定された予約時間（たとえば，木曜日の午後2時～2時30分）を設定し，その時間に限り相互作用を認める。	制限を設け，それを維持することで，関心を引こうとする行動が減り，適切な行動が強化されるだろう。
クライアントの人気を得ようとしたり，好かれようとしたり，「お気に入りのスタッフ」になろうとしてはならない。	クライアントが看護者を個人的に好きになる必要はなく，とくに望ましいことでもない。職業上の対人関係は，クライアントの個人的な感情ではなく治療上のニーズを基盤としている。
クライアントから贈り物をもらったり，個人的な依存関係を強めてはならない。	看護者が自らの専門家としての役割を維持することが，クライアントにとって治療的なのである。クライアントからの個人的な贈り物を受け入れると，操作行動を助長してしまうかもしれない（たとえば，クライアントは看護者が特別な親切を与えてくれると期待するかもしれない）。
もしクライアントが看護者に向かって「私が話せるたった1人の人」とか，「理解してくれるたった1人の人」などと言い始めても無視する。そういう状況は望ましいことではないという考えを示す。治療にはそのための環境全体が重要であることを強調する。	クライアントがさまざまな人，スタッフや他のクライアントと信頼関係を結び，それを維持することが重要である。もし看護者がクライアントにとっての「たった1人の人」であれば，彼らは過度に依存的になったり，操作行動として看護者の機嫌をとるかもしれない。
クライアントが特別扱いされないことをどのように認知し，どのように感じているか（怒り，傷心，見捨てられた気持ち，無価値感など）を話し合う。これらの感情の表現を促す。	感情を認識し，表現するクライアントの能力は障害されている。看護者は，不快感情を抱えたクライアントを援助することができる。クライアントは制限を受け入れることに慣れていない。

【看護の実施】

看護介入　*印はチームケアを意味する	理論的根拠
病棟内の力動や方針に関する問題よりも，退院や家庭生活への復帰に関する問題を取り上げて話し合う。しかし，病棟内の行動が，クライアントの生活全般の行動パターンにどのように反映するかということは検討しておく。	病棟の活動に焦点を当てると，現実の問題を避けてしまうことになる場合がある。また，クライアントの到達目標は，地域社会で効果的な行動をとれるようになることであり，「良いクライアント」になることではない。
批判的な態度を避け，脅威を与えないような例を用いてクライアントの行動について，話し合う。	批判を差し挟まないフィードバックによってクライアントの問題理解と洞察が促される。
クライアントが自分の行動と対人関係の結果や力動について認識できるような援助をする（「あなたは……のようにみえます」とか，「何が影響していると思いますか」と話しかける）。	反復やフィードバックは，クライアントの洞察を深めるのに効果的である。
感情を表現させる。	適切な感情表現は健全で，成熟した行動である。
クライアントとの相互作用では，知性化よりも感情の表現を強調する。	クライアントは，感情から目をそらしたり情緒を処理する方法として知性化を利用することがある。
クライアントには親切に，しかし断固とした態度で接する。制限とケアは相容れないものではないこと，看護者が制限を設定し維持するのはクライアントへのケアであること，クライアントは自分をケアしてくれる人に対して不快な感情を抱くことがありうること，ケアと規律とは対立するものではないことを明確にする。	クライアントは，その行動が容認できるものであるか否かにかかわらず，1人の人間として認められなければならない。看護者は，クライアントの幸福を望んでいるため，クライアントの成長と健康を促すための制限を設定し，維持するのである。
*クライアントをケアプランの立案に参加させ，動機づけの評価や到達目標の設定を行う。しかし，治療の条件（たとえば，どのようなタイプの治療にするか，どの治療者にするか，相互作用の時間と頻度をどのくらいにするか）を要求してくることを認めてはならない。治療プログラム全体にクライアントを参加させる。	ケアプランの立案に参加させることで，自分の健康に対する責任の感覚を高めることができる。ケアに対する注文を認めてしまうと，クライアントの操作行動を促してしまう。
クライアントが活動や他の治療への参加を渋ったり，それ以外にも好ましくない行動があったときには無視する。	容認しがたい行動にはできるだけ関心を向けないようにすることが重要である。このような行動を減らすには，否定的な強化よりも無視するほうが効果的である。
クライアントが適切な行動（活動に参加する，	肯定的なフィードバックはクライアントの成長

【看護の実施】(続き)

看護介入　*印はチームケアを意味する	理論的根拠
感情を表現する，など)をとったときには関心を示し，それを支持する。	を強化し，自尊感情を高めることができる。肯定的な側面が支持され，容認しがたい行動のみが無視されるということが大切である。
問題を解決するための段階的なアプローチ法を教える。問題を認識する→代替方法を探す→意思決定を行う→結果を評価する。	クライアントは問題を検証し，解決していく論理的なプロセスを知らない場合がある。
*クライアントが身体的な訴えをしたときには，速やかに問題に対処する。医師または他の看護者に連絡する，あるいは個々のケアプランに従って対処する。その後，他の事柄(感情など)について話し合いたいと伝える。クライアントの身体的訴えや状態について延々と話し込まないようにする。	身体的訴えには，感情を交えない割り切った一貫した態度で対処することが，関心を引こうとする行動の強化を最小にする。身体的訴えよりもそのときのクライアントの感情に力点を置くことによって，感情の言語化を強化することができる。
身体的訴えのパターンを観察し，記録する(活動に出なければならないときに頭痛がするのではないか，あるいは問題を指摘されたときに腹痛が起きないか)。	クライアントは，状況の困難さに気がついてこれらの愁訴を述べたり，あるいは活動を避けるためにこれらの訴えを用いることがある。
クライアントにソーシャルスキルを教える。アイコンタクト，耳を傾けること，うなずくことなどの具体的なスキルを説明し，手本を示す。天気やニュース，地域の出来事などの社交的会話にふさわしい話題について話し合う。	クライアントはソーシャルスキルと相互作用の知識をほとんどあるいはまったくもっていない場合がある。手本を示すことは，求められるスキルの具体例の提供となる。

推薦図書

Dickey, C.C., McCarley, R.W., Voglmaier, M.M., Niznikiewicz, M.A., Seidman, L.J., Hirayasu, Y., Fischer, I., The, E.K., Van Rhoads, R., Jakab, M., Kikinis, R., Jolesz, F.A., & Shenton, M.E. (1999). Schizotypal personality disorder and MRI abnormalities of temporal lobe gray matter. *Society of Biological Psychiatry, 45*, 1393–1402.

Hollander, E. (1999). Managing aggressive behavior in patients with obsessive-compulsive disorder and borderline personality disorder. *Journal of Clinical Psychiatry, 60*, 38–44.

Links, P.S., Heslegrave, R., van Reekum, R. (1999). Impulsivity: Core aspect of borderline personality disorder. *Journal of Personality Disorders, 13*(1), 1–9.

Loughrey, L., Jackson, J., Molla, P. & Wobbleton, J. (1997). Patient self-mutilation: When nursing becomes a nightmare. *Journal of Psychosocial Nursing, 35*(4), 30–34.

Nehls, N. (1999). Borderline personality disorder: The voice of patients. *Research in Nursing & Health, 22*, 285–293.

ウェブ情報

Borderline Personality Disorder Central
www.bpdcentral.com

Journal of Personality Disorders
www.guilford.com/periodicals/jnpd.htm

PsychNet-UK—Clinical Psychology/personality disorders general
www.psychnet-uk.com

第13章 行動や問題に関するケアプラン

　本章で取り上げる行動と障害は，本マニュアルの他の章で取り上げたさまざまな問題と相互に関連し合っており，同時に生じることがある。これらの問題は，統合失調症のような精神病的行動を示すクライアントにみられるものもあるが，敵対行動や攻撃行動のような，それ自体がクライアントの主要な問題である場合もある。これらのケアプランでは，特定の行動や問題に対応した個別性に沿ったケアプランを立てられるように，適用すべき看護診断やケア項目を選択してある。

ケアプラン 43

引きこもり

　引きこもりという用語は，外界との関係性からクライアントが退却することをいう。引きこもりの程度は軽度から重度までさまざまであり，それは，自分と自己との関係，他者あるいは周囲・環境との関係の崩壊を表している。

病因
　引きこもりは，統合失調症，感情障害，自殺行為など，多くのメンタルヘルス上の問題と関連して起こる可能性がある（適宜，他のケアプランを参照）。

疾病経過
　外傷後の失神やぼんやりした状態でみられるような，軽度もしくは一過性の引きこもりは，自己を保護する一種の防衛機能と考えられている。この短い「情緒的ショック」の期間に，人は休息し，外傷に対処するための内的エネルギーを蓄える。このような性質の引きこもりは，予想可能で短期間で改善するため，正常で健全な行動と考えられている。
　しかし，引きこもりが遷延し重度になると，クライアントの日常生活，対人関係，仕事，その他の生活面での能力や機能に支障が生じてくる。緊張病性昏迷のような，一見してわかる完全引きこもりは，緘黙，無動，飲食の停止を来す。治療しないと昏睡や死に至る。

一般的介入
　引きこもりのクライアントに対する看護目標は，静かで，脅威を感じさせない，首尾一貫した対応によって，初期の関係性を確立することがとくに重要である。そのなかで看護者は，クライアントが看護者のことを現実との安全な接点であると認識し，そのように反応し始める機会を作る。その際，看護者の側からクライアントに反応を要求することは決してしない。クライアントとのラポールを形成し，支持的で安全な環境を提供するとき，クライアントは看護者や環境，他の人々との関係性を作り始め，維持することが可能になる。引きこもりのクライアントに対する治療目標には，クライアントの感覚刺激を促し，身体的そして精神的なニーズの両者を満たし，身体的な運動と他者との人間関係を促進させるような働きかけを行う。

◆**ケアプランに導入される看護診断**
・思考過程混乱

- 入浴/清潔セルフケア不足
- 更衣/整容セルフケア不足
- 摂食セルフケア不足
- 排泄セルフケア不足
- 社会的相互作用障害

◆**本書に導入される関連する看護診断**
- 社会的孤立
- 栄養摂取消費バランス異常：必要量以下
- 睡眠パターン混乱
- 身体損傷リスク状態

看護診断

思考過程混乱
認知的な働きや活動の破綻

【アセスメントデータ】
- 心的静止
- 幻覚，妄想，その他の精神病的症状
- 自発性の欠如
- 注意力の障害
- 無感情
- 言語的コミュニケーションの減少もしくは欠如
- 周囲に対する無関心
- 運動能力の障害もしくは身体の動きの悪さ
- 胎児型姿勢をとり，閉眼し，歯をくいしばり，筋肉を硬くした状態
- 無気力(エネルギーの欠如)
- 姿勢の変化
- 恐れ
- 不安，パニック
- 抑うつ
- 沈黙

【期待される成果】

初期にクライアントは
- 適切な精神運動の活動性を示す。
- 幻覚，妄想，その他の精神病症状が軽減する。
- 他者と交流を開始する。
- 治療プログラムに参加する。

安定期にクライアントは
- 現実との接触を保つ。
- 非言語的にも言語的にも，他者と交流する。

地域でクライアントは
- 関連した問題(たとえば抑うつ)が改善したことを示す。
- 幻覚，妄想，その他の精神病症状が消失する。
- 本来の日常生活活動を回復する。

【看護の実施】

看護介入	理論的根拠
クライアントの，現在の日常生活活動レベルとコミュニケーションレベルを評価し，そのレベルからクライアントとともに作業を開始する。	クライアントとのコンタクトをとるには，彼らのあるがままの状態から出発しなくてはならない。
クライアントの傍らに，必ず一定の時間座るようにする。	看護者がそこにいることによって，クライアントへの配慮と受容が伝えられる。
自分の氏名を告げ，ここにクライアントといること自体が目的であると伝える。	一緒にいること自体が目的であると告げることによって，何かを要求するのでなくただ関心をもっているだけであることが伝えられる。
しばらくの間沈黙して，クライアントの気持ちを楽にさせる。言葉をかけて負担を与えてはならない。	クライアントの言語刺激に対する能力は損なわれている。
クライアントが耐えられるようであれば，身体への接触を用いる(手を握る，肩に手を置く)。クライアントが嫌がるようなときは手を離すが，身体的接触の試みは続ける。	身体的接触は現実性を提示し，同時に受容していることを伝える。
穏やかな声で話しかけて，クライアントへの配慮と関心を伝える。クライアントからの反応が依然として得られないとしても，なんらかの反応を期待してこれを続ける。	穏やかな声はクライアントにとっても心地よく，脅威とならない。反応を期待していれば，クライアントがそれに応える可能性が大きくなる。
クライアントの非言語的なサインに注意を払う。それは，多くの場合，劇的なものではなく，むしろきわめて緩やかで微妙なもの(手を動かす，目を開くなど)である。	クライアントは言語的なコミュニケーションが可能になる前に，非言語的に反応できるようになるものである。
看護者からの相互作用の試みや外界の刺激に対してなんらかの反応があったときは，肯定的なフィードバックを与え，クライアントがその反応を持続させ，さらに他の人にも広げるように励ます。	看護者の励ましによって，現実との接触を取り戻そうとするクライアントの意欲が強化される。
初めは，1人の他者と短い時間を過ごすように促す(たとえば，日中，1時間に15分ずつクライアントの隣に同じ人が座る)，あるいはそれを援	初めは，刺激が少なく(たとえば短時間の相互作用)，変化の少ない(たとえば同一のスタッフとの相互作用)ほうが，対処しやすい。

【看護の実施】(続き)

看護介入	理論的根拠
助する。	
看護者が話しかけている間は，目を開けて自分を見るよう求める。	アイコンタクトを促すことによって，現実接触と注意力が改善される。
病室のラジオ，テープレコーダー，テレビなどを利用して，クライアントに刺激を与える。	メディアは，スタッフが傍らにいない間でもクライアントに刺激を与えることができる。
クライアントが長時間1人きりで部屋にいることのないようにする。	孤立は引きこもりの遷延化を助長する。
最初はクライアントと1対1でかかわり，その後，クライアントが他者と一緒に何かをする時間，および相互作用をもつ人数を徐々に増やす。	刺激を徐々に増やし，また徐々に他のクライアントを紹介することで，クライアントが脅威を感じることなく，刺激への耐性が高められる。
クライアントが刺激にどの程度耐えられるかを評価する。早くから刺激を与えすぎてはならない。	あまりに急激に刺激を増やすと，クライアントはさらに引きこもってしまう。
クライアントが反応しようとしているものとして会話する。クライアントに対して早口であれこれ話しかけないようにし，クライアントからの反応を期待し続ける。言語的な反応であれ，身体的なものであれ，クライアントにはそのための十分な時間を与える。	看護者が積極的に期待を寄せると，クライアントが反応する可能性は大きくなる。引きこもりのクライアントは，思考過程が緩徐なので，反応までに長い時間を必要とする。
クライアントとの相互作用では，他の人々のことや身近にある物のこと，天気のことなどを話題にする。	クライアントの注意を身近な人々や物に向けると，現実や外界との接触を促進することができる。
初めは，クライアントと一緒にゆっくり歩く。動きの大きい運動(歩行，手を使ってのジェスチャー)から，徐々に細かな運動スキルを要する活動(ジグソーパズル，書字)へと進める。	クライアントは最初，大まかな運動であればこなすことができる。より高度のスキルと注意力を必要とする細かな運動は後から追加する。
最初は，自分自身のことを非言語的に(たとえば，書いたり，描くことで)表現するように促す。	非言語的コミュニケーションは，言語的コミュニケーションに比較して，クライアントにとって脅威とならない場合が多い。
その後，これらの非言語的コミュニケーションについて話すように促す。そして，耐えられるようになったら，より直接的な言語的コミュニケーションへと進める。その後，可能なかぎり感情を表現させるようにする。	書いたり描いたものについて話し合うほうが，自分自身やその感情について直接話し合うよりも，クライアントにとって脅威となることが少ない。クライアントは，直接的な言語的コミュニケーションにも徐々に耐えられるようになっていく。

【看護の実施】

看護介入　*印はチームケアを意味する	理論的根拠
第2部 基本概念「看護師-患者の相互作用」32頁以下，および他のケアプランを適宜参照のこと。	引きこもりは，精神病症状，うつ病，器質性疾患，虐待，心的外傷後行動などで頻繁に出現する。
*クライアントや家族，重要他者に対して，必要に応じて，引きこもりに関すること，薬剤の安全な使用法，もしあるなら他の疾患の経過について教える。	クライアントや家族，重要他者は，クライアントの病気のこと，ケア提供の責任，薬剤の安全な使用法についてほとんど，あるいはまったく知らないかもしれない。

看護診断

入浴/清潔セルフケア不足
　自分のための入浴行動/清潔行動を遂行または完遂する能力の障害

更衣/整容セルフケア不足
　自分のための更衣行動および整容行動を遂行または完遂する能力の障害

摂食セルフケア不足
　食事行動を遂行または完遂する能力の障害

排泄セルフケア不足
　排泄行動を独力で遂行または完遂する能力の障害

【アセスメントデータ】

- 身だしなみや個人衛生に注意を払わないこと
- 不適切な飲食（拒食）
- 尿や便の貯留
- 尿失禁や便失禁
- 運動能力の低下，あるいは身体の無動

【期待される成果】

初期にクライアントは
- 適切な栄養と水分の摂取，排泄を確立する。
- 休息，睡眠，活動の適切なバランスを確立する。
- 日常生活および個人衛生の活動を開始する。

安定期にクライアントは
- 適切な栄養と水分の摂取，排泄を維持する。
- 休息，睡眠，活動の適切なバランスを維持する。

地域でクライアントは
- 日常生活や個人衛生の活動，その他の自己ケアのニーズを満たす活動を自立して遂行できる。

【看護の実施】

看護介入	理論的根拠
食事の間はクライアントと一緒にいる。	看護者が傍らにいること自体が，クライアントにとって刺激となり，現実との接触を促進する。
必要に応じて，食事を介助する。	クライアントは，可能なかぎりIVHや胃チューブを使わずに，栄養摂取を再開する必要がある。
クライアントの排便パターンを観察する。	便秘は，飲食量の不足，運動不足，排泄に対する無関心などによって起こる。
クライアントが動かなかったり，胎児のような姿勢をとっている場合は，他動的に動かしてみる。少なくとも2時間ごと(より頻回なほうがさらに良い)に体位を交換し，皮膚のケア，圧力のかかる部位や皮膚の損傷のチェックを行う。	他動的運動をさせれば，関節の可動性と筋緊張を維持できる。無動による身体的合併症に注意しなければならない。
初めは，クライアントと一緒にゆっくり歩く。動きの大きい運動(歩行，手を使ってのジェスチャー)から，徐々に細かな運動スキルを要する活動(ジグソーパズル，書字)へと進める。	クライアントは最初，大まかな運動であればこなすことができる。より高度のスキルと注意力を必要とする細かな運動は，後から追加する。
クライアントが，水分や栄養の摂取，排泄，睡眠，活動，その他の自己ケアのニーズを遂行していく責任のレベルを徐々に上げていけるように励ます。ケアプラン54「食べようとしないクライアント」，およびケアプラン35「睡眠障害」を参照。	クライアントは最初，身体的ニーズ，自己ケアのニーズに関して完全に受動的であり，看護者は全面的なケアを提供しなければならない場合もある。クライアントの全般的な行動の改善に合わせて自己ケアを行わせていくことで，彼らは自分自身に対する責任を引き受けるようになるだろう。看護者の積極的な期待によって，このような活動におけるクライアントの自立が促される。

看護診断

社会的相互作用障害

不十分または過剰な量の，あるいは非効果的な質の社会的交流

【アセスメントデータ】

- 言語的コミュニケーションの減少，あるいは欠如
- 活動性や自発性の欠如
- 対人関係における困難
- 無感情
- 心理的な無動
- 恐れ

- 不安, パニック
- 孤独感

【期待される成果】

初期にクライアントは
- 引きこもりの症状が軽減する。
- 治療プログラムに参加する。

安定期にクライアントは
- 現実との接触を保つ。
- 他者との相互作用が増えたことを示す。

地域でクライアントは
- 指示があれば, 退院後の治療継続と地域のサポートに参加する。
- 自分のニーズをうまく他者に伝えることができる。

【看護の実施】

看護介入	理論的根拠
初めは, 1人の他者と短かい時間を過ごすこと(たとえば, 日中, 1時間に15分ずつクライアントの隣に同じ人が座る)を勧める, あるいはそれを援助する。	初めは, 刺激が少なく(たとえば短時間の相互作用), 変化の少ない(たとえば同一のスタッフとの相互作用)ほうが, 対処しやすい。
最初は, 自分自身のことを非言語的に(たとえば, 書いたり, 描くことで)表現するように促す。	非言語的コミュニケーションは, 言語的コミュニケーションに比較して, クライアントにとって脅威とならない場合が多い。
これらの非言語的コミュニケーションの内容を言葉で表現するように促す。そして, 耐えられるようになったら, より直接的な言語的コミュニケーションへと進める。その後, 可能なかぎり感情を表現させる。	書いたり描いたものについて話し合うほうが, 自分自身やその感情について直接話し合うよりも, クライアントにとって脅威となることが少ない。クライアントは, 直接的な言語的コミュニケーションにも徐々に耐えられるようになっていく。
最初はクライアントと1対1でかかわり, 次に, クライアントが耐えられるようになるに従って, 小さいグループ, より大きなグループへと相互作用を拡大するよう援助する。	他者を徐々に紹介していったほうが, クライアントの抱く脅威は少なくなる。
クライアントに, 問題解決過程(問題の認識→可能性のある解決策の同定と評価→1つの解決策を選択, 実行→その成果の評価)を活用することを指導する。	クライアントは, 問題解決のための論理的で, 段階的なアプローチを知らないかもしれない。
クライアントが問題解決過程を学ぼうとしたり, それを利用しようとしたときには, 肯定的	肯定的フィードバックによって, 望ましい行動が促進される。

【看護の実施】(続き)

看護介入　*印はチームケアを意味する	理論的根拠
フィードバックを与える。	
クライアントにソーシャルスキルを指導し，これらのスキルをスタッフや他のクライアントとの間で実行させる。交流についてフィードバックを与える。	ソーシャルスキルが向上し，自信が高まれば，社会的孤立が改善する可能性がある。
*クライアントに，病院外に自分を支持してくれる人を見つけ，彼らとの関係を発展させるように促す。ケアプラン2「退院計画」，ケアプラン5「介護者のサポート」，第2章「地域を基盤としたケア」を参照。	クライアントのサポートシステムを整備しておくことは，将来の引きこもりの予防につながる。

ケアプラン44

敵対行動

　敵対行動あるいは敵意は，言葉による虐待，攻撃行動や暴力行動の徴候，非協調性，および治療環境にあっては望ましくない行動，容認されない行動，あるいは制限された設定基準の違反などによって特徴づけられる行動である。

　怒りと敵意は類似したものとしてとらえられがちだが，敵意は，故意に害を与えるという特徴がある。クライアントが抱く怒りのすべてが必ずしも敵意であるというわけではないので，コントロールや調整を必要としない場合があることに留意すべきである。クライアントの怒りは，正当なものかもしれないし，環境や感情，あるいは入院自体(たとえば，社会的権利や尊厳の喪失を伴う)に対する，健全な反応であることもしばしばである。クライアントと一緒に，彼らの感情を吟味する。そして，自分自身や他者を(身体的もしくは言語的に)傷つけずに，自分自身にとって受け入れられる方法で怒りを表現したときには，支持することが大切である。また，クライアントの文化的背景を知ること，そしてクライアントの知覚や反応がその文化的価値(たとえば，クライアントが文化的に受け容れられる感情や行動とはどんな種類のものか)にどのような影響を受けているかに注意することも重要である。

病因

　敵意の多くは，受け入れがたい自分自身の感情を，他者，とくにスタッフや他の権威者，あるいは重要他者に投影した結果である。クライアントはコントロールできなくなることを恐れて，怒りを適切に表現できないでいることが多い。また，敵対行動は，恥ずかしさ，恐れ，不安などの他の感情を直接表現できないことの結果かもしれない。敵対行動は，妄想，幻覚，自殺行為，パーソナリティ障害(境界性パーソナリティ障害や反社会性パーソナリティ障害など)，行動障害あるいは行為障害，躁的行動，物質使用，そして外傷後ストレス障害などの背景にある多くの問題と関連している。

疾病経過

　敵対行動は，攻撃行動を起こしうる。敵対行動を示すクライアントの評価にあたっては，クライアントの過去の行動に注意することが重要である。すなわち，クライアントは過去に，どのように敵対行動を表出したか，クライアントは何をすると言って脅かしているのか，クライアントは自分自身に対してどの程度の制限の枠を設けているのか，また，服用している薬物について把握する。ある種の(ベンゾジアゼピン系のような)薬物は，クライアントを興奮させたり，抑制をは

ずし怒りの爆発を招くことがある。

一般的介入

敵対行動を示すクライアントへの初期の看護目標は，クライアント自身や他者を傷つけることを防いだり，敵対行動や攻撃的な行動，暴言，スタッフや治療プログラムに対する行動化（アクティングアウト）を制限あるいは減少させることである。他の目標は，自分の行動をコントロールする能力を身につけることと，クライアントが破壊的ではなく，建設的に，感情を認識し表現できる方法を身につけられるように援助することである。

治療の目標は，クライアントをコントロールしたり，怒りを排除することではなく，クライアントや他者を傷害から守り，クライアントが感情を表現し処理する健全な方法を身につけられるように援助することである。これらのクライアントのケアを行うには，看護者自身が自らの感情を知っておくことがきわめて重要である。看護者がクライアントに対して怒りを抱いたとすれば，看護者はクライアントに怒っていることを伝え，その理由を説明し，そうすることによって，怒りの適切な表現方法を示したいと思うかもしれない。しかし，クライアントに反応して敵対的あるいは懲罰的な態度でクライアントに対する怒りを表現することは，決してしてはならない。

◆**ケアプランに導入される看護診断**
・対他者暴力行為リスク状態
・ノンコンプライアンス（特定の）
・非効果的コーピング

◆**本書に導入される関連する看護診断**
・自己尊重慢性的低下
・社会的相互作用障害

看護診断

対他者暴力リスク状態

他者に対して，身体的・情動的・性的に有害となりうる行動の危険

【危険因子】

- 怒りや敵意
- 言語的攻撃あるいは悪態
- 興奮
- 落ち着きのなさ（せかせかする，歩き回る）
- 声の大きさをコントロールできないこと（叫ぶ）
- 怒りや敵意の爆発
- 非協力的，あるいは反抗的な行動
- 喧嘩，殺人念慮，器物破損
- 衝動コントロールの欠如

【期待される成果】

初期にクライアントは
- 自分自身あるいは他者を傷つけない。
- 興奮や落ち着きのなさ，その他の危険因子の改善を示す。

安定期にクライアントは
- 自分自身あるいは他者を傷つけない。
- 安全な方法で怒りを表現する。
- 敵対行動がなくなる。
- 敵対行動およびそれに代わるものについての知識を言語化する。

地域でクライアントは
- ストレスの多い状況下で，感情を安全に表現する。
- 長期にわたる治療の適応であれば，それを継続する。

【看護の実施】

看護介入	理論的根拠
一貫性を保ち，断固とした，それでいて穏やかで落ち着いたアプローチを行う。	看護者が制限を示すときの態度は，クライアントにとって1つの役割モデルとなる。
確固たる制限を設定し，それを維持する。	クライアントが内的コントロールを効果的に用いることができないときは，誰か他の者が限界設定をしなければならない。
クライアントを1人の人間として認めているが，いくつかの行動は容認できないことをはっきりさせておく（容認できない行動を具体的に示す）。	クライアントは，その行動が容認されるか否かにかかわらず，1人の人間として認められなければならない。
攻撃をコントロールする，責任を引き受けて遂行する，怒りや敵意を適切に表現する，感情を言語化するなどの行動に対しては，支持と肯定的フィードバックを与える。	肯定的フィードバックによって，クライアントの成長は強化され，自尊感情が高まる。クライアントが肯定的に支持されること，容認されない行動のみが注目されないことが重要である。
クライアントが興奮しているときには，そのときの感情，とくに怒りについて話し合おうとしてはならない。ケアプラン45「攻撃行動」を参照。	クライアントが興奮しているときに怒りや敵意について話すと，興奮はさらにひどくなってしまう。
動揺してきたり，強い感情がわき上がってきたときには，スタッフを捜すようにクライアントに伝えておく。	スタッフの助けを求めれば，自分で行動をコントロールできなくなる前に看護介入を受けることができ，さらに，感情を認識し，援助を受けられる。
治療プログラムのできるだけ早い時期から，クライアントに，自分の感情を認識して適切に処理する責任をもたせる。クライアントが自分自身お	自分自身の感情や行動に対して責任をもつことにより，洞察力や内的コントロールを高めることができる。それによって，他者への非難や被害者

【看護の実施】(続き)

看護介入　*印はチームケアを意味する	理論的根拠
よび自分の行動に対して責任をもつことを期待し，この期待をクライアントにはっきり伝える。	意識は少なくなる。
もし必要ならば，クライアントが悪態をついたときには，看護者はできるかぎり関心を払わない（クライアントを無視する)ようにする。クライアントには，今はクライアントを無視しているが適切な行動がとれたときは関心を示すことを伝える。もしクライアントが身体的攻撃を仕掛けるようになってきたら，クライアント自身や他者の安全を確保したうえで，クライアントを無視する。	容認されない行動を減らすためには，否定的な強化よりも無視することが効果的であろう。クライアントはこの行動で関心を引きたがっていることがある。容認されない行動ではなく肯定的行動を強化することが重要である。
クライアントの行動に反応して，辱められたと感じたり防衛的になってはならない。	クライアントが看護者を気に入ってしまうことは必ずしも望ましいことではないということを覚えておく。悪態をコントロールの喪失，あるいはクライアントの投影と考えることは有用である。
クライアントと議論してはならない。	クライアントとの議論は，反抗を強化し，制限を損なうことになりかねない。
虐待行動に関しては，クライアントよりも，むしろ，虐待の標的になっている他者(他のクライアント，面会者，重要他者，スタッフ)を支持する。	他のクライアントはクライアントの行動を理解できず，なんらかの支持を必要としている。もしクライアントが敵対行動によって関心を引こうとしているならば，クライアントを無視して他の人に関心を向けることによって，クライアントの敵対行動は減少するだろう。
看護者は落ち着きを保つ。自分の行動をコントロールし，クライアントにもそれを伝える。もし動揺してきたら，できるだけ他のスタッフと交代してその場を離れる。	看護者の行動は，クライアントにとって役割モデルになる。
*看護者は，自分自身の感情を常に意識しておく。スタッフ同士が，クライアントケアカンファレンスや個人的な会話のなかで(そのクライアントや他のクライアントがいないところで)感情を表現することは，有用である。	敵対的なクライアントはケアが困難であり，スタッフには怒り，欲求不満，憤りなどが生じやすい。これらの感情は，認識され表現されることがないと，否認されたままクライアントに対して行動化されることになる。クライアントが敵意を強化することを防ぐために，これらの感情を他のスタッフと話し合うべきである。クライアントがスタッフの感情に反応したり，対処しなければならないような状態は治療的でない。
悪態や落ち着きのない行動の増加など，クライ	敵意や怒りが爆発するときは，その前に緊張の

【看護の実施】

看護介入	理論的根拠
アントのなかで不安や敵意が高まることに注意する。	高まっていく期間があることが多い。
一般的な状況，誘因，病棟内の緊張，刺激のレベル，環境の構造化の程度，時間，スタッフの存在，他の人々（他のクライアント，面会者）の存在など，状況や事態の変化に注意を払い，それを記録しておく。	行動のパターンを把握しておけば，破壊的行動に対する予測や早期の処置に際して役に立つ。
感情を表現し，身体的なエネルギーや緊張を解放するための代わりの方法について，クライアントと話し合う。	クライアントは，感情を表現して緊張を解放する他の方法を身につけなければならない。

看護診断

ノンコンプライアンス（特定の）

患者（そして/または家族，そして/または地域社会）とヘルスケア専門職との間で同意された健康増進計画や治療計画に一致できない患者，そして/または介護者の行動。健康増進計画や治療計画への同意が存在する場合，患者または介護者の行動は完全に沿わなかったり，または部分的に沿わなかったりで，その結果，臨床的に非効果的，あるいは部分的に非効果的になる。

【アセスメントデータ】

- 服薬の拒否
- 治療プログラムに参加することへの拒否
- 行動制限を守らないこと

【期待される成果】

初期にクライアントは
- 治療計画に参加するようになる。

安定期にクライアントは
- 治療計画や投薬に従う。
- 長期にわたる治療が適応ならば，それを継続する計画を言語化する。

地域でクライアントは
- 薬物治療を自分で管理する。
- 外来治療を継続して受ける。

【看護の実施】

看護介入	理論的根拠
治療の計画，治療に関する決定に，できるだけクライアントを参加させる。	治療の計画に参加することで，治療プログラムへの参加が強化され，さらにクライアントは自分の治療をある程度コントロールすることができ，自分を被害者のように感じたり，治療プログラムに対してなんらの選択もできない（同時に責任もない）と感じないですむ。
1人のスタッフがクライアントと治療プログラムにおける制限，理由，その他について話し合う。この説明は1回に限るべきであり，また制限が取り決められた後の交渉をしてはならない。看護者はこの計画（あるいはその計画の要点）を書きとめてクライアントにコピーを渡すようにする。	クライアントは治療プログラムの説明を受ける権利があるが，弁明や議論の繰り返しは，プログラムの信頼性や制限を損なう。また，クライアントの行動に過度に注意を向けることが，クライアントのノンコンプライアンスを強化することになる。
確固たる制限を設定し，それを維持する。治療，規則，期待，責任などについてクライアントと議論してはならない。クライアントへの期待は明確にし，一貫性を保ち，例外を作ってはならない。	明確で具体的な制限により，クライアントは自分に何が期待されているかを理解できる。クライアントとの議論は疑念を招き，制限を損なう。
クライアント，およびクライアント固有の事柄に関して方針を決定するスタッフは，各勤務シフトごとに1人ずつ割り当てておくことが有用である（第2部 基本概念「治療的環境」11頁以下を参照）。	決定責任を1人のスタッフに任せると，クライアントによる操作行動の機会は少なくなる。
クライアントの敵対行動が改善してきたら，背景にある問題や感情について話し合い，クライアントの行動を変えるために，治療プログラムへの参加を続けさせる。	クライアントは，興奮していないときには，自らの感情やその他の問題に目を向けることができるようになり，進んで治療に参加することもある。
できるならば（かつ安全ならば），クライアントが制限を認めなかったり，それを守らないときには，看護者はクライアントに関心を払わないようにする。クライアントが治療計画の立案や治療プログラムに参加しようとしたときには，クライアントに関心を示し，肯定的に支持する。	容認されない行動に対して関心を示さなければ，そのような行動は減少する。望ましい行動に対しては関心を払い，関心を向けてもらえないのは容認されない行動のみにしなければならない。

看護診断

非効果的コーピング

ストレス因子の正当な評価を行うことができないこと，訓練でものにした反応を適切に選択できないこと，そして/または入手可能な資源を活用できないこと

【アセスメントデータ】

- 怒りや敵意などの感情に対処できないこと
- 洞察の欠如
- 自分にとって受け入れがたい感情の否認や投影
- 思考障害
- 背景にある不安感，罪責感，羞恥心
- 低い自尊感情

【期待される成果】

初期にクライアントは

- 敵対的でないやりかたで感情を認識し，言語化する。

安定期にクライアントは

- 感情，ストレス，問題に対処するための敵対的でない方法を見つけ，実行する。
- スタッフ，他のクライアント，重要他者に対して，敵対的にならずに感情を表現する。

地域でクライアントは

- 敵対的でない方法で日常のストレスやライフイベントに対して効果的に対処する。
- 敵対的な感情がよみがえってきた場合には，援助を求める。

【看護の実施】

看護介入　*印はチームケアを意味する	理論的根拠
クライアントが興奮していないときに，彼らの感情について，さらにそれを違った方法で表現したり処理することについて話し合う。	クライアントは感情をいかに認識し表現するかを学ぶ必要がある。
*感情の表現を促すために，ロールプレイや(公式・非公式の)グループを利用する。	クライアントは，脅威のない支持的な環境で，新しい行動を試みることができる。
クライアントが落ち着いているときに，過去の敵対行動に伴う体験とその行動の招いた結果なども含めて，敵対行動に対するクライアント自身の感情について，割り切った態度で，批判的にならないように話し合う。	クライアントは自分の行動を恥じたり，罪責的になっているかもしれない。あるいは自分の行動を洞察できないでいるかもしれない。

【看護の実施】(続き)

看護介入　*印はチームケアを意味する	理論的根拠
動揺してきたり，強い感情がわき上がってきたときには，スタッフを捜すように伝えておく。	スタッフの助けを求めれば，自分で行動をコントロールできなくなる前に看護介入を受けることができ，さらに，感情を認識し，援助を求めるよう促すことができる。
感情を表現し，身体的エネルギーや緊張を解放するための代わりの方法について，クライアントと話し合う。	クライアントは，感情を表現して緊張をほぐすための他の方法を学ぶ必要がある。
日課としての身体的活動，および動揺したときに行う身体的活動(たとえば，体育館を何周か走る，パンチングバッグを叩く)を計画する。定期的に身体的活動を行うよう，また，緊張をほぐす必要があると思ったときにも身体的活動を行うよう励ます。	身体的活動は，緊張をほぐすための健全かつ非破壊的な方法の1つである。
活動，課題の遂行，相互作用において，クライアントが成功を体験できるような機会を作る。肯定的フィードバックを与えて，そこに示されたクライアントの能力と長所に気づかせる。	クライアントの能力の範囲内で活動をさせれば，成功のチャンスが生まれる。肯定的フィードバックによって，クライアントの成長が促され，自尊感情が高められる。
クライアントが行動のゴールを設定するのを援助する。これらが達成できたときは肯定的フィードバックを与える。	ゴールを達成できれば，自信と自尊感情が高まる。クライアント自身にゴールを設定させることによって，クライアントのコントロール感覚が促進され，ゴール設定のスキルを身につけることができる。
看護者のフィードバックは，現実に基づいたものでなくてはならない。お世辞を言ったり，誠実さを欠くようなことをしてはならない。	誠意をもって接すれば信頼が生まれる。自尊感情の低いクライアントにとって，お世辞や過度の称賛は無益である。
*クライアントと家族あるいは重要他者に，敵対行動や他の精神医学的問題，または薬物使用などについて教える。	精神医学的問題，または薬物療法についての知識は，治療方針の理解と協力および安全な薬物使用を促進する。
*物質依存，その他の精神医学的問題の継続的な治療が必要な場合は，それを最後までやり遂げるように励ます。	敵対行動に関連する問題は長期にわたる治療を必要とする場合がある。

ケアプラン45

攻撃行動

攻撃行動は，暴力あるいは破壊的な方法で，攻撃や敵意の衝動を行動化することである。攻撃行動は，器物，他者あるいはクライアント自身に向けられる。

病因

攻撃行動は，怒りあるいは敵意，殺意，恐れ，妄想や幻覚，その他の精神病理的過程，物質乱用，パーソナリティ障害，その他の要因に関連して起こる(適宜，他のケアプランを参照)。

疾病経過

攻撃行動は，徐々に起こる場合も突然に起こる場合もある。とくに，精神病や中毒状態にあるクライアントは，突発的な攻撃行動を起こすことがある。クライアントが攻撃的になる場合，落ち着きのなさ，緊迫感が高まる，精神運動が高まる，脅す，暴言あるいは大声になるなど，いくつかのサインがある。

一般的介入

安全の確保は，攻撃的なクライアントに対する最優先の治療目的である。看護スタッフは，クライアントと他者を危害から守り，安全で，脅迫のない，かつ治療的な環境を提供する必要がある。目標として重要なのは，クライアントの攻撃的な行動を予防し，感情，身体的緊張や興奮のはけ口を作り，攻撃的でない態度で感情を表現できるよう援助することである。クライアントが攻撃的な方法で行動化する場合，看護の目標は，身体的な攻撃や凶器を持つクライアントに対して安全に効果的に対処することにある。つまり，その場所から別の場所へ(たとえば隔離室へ)クライアントを安全に移す，クライアントが拘束あるいは隔離されている間はクライアントの安全を守りニーズを満たす，さらに他のクライアントの安全を確保しニーズを満たすなどである。

攻撃行動を示すクライアントのケアには，重要な倫理的および法律的な問題が含まれている。というのは，クライアントが行動を自制できないので，クライアントおよび他者の保護のためにスタッフがその責任において彼らの行動をコントロールしなければならないからである。クライアントの行動をコントロールすることは，クライアントを罰するために行われるのでも，スタッフの都合でなされるのでもない。クライアントが示す攻撃行動は看護者自身にも怒り，恐れ，フラストレーションなどの感情を引き起こすために，ケアが困難になることがある。看護者自身が自分のなかのそういう感情に気づくことが大切である。そうすれば

クライアントへの対応で,その感情を非治療的な方法あるいは危険な方法で表さずにすむだろう。攻撃的なクライアントであっても,感情と尊厳,人間としての権利や法律的な権利をもっていることをしっかり銘記しておくべきである。攻撃的なクライアントをケアするには,制限を最小限にとどめて安全に治療するという原則が重要である。状況に過剰に反応してはならない(たとえば不必要な拘束をしてはならない)。法的手続きのために,厳密な観察と記録が求められる。

攻撃行動を示すクライアントは,実際に他者に対して,時には生命を脅かすような危険を及ぼすことがある。けがをすると血液や体液にさらされることになるので,看護スタッフはクライアントを身体的にコントロールしたり,拘束しようとするときは,注意が必要である。針刺し(興奮しているクライアントへの医療行為の際の)事故や,引っ掻かれたり噛みつかれるのを避けるために(第2部 基本概念「HIV疾患とエイズ」22頁以下を参照),厳重な注意を払うなど,血液やその他の体液に暴露しないための適切な予防措置が講じられなければならない。もし,状況が看護スタッフの能力の範囲を超え,クライアントの行動を安全にコントロールできなくなったときには,看護の責任者は,病院の警備員や警察などの外部からの援助を求める決断をすることになろう。警察の援助を求めた場合,看護スタッフはその場を完全に警察官に委ねる。危機が収拾されるまでは,責任をもって,他のクライアントの安全を図る。

◆ケアプランに導入される看護診断
・対他者暴力リスク状態
・非効果的コーピング
・身体損傷リスク状態

◆本書に導入される関連する看護診断
・ノンコンプライアンス(特定の)
・社会的相互作用障害
・自己尊重慢性的低下

看護診断

対他者暴力リスク状態
他者に対して身体的・情動的・性的に有害となりうる行動の危険

【危険因子】
- 暴力を実際に振るう,あるいはその可能性
- 器物の破壊
- 殺意,あるいは自殺念慮
- 自己もしくは他者に対する身体的危険行為
- 暴行の既往,逮捕歴
- 神経学的疾患
- 思考障害
- 興奮,不穏

- 衝動コントロールの欠如
- 妄想，幻覚，その他の精神病症状
- パーソナリティ障害，その他の精神医学的症状群
- 躁的行動
- 行為障害
- 心的外傷後ストレス障害
- 物質乱用

【期待される成果】

初期にクライアントは
- 他者を傷つけたり，器物を壊さない。
- 自らを傷つける行動がなくなる。
- アクティングアウト（行動化）が減少する。
- 不穏や興奮が軽くなったと感じる。
- 恐れ，不安，敵意が少なくなったと感じる。

安定期にクライアントは
- 行動に対する内的コントロール能力を発揮する。
- 精神病的行動が消失する。
- 緊張感や攻撃性を破壊的でないかたちで処理する方法を身につける。
- 不安，恐れ，怒り，敵意を言語的にあるいは破壊的でないかたちで表現する。
- 攻撃行動，それに関連する障害とその治療などに対する理解を言語化する。

地域でクライアントは
- 背景にある精神医学的問題，あるいは関連する精神医学的問題に対する治療に参加する。
- ストレスやストレスフルなライフイベントに直面した際に，行動を内的にコントロールすることを示す。

【看護の実施】

看護介入	理論的根拠
できるだけ早く，理想的には攻撃的エピソードが起こる前に，クライアントとの信頼関係を築く。	スタッフとの親密さや信頼によって，クライアントの恐れは少なくなり，コミュニケーションが促進される。
暴力行為を起こしやすくする要因，興奮を高めるきっかけとなる要因を把握する。クライアントの行動が破壊的，暴力的になり拘束を必要とするようになる前に，言語的コミュニケーションや臨時薬を用いて対処する。	アクティングアウト（行動化）や暴力行為には緊張のうっ積が先行していることが多い。中毒性の疾患のクライアントや精神病のクライアントは，警告なしに暴力的になることがある。興奮の高まりを示す徴候として不穏，言語的なサイン（「自分が抑えられなくなりそうだ」），脅かし，活動性亢進（歩き回る，振戦），声が大きくなる，フラスト

【看護の実施】(続き)

看護介入	理論的根拠
	レーション耐性の低下，不機嫌，拳を握りしめるなどが挙げられる。
ステレオやテレビを消したり，ボリュームを下げる，明かりを暗くする，他のクライアントや面会者，その他の人々に離れてもらう(あるいは看護者がクライアントと別の部屋に移る)などの方法で，周囲からの刺激を減らす。	クライアントがおびえている場合，あらゆる刺激を脅威として受け止めてしまう。興奮しているときは過剰な刺激を処理できない。
クライアントが，敵意や攻撃的または破壊的感情を感じ始めていると(言語的であれ非言語的であれ)ほのめかしたら，これらの感情を言語的あるいは身体的に，非破壊的なかたちで表現できるように援助する(クライアントの傍らにとどまって耳を傾ける，コミュニケーション技法を使う，体育館や屋外に連れ出して適切な運動の指導を受けさせるなど)。	クライアントは，破壊的でないかたちで感情を表現する方法を学ぶ必要がある。脅威のない環境で，看護者と一緒に新しい行動を試み，行動化ではなく，感情表出に焦点を当てた対処法を学ぶ。
静かにそして丁寧に，クライアント自身が自制できないときは，看護者(スタッフ)がコントロールすることを保証する。このとき，クライアントを脅してはならない。	自制できなくなることを恐れているクライアントは，コントロールされることで安心するであろう。彼らは，自分が怒り出すと何をするかわからないと恐れている。彼らと争ったり彼らの自尊感情を下げるようなことはしないことを示すべきである。
臨時薬，隔離，拘束の指示を受ける際の手続きを確認しておく。	攻撃的場面では，看護者はすばやく判断し行動に移さなければならない。クライアントの興奮が著しいときには，それを鎮めるために薬物が必要になることもある。
拘束，隔離，スタッフの援護体制，法的手続きについて熟知しておく。	看護者はクライアントを安全に管理するために行動し，他のスタッフにも指示を与えられるようにしておかなければならない。その判断と行動には法的責任が伴う。
看護者は自分自身と状況を常にコントロールでき，平静を保つこと。もし状況への対処が困難だと感じたときは，できるだけ速やかに援助を求める。	看護者の行動は，クライアントにとっての役割モデルである。その行動によってコントロールできる，あるいはしようとしていることが伝えられる。
凶器を持ったクライアントを安全に取り扱う訓練を正規に受けていない，あるいはそのスキルがない場合は，その状況で凶器を奪おうとすべきで	看護者が実際にできるのは，自らの外傷を避けること，助けを求めること，その場を離れること，他のクライアントを保護することである。凶

【看護の実施】

看護介入　*印はチームケアを意味する	理論的根拠
はない。何か(枕やマットレスのようなもの, あるいは毛布で腕をくるむ)を自分と凶器の間に介在させるようにする。	器を奪おうとしたり, 武装したクライアントを抑えようとすると, 危険が増してしまう。
どうしても凶器を取り除く必要があるときは, クライアントの手を蹴ってみる(ナイフもしくはその他の凶器に手を伸ばしてはならない)。	凶器に手を伸ばせば, それだけ傷を受ける危険が増す。
凶器を取り除くためには, クライアントの注意を一瞬そらす(クライアントの顔に水をかける, 唐突に叫ぶなど)。	クライアントの注意をそらせば, 凶器を取り除き, クライアントを抑えるチャンスが生じるかもしれない。
*病院外から援助を求めることが必要になる場合もある(とくにクライアントが拳銃を持っているときなど)。その場合, 決断と実施の責任は院外の専門家に委任される。	自分の能力を超えたことをしようとすると, 重大な危険にさらされる。看護者のコントロールを超えた状況に対処しようとして, 個人的に危険を負う必要はない。
*攻撃的状況(その可能性も含めて)が生じたら, 速やかに看護の責任者と指導者に報告する。必要な情報, すなわち, その状況についてのアセスメントと援助の必要性, クライアントの氏名, ケアプラン, 投薬・隔離・拘束に関する指示などを伝える。	クライアントのことをよく知らないスタッフの援助を求めなければならないこともある。これらのスタッフは, このような情報が得られると, より効果的かつ安全に援助ができるだろう。
*その病院のスタッフ救援プランに従う(たとえば, コード番号や部署を呼び出すためにインターホンを使う)。そして, 可能ならば, 1人を救援スタッフに必要な情報(クライアントの氏名, 状況, 目標, 計画など)をもたせて, 病棟の入り口で待機させる。	緊急の状況では速やかな援助が必要とされる。駆けつけたスタッフに与えられるすべての情報が, クライアントへの安全で効果的な対応に役立つであろう。
正当な理由なしに, 身体的な拘束具や拘束術を用いてはならない。	クライアントは, 安全性と破壊行動の防止という枠のなかで, 拘束を最小限にとどめられるという権利を有する。
クライアントの身体空間あるいはテリトリーに注意し, 閉じ込めないようにする。	暴力的な人々は, 他の人々に比べて広い(4倍の広さに及ぶ)身体空間をもつといわれる。つまり, 看護者は, クライアントが束縛感や脅威を感じなくてすむように, 身体空間をより広く与え, 彼らから離れたところにいなければならない。
拘束しているとき以外は, 自由に(安全な範囲内で)動き回らせる。	拘束の意図がなくても, クライアントの動きに干渉すると, フラストレーション, 恐れ, 脅威の感覚を高めてしまうことがある。

【看護の実施】(続き)

看護介入　*印はチームケアを意味する	理論的根拠
低い，穏やかな声で話しかける。クライアントに見当識を与える必要のある場合もある。クライアントの名前を呼び，看護者の名前，ここがどこかなどを伝える。	低い声で話しかけられれば，クライアントは平静を取り戻し，興奮の高まりを抑えることができる。クライアントは見当識を失っていたり，何が起こったのかわからなくなっていることがある。
これから行おうとしていること，現に行っていることをクライアントに伝える。簡潔，明瞭，直接的な話しかたで，必要ならば繰り返し聞かせる。クライアントに脅威を与えずに，制限と期待を伝える。	クライアントは，状況を理解し，情報を整理する能力が損なわれている。制限がはっきりしていることによって，クライアントは，自分に何が期待されているかを知ることができる。
*拘束や抑制の決定がなされたら，他のスタッフと協力して速やかにそれを実行する。クライアントには，拘束，抑制，隔離するという事実を，感情を交えない割り切った態度で伝える。方針決定後は，いかなる取引きにも応じない。拘束や隔離は安全を守るために行うのであり，危害を加えるものではないことをクライアントに伝え安心させる。	確固たる制限が設定，維持されるべきである。取引きは疑念をもたせ，制限を損なう。
*クライアントを抑制もしくは拘束している間に，協力体制を確立するための他のスタッフとの話し合いを行う(たとえば，全員の準備が確認されるまではクライアントを移動させない)。	直接的なコミュニケーションによって，協力と安全が促進される。
クライアントを殴打してはならない。	クライアントの身体的安全を最優先する。
自分が怒りを感じているときには，クライアントの抑制や拘束には手を貸さない(十分な人数のスタッフがいる場合)。処罰としての拘束や抑制を行ってはならない。	スタッフは常に自制できなければならず，クライアントにとって何が最善かを考えて行動すべきである。クライアントを罰することにはなんらの正当性もない。
クライアントの拘束や抑制に際して，他のクライアントの助けを求めたり受け入れてはならない。	すべてのクライアントについて身体的安全を最優先する。クライアントはスタッフの役割を引き受けるべきではない。クライアントは誰であれ，その他のクライアントの行動をコントロールする責任はない。
スタッフがクライアントを抑制したり拘束している場面を，できるかぎり他のクライアントに見せないようにする。他のクライアントを別の場所に移動させ，活動や話し合いをさせる。	他のクライアントは，1人の攻撃的なクライアントのために，おびえたり，興奮したり，危険にさらされる。このようなとき，彼らは安全と保証を必要とする。
*看護オリエンテーションや院内教育のなかで，	一貫した技法が確立していれば，各スタッフは

【看護の実施】

看護介入　*印はチームケアを意味する	理論的根拠
一貫した拘束の技法を開発し，訓練する。	この高度のストレス状況に備えて，あらかじめ何が期待され，何をすべきかを理解することができ，その安全性と有効性が高められる。
*クライアントを移送する安全な方法について教育，研修を行い，すべてのスタッフが一貫して行えるようにしておく。必要があれば応援のスタッフを求める。備品などを片づけさせ，クライアントを速やかに運べるようにする。	一貫した技法により，安全性と有効性が高まる。興奮しているクライアントの移送は，十分な援助と十分な空間がなければ危険である。
拘束あるいは隔離しているときには，クライアントにその事実と理由（コントロールの回復のため，自分自身や他者を傷つけることを防ぐため）を伝える。簡潔でわかりやすい言葉を用いて，批判的にならない割り切った態度で伝える（安全な拘束のための看護介入と理論的根拠については，本ケアプランの看護診断「身体損傷リスク状態」を参照）。	自分に何が起こっているのかを理解するクライアントの能力は損なわれている。
クライアントに，今どこにいるのかということと安全であることを伝える。スタッフが見守っていることを保証し，もしできそうであれば，スタッフの呼び出しかたを教える。	拘束や隔離は，クライアントにとって恐怖である。看護者の保証によって，その恐れは軽減されるだろう。
観察に基づいて，隔離や拘束の継続が必要かどうかを再評価する。必要に応じて，クライアントに拘束の理由を再度説明したり思い出させる。拘束を解除しても，あるいは拘束の程度を軽くしても安全であり，そのほうが治療的と判断されたならば，速やかに実施する。その決断や実施は，スタッフのニーズではなくクライアントのニーズに基づくものである。	クライアントは，安全性と破壊的行動の防止という枠のなかで，最小限の拘束にとどめられるという権利を有する。
クライアントの感情（恐れを含む），尊厳，権利に配慮する。	容認されない行動をしたとしても，クライアントは人間としての価値をもつ。
クライアントを注意深く観察し，病院や病棟の規則に従って正確に記録して報告する。可能性のある法律上の関連事項や問題を覚えておく。	後に法廷で審議されるかもしれない状況については，情報を正確に記録しておくことが重要である。拘束，隔離，暴行などは，まさしく法的措置がとられる状況である。
薬物を安全に投与する。すなわち，正しい投与量を守り，正しい筋肉注射位置を定め，静脈注射	クライアントが興奮しているとき，看護者はストレス状況にあるうえに，速やかに動かなければ

【看護の実施】（続き）

看護介入	理論的根拠
の際には血液の逆流を確かめるなどに留意する。	ならない重圧もあり，薬物の投与量や投与法を誤る可能性が高まる。
クライアントの血液や体液にさらされることになる針刺し外傷，その他の外傷を避けるように注意する。	ヒト免疫不全ウイルス（HIV）やその他の疾患は，血液や体液にさらされることで感染する。
薬剤の効果を観察し，適宜，対応する。	向精神病薬を使用すると，アレルギー反応，低血圧，パーキンソン様症状などの副作用が現れることがある。
他のクライアントと話し合う。とくに状況が解決した後には，そうすべきであり，その状況に関連した感情を表出できるようにする。	他のクライアントも，それぞれニーズと問題をもっている。行動化のあるクライアントにばかり注意を奪われないように気をつける。

看護診断

非効果的コーピング
ストレス因子の正当な評価を行うことができないこと，訓練でものにした反応を適切に選択できないこと，そして/または入手可能な資源を活用できないこと

【アセスメントデータ】
- 問題解決スキルの欠如
- 破壊的行動
- 怒りの感情や敵意
- 不安，恐れ，パニック
- 無価値感や罪責感
- 感情への対処ができないこと

【期待される成果】

初期にクライアントは
- 不安，恐れ，怒り，敵意などの感情を言語的に，あるいは非破壊的な方法で表出する。
- 自己価値感を言語化する。
- 恐れ，不安，敵意が軽くなったと感じる。

安定期にクライアントは
- 自己価値感の高まりを示す，あるいは言語化する。
- 不安，恐れ，怒り，敵意，無価値感などを言語化する。
- 緊張感や攻撃性を破壊的でないかたちで処理する方法を身につける。

地域でクライアントは

- 長期にわたる治療が適応となる場合は，それを継続する計画を言語化する。
- 背景にある精神医学的問題，あるいは関連する精神医学的問題の治療に参加する。
- 破壊的でない態度で，緊張や攻撃的な感情を処理できる。

【看護の実施】

看護介入　*印はチームケアを意味する	理論的根拠
穏やかな，感情を交えない割り切った態度でクライアントに接する。静かな，ゆっくりした声で話しかける。	冷静に振る舞うことで，看護者の自信とコントロール能力がクライアントに伝えられるだろう。
クライアントが興奮していないときに，言語的に，あるいは書くこと，その他の非破壊的な方法で感情を表現するように促す。	クライアントと感情的問題について最も話し合いやすいのは，興奮していないときである。興奮しているときに感情的問題を話し合おうとすると，興奮を助長することがある。
攻撃行動について，あるいはそれに先行する感情や行動（緊張感，落ち着きのなさ，不安の高まりなど）についてクライアントに教育する。攻撃行動が始まる前に，これらの感情に気づくことができるように促す。将来，攻撃行動に及ぶのを避けるのに役に立つような方法を身につけるよう援助する。	クライアントは攻撃行動の精神力動や攻撃行動に関連する感情についての知識を持ち合わせていない。このような知識を増やせば，将来，攻撃行動を避けるために役立つであろう。
クライアントが将来，感情を表出したり，身体的緊張に対処するための破壊的でない方法を身につけ，それを利用できるように励ます。	クライアントはこれらの方法を用いて攻撃行動を回避することができるようになるだろう。
*クライアントと，その家族や重要他者に，他の疾患過程や薬剤の使用などについて指導する。	クライアントの行動が理解でき，その対処法がわかればクライアントの家族や重要他者の役に立つ。彼らは，行動を変えようとするクライアントの試みを支持できるようにもなるだろう。
*クライアントの家族や重要他者を適宜，教育，ゴールの設定，変化のための計画策定に参加させる。	病気のプロセスや薬物治療についての知識があれば，それに対する理解，治療計画へのコンプライアンス，クライアントサポートなどが促進される。
クライアントに問題解決過程（問題の認識→可能性のある解決策の同定と評価→1つの解決策の選択と実行→一連の過程の評価）を利用するように指導する。	クライアントはこれまで，系統的で効果的な問題解決のアプローチを学んだことがないかもしれない。
活動，課題の遂行，相互作用において，クライ	クライアントの能力の範囲内で活動をさせれ

【看護の実施】(続き)

看護介入	理論的根拠
アントが成功を体験できるような機会を作る。肯定的フィードバックを与えて、そこに示されたクライアントの能力と長所に気づかせる。	ば、成功のチャンスが生じる。肯定的フィードバックによって、クライアントの成長が強化され、自尊感情が高められる。
クライアントが行動のゴールを設定するのを援助する。これらが達成できたときは肯定的フィードバックを与える。	ゴールを達成できれば、自信と自己評価が高まる。クライアント自身にゴールを設定させることによって、クライアントのコントロール感覚が促進され、ゴール設定のスキルを身につけることができる。
看護者のフィードバックは、現実に基づいたものでなければならない。お世辞を言ったり、その他の正直さを欠くことをしてはならない。	正直であることが信頼を生む。自尊感情の低いクライアントにとって、お世辞や過度の称賛は無益である。

看護診断

身体損傷リスク状態

患者の適応や防衛のための資源と環境条件との相互作用の結果としての損傷の危険

【危険因子】

- 暴力を実際に振るう、あるいはその可能性
- 器物や他者に対する破壊的行動
- 興奮,不穏
- 神経学的疾患
- 妄想,幻覚,その他の精神病症状
- 思考障害
- スタッフによる強制的なクライアントの移送
- 隔離や拘束のためにクライアントを監禁した状態

【期待される成果】

初期にクライアントは
- 自傷行為がなくなる。
- 偶発的な外傷がなくなる。

安定期にクライアントは
- 外傷のない状態が続く。
- 精神病的行動を認めない。

地域でクライアントは
- 行動を心理的にコントロールする訓練をする。

【看護の実施】

看護介入　*印はチームケアを意味する	理論的根拠
*その病院のスタッフ救援プランに従う（たとえば，コード番号や部署を呼び出すためにインターホンを使う）。そして，可能ならば，1人を救援スタッフに必要な情報（クライアントの氏名，状況，目標，計画など）をもたせて，病棟の入り口で待機させる。	緊急の状況では速やかな援助が必要とされる。駆けつけたスタッフに与えられるすべての情報が，クライアントへの安全で効果的な対応に役立つであろう。
*クライアントを抑制もしくは拘束している間に，協力体制を確立するための他のスタッフとの話し合いを行う（たとえば，全員の準備が確認されるまではクライアントを移動させない）。	直接的なコミュニケーションによって，協力と安全が促進される。
*クライアントを移送する安全な方法について教育，研修を行い，すべてのスタッフが一貫して行えるようにしておく。必要があれば応援のスタッフを求める。備品などを片づけさせ，クライアントを速やかに運べるようにする。	一貫した方法により，安全性と有効性が高まる。興奮しているクライアントの移送は，十分な援助と十分な空間がなければ危険である。
物理的な拘束を安全に行う。四肢の色調，体温，抑制部位末梢の脈拍に注意する。	物理的拘束が強すぎると，血液循環が障害される。
少なくとも15分ごとに，四肢の色調と温度，拘束部位末梢の脈拍を確認する。	クライアントが動くと，四肢の拘束が強くなってしまうことがある。
必要ならば，四肢の運動や体位交換のために，1度に1箇所ずつ拘束を緩める。	拘束中も興奮が続いていることがある。1箇所の拘束を緩めたら，そこを締め直してから別の箇所を緩めるという方法を用いると，看護者にとってもクライアントにとっても傷害の危険が減る。
少なくとも，病院や病棟の規則で定められた頻度で（たとえば15分ごと）巡回，観察し，それを記録する。安全，薬剤の効果，栄養と水分の摂取，排泄などについてクライアントを評価する。水分と食物を与え，衛生と排泄の機会を与える。必要に応じて介助する。	クライアントの安全を最優先する。クライアントは自由に動けないために，日常生活活動には介助を要する。興奮によって身体的に消耗するので，栄養と水分のニーズは高まっているだろう。
拘束している四肢を可動範囲で動かし，少なくとも2時間ごとに体位変換する。	これらの行為は固定による悪影響を最小限にとどめる。
薬物を安全に投与する。すなわち，正しい投与量を守り，正しい筋肉注射位置を確かめ，静脈注射の際には血液の逆流を確認するなどに留意する。	クライアントが興奮しているとき，看護者はストレス状況にあるうえに，速やかに動かなければならない重圧もあり，薬物の投与量や投与法を誤る可能性が高まる。
薬剤の効果を観察し，適宜，対応する。	向精神病薬を使用すると，アレルギー反応，低

【看護の実施】(続き)

看護介入	理論的根拠
	血圧，パーキンソン様症状などの副作用が現れることがある。

ケアプラン46

性的・情緒的・身体的虐待

　虐待行動は，家庭内暴力，暴行，虐待とも呼ばれ，ある人を他の人(もしくは他の複数の人々)が身体的，性的，精神的に虐待することである。この行動は，小さな苦痛から，生命をも脅かすような傷害，殺人，性的虐待(近親相姦やデートレイプ，夫婦間のレイプを含む)や，依存を余儀なくされている人に対する必要なケアや心遣い，経済的支援の拒否に至るまで，その程度はさまざまである。犠牲者にとっては，かなりひどい身体的虐待を受けた場合よりも情緒的虐待のほうが破滅的であり，また，いかなる虐待においても，その情緒的影響は生涯に及ぶことが多い。

　個人的な所有物意識(すなわち，子どもは両親の，妻は夫の所有物であるというような)，男らしさ，規律，伝統的な夫婦関係のありかたなどの文化的価値基準と信念が虐待行動と関連し，あるいはそれを助長しているかもしれない。たとえば，虐待されている女性は，幸福な結婚生活を作るのに失敗したのは自分自身であると感じ，しかもその責任は自分にあるとみなし，それが自己概念の中心を占めているため，虐待関係を直視しないことがある。文化的要因は，虐待の特定と治療にも影響を及ぼす。クライアントは，家族の行動についての情報が，他者，とくに権威ある地位の人(そのように認識されている場合も実際上でも)に暴かれてしまうようなことは絶対に行ってはならないという文化規範をもっていることがある。加えて，恥や罪のような感情，家族役割についての信念，行動に対する個人の責任などは，文化的価値に強く影響を受けている。虐待状況にあるクライアントへの看護過程を展開する場合に看護者は，このような文化的要因に配慮し，文化的価値とクライアントのニーズを特定したうえで，折り合いをつけられるように援助することが重要である。

　さらに，われわれの社会にはある種の偏見が根強く残っており，虐待問題の認識をより困難にしている。その偏見には，虐待は低所得のアルコール症家庭のみに起こるというもの，また，被害者は虐待を楽しんでいる，あるいはそれを挑発しているというものもある。[銘記せよ]殴打その他の虐待は，どんなものであれ，決して正当化されるべきではない。

病因

　虐待や近親相姦に関する行動は，心的外傷後行動に類似している(ケアプラン28「心的外傷後障害」を参照)。加害者も成人の被害者も，子どものときに虐待を目撃したことがあるか，あるいはその犠牲者である場合が多い。

　子どものときに近親相姦を経験した人々は，近親相姦的行動を，十分大人にな

るまで少しも思い出すことができないことがある。虐待の被害者の行動は，（自分の行動が加害者に何の効果もないために）自分自身の無力さを思い知らされることから，「植え付けられた絶望感」といわれていて，彼らは極端に受動的で，状況をまったくコントロールできないと感じている。虐待の加害者も被害者も，低い自尊感情，依存欲求，社会的孤立，信頼の欠如，対人関係の障害など，ある一定の特徴をもっている。家庭内虐待は家族の機能不全行動ともいわれており，その治療の1つとして家族療法が行われることもある。

　虐待行動はうつ病，自殺行動，敵意，攻撃行動，引きこもり，行為障害，摂食障害，物質乱用，パーソナリティ障害など，他の多くの精神医学的問題の要因の1つとなっている。いかなるクライアントを評価するときでも，何か以前に問題があったクライアントを評価するときにはとくに，虐待行動あるいは虐待されている可能性を考慮しなければならない。

疫学

　虐待はさまざまな関係において起こりうるが，とくに親密な関係や，家庭内や世話をされる関係で起こることが多い。たとえば，親と幼い子の間，配偶者やパートナー（異性愛や同性愛）の間，成人した子と年老いた親との間でよくみられる。虐待は，米国では大きな問題である。配偶者の虐待は，毎年200～1,200万件発生すると推定されている。殺人事件の8%は配偶者がその相手を殺す事件である。殺人事件の被害者女性の10人に3人は，配偶者や元の配偶者，ボーイフレンドや元のボーイフレンドに殺されている（Commission on Domestic Violence, 1999）。米国では，平均すると，毎日3人以上の子どもが虐待やネグレクトで死んでいる（Paulk, 1999）。年齢を問わずレイプの被害者になる。最も発生率が高いのは，16～24歳の少女ないしは成人女性であり，18歳以下の被害者少女は，レイプ報告の61%を占める（American Medical Association, 1999）。疾患管理予防センター（CDC）の暴力予防部（1999）は，アルコール摂取が，デート中の暴力による重症の外傷の割合を増加させていると報告している。

疾病経過

　虐待行動は，一定パターンの虐待のエピソードが何度にもわたって繰り返され，介入がないかぎり続く傾向があり，しかも次第に激しさを増すという特徴がある。虐待行動は，3つの段階からなるサイクルとして明らかにされている。①緊張の蓄積，②身体的あるいは情緒的攻撃の爆発，③悔恨の時期，すなわち，加害者が被害者に対して良心の呵責と愛情行動を示す時期。

　虐待行動の当事者たちは，双方ともに虐待のあることを否定し，関係改善に対して抵抗を示すことがしばしばある。加害者は，虐待行動を他者に対して否定するのみならず，自分自身に対しても否認してしまい，その行動を正当化して，他者，とくに被害者のせいにする。被害者が成人の場合，危機的状況では助けを求めるが，それが過ぎてしまえば再び虐待的関係に戻ることが多い。その理由としては，経済的な依存，虐待の増強や復讐に対する恐れ，虐待する者への愛情が挙げられる。児童への虐待はヘルスケアに携わる人（あるいは他者）によって，適当な専門機関に報告されるべきであるが，成人については，一般に，その報告と介

入には，彼ら自身の同意を必要とする(ただし，州によって異なる特定の状況を除く。とくに高齢者や自立困難な人の場合)。

一般的介入

初期の看護目標は，クライアントを危害から守ることであり，そして引きこもり，うつ状態，攻撃，あるいは自殺を減らすことである。その他にも治療目的としては，虐待状況へのクライアントの認識を促すこと，クライアントの治療参加を促すこと，クライアントの自己尊重を高めることがある。治療を進める際に重要なのは，クライアントが，対処スキル，たとえば問題解決のプロセスを学ぶこと，生活を変える方法を見つけられるようにすること，これらの変化を実行する具体的計画の作成などを助けることである。

◆ケアプランに導入される看護診断
・心的外傷後シンドローム
・非効果的コーピング
・自己尊重慢性的低下

◆本書に導入される関連する看護診断
・無力
・対他者暴力リスク状態
・自殺リスク状態
・非効果的否認
・自己傷害リスク状態
・不安
・恐れ
・絶望
・社会的相互作用障害
・孤独感リスク状態
・知識不足(特定の)

看護診断

心的外傷後シンドローム
　　心的外傷性の抗しがたい出来事に対する持続的な不適応反応

【アセスメントデータ】

[注意] これらの項目は，虐待者，被害者，あるいは両者の評価に適応される。
- フラッシュバック，夢や悪夢，自然に浮かぶ考えなどで外傷(虐待)を再体験すること
- 無能感，無力感
- 虐待の否認
- 疲労感
- 無感情

- だらしのない身なり
- 肥満，あるいは不適切な体重
- 睡眠障害(悪夢，不眠)
- 頭痛，潰瘍，消化器疾患などの，ストレスに関連する身体的問題
- 頻繁な入院，あるいは救急外来受診
- 物質乱用
- 恐れ，不安
- 羞恥心，屈辱感
- 罪責感，良心の呵責
- 抑うつ行動
- 怒り，激怒(顕在化しない場合もある)
- 信頼の欠如，依存欲求，経済的あるいは身体的依存，操作行動，社会的孤立などの対人関係における問題
- 衝動コントロールの悪さ
- 過去の暴力行為
- 快楽の消失(楽しさを味わえないこと)
- 性的な問題
- 自殺念慮や願望，自殺企図や自殺のそぶりの既往
- 低い自尊感情

【期待される成果】

初期にクライアントは

- 虐待行動を認める。
- 自傷行為がなくなる。
- 虐待行動が減少する。
- 無力感，恐れ，怒り，罪責感，不安などの感情を表現する。
- 引きこもり，抑うつ行動，不安行動が改善する。
- ストレスに関連した症状や心身症的症状が改善する。
- 基本的ニーズ(個人衛生や栄養摂取など)のためのセルフケアに携わる。

安定期にクライアントは

- 虐待的関係に関連する喪失を受容したことを言語化する。
- 虐待行動がなくなる。
- 病院外にサポートシステムを見出す。
- 将来の計画に役立つようないくつかの選択肢を見出す。

地域でクライアントは

- 虐待パターンの認識に基づいて，将来計画を立てる。
- 基本的ニーズを満たすセルフケアと日常生活活動を自立して遂行する。
- 虐待行動とその回復過程についての知識を言葉で表現する。
- 関連する問題の治療に参加する。

【看護の実施】

看護介入　*印はチームケアを意味する	理論的根拠
クライアントの秘密が守られ，(クライアントが自立した成人の場合)いかなる意思決定もクライアントによってなされることを保証する。	クライアントは，まだ準備ができないと感じている状態での変化を負担に感じており，また自分が虐待の事実を認めたことを虐待者に知られてしまうことを恐れている。
*児童虐待が起こっているときは専門機関に報告する。成人の場合，虐待を報告するかどうかの決定は通常，被害者本人が行わなければならないことに注意する(老人あるいは自立困難な人の虐待の場合は，報告について州の法律を調べる)。	児童虐待は報告が法的に義務づけられている。州によっては，ヘルスケア関係者に対して，老人や自立困難な人の虐待に関する報告を奨励あるいは要請しているところがある。虐待の被害者が成人の場合，加害者とのかかわりが継続するとすれば，虐待を報告することによってさらなる危険に陥ることがある。
クライアントに状況を自覚させる。初めに，クライアントが自分を虐待の犠牲者だと感じているかどうか尋ねたり，看護者が気づいた虐待状況を示唆するような事柄を指摘してみる。しかし，このときにクライアントにあまり圧力をかけてはならない。たとえば，クライアントに家で安全だと感じているかどうか尋ねる場合にも，最初からクライアントに虐待の認識をもつように試みてはならない。	虐待の被害者は，多くの喪失とそれに伴う悲嘆を体験していると考えられる。否認は，虐待されている状況のなかで起こり，悲嘆のプロセスの一部と見なされうる。
クライアントの同意のうえで面会者を制限したほうがよいこともある。場合によっては面会の間，スタッフが付き添うことをクライアントが望むこともある。	クライアントは，加害者がいると安心できない。看護者が付き添うことによって虐待が起こる可能性が少なくなる。
クライアントが虐待の加害者であろうと被害者であろうと，批判的態度を避ける。看護者は，虐待に対する自分自身の怒り，フラストレーション，非難などの感情および自らの態度を認識していなければならない。	虐待の加害者は，自分の行動を否認したり，あるいは防衛的になっており，非難ではなく援助を必要としている。被害者は，そうはみえないかもしれないが，実はその状況にひどい無力感を抱いていることがある。虐待に対する看護者の態度や感情は，自分自身の体験や文化的価値基準を背景としている可能性がある。
クライアントに，虐待の程度や保護の必要性をどのくらい感じているかを話してみるように勧める。	退院後に，避難所，その他の安全な場所の紹介を要する場合もある。
正確かつ慎重に，そして客観的に情報を記録する。クライアントに関する記録に看護者の意見を記載してはならない。	場合によっては法的手続きが，相当後になってからとられる可能性があり，そのときはこれらの記録が必要になる。

【看護の実施】(続き)

看護介入　*印はチームケアを意味する	理論的根拠
基本的なニーズを満たし，日常生活行動を遂行するために自分のことは自分でするように促す。クライアントが自らケアをすることを積極的に支援する(ケアプラン 22「大うつ病性障害」，ケアプラン 54「食べようとしないクライアント」，ケアプラン 35「睡眠障害」を参照)。	クライアントは，苦痛や自尊感情の低さのために，自分自身のニーズやセルフケアを無視してきたり，あるいは過去の自分自身のニーズを満たすために虐待を忍んできたのかもしれない。
クライアントの自己破壊的行動や攻撃行動に注意を払い，必要に応じて介入する(ケアプラン 23「自殺行動」，ケアプラン 45「攻撃行動」を参照)。	虐待状況にあるクライアントは，殺人や自殺を含めた攻撃行動ないし自己破壊的行動の危険性が高くなっている。
クライアントとともに過ごし，話す，書く，泣くなどの手段で感情を表現させる。罪悪感，怒り，恐れ，加害者へのいたわりなどの彼らの感情を受け入れる。	虐待状況ではさまざまな感情が出現し，クライアントはそれらを表出しなければならない。そのなかには，理想的で健全な関係や信頼，健康，希望，生活設計，経済的な安定，家庭などの喪失に対する悲嘆も含まれる。さらに，被害者は，虐待されて当然である，あるいは起こるべくして虐待が起こったと感じていることもまれではない。そして，ある関係においては，虐待が起こってもいたわりの感情がなくなるわけではない。
クライアントが虐待を受けていた場合は，虐待行動も含めてその体験を話すように促す。しかし，クライアントに体験を思い出させようと探りを入れたり，せき立ててはならない。クライアントと彼らの体験について話すときには，批判的な態度を避ける。	外傷体験を思い出し，それを語ることは，悲嘆のプロセスの一部であり，同時に回復の一過程である。しかし，外傷体験を思い出す際にはさまざまな感情がわき起こり，クライアントの不安が高まることがある。また，クライアントはそれらの感情に直面する準備が十分にできていないこともある。長期にわたる支持的治療が必要とされるだろう。
*可能であれば，虐待の被害者のグループ，加害者のグループ，加害者と被害者双方からなるグループなどの集団療法に参加させる。必要に応じて，病院外の資源に委任する。	サポートグループは，加害者と被害者の孤立や差恥心の軽減，自己尊重の回復，行動の検証，変化するための支援の獲得などを援助する。クライアントは虐待状況下で孤独を感じていることが多い。
虐待行動について教育する。	クライアントは虐待について学習することによって，感情を認識して表現し，虐待状況の現実に直面するための枠組みを身につけることができる。
虐待状況におけるストレスや，ストレスと身体	クライアントはストレスを自覚し，それに効果

【看護の実施】

看護介入　*印はチームケアを意味する	理論的根拠
症状との関係について教育する。リラクセーションの方法やストレスを処理するその他の方法を教える。	的に対処する技法を学ぶ必要がある。
*クライアントが，サポートシステム，危機介入センター，避難所，その他の地域の資源を見つけて，それらとコンタクトをとるように援助する。情報（電話番号など）を書いてクライアントに渡しておく。クライアントが虐待状況に再び帰ることを選択した場合，とくに，このようなことが重要になる。	虐待的関係にあるクライアントは，孤立していて，利用できる支援や資源を知らないことが多い。退院前からそのような人々やグループと接触しておくことによって，継続的なコンタクトが保証される。
将来の選択肢を考えさせ，それをリストアップさせる。それらの選択肢の長所・短所，予想される結果などを考えさせる。クライアントがしたいと思っていることは何かを明らかにして，選択肢を検討するように促す。	虐待的関係にあるクライアントは，自分は無力で，将来の可能性や希望もなく，選択することもできないと思い込んでいることが多い。
*クライアントが継続的ケアや治療を受け入れられるように援助する。適宜，治療者，支援グループ，その他の地域資源を紹介する。	虐待問題や虐待関係の精神力動などの経験と知識のある治療者であれば，家族療法，夫婦療法，あるいは個人精神療法も適当であろう。多くの地域で，次のような支援グループや治療グループを利用できる。被虐待者女性の会（避難所または虐待援助センターを通して），児童虐待と近親相姦の被害者の会，児童虐待の加害者の会（「名もない親の会」など），虐待的男性の会（女性に対する暴力を防止するための男性グループ），虐待状況にあるレズビアンやゲイのグループなどがある。
*法的な問題や選択肢についての情報を提供する。適宜，専門家に紹介する。	クライアントは，法的保護を受けたい，告訴したい，将来について考えるための情報を得たいなどの希望をもっている。
成人クライアントは対人関係などを変革する意思決定を自分自身で行う必要があることを，銘記する。看護者は，フラストレーション，失望，クライアントの安全に関する恐れなど自分自身の感情を把握しておかなければならない。クライアントの意思決定に対しては，批判的な態度を避ける。	虐待的対人関係に内在する喪失に対する理解と悲嘆の過程は，長い経過をとる可能性がある。クライアントは，現時点ではまだ大きな変革を遂げる準備ができていないと感じている。看護者が批判的な態度を避け，支持と情報を与えることで，クライアントは再び援助を求め，将来変革を遂げるよう動機づけられる。

看護診断

非効果的コーピング

ストレス因子の正当な評価を行うことができないこと，訓練でものにした反応を適切に選択できないこと，そして/または入手可能な資源を活用できないこと

【アセスメントデータ】

- 対処困難であることが語られること
- 問題解決の障害
- 対人関係における困難
- 信頼の欠如
- 自己破壊的行動
- 虐待の否認
- 罪責感
- 恐れ
- 不安，引きこもり，抑うつ行動
- 操作行動
- 社会的孤立

【期待される成果】

初期にクライアントは

- 無力感，恐れ，怒り，罪責感，不安などの感情を表現する。
- 引きこもり，抑うつ行動，不安行動が改善する。
- ストレスに関連した症状が改善する。

安定期にクライアントは

- 病院外での支援サポートシステムを見つける。
- 直接的な感情表現を続ける。
- 継続的治療を指示されていれば，その計画を言語化する。

地域でクライアントは

- ストレスとストレスフルなライフイベントに効果的に対処する。
- 関連する問題の治療に参加する。
- 地域のサポートシステムを効果的に利用する。

【看護の実施】

看護介入	理論的根拠
クライアントとともに過ごし，話す，書く，泣くなどの手段で感情を表現させる。罪責感，怒り，恐れ，加害者へのいたわりなどの彼らの感情を受け入れる。	虐待状況ではさまざまな感情が出現し，クライアントはそれらを表出しなければならない。そのなかには，理想的で健全な関係や信頼，健康，希望，生活設計，経済的な安定，家庭などの喪失に

【看護の実施】

看護介入　*印はチームケアを意味する	理論的根拠
	対する悲嘆も含まれる。さらに，被害者は虐待されて当然である，あるいは起こるべくして虐待が起こったと感じていることもまれではない。そして，ある関係においては，虐待が起こってもいたわりの感情がなくなるわけではない。
クライアントとの相互作用で，意思決定，援助を求めること，長所の表現，問題解決，達成などの課題を話し合い，支援する。相互作用，活動，治療計画におけるクライアントの努力を認める。	クライアントは自分の長所や仕事に価値を見出していない。過去にその長所を発揮したときに虐待されていたりする。積極的な支援は，クライアントの努力を強化し，個人の成長と自尊感情を増進する。
できるだけクライアントに選択させる。クライアントが成功を体験できるように，現在の到達レベルに合わせた活動をいくつか設定する。	クライアントに選択を任せることによって，選択する権利と能力を彼らがもっていることが伝えられる。どのようなレベルの達成であっても，クライアントにとっては肯定的フィードバックを受け取る機会となりうる。
*効果的な行動を明らかにして，強化するために，ロールプレイやグループ療法を利用する。	クライアントは，新たな，なじみのない行動でも，脅威のない支持的な環境でなら試すことができる。
問題解決技法と対処スキルを教える。意思決定しようとするクライアントの努力を支持する。クライアントに代わって意思決定したりアドバイスをしてはならない。	クライアントは効果的なスキルを学び，自分で意思決定していかなければならない。自分自身で意思決定すれば，クライアントは，決断がうまくいった達成感を味わえ，あるいは失敗してもそれを克服して代わりの方法を見つけることを学ぶことができる。
*希望に応じて，教育的・職業的・専門的指導を受けるように促す。適宜，職業リハビリテーション，教育カウンセラー，ソーシャルワーカー，その他の精神保健の専門家に紹介する。	クライアントの長所や能力の発達は，クライアントの自信を高め，自分に自信をもち，虐待的関係から自立するのに有用な見かたや行動ができるようになる。
*他のクライアントやスタッフとの交流，病院外の人との関係発展を促す。必要に応じて，それらの相互作用を援助，促進する。	虐待的関係にあるクライアントは，社会的に孤立し，ソーシャルスキルや自信を欠いていることが多い。
*子どものケアや経済的援助，その他の社会サービスを受けられるように，適切な資源や専門家に紹介する。	虐待行動は，経済的，その他のストレスが存在したり，それらが強くなったときに起こることが多い。
*クライアントが，サポートシステム，危機介入センター，避難所，その他の地域の資源を見つ	虐待的関係にあるクライアントは，孤立していて，利用できる支援や資源を知らないことが多

【看護の実施】(続き)

看護介入	理論的根拠
けて，それらとコンタクトをとるように援助する。情報（電話番号など）を書いてクライアントに渡しておく。クライアントが虐待状況に再び帰ることを選択した場合，とくに，このようなことが重要になる。	い。退院前からそのような人々やグループと接触しておくことによって，継続的なコンタクトが保証される。

看護診断

自己尊重慢性的低下
自己または自己の能力に関する，長期にわたる否定的な自己評価/感情

【アセスメントデータ】
- 低い自尊感情や否定的な自分の性格，低い自己評価を言葉にすること
- 罪責感や羞恥心の言語化
- 無価値感，絶望感，排斥感
- 無力感，無能感，失望感

【期待される成果】

初期にクライアントは
- 自尊感情や自己価値の問題に関する感情を表出する。
- 自分の強さと弱さを現実的に評価する。

安定期にクライアントは
- 自分の達成や進歩を認識する。
- 自尊感情や自信の高まりを示す。

地域でクライアントは
- 自立して，意思決定したり，問題を解決する。
- 自尊感情に関する治療や継続的支援を続ける。

【看護の実施】

看護介入	理論的根拠
クライアントへの関心と，クライアントを1人の価値ある人間だと信じていることを伝える。	虐待状況でクライアントが受け取っているフィードバックは，否定的で屈辱的なものであることが多い。クライアントは，重要他者から1人の人間として受け入れられたという体験がないかもしれない。
クライアントに感情表出を促し，そしてその感	感情表出により，クライアントは，たとえそれ

【看護の実施】

看護介入	理論的根拠
情を受け入れたことを伝える。	が苦痛，さもなければ不快なものであったとしても，自分の感情として認め，受け入れ，それに折り合いをつけることができる。本来感情に善悪の区別はない。看護者は，クライアントの感情に対して批判的にならないようにし，その態度をクライアントに示す。
クライアントとの相互作用において，意思決定，援助を求めること，長所の表現，問題解決，達成などの課題を話し合い，支援する。相互作用，活動，治療計画におけるクライアントの努力を認める。	クライアントは自分の長所や仕事に価値を見出していない。過去にその長所を発揮したときに虐待されていたりする。積極的な支援は，クライアントの努力を強化し，個人の成長を促し，自尊感情を高める。
成功の経験を与えるために，最初はクライアントの現在の達成レベルに見合った活動を提示する。いかなるものであれ達成したことには肯定的なフィードバックを与える。	肯定的なフィードバックによってクライアントの成長は強化され，自尊感情を高めることができる。クライアントの集中力，課題をやり遂げる能力，他者と交流する能力は損なわれている。
徐々に，よりやりがいや価値のある課題に取り組ませる。活動への参加，他者との交流がみられれば，どんなものに対しても肯定的なフィードバックを与える。	課題を遂行する能力が増してくると，クライアントはこれらの実績に関連して自尊心の高まりを感じられるようになる。看護者が言葉で直接的なフィードバックを与えることによって，彼らは課題遂行における自らの役割を認め，自分の功績とすることができる。
クライアントが自分自身および自らの行動や活動の肯定的な側面に気がつくように援助する。彼らの抱いている感情について議論せず，彼らの肯定的な側面を見たままに指摘すればよい。	クライアントは自らの否定的な評価だけに目を奪われている。彼らの，肯定的なことを認識する能力は損なわれている。低い自尊感情は，彼らにとってきわめて現実的で確かなものである。しかしながら，看護者の肯定的な見かたはこれまでとは異なった視点を提示し，クライアントはそれを検証し，彼らのなかに組み入れる作業を開始することができるだろう。
クライアントが他者と交流したり，治療プログラムに参加したり，あるいは感情を表現するために払った努力を認め，それを支持する。	与えられた活動の達成あるいは「成功」の度合いはともかくとして，クライアントは努力しているのであり，その努力は認められてしかるべきである。
クライアントに対してお世辞を言ったり，不誠実であってはならない。どんなときでも，できるかぎり誠実で，心からの肯定的なフィードバックを与える。	口先だけの賛辞はなんら益することがない。不誠実は，信頼と治療関係を損なう。

【看護の実施】(続き)

看護介入　*印はチームケアを意味する	理論的根拠
*個人的な関心事や趣味，余暇活動などを継続させる。レクリエーション・セラピストへの相談が適当な場合もある。	余暇活動はクライアントの社会的相互作用の機会を増やし，また楽しみをも与える。
*聖職者やクライアントの信仰の指導者への紹介が適当な場合もある。	クライアントの羞恥心や罪責感，無能であるという感情が宗教的な信念に関連していることがある。
クライアントに問題解決のスキル，対処スキルを教える。意思決定に関するクライアントの努力を支持する。クライアントに代わって決断したり，アドバイスを与えてはならない。	クライアントは効果的なスキルを身につけ，自ら意思決定する必要がある。クライアント自身が決断すれば，決断がうまくいった達成感を味わえ，仮に失敗してもそれを乗り越えて代わりの方法を見つけることを学ぶ機会となる。
*自尊感情のための長期的な治療が指示された場合は，その継続を促す。	自尊感情の問題は深く根ざしている可能性があり，長期的な治療を要する場合がある。

ケアプラン 47

悲嘆

　悲嘆，あるいは悲哀は，喪失の反応として起こる主観的症状である。悲嘆は「悲嘆作業」と呼ばれることもある。なぜなら，クライアントがこのプロセスの各段階と課題を乗り越えて，自分の抱く感情を表出し，受け入れていかなければならないからである（この作業は，入院中にすべて完了するとはかぎらない）。クライアントがこの作業に取り組めないと，結果として不健全な悲哀（「未解決の悲嘆」とか「病的悲嘆反応」とも呼ばれる），すなわち，悲哀の認識の欠如や遅延，あるいは歪みや誇張，遷延化（慢性化）などが起こる。不健全な悲哀において，クライアントは喪失あるいは喪失に関連する感情を否認し，対人関係や社会適応での障害も起こる。抑うつ行動や引きこもり，自己破壊的行動を呈し，身体的，精神的な病気の症状を示したり，急性の喪の期間を過ぎても強い悲嘆が持続する。
　悲嘆や喪のプロセスは個人の，霊的・文化的背景に強く影響されていることを忘れてはならない。慰めかたや支援のしかた，あるいは感情を表現することの意味づけなどは，クライアントの宗教や習慣によって異なる。また，クライアントの背景によっては，クライアントの経験や内的葛藤の結果としての感情の不調和が引き起こされる。クライアントの文化的背景と信念との関係を認識することで看護者は，悲嘆に対するどのようなケアがクライアントにとって文化的に受け入れられるものであるかを知ることができるし，適切な提案や紹介をすることもできる。

病因
　悲嘆はクライアントにとって重要なものの喪失，すなわち健康（病気を知ったとき，突然の外傷や障害，慢性疾患の経過中），職業や地位，愛する人（死亡，関係の終結，別離），ペット，役割（たとえば，末子が成長して家を出た後の母親の役割）の喪失への反応として起こる。喪失がやがて訪れることをクライアント自身が知っているとき（自分自身あるいは重要他者が病気を診断されたときや死を間近にしているとき），それは「予期される」ものであり，喪失がすでに訪れてしまった，または現に訪れているとき，それは「現実」である。喪失は他者から「観察」できることもあるが，本人にしか「自覚」できない（クライアントが抱いていた夢や理想の喪失のように）こともある。悲嘆は「変化」への反応であるともいえる。なぜなら，喪失は変化に伴うものだからである。
　いくつかの要因が，不健全な悲哀の，あるいは解決できない悲嘆の一因となりうる。人生早期の心的外傷による喪失，悲嘆を他の誰とも分かち合えないこと，他者の支持や受容が得られないことなどは解決困難な悲嘆を引き起こしやすい。

「やっかいな悲嘆」とも呼ぶ状態に陥りやすい3つの要因がある。①身についた社会的通念(「強くなければならない」とか，悲嘆による苦痛や苦悩を否認，あるいは抑圧すべきであるなど)，②悲嘆のプロセスについての知識を欠くこと，③社会的支持や本人の感情表出を促す機会である悲嘆の儀式に参加しないこと(Parkes, 1998)。

疾病経過

悲嘆は，いくつかの段階あるいは特徴的な感情や体験，課題から構成されるプロセスとして諸家により記載されてきた。このプロセスには，ショック，生命力や機能の停止，否認，心理的な麻痺，喪失の認識，喪失への没頭(そのことで頭がいっぱいになる)，切望・怒り・アンビバレンス・抑うつ・絶望・罪責感などの感情，混乱，そして感情の管理，喪失の受け入れ，関係の再構築，さらに人生にその喪失を統合するなどの課題がある。このプロセスの進展は必ずしも一定の順序で起こるわけではなく，「ストレスや情緒的苦痛，苦悩，日常生活の機能低下」を特徴とする(Bowlby, 1980; Harvey & Miller, 1998; Kubler-Ross, 1969; Valente & McIntyre, 1996)。さらに，悲嘆のプロセスは直線的に進むわけではなく，感情は激しく変化する。課題も，特徴的パターンをたどるわけではない。また，悲嘆のプロセスの時間的経過についてもさまざまである(週単位～年単位まで)。

一般的介入

悲嘆の過程にあるクライアントとの協働において，退院計画がとくに重要である。もし，失った人や物がクライアントのこれまでの対処策に不可欠であったとすると，クライアントはストレスに対処する新たな方法を身につけなければならない。またそのライフスタイルも，喪失とそれに引き続く新しい生活状況に適応させなければならない。喪失と悲嘆の作業は著しいストレスである。(終末期でない)クライアントは，精神的にも身体的にもそこからの回復を果たさなければならないのだが，それによって，病気に対する脆弱性あるいは死に至る可能性さえも高まることがある(Harvey & Miller, 1998)。休息，運動，栄養や水分の摂取，排泄は，入院の期間中継続的に観察されるべきであり，退院計画のなかにも取り込む必要がある。

悲嘆作業のゴールは苦痛を避けたり排除することではない。むしろ苦痛あるいは不快な情緒を体験し，表現し，それらと折り合いをつけ，さらには，喪失の統合を達成することである。悲嘆の最中にあるクライアントへの治療的な看護のねらいを以下に示す。
- クライアントの感情と悲嘆作業の課題を通じてクライアントの変化を促す。
- 抑うつ行動，引きこもり，攻撃行動，自己破壊的行動を減らす。
- 抑うつ症状から二次的利得を得られないようにする。
- 感情に圧倒されるという恐れ，あるいは好ましくない感情を抱くことへの恐れを軽減する。
- クライアントの生理的，衛生的ニーズを満たす。
- 生理的・衛生的ニーズを満たすこと，感情を表現すること，悲嘆作業を成し

遂げることでクライアントの自立を促す。

◆**ケアプランに導入される看護診断**
・悲嘆機能障害
◆**本書に導入される関連する看護診断**
・対他者暴力リスク状態
・自殺リスク状態
・非効果的健康維持
・睡眠パターン混乱

看護診断

悲嘆機能障害
　喪失の知覚に基づく自己概念を変容する過程を，個人・家族・地域社会がうまく処理しようとする手段となる知的反応と情動的反応の長期にわたる不成功な使用

【アセスメントデータ】

- 重大な意味をもつ喪失を受け入れられないこと
- 喪失の否認
- 自分の感情の否認
- 感情を表現できないこと
- 感情の激しさへの恐れ
- 考え込み
- 失望，絶望，幻滅の感情
- 無力感，無能感
- 日常生活活動への関心の喪失
- 快楽の消失（喜びを体験することが困難）
- 失った人や物事に対するアンビバレントな感情
- 罪責感
- 泣くこと
- 不安
- 興奮
- 疲労感
- 睡眠障害
- 自己破壊的行動，事故多発傾向
- 怒り，敵意，あるいは攻撃行動
- 抑うつ行動
- 引きこもり

【期待される成果】

初期にクライアントは

- 自らに危害を加えなくなる。
- 喪失を認識する。
- 自殺行動，攻撃行動，抑うつ行動，引きこもりの少なくなったことを自らの言葉で表現する，あるいは行動で示す。
- 言語的，あるいは非言語的に感情を表現する。
- 適切な栄養と水分の摂取，排泄を回復し，それを維持する。
- 適切な休息，睡眠，活動のバランスを回復し，それを維持する。

安定期にクライアントは

- 喪失の受容を自らの言葉で表現する。
- 悲嘆のプロセスについての知識を説明できる。
- 喪失を自分の生活のなかに統合するための第1段階を示す。
- 喪失の事実を組み入れることによって，ライフスタイルと対処策がどのように変化したかを言語化する。
- 喪失を統合した現実的な将来の計画を言葉で表現する。

地域でクライアントは

- 喪失と悲嘆による身体的ストレスから回復する。
- 悲嘆のプロセスを通して成長する。
- 必要に応じ，継続的に治療に参加する。
- 地域で対人関係やソーシャルサポートを再構築する。

【看護の実施】

看護介入	理論的根拠
最初は，同じスタッフに担当させ，徐々にかかわるスタッフの数を変化させる（ケアプラン1「信頼関係の樹立」を参照）。	クライアントは喪失に打ちひしがれ，自分自身の感情と向き合うことを恐れているかもしれない。他者に対応する能力は損なわれている。新たに接触する人の数を制限することで一貫性が保たれ，親密さや信頼感が高まる。しかし，依存を少なくし，さまざまな人と交流する能力を高めるために，スタッフの数はできるだけ早期から増やしていくべきである。
クライアントとの良好な関係が作れたら，支持的な態度で喪失を話題にする。もしクライアントが話し合うことを嫌がったら，いったん退き，後でまた来ることを伝えておく（「今はそのことを話したくないということがわかりました。11時にまた話しに来ます。たぶんそのときには話し合えると思います。」）。約束の時間には必ずクライア	クライアントの傍らにいることによって，クライアントへの関心と配慮を伝えられる。戻って来ることを告げておけば，支持していることを伝えることができる。クライアントは，不快で苦しい感情と向かい合い，それを表現するのに心理的な支持を必要としている。クライアントと対決し無理に感情を表現させると，不安を増強し，さらに

【看護の実施】

看護介入	理論的根拠
ントのところに戻る。その際も，クライアントを問題に直面させるような態度ではなく，なるべく支持的に接する。	否認や回避を引き起こしてしまう。
喪失について現実的な言葉で話し合う。喪失によって彼らの生活に起こった変化，これから変えていかなければならないことなどを話題にする。	この段階の話し合いで，喪失はクライアントにとってより現実的なものになる。
クライアントにとってやりやすい方法で感情を表現させる。たとえば話す，書く，描く，泣くなどである。これらの感情も，表現することも受け入れていることを伝える。感情を表現しようとする試みに対しては，言葉で支持を示す。	感情を表現するということは，たとえそれが苦痛を伴い，あるいは不快なものであっても，感情を認識し，受容し，感情に折り合いをつけるのに役立つ。
体験を想起させ，失った物や人との間にどのような関係があったかなどを話してもらう。喪失と悲嘆のプロセスの結果，自分自身，周囲の人，失った人や物に対する感情がどのように変化したかについてクライアントと話し合う。	失った物や人について話し合うなかで，クライアントは喪失とその意味，自分の感情的反応を認識し，それを表現できるようになる。
失った人や物に対して抱いているすべての感情の適切な(安全な)表現を促し，さらにそれを看護者が受け入れることを伝える。怒りや憤りなどの「否定的な」感情でさえも，悲嘆のプロセスでは正常で健全であることを保証する。	本来，感情に善悪の区別はつけられない。不快な感情でも，それを表現することを支持されれば，受容が可能になる。
［注意］クライアントが(泣くなど)感情を表現すること，あるいは痛ましい感情を引き出さなければならない看護者としての役割を，不快に感じられる場合は，ひとまずクライアントのもとを離れる。自分自身の感情をよく吟味し，抵抗なく受け入れられるよう努力してみる。さもなければ，そのような役割を引き受けられる別のスタッフと交代する(第2部 基本概念「看護師-患者の相互作用」32頁以下を参照)。	クライアントの感情を抵抗なく受け止められれば，支持や受容が伝わる。逆に，看護者に抵抗があると，自分では気がつかないまま無関心や非難を伝えてしまったり，クライアントの感情認識の回避を強化してしまうことがある。
それらの感情は不快なものであるかもしれないが，このプロセスでは自然で，かつ必要であること，また，それらの感情は十分に耐えることができるものであって，危険なものではないことを伝える。	クライアントは，自分の感情の激しさを恐れているかもしれない。
悲嘆を避ける(「目をそらす」)目的で入院や活動	悲嘆の作業が必要で健全なものであるとして強

【看護の実施】(続き)

看護介入　*印はチームケアを意味する	理論的根拠
を利用することをやめさせる。悲嘆作業からの回避を支持してはならない。1日中自分の感情について考えたり話し合う必要はないが，1日のうちのある時間は自分の感情を見つめ，それに対処することに割くことが望ましいと伝える。勤務時間帯ごとに少なくとも1回は，喪失，感情，計画などについてクライアントと話し合う。	化することは重要である。感情の回避は悲嘆作業を引き延ばすことにつながる。
クライアントが罪や価値のなさについて考え込んでしまわないようにする。クライアントの感情によく耳を傾けた後で，悲嘆や感情の他の面について話し合いたいと伝える。	クライアントは，考え込むことの背景にある感情を認識し，表現し，悲嘆のプロセスを先に進めなければならない。
*病院牧師，聖職者，その他の宗教的資源への紹介が適当な場合もある。	自分と同じ信仰的立場の相談相手とであれば，クライアントは霊的問題について安心して話し合えるだろう。
身体的活動を通して緊張，怒り，罪責感などを解放する機会を作る。ストレスや緊張を処理する健全な処理方法として定期的な身体運動も勧める。	身体的活動は，緊張を解放する健全で非破壊的な方法である。
クライアントと治療的にかかわる時間や頻度を限定する。自立的かつ自発的な感情表現(書く，他のクライアントやスタッフとかかわる，身体的活動に参加する)を促す。クライアントが責任(活動や病棟の義務)を果たし，個人的な生活(睡眠，食事，個人衛生)を維持できるようにするためのスタッフ側の計画を立てる。	クライアントは基本的なニーズを自分で満たしながら，ほかに頼らずに自らの感情を伝えるスキルを身につけ，喪失を日常生活のなかに統合していく必要がある。
クライアントが自らの責任を果たすことを期待し，そのためのクライアントの努力を支持する。クライアントが責任を果たさなかったときには無視する(すなわち，クライアントが活動への参加を拒否したときには，かかわりをもたない)。	二次的利得を最小限にし，またクライアントは悲嘆のなかにあっても責任を果たし日常の活動を続けることができることを伝えることが重要である。
個人的に，また小さなグループ(耐えられるようになるに従って大きくしていく)で，自分自身や周囲の人の感情という観点から喪失について，さらに喪失に引き続く体験や変化について他の人と話し合うように促す。	クライアントは，他者に頼らずに自らの感情を伝えるスキルを身につけなければならない。また，喪失を日常生活のなかに統合していく必要がある。
*クライアント同士が共感や交流を保ち，互い	他の人と悲嘆やそれに伴う体験を共有すること

【看護の実施】

看護介入　*印はチームケアを意味する	理論的根拠
に感情を表出し，支持し合えるようにする。喪失と悲嘆についての一般的話し合い（当該クライアントの喪失に焦点を当てることも当てないこともある）のためには大きなグループを利用する。しかし，悲嘆を通常の社会のなかで共有することには限界のあることも認識できるようにする。	で，感情を認識し表現できるようになり，さらに悲嘆を正常なものとして感じられるようになる。一般の社会では，悲嘆のことばかり話しすぎると，他の人々を不快にさせてしまったり，友人や重要他者から嫌われることになりかねない。
喪失によって実際に身体的ストレスがしばしば起こることを説明しておく。入院中も退院後も，適切な休息と毎日の運動（散歩，ジョギング，水泳，サイクリングなど）はもとより，適切な栄養と水分の摂取および排泄を保つようにする。	クライアントは喪失による身体的ストレスに気がついていなかったり，日常生活行動への関心が乏しいことがある。運動は，緊張や抑圧された感情を解放する健全で非破壊的な方法である。
*クライアント，家族あるいは重要他者に対して，悲嘆のプロセスについて教育する。	クライアントにしても，家族や重要他者にしても，悲嘆および回復に向かうプロセスについての知識はほとんど，あるいはまったく持ち合わせていないかもしれない。
悲嘆のプロセスにある今は自分自身をいたわるときであり，前進する力を蓄えるための学習と成長のときであることをクライアントに指摘する。	悲嘆のプロセスによって，クライアントは生活の変化に適応することが可能になり，さらに将来の可能性に向かって動き始めることができるのである。
入院中も退院してからも，自分自身の長所を認め，それを追求し続けるよう促す。クライアントの長所を高めるのに役立つような活動をさせる。	クライアント自身の長所は，持続する悲嘆の作業に取り組む能力として重要な因子となる。
*クライアントとの日々のかかわりのなかに，目標，将来のこと，退院計画についての話し合いをできるだけ取り入れる。クライアントが病院の外で継続して支援を受けられる資源を見つけるように援助する。たとえば，教会や地域，サポートグループなど。	クライアントは喪失を退院後の生活に統合させていかなければならない。悲嘆のプロセスは何カ月も何年もあるいはそれ以上続くかもしれない。他のグループの支援はクライアントが感情を表現し，喪失に適応するためのニーズを持ち続けることを援助する。
*どのような影響であれ，喪失によって必要となった変化（生活様式，財産，社会活動，職業，レクリエーションなど）を考慮しつつ，将来の計画を立てることを援助する。病院や地域の資源を利用する。	喪失を考慮して将来の計画を立てることは，クライアントがその喪失を統合し，これからの生活の継続を受け入れることに役立つ。

ケアプラン48

ボディイメージ混乱

　ボディイメージとは，身体的自己に対するその人の知覚である。この知覚は，身体の外観，情動的反応，感覚を含み，さらに，身体にとどまらず衣服や仕事で使う道具のような対象にまで広がる。人間のボディイメージの形成は誕生に始まり，その後の生活のなかで変化していく。それは，自尊感情や自己同一性と密接に結びついており，この両者はボディイメージの変容によって動揺を来す。ボディイメージは，身体およびその部位や機能についての態度や感情ばかりでなく，身体の物理的特性や能力に関する意識的あるいは無意識的な知覚を含む。ボディイメージはその人が他者から受け取るメッセージによっても影響される。ボディイメージと自己感覚の感情は，性，女らしさ，男らしさ，親らしさ，若々しさ，成熟，健康，力強さ，能力などに関連している(Boughton, 2000; Chen, 2000; Norris, 2000)。

　ボディイメージの混乱とは，身体的自己に対するその人の知覚や態度の変化を意味する。しばしばこの変容は，身体の外観や機能の変化あるいは喪失への反応であり，悲嘆を伴う。変容したボディイメージをクライアントがどのように知覚しているかは，具体的で目に見える障害や喪失よりもさらに重大な意味がある。内臓の一部を失うことや，健康状態のなんらかの変化は，手足の喪失など目に見える場合と同様に，クライアントにとっては心的な外傷となりうる。クライアントの反応や感情の強さは必ずしも実際の喪失や障害の程度に比例するわけではない。

　ボディイメージの混乱は，正常でありたいというクライアントの要求をおかし，時に恥辱や社会的偏見にさらすことにもなる。ボディイメージの混乱に対するクライアントの反応は，文化的背景に強く影響されている。看護者は，身体の外観の変化，健康状態，自立，悲嘆に関してクライアントがもっている価値観や文化的背景に配慮する必要がある。重要他者もその変化の影響を受け，やがてクライアントは彼らの反応に気がつく。それは見知らぬ人々から，あるいは初めての場所で受ける反応と同じものである。クライアントは，その身体にいかなる変容が生じようとも，かけがえのない1人の人間であることを認識しておくことは重要である。

　[注意] ボディイメージの混乱についての問題は，神経性無食欲症などのボディイメージの歪みと区別される。後者は，自己の身体に関して現実よりも太っているとか大きすぎると知覚するものである。このような歪みには妄想的な要素が含まれていることもあり，神経疾患や精神疾患のクライアントで起こる。適宜他のケアプランを参照すること。

病因

　ボディイメージの混乱を引き起こす変化や喪失は，熱傷やその他の外傷，慢性疾患・衰弱性あるいは醜くなる疾患・致命的疾患などの診断を受けること(第2部 基本概念「HIV感染とエイズ」22頁以下，ケアプラン49「慢性あるいは終末期の疾患とともに生きる」を参照)，手術(とくに根治手術や切断術)，ストーマ，切断，脳卒中によって起こされる。また喪失は，青年期，成人期，あるいは向老期(ケアプラン11「青年期の適応障害」，ケアプラン36「成人期の適応障害」，第2部 基本概念「高齢の患者」21頁を参照)など，いかなる年代においても，成長や成熟，加齢に伴う，容姿・健康・能力の変化によって起こりうる。さらには，性転換，乳房形成術や整復術，その他の形成手術のように自らが選択した処置によっても起こりうる。

疾病経過

　ボディイメージの混乱は，喪失の場合と同様，悲嘆のプロセスを伴う。ボディイメージの変化による悲嘆は，ショック，否認や不信，恐れ，怒り，抑うつ，受容や再構成などの段階を含み，機能的適応に至ることもあれば，機能不全に陥ったり解決に至らないこともある(Parkes, 1998)(ケアプラン47「悲嘆」を参照)。一方，自分自身のボディイメージの変化に伴う悲嘆は，人や事物などの自分以外のものを失うことによる悲嘆に比較すると，身体変化や身体機能の喪失は，永続的に残り，他のものと置き換えることができないという点で異なる。そのため，この場合の悲嘆の解決とは，好転することも消失することもない変化に適応していくことなのである。悲嘆の諸段階は必ずしも規則的ではなく，重複することもあればクライアントがそれらの段階の間を揺れ動くこともある。ボディイメージの変化は，次のような場合により深い傷跡を残す。まず，外観が変わり，自分にも他者にもそれが見える場合である。とくに顔，生殖器，乳房の場合は深刻である。あるいは知らされていなかったり，自分ではどうすることもできない，もしくは望んでいなかった場合である(Boughton, 2000)。

一般的介入

　ボディイメージの混乱を経験しているクライアントへの治療目的は，自殺や他の自己破壊行動を予防すること，喪失を認めるようになり，悲嘆作業を進められるように支援すること，さらにクライアントがその変化を日常生活や他者との関係に統合するように促すことである。

　ヘルスケアの専門家たちは，時にクライアントの身体における変化を過小に評価し，本人が感じているほどにはひどくないと，本人に直接的あるいは間接的に伝える傾向がある。看護スタッフは，自分たちが病気や手術などを見ることに慣れており，これらのことが起こってももはや強い感情を抱くことはないかもしれないという可能性について，よくわきまえておかなければならない。医療スタッフや看護スタッフは，これらの医学的状況を事実として割り切った「臨床的」状態としてとらえたり，クライアントの情緒面への影響を考慮せずに，望ましい状態(ストーマ造設や四肢の切断か，さもなければ死だ)とみることで，自ら防衛機制を働かせて，このような心的外傷を情動的に遮断していることがある。

◆ケアプランに導入される看護診断
- ボディイメージ混乱
- 自己尊重状況的低下

◆本書に導入される関連する看護診断
- 悲嘆機能障害
- 自殺リスク状態
- 孤立感リスク状態
- 不安
- 知識不足(特定の)

看護診断

ボディイメージ混乱
自分の身体的自己に関する心象の混乱

【アセスメントデータ】
- 実際の，あるいは感知している身体的な変化や疾患
- 身体の構造や機能の変化に対する言語的あるいは非言語的反応
- 身体的な変化や疾患の否認
- 怒り，敵意，激怒
- 罪責感
- 憤慨
- 混乱
- 不安や恐れ
- 絶望感，あるいは無価値感
- 抑うつ行動
- 絶望
- 引きこもり
- 解離あるいは離人感
- 悲嘆
- 自己破壊行動
- 退行
- 依存
- セルフケア活動や日常生活活動の拒否(身体的に可能であるのに)
- アイデンティティの問題(性役割，働き手としての役割，親であることなど)

【期待される成果】

初期にクライアントは
- 身体的な変化，喪失，障害を言語化する。
- ボディイメージ混乱についてスタッフと話し合う。
- ボディイメージ混乱について重要他者と話し合う。
- 感情を認識し，言語的および非言語的に表現する。

- 適切な栄養と水分の摂取，排泄を回復し，それを維持する。
- 適切な休息，睡眠，活動を回復し，それを維持する。

安定期にクライアントは

- 治療プログラムと活動に参加する。
- 手術，外傷，疾患に関連したセルフケアを行う。
- 自分の身体のコンディション，治療や薬剤の安全な使用方法などについて言葉で説明する。
- 日常生活活動とセルフケアスキルが身についている。
- 悲嘆のプロセスと回復について言語化する。

地域でクライアントは

- 病院以外のところにサポート資源を見つけ，それを利用する。
- 社会的な活動やグループに参加する。
- ライフスタイルの変化，喪失や変化を受け入れるための対処策を言語化する。
- 喪失や変化を統合した現実的な将来の計画を言葉で説明する。
- 悲嘆のプロセスを進む。

【看護の実施】

看護介入	理論的根拠
最初は，同じスタッフに担当させる。徐々にかかわる人の数を増やす。ケアプラン1「信頼関係の樹立」を参照。	クライアントの他者に反応する能力は損なわれている。クライアントは身体的な変化や喪失のために，他者から拒否されると思っている。最初は，新たにかかわる人の数を制限したほうが，親密さや信頼を促すだろう。かかわる人の数を増やしていくに従って，いろいろな人と交流する能力が増進される。
クライアントに接近し，かかわりを開始する。コミュニケーションを図るために，黙ってクライアントの言葉に耳を傾ける。	低い自尊感情，あるいは怒りなどのために，他者との相互作用を開始するクライアントの能力は損なわれている。傍らにいることで，看護者の関心や気遣い，受容が伝えられる。
クライアントの身体の変化や外観に対する看護者自身の感情を明確にする。不快，嫌悪，非難などの感情を抱いたときは，他のスタッフと話し合う。クライアントに対する自分の行動（クライアントを見ようとしない，触れない，その他の回避行動）を検証する。	自分の感情を認識し，それを検証しておけば，クライアントとのかかわりがより楽になる。不快などの感情を不用意にクライアントに伝えてしまうことが少なくなるだろう。
クライアントとかかわる際には，障害をもつ人としてだけではなく，1人の人間としてみるようにする。ただし，障害や変化を無視したり否定し	クライアントは，他者が自分を1人の人間と認めて対応しているということ，身体の変化や喪失だけが他者の目に映っているのではないことを知

【看護の実施】(続き)

看護介入　*印はチームケアを意味する	理論的根拠
てはならない。	る必要がある。他者による変化や障害の無視は，クライアントの否認を強化してしまう。
クライアントに心構えができたら，感情を交えず簡潔で，具体的な言葉で，身体の変化について話し合うようにする。クライアントがどのようにとらえているかを尋ね，変化や病気についての教育を始める。	悲嘆のプロセスにおいては，変化や喪失を認識することが必要である。率直で配慮の行き届いた話し合いによって，看護者がクライアントの変化を受け入れていることが伝えられ，自分が特別でないというクライアントの感覚が高められる。また，認識を言葉で表現することは感情表現につながり，看護者にとってもどういう情報が必要なのかを確認できる。
怒り，憤り，罪責感，自己非難，健康な人に対するねたみ，拒絶されたり適応できないことへの恐れ，変容そのものへの感情（嫌悪，恐れなど）など，さまざまな感情を表現するよう促す。	これらの感情を認識し，表現することは，悲嘆のプロセスの一部であり，たとえそれが苦しく，不快であっても，クライアントはそれに折り合いをつけることが必要である。これらの感情が「悪い」ものではなく，正常で受け入れられるものであることを理解する必要がある。
自分にとって変化のもつ意味，自分の能力についての見かたの変化，無力感や無能感，罪責感などについて話し合いを促す。	悲嘆のクライアントは，恐れ，価値がないという感情，無力感や無能感に打ちひしがれている。以前は自分でできたことを今は他人に頼らなければ生きていけないと感じ，その点で他者に負い目を抱いている。クライアントは，変化や障害を，罰せられていると受け止めていることもある。
泣くこと，書くこと，その他の方法で自分の感情を考え，表現できるような静かな1人の時間を認める。	ある種の感情を表現するためにはプライバシーを必要とする。クライアントは感情の認識や表現を自力で行えるようになる必要がある。
*病院牧師，聖職者，その他の宗教的資源への紹介が適切な場合もある。	自分と同じ信仰的立場の相談相手とであれば，クライアントは霊的問題について安心して話し合えるだろう。
*クライアントや重要他者に悲嘆のプロセスについて教育する。	クライアントとその家族や重要他者は，ほとんど，あるいはまったく悲嘆のプロセスについて知識をもっていないことがある。
第2部　基本概念「高齢の患者」21頁，同「看護師-患者の相互作用」32頁以下，およびケアプラン47「悲嘆」を参照。	
クライアントの長所や能力を彼らと一緒に再吟味する。身体の変化によっても損なわれていない	ボディイメージには自己の能力についての感情も含まれ，自尊感情と密接に結びついている。ク

【看護の実施】

看護介入　*印はチームケアを意味する	理論的根拠
能力，ある程度は損なわれたが失ってはいない能力をクライアントが確認できるように援助する。	ライアントは身体の変化によって自分の能力のすべてが破壊あるいは変化してしまったと感じているかもしれない。そのため，これらの能力が存続していることを認識させるための援助が必要なのである。
現実に見合った期待を伝える。期待が実際の能力以下であってはならない。	能力以下のことしか期待しないと，その実行力や成長の芽を摘むことになる。もしクライアントが不可能だと感じていたとしても，それはその時点でできないだけなのかもしれない。
ケアプラン22「大うつ病性障害」，ケアプラン23「自殺行動」，ケアプラン54「食べようとしないクライアント」，ケアプラン35「睡眠障害」を参照。	
孤立感，他者の拒否や反応への恐れの感情を認識し，表現するよう促す。	クライアントは，他者からの拒絶を予期し，また変化に対する自分自身の否定的感情を他者に投影することがある。
*クライアントの重要他者と話し合う。クライアントの変化が彼らに与えた衝撃を評価し，彼らの感情や変化に対する反応について話し合うことを促す。家族療法が必要な場合もある。	クライアントの重要他者は，変化の影響を受け，恐れ，嫌悪，不全感（ケアをしていくなかで，あるいはクライアントの悲嘆に遭遇して），罪責感などを抱くことがある。これらの感情を表現すること（それを看護者が受容すること）で，彼らはそれに折り合いをつけることができる。
クライアントが他者からの反応を予想し，それに備えるために，また援助を求めたり，自分のことを他者に教えることができるように，ロールプレイやリハーサルを利用する。	先を見越した指導により，他者とかかわる際の能力と自信が高まる。クライアントはこれまである程度自立していたために，他者に援助を求めることに抵抗を示すことがある。
*クライアントと重要他者に身体の変化について知識を与える。できれば，セルフケアとケア提供のスキル，薬剤の安全な使用法など，変化への対処に必要なスキルを指導する。クライアントの言葉による説明を求める。クライアントがスキルを実践し，他者ととともに行うことを認め，促す。必要に応じ，ナースプラクティショナー，あるいは作業療法士，理学療法士，レクリエーション療法士，職業訓練士などに紹介する。また，その地域のサポートグループ（もしその地域にグループがない場合は，郵便やインターネットを用	クライアントは，身体の変化に関連する情報とスキルを獲得することによってセルフケアや自信を高めることができる。情報とスキルによって，クライアントは新しいボディイメージを見出し，受け入れ，さらにその変化や，必要な補装具その他必要な器具を統合していくことができる。同じような変化を経験したサポートグループのメンバーは，クライアントの喪失への適応を助けることができる。

【看護の実施】(続き)

看護介入　*印はチームケアを意味する	理論的根拠
いる)に紹介する。	
*クライアントが病院以外にサポートシステムを見つけ，それを利用できるように援助する。	退院後はグループ療法や個人療法の指示が出されることもある。社会的な支持(家族，友人，以前から付き合いのあるサポートグループ)は，クライアントが自らを正常であると感じ，また新しい自分を人生全体のなかに統合していくうえで有用である。
*必要に応じ，性の問題や情報も話題にする。批判的にならないようにして，この問題に関するクライアントの感情や文化的価値に目を向ける。必要ならば，サポートグループやカウンセラーを紹介する。	クライアントにとって性は，性別を問わず基本的な欲求であり，関心事である。クライアントは性を話題にするのを嫌がったり，どう扱ってよいのかわからなかったり，あるいは非難されることを恐れているかもしれない。クライアントは性の喜びを分かち合うための，また性的欲求を認めるための新たな方法を身につける必要があるかもしれない。もし看護者がこの領域に関する感情を自覚していないと，クライアントに対し不用意に不快感や非難を表現してしまうかもしれない(第2部　基本概念「性的欲求」16頁以下を参照)。性の権利を主張するグループや障害者のための資源が役に立つだろう。
新しいライフスタイルや活動に適応する方法をクライアントとともに考える。代わりの方法，資源，新しい役割あるいは役割の変更，目標，計画などを明確にする。	クライアントが変化に適応するためには，新たな行動や自己についての知覚，目標を見出し，統合していかなければならない。
可能なかぎり能力に適した日常生活レベルを達成し，維持していけるように援助する。	障害をもっているからといって，クライアントの能力を傷つけたり，過小評価しないことが大切である。
ケアプラン2「退院計画」を参照。	

看護診断

自己尊重状況的低下
現在の状況に反応した自己価値の否定的な知覚の生成（状況を特定する）

【アセスメントデータ】

- 絶望感あるいは無価値感
- 自己を卑下する発言
- 自信の欠如
- 不安や恐れ
- 抑うつ行動
- 絶望
- 引きこもり
- 自己破壊的行動
- 退行
- 依存

【期待される成果】

初期にクライアントは
- 抑うつ症状が改善していることを示す。
- 自己価値感の高まりを言語化する。

安定期にクライアントは
- 抑うつの症状がなくなる。
- 自己価値感が高まったことを実際に示す。
- 自分の強さや弱さを現実的に評価する。

地域でクライアントは
- 対処スキルに自信を示す。
- 自立して意思決定し、問題を解決する。

【看護の実施】

看護介入	理論的根拠
活動、課題、相互作用などをうまくこなす機会を与える。肯定的なフィードバックを与え、クライアントが示した能力や長所を指摘する。	クライアントは自分では何ひとつうまくできないと感じ、何かするときには援助や励ましを求めてしまう。能力に適った活動を行えば、成功の機会を味わえる。肯定的なフィードバックによりクライアントの成長は強化され、自尊感情が高められる。
現実に即したフィードバックを与える。お世辞を言ったり、ほめすぎてはならない。	自尊感情の低いクライアントにとって、お世辞や過剰な称賛から得るものは何もない。
身体的変化にもかかわらず損なわれていない、	クライアントのボディイメージには能力に関す

【看護の実施】(続き)

看護介入	理論的根拠
あるいは多少は変化したが完全に失われたわけではない長所や能力を，クライアントとともに再吟味する。	る感情も含まれ，それは自尊感情に密接に結びついている。クライアントは，身体的変化が自分のあらゆる能力を破壊，もしくは変化させてしまったと感じている。そのため，これらの能力が存続していることを認識できるような援助が必要なのである。
第2部 基本概念「自尊感情の確立」13頁を参照。	

ケアプラン 49

慢性あるいは終末期の疾患とともに生きる

　米国では今日多くの人々が慢性あるいは終末期の疾患とともに生きている。この状況の背景には，ライフスタイル(たとえば終始座っているとか，ストレスのレベルが高いなど)，薬物依存(喫煙を含む)，寿命の延び，ヒト免疫不全ウイルス(HIV)感染やその他の疾患，そして，多くの病気に対して治療手段があること(ただし治るわけではない)などの多くの要因が挙げられる。

病因
　このような疾患とともに生きている人々は，生活の種々の局面に影響を与える多くの問題や喪失に直面する。慢性あるいは終末期疾患に罹患しているクライアントの抑うつと自殺のリスクは高くなっている。進行性疾患や終末期疾患のクライアントは回復への希望をほとんど，あるいはまったくもてず，絶えず変化や喪失と向かい合っている(ケアプラン47「悲嘆」を参照)。彼らは，健康の喪失，身体や精神の能力の喪失，内部臓器の喪失，あるいは外観の変化などを伴うボディイメージの混乱という問題に取り組まざるを得ない(ケアプラン48「ボディイメージ混乱」を参照)。クライアントは，病気に関連した身体的・神経学的問題，あるいはケアの必要性やセルフケア能力の制約に打ちのめされている。

疾病経過
　終末期疾患と診断されれば，クライアントは将来を失い途方に暮れることになる。とくに，比較的若かったり，突然の，あるいは予想外の罹患であればなおさらである。社会的および経済的な要因もまた重要な問題である。役割や対人関係も変化し，クライアントにかかわっていた人々は気づまりになり，クライアントから離れていくだろう。
　後天性免疫不全症候群(エイズ)や他のHIV関連の疾患では，ホモセクシュアルや薬物使用に対する社会的制裁が機能し始めるだろう。たとえば，クライアントがエイズの診断を受けるまで，家族はクライアントのホモセクシュアルについて気がついていないことがある。ホモセクシュアルや薬物使用が発覚すると住居，雇用，家族，子どもなどを失う結果になるかもしれない。このため，守秘の問題はきわめて重要である。クライアントは病気になったことで自分を責め，他者からは薬物使用者やホモセクシュアルなのだから病気になって当然だと言われることもある(第2部 基本概念「HIV感染とエイズ」22頁以下を参照)。

一般的な介入

初期の看護目標は，クライアントの安全と，身体的ニーズ(基本的ニーズ，疾患に関連するニーズ)の確実な充足に焦点が置かれる。つまり，自己破壊行動，抑うつ，引きこもりを減らし，支持的環境を提供することである。治療の継続においては，悲嘆のプロセスにいるクライアントを支えること，感情表出を促すこと，退院準備への援助が，重要な治療目的となる。

慢性あるいは終末期疾患の場合，社会的・経済的要因が，重要な課題となる。クライアントは，職業，収入，保険，社会的支持，自立などの喪失に直面する。さらにクライアントは，ケアを受けるために行政サービス機関と交渉するための援助を必要とすることもある。クライアントや家族，重要他者が，疾患および疾患によるクライアントのニーズの変化に対応する方法には，クライアントの文化的背景が影響している。看護者は，このことを理解している必要がある。クライアントの家族や重要他者は病気のことやケアの必要性についての教育，彼ら自身の悲嘆やクライアントの病気によって起こる変化にどのように対処するかについての援助，介護者の負担への援助などを必要とする(ケアプラン5「介護者のサポート」を参照)。

◆ケアプランに導入される看護診断
・予期悲嘆
・絶望
・非効果的治療計画管理

◆本書に導入される関連する看護診断
・ボディイメージ混乱
・自尊感情慢性的低下
・自殺リスク状態
・恐怖
・社会的孤立
・知識不足(特定の)

看護診断

予期悲嘆

やがてくる喪失の知覚に基づいて自己概念を変容する過程を，個人・家族・地域社会がうまく処理しようとする手段となる知的反応と情動的反応および行動

【アセスメントデータ】
- 健康，能力，生命を失う可能性があること
- 失うかもしれないことについての苦悩の表出
- 怒り，敵意，あるいは激怒
- 罪責感
- 快楽消失(喜びを表現できないこと)
- 自殺の考えや感情

- 抑うつ
- 悲しみ
- 絶望
- 憤り
- 絶望感や無価値感
- 頼るもののない感覚や無力感
- 不安や恐れ
- 引きこもり
- 食習慣の変化
- 睡眠障害

【期待される成果】

初期にクライアントは
- 自傷行為がなくなる。
- 自殺の衝動，引きこもり，抑うつ症状の改善を示す。

安定期にクライアントは
- 自分が病気であることについて言語化する。
- スタッフと病気について話し合う。
- 重要他者と病気について話し合う。
- 言語的および非言語的に自分の感情を認め，それを表現する。

地域でクライアントは
- 地域のソーシャルサポートの資源を活用する。
- 悲嘆のプロセスを進む。
- 治療プログラムに参加する。

【看護の実施】

看護介入	理論的根拠
最初は，1人のスタッフに担当させる。徐々に新たにかかわるスタッフを増やす。	クライアントの他者とかかわる能力は損なわれている。新たに接触する人の数を最初は制限することで，親密さや信頼感が増し，打ちひしがれた気持ちは軽減するだろう。
批判的にならないようにアプローチする。クライアントの病気，薬物使用，ホモセクシュアルなどに対する不快感があったなら，看護者は，その感情を確実に処理しなければならない。	クライアントは自分の病気（エイズがとくに当てはまるが，エイズに限るわけではない）に対する社会的制裁や非難を恐れている。すべてのクライアントは批判されることなく看護ケアを受ける権利がある。看護者が感情を自覚し，それに対処していれば，それらの感情が原因でクライアントおよびその重要他者との関係が損われるのを防ぐことができる。

第2部 基本概念「HIV感染とエイズ」22頁以

【看護の実施】(続き)

看護介入　*印はチームケアを意味する	理論的根拠

下，ケアプラン1「信頼関係の樹立」，ケアプラン47「悲嘆」を参照。

　クライアントにアプローチし相互作用を開始する。黙ってクライアントの言葉に耳を傾けることで，コミュニケーションを促す。

　*クライアントが耐えられるようならば，病気についての話し合いを進める。最初は看護スタッフと，次に重要他者や他のクライアントを加える。クライアントに対して病気についてアプローチするときは穏やかな態度を保ち，病気自体については簡潔かつ感情を交えない割り切った言葉で話す。

　言葉であるいは言葉以外の，破壊的でない方法で感情を表現させる。

　クライアントの能力，役に立つ資源，および希望や喜び，支持を与えてくれるものをクライアントとともに確認する。

　クライアントが成し得たことには正直な称賛を与える。病気，能力の障害，あるいは死に至る過程にあるという状況のなかでのクライアントの努力を認める。

　クライアントに，彼らの病気は罰ではないこと，自分のせいで病気になったのではないことを保証する。

　*病院牧師，聖職者，その他の宗教的資源への紹介が適当な場合もある。

　慢性疾患あるいは終末期疾患になること，悲嘆作業を行うことは，容易でないことを指摘する。クライアントの取り組んできたことに肯定的なフィードバックを与える。

　*病院の外に自分を支持してくれる個人的な関係を見つけさせ，退院後もその関係を維持してい

　クライアントは，病気のことを口にすると拒絶されるのではないかと恐れている。傍らにいることで看護者の配慮と受容が伝えられる。

　病気について知ることは悲嘆のプロセスを進めるうえで重要である。穏やかな態度はクライアントの感情への配慮を表す。病気について感情を交えない割り切った態度を保つことは，悲嘆や他の問題に関連する感情から病気の事実を切り離すために有効である。

　感情の表出は，絶望などの感情を軽減し，悲嘆のプロセスを進めるのに有用である。

　クライアントは打ちひしがれているために，自分自身については何ひとつ肯定的に見ることができない。

　いい加減さやお世辞から，クライアントはなんら得るものがない。一方，何かを成し遂げることは，それが病気でない者であれば些細なことであっても，重大な病気という状況のなかでは称賛に値する。

　クライアントは，病気にかかってしまったことに責任を感じていることがある。人々は，病気は罰であるとか病気になったのはクライアント自身のせいだとか口にしたり，あるいはほのめかしていることがある。

　自分と同じ信仰的立場の相談相手とであれば，クライアントは霊的問題について安心して話し合えるだろう。

　病気と向かい合い，病気とともに生きるという仕事をしていることにクライアントははっきり気づいていないかもしれない。

　クライアントは生活場面で他者から拒絶されることを恐れており，他者との接触には励ましを必

【看護の実施】

看護介入　*印はチームケアを意味する	理論的根拠
けるように励ます。 　*退院後に援助してくれる地域内やインターネット上の資源，行政機関，グループなどを見つけるのを助ける。ソーシャルワーカーへの紹介が適当な場合もある。 　*指示があれば，退院後も治療を続けるようにクライアントを励ます。	要としている。 　クライアントは退院後も支援の継続を必要とする。ソーシャルワーカーはクライアントが資源を見つけ，それと接触するよう援助することができる。多くの地域で慢性疾患あるいは終末期疾患をもつクライアントのためのサポートグループを準備している。また，さまざまな疾患に関連した州立あるいは国立の協会があり，情報やサービスを提供している。 　悲嘆，慢性疾患，あるいは死に向かうなどの問題は長期間の治療を必要とする。

看護診断

絶望

とりうる別の方法や個人的選択が限定されているか，または得られないとみなし，自分自身のためにエネルギーを結集することができないという主観的状態

【アセスメントデータ】

- 怒り，敵意，激怒
- 快楽消失（喜びを表現できないこと）
- 自殺の考えや感情
- 抑うつ
- 悲しみ
- 絶望
- 消極性
- コミュニケーションの減少
- 積極性の欠如
- 反応性の低下
- 社会的相互作用の障害
- 引きこもり
- 睡眠障害
- 食習慣の変化

【期待される成果】

初期にクライアントは
- 自傷行為がなくなる。
- 自殺衝動，引きこもり，抑うつ症状の改善を示す。

安定期にクライアントは
- 自分自身のケア計画において最良の意思決定ができる。
- 自殺衝動，引きこもり，抑うつ症状がなくなる。
- 選択や代替案を見つける能力を示す。
- セルフケアや退院後の生活設計を積極的に行う。

地域でクライアントは
- 自立してセルフケアニードを満たす。
- 自立して意思決定し，問題を解決する。

【看護の実施】

看護介入　*印はチームケアを意味する	理論的根拠
自殺の可能性を評価し，必要ならば自殺防止策をとる（ケアプラン23「自殺行動」を参照）。	慢性疾患あるいは終末期疾患のクライアントは自殺のリスクが高い。クライアントの安全が優先される。
言語的あるいは非言語的に，破壊的でない方法で感情を表現させる（ケアプラン22「大うつ病性障害」を参照）。	感情を表出することにより，絶望などの感情は少なくなり，またクライアントは悲嘆のプロセスを進めることができる。
問題解決過程の諸段階をクライアントに教える。問題を記述し→代替案をリストアップして検討→その中から1つを選択して実行→その有効性を評価する。	クライアントは自分の置かれた状況に打ちひしがれており，問題を解決するための体系的なアプローチを，どのように実行したらよいかわからない。
*病院牧師，聖職者，その他の宗教的資源への紹介が適当な場合もある。	自分と同じ信仰的立場の相談相手とであれば，クライアントは霊的問題について安心して話し合えるだろう。
*指示があれば，退院後も治療を継続するようにクライアントを励ます。	悲嘆，慢性疾患，あるいは終末期疾患は，長期間の治療を必要とする。

看護診断

非効果的治療計画管理
個別の健康目標を達成するには不十分な，病気や病気の後遺症に対する治療プログラムを毎日の生活のなかに組み込み調整するパターン

【アセスメントデータ】

- 基本的なセルフケアのニーズを満たすことができないこと
- 必要なセルフケア活動を遂行できないこと
- セルフケアに関する知識の欠如
- セルフケアのニーズを満たすための資源の欠如
- 個人的に支えになってくれる人がいないこと
- 自分をいたわることへの関心の欠如

【期待される成果】

初期にクライアントは

- 病気による制限はあるが，適切な栄養と水分の摂取，および排泄を取り戻し，それを維持する。
- 適切な休息，睡眠，活動のバランスを取り戻し，それを維持する。
- 身体機能に応じたセルフケア活動に参加する。

安定期にクライアントは

- 退院後のケアの継続を手配する。
- 自分自身のケア計画において最良の意思決定ができる。
- 身体機能に応じたセルフケア活動を実行する。
- 病気，治療，セルフケア，薬剤の安全な使用などの知識を説明する。

地域でクライアントは

- 地域で，最小限の支援でセルフケアニーズを満たす。
- 現在行われているケア，あるいは今後行われるケアに参加する。

【看護の実施】

看護介入　*印はチームケアを意味する	理論的根拠
日常生活活動と病気のケアに関するクライアントのセルフケア能力を評価する。	身体的理由からセルフケア活動の遂行が困難であったり，絶望感や自己破壊の感情により能力が障害されているかもしれない。
セルフケア活動でできるだけ自立するようにクライアントを励ます（ケアプラン54「食べようとしないクライアント」，ケアプラン35「睡眠障害」を参照）。	セルフケア活動で自立を達成できれば，クライアントの自尊感情とコントロール感覚は高められる。
たとえ身体機能が低下してしまっても，自分自身のケアに関しては自分で決めることを続けるよう励ます。	決定を下すことによってクライアントは，自らのケアに参加し最大限のコントロールを維持し続けることができる。
*クライアントおよび家族や重要他者にクライアントの病気，治療，薬剤を使用する場合は，その安全な使用，悲嘆のプロセスなどを教育する。	クライアントおよび重要他者はクライアントの病気，治療や薬剤のこと，悲嘆のプロセスについてほとんど，あるいはまったく知識がない場合がある。

【看護の実施】(続き)

看護介入　*印はチームケアを意味する	理論的根拠
*退院後に援助してくれる地域内やインターネット上の資源，行政機関，グループなどを見つけるのを助ける。ソーシャルワーカーへの紹介が適当な場合もある。	クライアントは退院後も支援の継続を必要とする。ソーシャルワーカーはクライアントが資源を見つけ，それと接触するよう援助することができる。多くの地域で慢性疾患あるいは終末期疾患をもつクライアントのためのサポートグループを準備している。また，さまざまな疾患に関連した州立あるいは国立の協会があり，情報やサービスを提供している。

ケアプラン 50

神経疾患

　神経疾患をもつクライアントは，一般に考えられている精神科的と思われるような行動や，または妄想，幻覚，あるいは不適切な行動のような精神疾患でみられるような行動を示す。これらの疾患は，クライアントや彼らの家族，重要他者の生活を徹底的に変えてしまう。本ケアプランでは，多くの神経精神医学的問題と，このような問題が発生する状況について論じる。さらにそれらの問題に関する看護ケアと介護者が留意すべきことについて取り上げる(介護者に関しては，ケアプラン5「介護者のサポート」を参照)。

病因
　変性性の神経疾患は神経細胞の早すぎる老化や代謝障害によるが，病因がまだわからないものもある。

疫学
　主な神経疾患には次のようなものがある。
　ハンチントン病：大脳萎縮，脱髄，脳室拡大を主たる病変とする優性遺伝性疾患である。初期症状は舞踏病様の動きである。これらの動きは持続的(睡眠中を除き)で，顔の歪み，身体の捻れや回転，舌の動きなどを呈する。人格変化は病初期にみられる心理社会的徴候で，クライアントは怒りっぽく，しつこく，疑い深くなる。続いて，記憶力の減退，知能の低下が起こり，他の認知症性疾患と同様に進行する(ケアプラン13「認知症」を参照)。この疾患では，精神病と自殺の発生率が高い。10～20年の経過で死亡する。
　多発性硬化症(multiple sclerosis; MS)：中枢神経系の脱髄を特徴とする。一般に筋力の低下，視覚障害，膀胱の機能不全で始まる。寛解と増悪を繰り返すのが特徴であるが，MSクライアントの約30％は発病後着実に悪化する。寛解期をはさんで，機能の永久的な欠損が拡がり，症状はより重篤となる傾向がみられる。一般に20～40歳代で診断が下され，死に至るまで約20年間に及ぶ経過をたどるが，個人によりかなり差がある。MSクライアントが示す症状は，抑うつ，焦燥から神経的，多幸的，あるいは軽薄というようにさまざまである。社会的に不適切な行動や好戦的な行動，あるいは無気力などもみられる。
　筋萎縮性側索硬化症：髄鞘の破壊と瘢痕組織の形成を引き起こす運動神経疾患である。進行性の筋力低下，萎縮，線維束性攣縮を呈する。女性よりも男性が多く罹患し，中年期に発病する。意識は清明なままで，感覚は障害されない。呼吸器合併症により5年以内に死亡することが多い。

パーキンソン病：大脳基底核の神経細胞消失を来す進行性の疾患で，振戦，筋強剛，姿勢反射の消失を特徴とする。クライアントは，流涎，突進現象を伴うすくみ足，仮面様顔貌，緩徐で単調な発語などを呈する。パーキンソン病は認知症の原因にもなる。男女比は等しく，50〜60歳で発病するが，死亡の主因となることは少ない。

重症筋無力症：筋神経接合部における神経インパルスの伝達障害に基づく比較的まれな疾患である。病因は不明で，筋や神経には明らかな構造的変化は認められない。本疾患は青壮年期に発症することが多く，筋力低下と易疲労性，眼瞼下垂，嚥下障害，呼吸障害などが寛解と増悪を繰り返すことを特徴とする。

これらの神経疾患のクライアントによくみられる行動・心理面の変化のほかにも，多くの問題が起こりうる。たとえば，抑うつ，引きこもり，自殺念慮，敵対あるいは攻撃行動，睡眠パターンや栄養摂取の障害などである（適宜，本書の他のケアプランを参照）。

疾病経過

これらの疾患は，クライアントの生活を崩壊させる結果を招く，さまざまな身体症状と精神的変化を伴う。これらの障害は進行性の経過をとるため，クライアントと家族あるいは重要他者は絶え間なく状況への適応を求められる。

一般的介入

神経疾患をもつクライアントの治療とケアは，神経疾患やその症状に対するものと同様，クライアントと重要他者への支持的看護ケアに重点が置かれる。看護目標は，基本的ニーズと必要とされる日常生活活動を援助すること，クライアントの感情表出を促すこと，ボディイメージの変容や役割，健康状態の変化にかかわる悲嘆プロセスを進んでいくことを促すことにある。

◆**ケアプランに導入される看護診断**
・ボディイメージ混乱
・非効果的役割遂行

◆**本書に導入される関連する看護診断**
・適応障害
・非効果的健康維持
・自己尊重慢性的低下
・知識不足（特定の）
・気分転換活動不足
・絶望
・社会的相互作用障害

看護診断

ボディイメージ混乱
自分の身体的自己に関する心象の混乱

【アセスメントデータ】
- 情動不安定
- 他者から拒絶されるという恐れ
- 不適切な社会的行動
- 変化に対する否認
- 知覚の歪み
- 自己コントロールの喪失
- 絶望感
- 病気による身体変化に対する怒り
- 病気により変化した身体的自己に対する拒絶

【期待される成果】

初期にクライアントは
- 現実的な言葉で変化や喪失を認める。
- 感情を率直に語る。
- 計画や意思決定に参加する。

安定期にクライアントは
- 適切な社会的相互作用を行う。
- 喪失や変化を受け入れ、それに対応した将来計画を話し合う。

地域でクライアントは
- 悲嘆の諸段階を進む。
- 保健医療の専門家や介護者、重要他者から必要な支援を求める。

【看護の実施】

看護介入 *印はチームケアを意味する	理論的根拠
感情、とくにフラストレーション、怒り、悲嘆、憤り、絶望感などの「否定的な」感情について率直に話し合うよう促す。	「否定的な感情」は、その表出を促されていることが理解されていないと、抑圧されることが多い。
身体的ケアが行われていないときは、感情について、十分な時間をかけてゆっくり話し合ってみる。	そうすることで、感情について話し合うことは身体的ケアと同様に重要であるというメッセージが伝えられる。
*時にはクライアントの家族や重要他者を話し合いのなかに入れて、お互いの感情を分かち合えるように援助する。	クライアントと彼らの家族、重要他者は、話し合いは常に愉快で楽天的であるべきだと信じているため、感情を率直に話し合うことを躊躇する。

【看護の実施】(続き)

看護介入　*印はチームケアを意味する	理論的根拠
*クライアント，および家族や重要他者に，もはや不可能なこととまだできることという観点に立って喪失について話し合うように促す。	クライアント，および家族や重要他者は，現実の変化を現実の言葉で語る必要がある。そうしないと，それらの変化にうまく対処できるようにならない。
クライアントが狼狽し，あるいは否定的な考えを口にしているときに，彼らを元気づけたり，話題を変えてはならない。	言葉だけの励ましは，クライアントの現実的な感情を軽んじ，否定的な感情や考えを話し合うことは受け入れないというメッセージを与える。
言葉だけで安心させようとしてはならない。すべての質問に誠実かつ直接的に答える。	言葉だけで安心させようとしても，それはクライアントにとって親切ぶった印象を与えるだけであり，現実の喪失に対する適応を妨害することになる。
感情を率直に表現したときには肯定的なフィードバックを与える。	肯定的なフィードバックはクライアントに真の自信を与え，感情表現の継続を促す。

看護診断

非効果的役割遂行
周囲の文脈や規範，期待に合わない行動パターンおよび自己表現

【アセスメントデータ】
- 無感情
- 病気になる前の役割を継続できないこと
- 自立の喪失(現在の，あるいは予期される)
- 注意の不足
- 低い自尊感情
- 漠然とした恐れ
- 集中力の障害

【期待される成果】

初期にクライアントは
- 疾患によって変更せざるを得ない生活領域を見きわめられる。
- 制限の範囲内で自立を維持する。
- 自分でできることとできないことを具体的に述べる。

安定期にクライアントは
- 自己の価値感情の増大を言語化する。
- 現在の，あるいは予期される家族の変化について，重要他者と話し合う。

地域でクライアントは

- 自らの関心事を整理する。
- 予期される状況に対処するための将来の望みを明記したリストを作る。

【看護の実施】

看護介入	理論的根拠
クライアントの身体的能力で可能な課題はどんなものでも，それを遂行することを認める。	援助なしにセルフケアや他の責任を果たすことで，クライアントはできるだけ自立を維持し，自尊感情を高めることができる。
課題の遂行には，クライアントをせき立てることがないように十分な時間を与える。	精神運動スキルに関して，クライアントは緩慢となっている。せき立てるとフラストレーションが増し，課題をうまく遂行するのに障害となる。
規則的な間隔で休憩時間を設ける。クライアントがこれ以上続けられないほど疲れ切るまで待つべきではない。	休憩時間は過労を防ぐ。ひとたび疲れが出ると，クライアントの回復能力は損なわれる。
複雑な問題はいくつかの小さな段階に分ける。	小さな課題を数多くやり遂げれば，クライアントにとっては，うまくいったという体験が増えることになる。クライアントの集中できる時間や他の能力は次第に低下するため，より小さな段階をこなすのが精一杯になるだろう。
精神運動スキルが低下して，自分で課題を遂行することが困難になったとしても，クライアントが課題に関して決断を下すことを認める。	決断することで，クライアントはたとえ身体的ケアについて他者に依存したとしても，自らの状況のコントロールをある程度は保持できる。さらにまた，認知機能は精神運動スキルに比較して長期間保たれている。
大人としての扱いでクライアントに接し，個人的なケアに関しては，感情を交えない割り切ったアプローチを用いる。	割り切った態度をとることで，クライアントが恥ずかしい思いをしたり，気まずく感じる可能性は少なくなる。
クライアントがフラストレーションに陥ったときには，課題を中止させて，後で再度試みさせる。このようなときにクライアントに代わって課題を片づけてしまうことは避ける。	フラストレーション状況を中断し，息抜きをして再度試みることを認めれば，フラストレーションは軽減され，同時に将来同様の状況になったときにどうしたらよいか教えることにもなる。クライアントの代わりに課題を片づけてしまうと，クライアントはケアに参加する能力がないと看護者が考えているというメッセージになってしまう。
どのようなケアを行うか，（もし可能であれば）誰がケアを行うかという話し合いにクライアントを参加させる。	これはクライアントの参加を認めることであり，実際に参加できれば意思決定や自己コントロールを維持することになる。

【看護の実施】(続き)

看護介入　*印はチームケアを意味する	理論的根拠
*クライアントの活力が低下したら，どうしても自分で行いたい課題を選択し，その他の課題は介護者に任せることを認める。	能力の範囲内での選択が認められれば，自己コントロールの感覚が高まる。
*病気の進行に伴いクライアントに予想されることについて，クライアント，家族や重要他者，介護者に事実に基づく情報を提示する。	何もわからない状況は不安を増強する。現実は，想像しているときほどには恐怖ではない。
クライアントと，将来変化が起こったときにどう対処するかを話し合う。	先を見越して計画しておけば，不安はさらに軽くなるだろう。
*クライアントと彼らの介護者が，将来予想されるクライアントの能力の喪失が招く状況について話し合うのを援助する。クライアントの考えを取り入れて，問題が現実になったときにどうするかを決断させる。	クライアントと介護者は前もって合意に達した対策をもつことができる。これは，クライアントが参加できなくなってから問題解決を図るよりも効果的である。
特定の介護者が得られない場合は，将来クライアントが決断の能力を失ったときにどのように対処するかについて，看護者が援助して速やかに決断させる。	状況を予想することで，自らの将来に関するコントロールをある程度保つことができる。
*クライアントが，治療処置，生命維持，葬儀などに関しての自らの願望を，家族や重要他者と話し合えるように援助する。クライアントには，願望を明確にし，それを書きとめておくことを勧める。	願望について話し合っておけば，クライアントはいつかは下さねばならない重大な決断についての情報を得られるし，家族にしてみればそのような決断を下す負担が軽減される。
体力が低下してきたときに役立つような関心事をもち，興味を深めさせる。	能力に見合った刺激や気分転換活動は，クライアントの生活の質を向上し，障害に対するフラストレーションを軽減する。
それらの活動を，医学的に必要とされるまで待つのではなく，すぐに楽しみとして開始するよう援助する。	もしクライアントがそれらの活動を現時点で楽しむ機会をもてれば，ほんとうの意味での興味を抱くことができ，単に身体的制限のために押しつけられたとは感じないだろう。

ケアプラン 51

頭部外傷

　頭部外傷は，クライアントに多くの精神的問題を招くことになる。健忘，認知症，抑うつ，気分の変化，不安，いらだたしさ，注意力や集中力または認識力の低下，パーソナリティの変化などである(APA, 2000)。

病因
　頭部外傷は，墜落，飛び込み，交通事故などの事故，また無分別で危険なスタント，暴行，身体的虐待，格闘技などによる外傷により起こる。

疫学
　頭部外傷は，思春期から35歳以下の人の神経機能障害の主要な原因である。若い男性に最も多く，物質乱用にも関連していることがある(APA, 2000)。

疾病経過
　医療技術や外傷に対する診療体制の改善により，頭部外傷を負った多くの人が救命されるようになるに従い，認知や行動，ライフスタイルや雇用など，多くの側面での重大な変化に対処しなければならなくなっている。身体的リハビリテーションの終了後によくみられる残遺症状として，記憶や感覚の障害や認知障害，衝動性，重大な性格変化などがある。
　多くのクライアントは，自らの以前の能力と，生活を劇的に変えてしまった現実の障害の程度に対してなんらかの自覚をもっている。しかし，クライアントも重要他者も，頭部外傷による変化を認め，受け入れるための援助を必要としている。クライアントは受傷前と同じようにみえても，いくつかの症状は少しずつ常に変化しているからである。
　頭部外傷のクライアントが身体的に回復した後に，長期リハビリテーションのために利用できる資源は乏しい。生計を立て，社会活動に参加する能力，あるいは配偶者，親，兄弟姉妹，子どもなどの役割機能が圧倒的に変化することに家族は対処していかなければならない。家族のそれぞれは，家族システムの均衡を再確立しようと努力するなかで，新たな役割を引き受けざるを得なくなる。

一般的介入
　看護者は，クライアント，家族，重要他者の悲嘆作業を促す必要がある。悲嘆は，実際の明らかな喪失だけでなく，外傷がなければ達成できたかもしれない目標や夢，願望の喪失もある。看護者は，クライアントや重要他者に，頭部外傷や

悲嘆のプロセスについて教育し，ケアを提供する必要がある。

◆**ケアプランに導入される看護診断**
- 身体損傷リスク状態
- 適応障害

◆**本書に導入される関連する看護診断**
- 非効果的コーピング
- 家族機能破綻
- 自己尊重慢性的低下
- 気分転換活動不足
- ノンコンプライアンス（特定の）
- 社会的相互作用障害
- 対他者暴力リスク状態
- 記憶障害

看護診断

身体損傷リスク状態

患者の適応や防御のための資源と環境条件との相互作用の結果としての損傷の危険

【危険因子】
- 不適切な，あるいは社会に受け入れられない行動
- 感覚あるいは記憶の障害
- 衝動的行動
- 認知障害
- 危害を被るかもしれない状況を見分けられないこと
- 身体の障害あるいは認知障害の自覚の欠如

【期待される成果】

初期にクライアントは
- 損傷がなくなる。
- 安全のための制限に応じる。
- 社会的に受け入れられる行動がどのようなものかを示されれば，それに応じる。

安定期にクライアントは
- 不必要な危険に近づかない。
- 安全に日課を遂行する。
- 社会的に適切な行動をとる。

地域でクライアントは
- 安全を保障するために地域の資源を使う。
- 意思決定において，ケースマネジャーや重要他者と協力する。

【看護の実施】

看護介入	理論的根拠
安全な環境を整える。	クライアントの安全を優先する。クライアントは，判断力の障害や衝動性のために安全に振る舞うことができなくなっている。
もしクライアントが危険な行動をとったら，介入する。	クライアントは，行動の安全性を判断する能力が欠如している。
感情を交えない割り切ったアプローチを用いる。叱ったり，責めたり，あるいは怒りを向けてはならない。	クライアントは故意にそのような行動をとっているのではない。また，叱責の言葉に敏感となっている。クライアントは看護者の言葉の意味を理解しないまま，声の調子に対し否定的に反応することがある。感情を交えない割り切った態度をとることで，クライアントの混乱は少なくなり，軋轢も避けられる。
行動の安全を守るために，制限を設け，強化する。	危険な行為を見きわめるクライアントの能力は低下している。
適切な行動には肯定的なフィードバックを与える。	肯定的なフィードバックにより，望ましい行動はその頻度を増す。
緊張を解放することができる安全な機会(サンドバッグを殴る，体育館での運動)を提供する。	運動は健康的かつ安全に，緊張を解放する方法となる。

看護診断

適応障害
　　自分のライフスタイル/行動を健康状態の変化に合わせたやりかたに変容できない状態

【アセスメントデータ】

- イライラ
- 気分の変動
- 拒絶
- 無感動
- 低い自尊感情
- 判断力の低下
- 認知障害
- 治療に対する抵抗あるいはノンコンプライアンス
- 洞察あるいは理解力の不足

【期待される成果】

初期にクライアントは
- 感情を率直かつ正直に言葉にする。
- 治療の計画に参加する。
- セルフケア活動，責任，余暇活動などの日課をこなす。
- 社会的に受け入れられる行動がどのようなものかを教示されれば，それに応じる。
- 治療計画に従う。

安定期にクライアントは
- 自己の価値感情の高まりを言葉にする。
- 社会的に有効な行動を示す。
- 神経学的な状態と能力，治療，薬物の安全な使用法などの知識を言語化する。

地域でクライアントは
- 悲嘆作業を進める。
- 制限の範囲内で機能的な役割を遂行する。

【看護の実施】

看護介入	理論的根拠
感情を率直に言葉にするようクライアントを励ます。	感情を認識しそれを表現することは，感情を処理するうえで，なくてはならないステップである。
怒りや憤りを適切に表出させる。	否定的な感情を安全に表現できることは，クライアントにとって有益である。
「命は助かったのだから。何はともあれ感謝しなくては」という言葉で励まそうとしてはならない。	クライアントはそのような考えには同意しないだろうし，自分の真の感情がないがしろにされたと感じるかもしれない。
クライアントが，自分に起こった喪失について具体的な言葉で語られるように援助する。	圧倒的で漠然とした表現よりも，具体的な言葉で語ったほうが，喪失への取組みが容易である。
ありのままの感情を表現したときは肯定的なフィードバックを与える。希望に満ちた，あるいは楽観的な陳述のみを強化することは避ける。	クライアントは，幸福や楽観ばかりでなく，実際の感情を表現できると感じる必要がある。
クライアントが，以前の趣味を再発見したり，新たな趣味を見つけるのを援助する。	クライアントは以前の趣味を忘れていたり，以前からの，あるいは新たな趣味を続ける動機づけを欠いていることがある。
可能ならば，それらの趣味をクライアントの身体的制限に合わせて調整する。	以前からの関心事や趣味は，調整や補助の工夫をすれば可能かもしれない。

【看護の実施】

看護介入	理論的根拠
特定の事柄をほのめかしたり，「はい」か「いいえ」で答えられるような質問ではなく，自由回答式の質問をする。たとえば，「○○をしたいのですか」と尋ねるのではなく，「今日は何をしましょうか」と声をかける。	「○○をしたいのですか」という質問をすると，否定的な反応が返ってくることが多い。自由回答式の質問は，より安全に答える責任をクライアントに与える。
可能な活動のリストを提示し，クライアントにその中からその日の活動を選択させる。	許可された，あるいは推奨された活動のなかから選択することが認められると，クライアントはコントロール感や責任感を味わうことができる。
拒絶に対しては，クライアントの感情をそれとして認める一方で，クライアントの行動や見込みには肯定的な期待を持ち続ける。たとえば，クライアントが「○○をしたいのかどうかわからない」と言ったときには，「それは私にもわかりません。でも，あなたはやってみるべきだと思っているのではないでしょうか」と反応する。	クライアントに，何か新しいことを好きになれると思わせるのはそう簡単ではない。彼らの感情をそれとして認めたうえで，新しいことに挑戦させることは有効である。
ソーシャルスキルを教える。	頭部外傷クライアントでは，社会的意識やスキルが失われていたり，障害されていることが多い。
社会的に不適切な行動をクライアントがとるときには介入する。	クライアントは行動の適切性を判断する能力を欠いていることがある。
クライアントを社会的に適切な行動へ向け直す。	そのように向け直すことで，クライアントは社会的に適切な代わりの方法を得ることができる。
クライアントにとって困難になってきた実際の生活の状況をロールプレイする。	ロールプレイは失ったスキルを再び身につける手助けとなる。
受け入れられる行動を身につけるよう指導する。	指導によって，クライアントはその行動をよく成し遂げられたものにすることができる。
ソーシャルスキルをうまく使えるように強化する。	強化によって，繰り返し行動できるようになる。
日常のケアのあらゆる側面（治療を受ける時間など）にできるだけクライアントを参加させる。	もしクライアントが決定の過程に加わっていれば，それに従うようになる。
選択肢を認識できるよう援助する。	認知障害によって，クライアントは選択肢があることに気づくのを妨げられている。
クライアントと一緒に，毎日の行事や活動の計画を立てる。カレンダーの利用が有効である。	日課を決めると，変更や決断事項が少なくなるので，クライアントの負担は軽減される。書かれた資料は思い出すための具体的，視覚的な刺激に

【看護の実施】(続き)

看護介入　*印はチームケアを意味する	理論的根拠
完了したときは，項目に線を引いて消させるようにする。	なる。 完遂や完了の感覚は，線を引いて消すという具体的な活動によって強められる。
声をかけて思い出させる。必要があれば，書かれたスケジュールを参考にする。	刺激によってクライアントの課題への集中が持続する。
特定の日，日付，予定している行事などを引き合いに出す(たとえば，「今日は水曜日ですね。ということは，今日の午後，作業療法がありますよ」)。	日付，場所，時間，状況などへの言及により，見当識が高められ，記憶障害が改善する。
*外傷のことやクライアントの障害について，クライアント自身，家族，重要他者，介護者に直接的で，事実に基づく情報を与える。	わからないことへの恐れや根拠のない期待によるフラストレーションでもがいているのに比べれば，包み隠さぬ事実のほうが，たとえそれらが楽観的なものでなかったとしても，多くの場合対処が容易である。
*クライアントや重要他者に，頭部外傷の症状で変化が生じているからであって，故意に協調しないのではないことを説明して安心させる。	頭部外傷で起こる行動と性格の変化はしばしばクライアントや重要他者を困惑させる。それらが外傷の病理の一部であることを理解することは有益である。
クライアントに気分の変動を予想させ，それに対処する方法を見出せるように援助する。	気分の変動は頭部外傷の後遺症としてよくみられる。気分がどうなるかを予期し，それをうまく扱う準備をしておけば，気分変動に対処する能力が高まる。
薬物療法で実際に何が期待できるかについてクライアントに伝える。薬によって問題が解決するという過信を修正する。	薬物によって，ある程度の気分の安定は得られるだろうが，変動を収束させるほどの効果はない。頭部外傷のクライアントは，苦しみや不安を除去しようと，医者に相談せずに自己治療する傾向がある。
アルコールを飲まないこと，違法な薬物を使わないこと，処方された薬物療法から逸脱しないことを指示する。	アルコール，薬物，好ましくない薬物相互作用などがクライアントの判断や認知をさらに障害する可能性がある。
クライアントの障害が明白になるような状況が新たに生じても，失われた能力についての感情表現を続けさせる。	頭部外傷の残遺症状への対処は常に進行するプロセスである。
日記や絵画(もしクライアントが書くこと，描くこと，パソコンの使用ができるなら)を使い，気分や感情などを記録するよう援助する。	失語の問題が言語的能力を阻害している場合にはとくに，クライアントにとっては非言語的に表現する方法がやりやすい。

【看護の実施】

看護介入　*印はチームケアを意味する	理論的根拠
クライアントの陳述に対しては，確認と反射というコミュニケーション技術を使って応答する。たとえば，クライアントが「私はもう二度と○○はできない」と言ったら，「たぶんその通りだと思います。くやしい気持ちなんですね」と反応する。	確認の陳述で，クライアントの状況の変わりようのない現実を認める。反射によって話し合いの流れが感情に向けられるが，感情であれば対処の方法がある。
*もし，地域あるいはインターネット上に頭部外傷のサポートグループがあれば，クライアント，家族，重要他者にそれを紹介する。	同様の喪失や問題を経験している人，とくに頭部外傷などの慢性期の人と話をすることはクライアント（および重要他者）にとって有用である。

ケアプラン52

物質依存治療プログラム

　物質依存または嗜癖は，今日，ヘルスケアの専門家の間では，1つの疾患とみなすのが一般的であるが，保健医療にかかわるすべての専門家がそのようにみているわけではなく，一般社会でもまだそのように受け取られていない。物質依存のクライアントは，中枢神経系に作用する精神活性物質の通常使用量以上あるいは以下の量で症状または不適応的な行動変化を示す。物質の常用とその結果として生じる行動は，職務遂行上の障害，法的問題，家庭や夫婦間の不和，クライアントの身体的健康状態への脅威などの否定的な結果を生じさせるにもかかわらず，持続する。

病因

　物質依存は，自制心の欠如によるものでも，道徳心の低さによって起こるものでもない。物質依存の原因やその形成過程に関するさまざまな理論は，遺伝，素質，身体の生化学的なアンバランス，ストレスへの不適応，パーソナリティの特徴や障害などに言及している。物質依存，とくにアルコール依存症のクライアントについては，遺伝的素因の影響が示唆されている(APA, 2000)。

疫学

　青年に物質依存のリスクが高くなっている。依存症の発症は20〜50歳の間に始まることが多い。物質依存のクライアントは，事故，暴力的，攻撃的な行動そして自殺のリスクが高くなる(APA, 2000)。
　物質依存のクライアントは一般に，人格障害も併せ持つと診断されることが多い。このことは治療を行ううえで，1つの要因にはなるが，治療プログラムの成功を妨げることにはならない。しかしながら，クライアントが双極性障害や統合失調症などの主要な精神障害を有している場合，物質依存治療を，かなり修正する必要がある(ケアプラン16「二重診断」を参照)。
　静脈内に投与する薬物を常用しているクライアントでは，汚染した注射針の共用や無防備な性行為によって，HIV感染やエイズの危険性が高まる。とくに，アルコールや薬物の影響下で判断力が損なわれているときが危険である(第2部基本概念「HIV感染とエイズ」22頁以下を参照)。

疾病経過

　物質乱用にまつわる問題や感情を解決し，クライアントとその影響を受けている家族の回復を促進するためには，クライアントの重要他者を治療に参加させる

こと(可能なときはいつでも)が大切である(ケアプラン53「アルコール依存症の親をもつアダルトチルドレン」を参照)。

　クライアントは一般に，アルコール，トランキライザー，その他の薬物を混ぜて乱用している。効果的な回復のために，乱用している物質を単に，別の物質へと代えることであってはならない。たとえば，ストレスや別の生活状況に対処するために，クライアントがアルコールをやめて，トランキライザーあるいは神経を鎮める薬(nerve pills)に頼ってしまうということであってはならない。

　最終的に物質乱用しない状態に至るクライアントもいるが，通常，依存状態の悪化や回復の期間を経ながら長期的な経過をたどる(APA, 2000)。

一般的介入

　物質依存症の治療プログラムにおける主要な看護介入は，クライアントが物質依存であることを認められるように援助し，効果的なコーピングスキルの獲得を促すことである。治療プログラムにおいて看護者は，一貫して制限を設け，構造化された支援，教育，地域での継続的なサポートシステムへの紹介など，治療チームにとって不可欠な役割を担う。

◆**ケアプランに導入される看護診断**
・非効果的否認
・非効果的コーピング
◆**本書に導入される関連する看護診断**
・非効果的役割遂行
・ノンコンプライアンス(特定の)
・社会的相互作用障害

看護診断

非効果的否認
　健康の損失に対する不安/恐怖を軽減するために，ある出来事についての知識またはその意味を否定する，意識的または無意識的な試み

【アセスメントデータ】

- 病気であることの否認
- 物質の常用を軽視すること
- 問題を他者のせいにすること
- 自分自身や問題について話そうとしないこと
- 洞察力の欠如
- 行動に対する責任を受け入れられないこと
- 自分は他の人とは違うという考えかた
- 問題の合理化
- 知性化

【期待される成果】

初期にクライアントは
- 治療プログラムに参加する。
- 自分の行動が他者に与えている否定的影響を認識する。
- 薬物やアルコール常用をやめる。
- 自分の行動に対する責任を認め，それを言語化する。

安定期にクライアントは
- 物質依存が1つの病気であると認め，それを言語化する。
- 化学物質をやめた状態を維持する。
- 自分自分の行動に対して責任をもつ。
- 病気のこと，治療計画，HIV感染の防止などに関する知識を言語化する。

地域でクライアントは
- 仕事やサポートグループなどに関しては，退院計画の内容に従う。

【看護の実施】

看護介入　*印はチームケアを意味する	理論的根拠
クライアントの外的問題（夫婦間，経済的あるいは仕事上の問題など）にもっぱら焦点を当て，それらと物質依存の問題との関係をなおざりにすることを容認してはならない。	物質乱用の問題は他のあらゆる側面に影響するので，まず最初に扱わなければならない。
*クライアントや家族や重要他者に物質乱用に関する正しい知識を与える。理屈をこねず，感情を交えない割り切った態度で説明する。「ビールしか飲まないからアルコール依存症ではない。飲んでも週末だけだからアルコール依存症ではない」とか，「私は社会的に許される範囲内で薬を使っているだけです」など，よくみられる根拠のない通念を一掃する。	ほとんどのクライアントは疾患としての物質乱用に関する正しい知識がない。仮に，用語の定義に関する議論が許されても，クライアントは肝心の自分自身のことや個人的な問題から焦点をずらしてしまう。
クライアントの行動が，家族の困難あるいはこれまでの生活上の問題を引き起こしてきたことを認識させる。	自分の問題と行動との関連を理解することは，クライアントにとって重要である。
クライアントが問題を合理化したり，言い逃れたり，あるいは他の人や思い通りにならない状況のせいにするのを認めてはならない。	合理化や他者への非難は，これまでの行動をとり続けるための口実を与えることになる。
クライアントが抱えている問題と，それに対して彼らに何ができるかということに首尾一貫して注意を向けさせる。	看護者は，クライアントに自分の行動に対する責任を認めさせることができる。
プログラムに参加している他のすべてのクライ	ふつうクライアントは，同じ疾患のクライアン

【看護の実施】

看護介入	理論的根拠
アントに対し，互いにフィードバックを与え合うよう促す。	トからのフィードバックを尊重する。それは類似した問題を抱えている者からのフィードバックだからである。
クライアントが感情を認識し表現できたとき，あるいは自分の行動と結果になんらかの洞察を示し得た場合には，肯定的に強化する。	感情を表現し自分の行動の責任をとろうとするクライアントの努力を，看護者が認めていることが伝えられる。

看護診断

非効果的コーピング

ストレス因子の正当な評価を行うことができないこと，訓練でものにした反応を適切に選択できないこと，そして/または入手可能な資源を活用できないこと

【アセスメントデータ】

- 孤立した行動
- 低い自尊感情
- 衝動コントロールの不足
- 表面的な対人関係
- 親密な対人関係を作りそれを維持することの障害
- 効果的な問題解決スキルの不足
- 問題や困難な場面を回避すること
- 非効果的な対処策

【期待される成果】

初期にクライアントは
- 感情を直接的，率直に表現する。
- 現実的な自尊感情を獲得する。
- 問題解決のためのプロセスを言語化する。
- ストレスや困難な状況に対処するための，薬物以外の代わりの方法を身につける。

安定期にクライアントは
- 食事，睡眠などに関して，健康的な日課を身につける。
- 正確な情報に基づいた，自尊感情の高まりを言語化する。

地域でクライアントは
- 他者との効果的なコミュニケーションを示す。
- 感情，問題，状況に対処する代わりの方法を(薬物以外の方法)を示す。

● 継続支援またはアフターケアプログラム，サポートグループに参加する。

【看護の実施】

看護介入	理論的根拠
ストレスや困難な状況に対処する代わりの方法を見つけるよう励ます。	クライアントはこれまで薬物以外の方法で生活上のストレスを処理したことがほとんど，あるいはまったくないかもしれない。対処法や問題解決法などを学ぶのが初めてという場合もある。
問題の明確化，問題解決法の立案，その解決法の実施，プロセスの評価などのスキルを身につけることができるよう援助する。	脅威のない状況を選んで，看護者は問題解決過程の知識と実践をクライアントに提供できる。
クライアントが受け入れられる方法で自分の感情を認識し，表現できるように援助し，それを肯定的に強化する。	看護者はクライアントにとって「共鳴板」のようなものである。そのフィードバックはクライアントの感情表現の継続を促進する。
問題への直面化，肯定的なフィードバック，感情の共有などを目的に，クライアントを同じ疾患のグループに参加させる。	物質乱用のための治療プログラムにおいては，同じ疾患からなるグループが基本的な治療のありかたを形作る。同病者は一般に正直で，支持的である。しかも問題への直面化を恐れない。共通の体験がフィードバックを確かなものにする。
「今，この場」の状況に注意を向けさせる。自分の行動と生活を再び取り戻すために彼らは今，何ができるだろうか。	すでに起こってしまったことを変えることはできない。ひとたびクライアントが自分の過去の行動の責任を認めたならば，それ以上過去について考え込んだり罪責感を感じることは，有用でもないし，健康的でもない。
「なぜ薬物を使うのか」などという，答えようもない話し合いは避ける。	理由についての質問は不毛であるばかりか，フラストレーションとなる。そこに答えはない。
薬をやめることは彼らにとって実現可能な選択肢であるという結論に導く。	薬をやめること(すべての化学物質をやめること)は，うまく回復に導けるかどうかの重要な鍵となる。
クライアントが自分の生活のことを考え，実行可能な期間を限って薬をやめようと努力することを援助する。「どのようにしてこれからの一生を薬を使わずに過ごせるのだろうか」というふうに考えると，クライアントは圧倒されてしまうかもしれない。それよりは，「今日，薬を使わないで過ごすために何をしたらよいか」というように達成可能な目標を設定するほうが現実的である。クライアント自身が，成功できるという信念をもつ	期間が短いほどクライアントはうまく対処できる。「永久的に」対処するというのは抽象的であり，非常に困難である。クライアントはより扱いやすい今日のことに限って話す必要がある。

【看護の実施】

看護介入　*印はチームケアを意味する	理論的根拠
必要がある。	
*必要に応じて，牧師あるいはクライアント自らが選んだ信仰上の指導者に紹介する。	クライアントは罪責感や絶望感に圧倒されているかもしれない。信仰的な資源によって，断薬を続けることや社会的サポートを見出すことが可能になる場合がある。
*クライアントと重要他者にHIV感染の予防について教える。また，必要であればHIV検査やカウンセリングを受けるよう勧める。	薬物を常用するクライアントは注射針の共用や性行為によるHIV感染の危険性が高くなる。とくに薬物を使用していて判断力が損なわれているときが危険である。
*必要に応じて，職業リハビリテーション，社会サービス，その他の社会資源を紹介する。	クライアントはそれぞれの状況に応じ，さまざまなサービスを必要とするだろう。
*クライアントや家族や重要他者に適宜，退院後の支援を続けるために，Alcoholics Anonymous（匿名会員のアルコール依存症クライアント救済協会），Alanon（アルコール依存症クライアントの家族の組織），Alateen（アルコール依存症の親をもつ10代の子どもの組織），Adult Children of Alcoholics（アルコール依存症の親をもつアダルトチルドレンの組織）や他の支援グループを紹介する。これらは地域でもインターネットでもアクセスできる。	多くのクライアントと家族あるいは重要他者にとって，退院後も薬をやめ続けるための継続的な支援を受けることは有意義である。［注意］男性同性愛者，女性同性愛者，キリスト教徒ではないグループなどを含め，多くのグループが，12段階の基本的プログラムをもとにモデルが作られている。
*適宜，他の問題のための治療を受けるよう勧める。	物質依存は，心的外傷後の障害，摂食障害，虐待的関係などと関連していることが多い。

ケアプラン 53

アルコール依存症の親をもつアダルトチルドレン

　アルコール依存症の親をもつ子どもたちのための全国組織(The National Association for Children of Alcoholics; NACoA)は，親がアルコール依存症者の子どもたちや子どもたちを援助する立場にいる人々(治療者，教育者，医師，看護者，ソーシャルワーカーなど)を支援し，資源としてサービスを行う目的で1983年に設立された。長い間，アルコール依存症が家族の病であると認識されてきたにもかかわらず，「アダルトチルドレン」という存在の重要性に関心が払われるようになったのは，ここ30年ほどのことである。

　アダルトチルドレンの問題を扱うために，自助支援団体や治療グループの創設，さまざまな一般向け図書の出版などが1980年代に展開された。1990年代からは，その概念は，アダルトチルドレンにおいて以前から認識されていた多くの問題や行動を含む「共依存」に拡大された。しかし，共依存の概念は，親や配偶者のアルコール依存症と密接に結びつけて考えられてはいない。共依存の状態にあることやアダルトチルドレンであるというだけで，入院となることはほとんどないが，看護者は，多くのクライアントが生活を困難にしてしまう類似の問題を抱えていることを理解すべきだろう。

病因

　アルコール依存症者の親をもつアダルトチルドレン(adult children of an alcoholic; ACA)という用語は，「片親または両親がアルコール依存症者の家庭で育てられ，両親のアルコール依存症に関連する多くの困難な状況に服従させられている」人のことをいう(Ackerman, 1987, p.25)。

疫学

　NACoAは，少なくとも片親がアルコール依存症である米国人が2,700万人いると推定している。加えて，米国では，ほぼ20%の人々が，少なくとも片親はアルコール依存症という家族で生育し，さらにアルコール依存症者の半数は，両親がアルコール依存症である(Finfgeld, 1997)。

疾病経過

　アルコール依存症の親をもつ子どもたちは，自分もアルコール依存症になる危険性がきわめて高く，学習障害，摂食障害，ストレスに関連した医学的問題，脅

迫的に物事をやり遂げるなどの傾向がある。アルコール依存症や摂食障害のハイリスク領域にあることに加えて，アルコール依存症者を親にもつ子どもたちは，人を信用することができなかったり，コントロールへの過度の要求，極端な責任感，感情の否認を示すようになる。これらの問題は成人になっても続く。

ACA は，一般の人よりも，アルコール依存症になりやすい人と結婚する傾向があり，そのため問題を長引かせている。ACA に関連する行動は，アルコール常用の有無にかかわらず，何かの理由で「感情面で役に立たない」片親または両親がいる家庭で育てられた多くの人に存在する，という報告もある。

一般的介入

ACA に対する治療目標は，クライアントが自分を洞察できるように促し，自尊感情をはぐくみ，コーピングと問題解決のためのスキルを身につけられるよう援助することに焦点が当てられる。その他の看護介入は，クライアントとクライアントの重要他者に物質依存と共依存について教育すること，継続的な支援のための適切な受け入れ先を見つけるために，治療チームと協働することである。

◆**ケアプランに導入される看護診断**
・非効果的コーピング
・自己尊重慢性的低下

◆**本書に導入される関連する看護診断**
・無力
・心的外傷後シンドローム
・非効果的役割遂行

看護診断

非効果的コーピング

ストレス因子の正当な評価を行うことができないこと，訓練でものにした反応を適切に選択できないこと，そして/または入手可能な資源を活用できないこと

【アセスメントデータ】

- 信頼できないこと
- コントロールすることへの過度の欲求や願望（表面に現れることも，現れないこともある）
- きわめて責任感の強い，あるいはきわめて無責任な行動
- 権威をめぐる問題
- 衝動行為
- 効果的に自分を主張するスキルの不足
- 変化に耐えられないこと
- 制限を設定し守ることの困難
- 葛藤を回避する行動

- 薬物常用者の行動(たとえば,日常生活や対人関係で興奮や大混乱を呈す)

【期待される成果】

初期にクライアントは
- 葛藤を引き起こす状況を話し合う。
- 他者の承認を求めるよりも自分自身の承認に基づいた選択をする。

安定期にクライアントは
- 自己主張のスキルを適切に使える。
- 約束を最後まで守る。

地域でクライアントは
- 効果的な問題解決スキルを使える。
- 必要に応じて物質依存の治療,あるいは退院後のサポートグループに参加する。

【看護の実施】

看護介入	理論的根拠
問題を解決するための段階的なアプローチを教える。問題の認識→代わりの方法の検討→意思決定→その結果の評価。	クライアントは問題解決のプロセスを学んだり,合理的な問題解決方法が用いられるのを見た経験をもっていないかもしれない。
クライアントにとって困難な,あるいは脅威と感じる実際の状況のリストを作成させる。	問題解決法を学ぶとき,実際の場面を用いたほうが仮想場面を使用するよりもクライアントの感情に注意を向けさせることができる。
これらの場面へのアプローチの方法と,それぞれの選択に対するクライアントの感情を併せてリストに書き出させる。	自分自身の感情を認識し,感情を選択と結びつけるという学習は,クライアントにとって新しい経験かもしれない。
クライアントがそれぞれの選択の手順と結果を決断できるよう援助をする。	問題解決過程は実践を繰り返すことで,それをうまく使えるようになっていく。
実行に向けて選択肢,具体的なプランを立てるようクライアントを促す。	アダルトチルドレンは一般に最後までやり抜くことが困難である。具体的なプランを立てれば,最後までやり抜ける可能性が高くなる。
自己主張のスキルを教える(すなわち,受動的応答,攻撃的応答,自信に満ちた断定的な応答)。	クライアントは自己主張のスキルの基本を知らないことがある。
クライアントに制限設定について教育し,対人関係において制限設定のスキルおよびその認識を活用するよう促す。	ACAは制限設定を利用する知識や経験,スキルをほとんどあるいはまったく持ち合わせていないことが多い。
自分の欲求や願望を表現するために「私は」という言いかたをするよう勧める。クライアントにこのような言いかたをするように促す。	「私は」という言いかたをすることで,クライアントは自分自身の感情や希望に焦点を当て責任をもつようになる。

【看護の実施】

看護介入	理論的根拠
前もって想定した状況に即して，自己主張のスキルを組み入れながら，クライアントとともにロールプレイしてみる。	先を予想した実践は，クライアントが実際に行動するためのより有用な準備となる。
想定した状況の1つに対処するアプローチの実践を開始するよう促す。最も脅威の少ない状況から始める。	最も脅威的でない状況は，クライアントが初めて成功を体験する最大のチャンスを提供する。
クライアントがどのように感じたかに焦点を当てながら，彼らの試みについて話し合う時間を設ける。	もし成功をおさめれば，クライアントの自己価値の感情は高まるだろう。うまくいかなかった場合でも，誤りを犯したり，否定的な経験をしてもなんとか切り抜けられるということを学ぶことができる。
その状況で成功したという結果のみでなく，新しいスキルを用いた試みに対して肯定的なフィードバックを与える。	クライアントは「勝利」だけではなく，試みの過程に対する肯定的なフィードバックを必要としている。
クライアントが問題解決に失敗したときは，他の方法を検討し，問題解決のために別の試みを行うよう援助する。クライアントが失敗しても，罰を与えたり，無視してはならない。	不成功の経験をしても，こうすることによってクライアントは最後までやり遂げる能力を高めることができ，また，別の成功の機会をもつことができる。彼らは幼児期・小児期に，誤りや失敗を犯した後，両親から罰を受けたり無視されたという体験をしている可能性がある。

看護診断

自己尊重慢性的低下
自己または自己の能力に関する，長期にわたる否定的な自己評価/感情

【アセスメントデータ】

- 感情をコントロールしようとする過度の欲求
- 感情の否認
- 感情を表現することの困難
- 情緒的に見捨てられることに対する恐れ
- 慢性的な不確実感
- 個人的な問題を話し合うことに対して気が進まないこと
- 罪責感
- 自分自身の行動に対する厳しい批判
- 失敗の感情がいつまでも持続すること

- 自発的に楽しむこと，あるいは楽しむ能力の障害
- 新しいことへの挑戦に対して気が進まないこと
- 自分は他の人とは「違う」という考え
- 他者に対し，それに値しないときでさえ極端に忠実であること

【期待される成果】

初期にクライアントは
- アルコール依存症を病気であると認め，それを言語化する。
- 批判を差し挟まない態度で，自分の感情を言葉で認識する。
- 過去の経験よりも現在の自分に焦点を当てる。

安定期にクライアントは
- 現実的な自尊感情を言語化する。
- 楽しむために自発的に活動する能力を身につける。
- アルコール依存症や関連する家族問題についての知識を言語化する。

地域でクライアントは
- 自力で意思決定と問題解決を行う。
- 罪責感を抱くことなく他者に感情を表現する。

【看護の実施】

看護介入　*印はチームケアを意味する	理論的根拠
自らの生育歴や家族の相互作用などについて思い出し，話し合うよう促す。	アダルトチルドレンは「家族の秘密」をもっていることが多く，それはとくにアルコール依存症に関連している。ほとんどの場合，その秘密を誰にも打ち明けていない。
*クライアントや家族，あるいは重要他者に，アルコール依存症は家族の病であるという教育をする。	正確な情報によって，クライアントは家族内の問題の原因が親のアルコール依存症であり，自分には病気やそれらの問題に対する責任はないということを理解できるようになる。
自分自身や家族のメンバーそれぞれの特徴を確認するよう促す。	クライアントの自己同一性の感覚は家族全体のなかに組み込まれている。クライアントは自分自身を分離した人間であるとみなすことができないことがある。
すべての感情，とくに怒りや憤り，喪失などの否定的な感情を，スタッフに言葉で表現するよう促す。	アダルトチルドレンは，感情を「始末する」ことや否認することを学習してきているが，感情を認識することには未熟である場合が多い。
正直な感情の表現には肯定的なフィードバックを与える。	肯定的なフィードバックにより，望ましい行動の頻度が増加する。
話す，あるいは日記を書くなどの，適切な感情の表現方法を提案する。	クライアントは，適切に感情を表現する最も抵抗の少ない，かつ有益な方法を見出す必要があ

【看護の実施】

看護介入　*印はチームケアを意味する	理論的根拠
クライアントが今の自分自身を現実的にとらえ，すんだことは過去として認められるよう援助する。	る。 一度，過去の感情や経験を隠し立てせずに整理しておけば，クライアントはそれらの感情や経験を過去のものとして「手を離す」ことができ，今後の成長の機会を増やすことができる。
クライアントに，自分の長所や変えたいと思う部分のリストを作らせる。	リストを作ることによってクライアントは具体的なことに焦点を当てることができ，そのため圧倒される感覚を味わわずにすむ。クライアントは肯定的な性質を自覚するのが最も苦手である。
クライアントと，ほめ言葉を与えたり受ける練習をする。	賛辞を受けることはクライアントにとって新たな経験であり，自尊感情を高められる。他の人をほめることは，コミュニケーションのスキルに焦点を当てることにつながる。
もし可能なら，類似の問題をもつ人からなる小グループでの話し合いに参加させる。	アダルトチルドレンのグループによって，クライアントはこのような感情を抱いているのは自分1人ではないこと，同じような疑いや恐れを抱いている人がいるのだということを知ることができる。
現在の自らの考えや感情，関心事に焦点を当てるために，日記をつけ始め，さらに日記の利用を継続することを促す。	日記の利用によって，クライアントは自らの感情や行動への認識を高め，洞察が促され，他者の是認を求めるのではなく自分自身の承認に焦点を当てることができるようになる。
クライアント自身のこれまでの成長を確認するという観点で，クライアントとともに日記全体を再検討する。	クライアントは何年もの間抱えてきた問題と闘っている。もしクライアントが成長と肯定的な変化の歩みをなんらかの方法で確認できれば，前進しているという認識がさらに容易になる。
1日あるいは1週間単位の達成可能な小さな目標を立てるよう援助する。	小さな目標であればなんとか達成できそうだと感じられ，がっかりしたり，圧倒されることがないだろう。
*ACAに関する資源のリストを提供する。	クライアントは，短期間にすべての情報を収集することができない。リストは，クライアントが新しい情報を必要とするときに，利用可能な資源を提供する。
*クライアントにアダルトチルドレンのための支援グループを紹介する。	クライアントは生涯にわたって積み重ねてきた感情や行動に取り組んでいる。これらの問題を解決し人格を変えることもまた同様に長い時間を必

【看護の実施】(続き)

看護介入	理論的根拠
ケアプラン46「性的・情緒的・身体的虐待」を参照。	要とするプロセスであり，これは同様の状況にある人々の継続した援助によって促進される。 アダルトチルドレンは，なんらかのタイプの虐待に関連する問題を抱えていることが多い。

ケアプラン 54

食べようとしないクライアント

　精神保健や精神医療にかかわる看護者が，食べようとしないクライアントに出会うことは，珍しいことではない。栄養と水分の摂取は，基本的な生理学的欲求であるため，たとえ食べようとしないことの病因が何であろうと，そのようなクライアントに必要な援助ができることは，看護者にとって重要である。

　食べようとしないクライアントは，食べることに関連した感情面での問題を抱えている。たとえば，食べないことによって他者を操作する，二次的利得を得る，あるいは食物や食べないことと罰や罪の意識または抑うつが結びついているなどである。このようなクライアントを看護する場合，食物と食べることは，非常に強い情緒的意味をもっているということを看護者は，覚えておく必要がある。それは，宗教的あるいは文化的意味と同じである。

病因
　クライアントが食事をとらなくなる場合に，その理由は，身体的なもの，精神的なものとさまざまである。食べることを拒否したり，興味を示さなかったり，あるいは食べる必要性や欲求に気づいていないこともある。さらにクライアントは，食欲を妨げるような身体的問題(たとえば吐き気)を抱えていたり，食べることが困難な場合(たとえば歯や嚥下に問題がある)もある。

　食べないことの背景にある精神医学的問題として，次のようなことが挙げられる(必要に応じ，関連するケアプランを参照)。
・摂食障害
・うつ病
・引きこもり
・悲嘆
・自己破壊的行動
・混乱
・興奮
・怒りと敵意
・躁行動
・妄想，その他の精神症状
・ストレス，不安，あるいは恐怖
・罪責感
・低い自尊感情
・操作行動

・パーソナリティ障害

一般的介入

　食べようとしないクライアントのケアは，栄養と水分のニーズを満たすことと背景にある問題を治療することの2点に焦点が当てられる。

　看護目標は，現在の身体状況と栄養状態，最近の食事と日頃の食習慣，現在の摂取と排泄のバランスを正確にアセスメントすることである。看護者は，身体的アセスメントの際に，クライアントが食べない原因となっている身体的問題を探さなければならない。原因となりうる身体的問題を以下に示す。

・薬物の作用，たとえば味覚の変化
・急性または慢性の身体疾患，たとえば悪心や食欲低下
・歯や歯肉の障害
・義歯の障害
・嚥下または咀嚼の困難
・自分で食べることの困難
・身体的障害，たとえば片麻痺

　治療目標は，ホメオスターシスを促進し，食物と水分の摂取を増加させること，栄養学的に適切な食事習慣を自力で確立するあるいは強化するための支援である。

◆**ケアプランに導入される看護診断**
・栄養摂取消費バランス異常：必要量以下
・非効果的コーピング

◆**本書に導入される関連する看護診断**
・入浴/清潔セルフケア不足
・更衣/整容セルフケア不足
・摂食セルフケア不足
・排泄セルフケア不足
・ノンコンプライアンス(特定の)

看護診断

栄養摂取消費バランス異常：必要量以下
　代謝上必要とする量を満たすには不十分な栄養摂取

【アセスメントデータ】

・食欲の欠如
・食べることに対する興味の欠如
・食べることに対する反感
・体重減少
・標準体重よりも20％以上少ない体重

- 食べることの拒否
- 食べることの困難
- 栄養失調
- 不十分な水分摂取
- 電解質のアンバランス
- 飢餓
- 排泄の乱れ
- 嚥下困難
- 食べ物と水分が必要であるという自覚の欠如
- 妄想，その他の精神病症状，あるいは他の精神医学的問題

【期待される成果】

初期にクライアントは
- 適切な栄養と水分の摂取，排泄を確立する。
- 適切な水分と電解質バランスを示す。
- 栄養失調の徴候や症状がなくなる。

安定期にクライアントは
- 適宜，体重の増加を示す。
- 食べ物と水分の摂取において自立する。

地域でクライアントは
- 規則的で適切な，栄養的にも良好な食習慣を維持する。
- 適切な，あるいは正常な体重を維持する。

【看護の実施】

看護介入　*印はチームケアを意味する	理論的根拠
*入院時，身体的アセスメントおよびクライアントや家族，重要他者との面接を通して，徹底的なアセスメントを行う。病気になる前のクライアントの食事パターンについて詳しい情報を得る。なじみのある，あるいは好きな食べ物，間食，宗教上の理由や菜食主義などの特別な食事，最近の食習慣の変化，消化器系その他の身体的訴えや障害（医学的検査が必要とされるかもしれない），食欲に影響を及ぼす生活状況，食べることに影響を及ぼすかもしれない他の身体的・精神医学的問題など。	正確な基礎的情報は，看護ケアを計画し，実施するために不可欠である。
摂食と排泄を厳密に観察する（摂食と排泄を記録していることに気づかれないようにする。さりげなく観察する）。食べた物の種類や量，食事の時間や状況に注意し，記録する。たとえば1人で	摂食と排泄に関する情報はクライアントの栄養状態を評価するために必要である。さりげない観察で，クライアントの二次的利得を少なくできる。

【看護の実施】(続き)

看護介入　*印はチームケアを意味する	理論的根拠
食べたか，促されて食べたか，どの程度の刺激があったかなどである。	
クライアントの体重を定期的に測定する(体重測定の際は，必ず病院のガウンかパジャマのみを着ることとする)。	クライアントは体重が増えているようにみせるために，衣服の下に何かを隠していることがある。
体重測定は毎日同じ時刻に，感情を交えない割り切った態度で行うほうがよい。	感情を交えない割り切った態度で体重測定を行うことは，体重と摂食の問題を感情の問題から切り離すのに役立つ。
*食べない原因となっている，あるいは食べないことによって生じた身体的問題のケアを行う(同時に，医学的処置を進める)。	クライアントの身体的健康を優先する。多くの身体的問題が食べない原因となり，また食べないことにより多くの身体的問題が生じうる。
フルーツジュースと繊維質の多い食べ物を与える。	フルーツジュースや繊維質の多い食物は適切な排便を促す。
クライアントの排泄についての記録を続ける。便の色，量，硬さ，回数などを記録する。	排泄を促すためにクライアントは，下剤，浣腸，あるいは坐薬を使用することがある。クライアントがほとんどあるいはまったく食べていなかったり，水分しかとっていない場合には，排便回数が減ったり，便が軟らかくなる。
食べ物と飲み物をいつでもとれるように用意しておく。	クライアントは食事時間以外のときに食べたくなるかもしれない。
食べ物，栄養のある飲物，水を，少量ずつ頻回に与える。	クライアントは一度に大量の食べ物を前にすると，それに圧倒されてしまったり，耐えられなくなることがある。
水以外の，栄養にならないもの(コーヒー，紅茶，ダイエットソーダなど)の摂取を控えさせる。コーヒーや紅茶にはミルクや砂糖(牛乳を含まないクリームや人工甘味料ではなく)を入れるよう勧める。	食べられるとき，あるいはその意思があるときは，できるだけ栄養をとらせることが大切である。
栄養価とカロリーの高い飲物の摂取を勧める(フルーツジュースは栄養価が高い。チョコレートミルクはただのミルクよりも50 Kcalほど高い。また全乳はスキムミルクや低脂肪乳よりも勧められる)。	クライアントが固形物を摂取しようとしないときは，カロリーと栄養価の高い飲み物でそれを補うことができる。
栄養を強化したシェイクを利用する。アイスクリームとミルクと粉ミルクをブレンドして作るか(与える前によくかき混ぜる)，または栄養を補つ	固形物を食べようとしないクライアントにできるだけ高栄養をとらせるためには，栄養を強化した流動食が効果的である。

【看護の実施】

看護介入　*印はチームケアを意味する	理論的根拠
たもの(たとえば,栄養を強化した流動食や飲み物)などから作る。	
食べやすい物(たとえば,簡単に噛める物や飲み込める物)や,見た目や香りが良い物を与える。	クライアントは自分に食べる力がないと感じている。魅力的な食べ物はクライアントの関心と食欲を刺激する。
消化器系の訴え(悪心など)があれば,口当たりの良い柔らかい食べ物,あっさりしたスープ,清涼飲料水を与える。揚げ物,肉スープ,辛い食べ物は避ける。	消化器系の訴えをもつクライアントにとって,これらの食べ物は受け入れやすい(かつ食欲をそそるだろう)。
クライアントが飲み物しかとろうとしない場合は,食事のなかに段階的に固形物を取り入れていく(クリームスープ,クラッカー,シリアル,あっさりした食べ物から始める)。	固形物は,段階的に与えていったほうが,クライアントの抵抗は少ない。
できるだけ,クライアントの健全な,あるいは以前の食習慣を取り戻すよう試みる。	以前の,あるいは現在の健全な食習慣を強化することによって,クライアントが食べようとする可能性は高くなる。
*クライアントが食べられるような文化的あるいは民族的に適した食べ物を用意する。クライアントの家族や重要他者に食べ物を差し入れてもらったり,クライアントが受け入れやすく,なじみのある食べ物の情報を提供してもらう。	クライアントが文化的に受け入れられる食べ物,または家族や重要他者が提供した食べ物は,クライアントにとって非常に食べやすいであろう。
食事を勧める際には,食べ物があるということを伝える。「食べる気持ちがあるか」とか「食べられそうか」などと尋ねてはならない(しかし,クライアントに食べることを命令してはならない。それはクライアントに「ノー」とも答えられる選択肢を与えるというよりは,むしろ「ノー」と答えることを仕向けることになる)。	クライアントは意思決定の能力が損なわれており,尋ねられれば食べることを拒否するかもしれない。しかし,「きっと食べてくれるだろう」という看護者の期待が伝われば,食べる可能性もある。
食事を用意して食べさせる,食べることを勧める,あるいは食事の用意に付き添う,食事の間そばで見守るということが必要な場合もある。経管栄養や経静脈栄養が必要になることもあろう。	クライアントの身体的健康を優先する。
食べ物を与えるというかたちから,クライアントが自分で準備するよう指示を与えるというかたちに,少しずつアプローチを変えていく。食事の回数と食べた量の変化を観察し記録する。	クライアントは自立した食習慣を身につける必要がある。

【看護の実施】(続き)

看護介入	理論的根拠
徐々に上述の指示の回数を減らし，クライアントに食べることに関する責任をもたせる。その変化についても記録する。	食物を与える段階から，自立して食べる段階への移行は，ゆっくりと進めるほうがうまくいくようである。

看護診断

非効果的コーピング

ストレス因子の正当な評価を行うことができないこと，訓練でものにした反応を適切に選択できないこと，そして/または入手可能な資源を活用できないこと

【アセスメントデータ】

- 栄養に関する基本的ニーズを満たす能力の障害
- 援助を求めることができないこと
- 問題解決ができないこと
- 自己破壊的行動(拒食)
- 感情を認識し，それを表現することの困難
- 情緒的な欲求や葛藤の表現が効果的でないこと
- 妄想，その他の精神病症状，あるいは他の精神医学的問題

【期待される成果】

初期にクライアントは

- 基本的ニーズを満たす，または援助を求めるために必要な最小限の能力を示す。
- 妄想，恐怖，罪責感などの関連する精神医学的問題が軽減する。

安定期にクライアントは

- 食べ物を媒介としない対処法を身につける。
- 関連する精神医学的問題が改善する。

地域でクライアントは

- 必要があれば，退院後も継続治療に参加する。
- ストレスやストレスフルなライフイベントに，自力で対処する。

【看護の実施】

看護介入　*印はチームケアを意味する	理論的根拠
食べないと病気になる，衰弱する，死ぬかもしれない，などとクライアントに言ってはならない。	クライアントは食べないこと，あるいは飲まないことで病気になったり，死ぬことを望んでいるかもしれない。
クライアントを脅してはならない（たとえば，「食べないのであれば点滴をすることになりますよ」など）。適宜，制限や行動に応じた帰結の設定，一貫性の保持，状況に応じて関心を向けたり無視するなどの方法を用いる（ケアプラン33「神経性無食欲症」を参照）。	クライアントを脅すことは信頼を損ない，治療的ではない。制限とケアの一貫性を効果的に用いることで，望ましい行動は強化され，二次的利得，拒食などは減少する。[記銘せよ] 経静脈栄養や経管栄養は医学的治療であり，処罰ではない。
クライアントが食べたときは肯定的に支持し，関心を向ける。拒食したときは無視する。	肯定的なフィードバックは，クライアントの成長を強化する。クライアントが望ましい面で支持され，および容認できない行動に対する関心は最小であることが重要である。
*クライアントの行動に関すること，二次的利得とはどのようなことかについて，家族や重要他者と話し合う。クライアントの治療計画を説明して協力を得る。	重要他者は二次的利得の力動に気がつかず，意識しないままクライアントの「食べない」という行動を強化しているかもしれない。
必要に応じて，他のクライアントに，そのクライアントが食べなくても気にしないように言っておく。	他のクライアントも二次的利得の力動に気がつかず，知らないうちにクライアントの「食べない」という行動を強化していることがある。
食事に関して時間的に構造化し，制限を設ける（たとえば，10分間食べさせようと試みたら，その後30分間は無視する）。一貫したアプローチと行動をとる。	一貫性と制限により操作行動の可能性は少なくなる。食事時間を制限すると，クライアントが食べ物や食事の問題を操作のために利用できる時間が少なくなる。
クライアントの生活史，とくに食べ物や食事についての考えかたや感情についてアセスメント，調査を行う。	クライアントは食べ物や食事をストレス，喜び，報酬，罪，憤り，宗教，道徳などと結びつけていることがある。また，クライアントの家族は，食べ物を強調したり，操作やコントロールの方法の1つとして食べること（あるいは食べないこと）を利用していることがある。
食べ物の摂取は，決められた間食の時間や食事の時間にのみ許可する。適切な食事や間食の時間に食べることを促す。	そうすることで，クライアントは不安や罪責感，抑うつを感じたときに食べる，あるいは食べないという行動をとらなくなり，このような感情との結びつきが減少する。
食事以外の時間に感情を表現させる。	食物を介在させないで感情に焦点を当てるようにすることで，情動と食べ物とのつながりが少な

【看護の実施】(続き)

看護介入　*印はチームケアを意味する	理論的根拠
食べ物や食事などにかかわる儀式や情緒的なかかわりをやめさせる(無視する)。	くなる。 無視することで,望ましくない行動の強化は防がれ,そのような行動を減らしたり排除することにつながる。
*クライアントおよび家族や重要他者に,ストレスやストレスの管理,食べないことに関連する障害などについて教育する。ストレスに対するクライアントの認識や反応を観察して記録する。ストレスを感じたときはスタッフにそれを話すように促す。	クライアントおよび家族や重要他者はストレスについてほとんど,あるいはまったく知識がないかもしれない。クライアントはストレスを扱うための技術だけでなく,ストレスを認識すること,ストレスにどのような反応をしているか自覚することを学ぶ必要がある。
*クライアントが自分の生活環境のなかで,誰となら話ができるか,またどんな活動(趣味,運動など)ならストレスや不安が軽減するのかを認識できるよう話し合う。	クライアントは援助を求める方法,感情を表現する方法,食べ物を介さないで直接感情やストレスを扱う他の方法を学ぶことができる。
*摂食行動に関連するような精神医学的問題についてクライアントとともに検討する。	クライアントが健全な食事パターンを自ら確立できるように,食べないことに寄与している精神医学的問題を明らかにしなければならない。

推薦図書

Fava, M. (1997). Psychopharmacologic treatment of pathologic aggression. *Psychiatric Clinics of North America*, 20(2), 427–451.

Kingree, J.B., & Thompson, M. (2000). Mutual help groups, perceived status benefits, and well-being : A test with adult children of alcoholics. *American Journal of Community Psychology*, 28(3), 325–342.

Monahan, K., & O'Leary, D.K. (1999). Head injury and battered women: An initial inquiry. *Health & Social Work*, 24(4), 269–278.

Shepherd, M., & Lavender, T. (1999). Putting aggression into context: An investigation into contextual factors influencing the rate of aggressive incidents in a psychiatric hospital. *Journal of Mental Health*, 8(2), 159–170.

Wright, S. (1999). Physical restraint in the management of violence and aggression in in-patient settings: A review of issues. *Journal of Mental Health*, 8(5), 459–472.

ウェブ情報

Academy of Psychosomatic Medicine
www.apm.org

Adult Children of Alcoholics
www.adultchildren.org

Al-Anon-Alateen
www.al-anon.org

Alcoholics Anonymous
www.alcoholics-anonymous.org

Alzheimer's Association
www.alz.org

Alzheimer's Disease Education and Referral (ADEAR) Center
www.alzheimers.org/adear

Bereavement and Hospice Support Netline
www.ubalt.edu/bereavement

Brain Injury Association
www.biausa.org

CDC Family and Intimate Violence Prevention Program
www.cdc.gov/ncipc/dvp/fivpt/fivpt.htm

Hospice Foundation of America
www.hospicefoundation.org

Huntington's Disease Society of America, Inc.
www.hdsa.org

Institute on Domestic Violence in the African American Community
www.dvinstitute.org

National Association for Children of Alcoholics
www.health.org/nacoa

National Center on Elder Abuse
www.gwjapan.com/NCEA

National Clearinghouse on Child Abuse and Neglect
www.calib.com/nccanch

National Hospice and Palliative Care Organization
www.nho.org

National Institute of Neurological Disorders and Stroke
www.ninds.nih.gov

National Latino Alliance for the Elimination of Domestic Violence
www.dvalianza.com

National Parkinson Foundation
www.parkinson.org

Partnerships Against Violence Network
www.pavnet.org

Sena Foundation (grief and loss)
www.sena.org

文 献

Ackerman, R.J. (1987). A new perspective on adult children of alcoholics. *EAP Digest, 2,* 25–29.

American Medical Association. (1999). [On-line]. Available: http://www.ama-assn.org/

American Psychiatric Association. (2000). *DSM-IV-TR: Diagnostic and statistical manual of mental disorders* (4th ed.). Text Revision. Washington, DC: Author.

Andrews, M.M., & Boyle, J.S. (1999). *Transcultural concepts in nursing care* (3rd ed.). Philadelphia: Lippincott Williams & Wilkins.

Aquila, R., Santos, G., Malamud, & McCrory, D. (1999). The rehabilitation alliance in practice: The clubhouse connection. *Psychiatric Rehabilitation Journal, 23*(1), 19–23.

Aguilera, D.C. (1998). *Crisis intervention: Theory and methodology* (8th ed.). St Louis: Mosby.

Baldwin, B.A. (1978). A paradigm for the classification of emotional crises: Implications for crisis intervention. *American Journal of Orthopsychiatry, 48*(3), 538–551.

Berggren-Thomas, P., & Griggs, M.J. (1995). Spirituality in aging: Spiritual need or spiritual journey? *Journal of Gerontological Nursing, 21*(3), 5–10.

Boughton, B. (2000). Emotional outcome after breast surgery is highly individual. *Journal of the National Cancer Institute, 92*(17), 1375–1376.

Bowlby, J. (1980). *Attachment and loss, volume 3: Loss, sadness and depression.* New York: Basic Books.

Bunting, L.K., & Fitzsimmons, B. (1991). Depression in Parkinson's disease. *Journal of Neuroscience Nursing, 23*(3), 158–164.

Caplan, G. (1964). *Principles of preventive psychiatry.* New York: Basic Books.

Carpenito, L.J. (1999). *Handbook of nursing diagnosis* (7th ed.). Philadelphia: Lippincott Williams & Wilkins.

Centers for Disease Control and Prevention. (1999). [On-line]. Available: http://www.cdc.gov/cdc.html

Chen, I. (2000). Making peace with your body. *Health, 14*(9), 108–115.

Chinman, M.J., Rosenheck, R., & Lam, J.A. (1999). The development of relationships between people who are homeless and have a mental disability and their case managers. *Psychiatric Rehabilitation Journal, 23*(1), 47–55.

Commission on Domestic Violence. (1999). Statistics on domestic violence. [On-line]. Available: http://www.abanet.org.domviol/stats/html

Davidson, P. (1995). The process of loneliness for female adolescents: A feminist perspective. *Health Care for Women International, 16,* 1–8.

Dickey, B., Gonzalez, O., Latimer, E., Powers, K., Schutt, R., & Goldfinger, S. (1996). Use of mental health services by formerly homeless adults residing in group and independent housing. *Psychiatric Services, 47*(2), 152–158.

Drew, N. (1991). Combating the social isolation of chronic mental illness. *Journal of Psychosocial Nursing, 29*(6), 14–17.

Finfgeld, D.L. (1997). Resolution of drinking problems without formal treatment. *Perspectives in Psychiatric Care, 33*(3), 14–23.

Foxall, M.J., Barron, C.R., Von Dollen, K., Shull, K.A., & Jones, P.A. (1994). Low vision elders: Living arrangements, loneliness, and social support. *Journal of Gerontological Nursing, 20*(8), 6–14.

Fry-Bowers, E.K. (1997). Community violence: Its impact on the development of children and implications for nursing practice. *Pediatric Nursing, 23*(2), 117–121.

Gibson, D.M. (1999). Reduced hospitalizations and reintegration of persons with mental illness into community living: A holistic approach. *Journal of Psychosocial Nursing, 37*(11), 20–25.

Glod, C.A. (1997). Attention deficit hyperactivity disorder throughout the lifespan: Diagnosis, etiology, and treatment. *Journal of the American Psychiatric Nurses Association, 3*(3), 89–92.

Gournay, K. (1998). Obsessive-compulsive disorder: Nature and treatment. *Nursing Standard, 13*(10), 46–54.

Guggenheim, F.G. (2000). Somatoform disorders. In B.J. Sadock & V.A. Sadock (Eds.), *Comprehensive textbook of psychiatry, volume 2* (7th ed., pp. 1504–1532). Philadelphia: Lippincott Williams & Wilkins.

Halmi, K.A. (2000). Eating Disorders. In B.J. Sadock & V.A. Sadock (Eds.), *Comprehensive textbook of psychiatry, volume 2* (7th ed., pp. 1663–1676). Philadelphia: Lippincott Williams & Wilkins.

Harvey, J.H., & Miller, E.D. (1998). Toward a psychology of loss. *Psychological Science, 9*(6), 429.

Haugland, G., Siegel, C., Hopper, K., & Alexander, M.J. (1997). Mental illness among homeless individuals in a suburban community. *Psychiatric Services, 48*(4), 504–509.

Jaffe, J.H. (2000). Substance-related disorders: Introduction and overview. In B.J. Sadock & V.A. Sadock, (Eds.), *Comprehensive textbook of psychiatry, volume 1* (7th ed., pp. 924–952). Philadelphia: Lippincott Williams & Wilkins.

Jerrell, J.M., & Ridgely, M.S. (1995). Evaluating changes in symptoms and functioning of dually diagnosed clients in specialized treatment. *Psychiatric Services, 46*(3), 233–238.

Jones, F.C. (1997). Community violence, children, and youth: Considerations for programs, policy, and nursing roles. *Pediatric Nursing, 23*(2), 131–137.

Junginger, J. (1995). Command hallucinations and the prediction of dangerousness. *Psychiatric Services, 46*(9), 911–914.

Kübler-Ross, E. (1969). *On death and dying.* New York: McGraw-Hill.

Lee, H., Coenen, A., & Heim, K. (1994). Island living: The experience of loneliness in a psychiatric hospital. *Applied Nursing Research, 7*(1), 7–13.

Ludwikowski, K., & DeValk, M. (1998). Attention deficit/hyperactivity disorder: A neurodevelopmental approach. *Journal of Child and Adolescent Psychiatric Nursing, 11*(10), 17–29.

McCracken, J.T. (2000). Attention deficit disorders. In B.J. Sadock & V.A. Sadock (Eds.), *Comprehensive textbook of psychiatry, volume 2* (7th ed., pp. 2679–2687). Philadelphia: Lippincott Williams & Wilkins.

McGrew, J.H., Wilson, R.G., & Bonds, G.R. (1996). Client perspectives on helpful ingredients of assertive community treatment. *Psychiatric Rehabilitation Journal, 19*(3), 13–21.

Newcorn, J.H., Strain, J.J., & Mezzich, J.E. (2000). Adjustment Disorders. In B.J. Sadock & V.A. Sadock, (Eds.), *Comprehensive textbook of psychiatry, volume 2* (7th ed., pp. 1714–1722). Philadelphia: Lippincott Williams & Wilkins.

Norris, C.M. (2000). The work of getting well. *American Journal of Nursing, 100*(10), 96–100.

North American Nursing Diagnosis Association. (1999). *Nursing diagnoses: Definitions & classification 1999–2000*. Philadelphia: Author.

Parkes, C.M. (1998). Coping with loss: Bereavement in adult life. *British Medical Journal, 316*(7134), 856–859.

Paulk, D. (1999). Recognizing child abuse, child abusers and individuals who are likely to abuse. ***Physician's Assistant**, 23*(5), 38–42.

Peplau, H.E. (1963). A working definition of anxiety. In S.F. Burd & M.A. Marshall (Eds.), *Some clinical approaches to psychiatric nursing*. New York: MacMillan.

Peterson, C.B., & Mitchell, J.E. (1999). Psychosocial and pharmacological treatment of eating disorders: A review of research findings. *Journal of Clinical Psychology, 55*(6), 687–697.

Pittman, D.C., Parson, R., & Peterson, R.W. (1990). Easing the way: A multifaceted approach to day treatment. *Journal of Psychosocial Nursing, 28*(11), 6–11.

Postrado, L.T., & Lehman, A.F. (1995). Quality of life and clinical predictors of rehospitalization of persons with severe mental illness. *Psychiatric Services, 46*(11), 1161–1165.

Rogers, P., & Liness, S. (2000). Post-traumatic stress disorder. *Nursing Standard, 14*(22), 47–54.

Roy, A. (2000). Suicide. In B.J. Sadock & V.A. Sadock, (Eds.), *Comprehensive textbook of psychiatry, volume 2* (7th ed., pp. 2031–2040). Philadelphia: Lippincott Williams & Wilkins.

Serpell, L., Treasure, J., Teasdale, J., & Sullivan, V. (1999). Anorexia nervosa: Friend or foe? *International Journal of Eating Disorders, 25*(6), 177–186.

Shern, D.L., Felton, C.J., Hough, R.L., Lehman, A.F., Goldfinger, S., Valencia, E., Dennis, D., Straw, R., & Wood, P.A. (1997). Housing outcomes for homeless adults with mental illness: Results from the second-round McKinney program. *Psychiatric Services, 48*(2), 239–241.

Snider, K., & Boyd, M.A. (1991). When they drink too much: Nursing interventions for patients with disordered water balance. *Journal of Psychosocial Nursing, 29*(7), 10–16.

Small, G.W. (2000). Alzheimer's disease and other dementias. In B.J. Sadock & V.A. Sadock, (Eds.), *Comprehensive textbook of psychiatry, volume 2* (7th ed., pp. 3068–3085). Philadelphia: Lippincott Williams & Wilkins.

Stice, E., Akutagawa, D., Gaggar, A., & Agras, W.S. (2000). Negative affect moderates the relation between dieting and binge eating. *International Journal of Eating Disorders, 27*(2), 218–229.

Stuart, G.W., & Sundeen, S.J. (1995). *Principles and practice of psychiatric nursing* (5th ed.). St. Louis: Mosby.

Sutherland, J. (1996). The psychiatric therapeutic milieu: The nurse's role. *NurseWeek, 9*(4), 10–11.

Thompson, J. (1996). RNs help clients with mental illness address their sexuality. *NurseWeek, 9*(16), 10–11.

Tyra, P.A. (1996). Helping elderly women survive rape using a crisis intervention framework. *Journal of Psychosocial Nursing, 34*(12), 20–25.

Valente, S., & Aoyama, D.L. (1992). Helping your patient overcome loneliness. *Nursing92, 22*(10), 70–73.

Valente, S. McB., & McIntyre, L.G. (1996). Responding therapeutically to bereavement and grief. *NurseWeek, 9*(8), 10–11.

Videbeck, S.L. (2001). *Psychiatric mental health nursing*. Philadelphia: Lippincott Williams & Wilkins.

Wiederman, M.W. (1996). Women, sex, and food: A review of research on eating disorders and sexuality. *Journal of Sex Research, 33*(4), 301–311.

Wilberg, T., Urnes, O., Friis, S., Irion, T., Pederson, G., & Karterud, S. (1999). One-year follow-up of day treatment for poorly functioning patients with personality disorders. *Psychiatric Services, 50*(10), 1326–1330.

Wilbur, S., & Arns, P. (1998). Psychosocial rehabilitation nurses: Taking our place on the multidisciplinary team. *Journal of Psychosocial Nursing, 36*(4), 33–48.

Wilson, H.S., & Kneisl, C.R. (1996). *Psychiatric nursing* (5th ed.). Menlo Park, CA: Addison-Wesley.

用語集

あ行

アクティングアウト Acting out
　行動化ともいう。感情表現の手段として生じる行動。容認できる行動(悲しいときに泣くなど)もあるが，容認できない行動もある。場合によっては破壊的(怒りにまかせて椅子を投げたり，他者を殴るなど)となる。

アダルトチルドレン Adult child of an alcoholic
　少なくとも親の1人がアルコール症である環境において育てられた大人。

アルツハイマー病 Alzheimer's disease
　器質的精神障害であり，脳萎縮，老人斑の沈着，第Ⅲ・第Ⅳ脳室の拡大を特徴とする。言語喪失，運動機能喪失，重篤な人格と行動の変化を呈し，ついには死に至る。

1対1 One-to-one
　1人のクライアントと1人の看護師(スタッフメンバー)のこと。自殺予防などで，相互作用の目的や観察で用いられる。

意思決定 Volition
　意識的な選択や決断。

一過性の妄想→妄想，一過性の

HIV陽性あるいは血清反応陽性 HIV positive or seropositive
　陽性のHIVを有する，あるいはHIV抗体テストで陽性の状態。

エイズ→後天性免疫不全症候群

演技性，ヒステリー性 Histrionic, hysterical
　器質的病変なしに，身体症状(感覚性，あるいは運動性)が出現すること。行動は芝居がかっており，場所や状況にそぐわない。

か行

化学物質依存→物質乱用

快楽消失 Anhedonia
　快感を経験する能力が損なわれている状態。

解離 Dissociation
　通常統合されている意識，記憶，自我あるいは環境認知機能の分裂。

隔離 Seclusion
　刺激を最小限にした(他の人，騒音，余計な物品がない)，安全で，管理された環境。刺激に耐えられない人や，攻撃または自己破壊行動を呈している人にとって，隔離室への収容は有用である。

学際的チーム Interdisciplinary team
　メンタルヘルスケアにおいて，協働的なケアを提供するために協働している異なった学問分野のヘルスケアの専門家グループのこと。代表的な学問領域には精神科看護，精神病学，心理学，精神福祉，作業療法，レクリエーション療法，職業訓練などがある。

考え込み Rumination
　くよくよと考え続けること，あるいは思考にふけること。極端な場合，過去や現在の感情(価値がない，罪深いなど)について考え込み，建設的な問題解決がなおざりにされる。

看護診断 Nursing diagnosis
　実際的あるいは潜在的な問題，人間の反応，あるいは看護介入すべき状況の陳述。

関心を引こうとする行動 Attention-seeking behavior
　他者の関心を得ることを主な目的とする行為。他者を巻き込んだり，介入を余儀なくするような

種類の行動(たとえば，動転したときに皿を投げる)であることが多い。操作行動も参照。

環境療法 Milieu therapy
　特定の環境のなかで相互作用しているグループ。通常，メンタルヘルスの指導，問題解決の明確なゴール，メンタルヘルスの改善，その環境のなかで交わされる相互作用によって困難を解決することを含む。

儀式的 Ritualistic
　自動的で反復して行われることを特徴とする行動。理由や目的はないことがほとんどで，多くの場合その行動は手が込んでおり，融通のきかない硬直したものである。

休息 Respite
　日常的な場所から一時的に離れること。通常は，1〜3日。クライアントは住んでいる場所以外のいずれかの場所で過ごし，介護者は介護の重荷を下ろして束の間の休息を得る。

恐怖症 Phobia
　ある対象や状況に対する持続的な恐れの感情。実際には脅威は存在しないか，あったとしても脅威は実際よりも誇張されている。

強化 Reinforcement
　患者の行動に対して反応すること。その行動を促進したり，阻止したりする。強化は肯定的(ある行動を続けさせるために，患者にとって価値を持つ報酬を与える)にも，否定的(ある行動を排除したり減らすことをめざし，患者が反対されていると受け止めるような帰結を示す)にも使われうる。

強制入院 Commitment
　精神科治療の目的で個人の同意なく，ある設備に合法的に入院させること。通常，強制的に入院させる場合は，以下の基準の1つを満たしていなければならない。(1)自身への危険，(2)他者への危険，(3)適切なしかたで自身の世話をすることができない(詳細な法は州によって異なる)。

強迫行動 Compulsive behavior
　儀式的行為。通常，反復性で無目的。不安や受け入れがたい思考を処理しようとする際に用いられる。

強迫思考 Obsessive thoughts
　個人の時間と労力を支配し，日常生活を妨害するほどの観念。考え込みや非難，困惑などのかたちをとることが多い。

近親相姦 Incest
　家族間での性的接触あるいは行為。

筋萎縮性側索硬化症 Amyotrophic lateral sclerosis; ALS
　運動ニューロン疾患で，進行性の筋萎縮，筋力低下を招き，ついには死に至る。

緊張病 Catatonic
　身体的，精神的に静止あるいは途絶した状態。

クロイツフェルト・ヤコブ病 Creutzfeldt-Jakob Disease
　スローウイルスあるいは，プリオンによって引き起こされる中枢神経系の疾患で，主に40〜60代の成人にみられる。この脳症は視覚変化，調整機能の喪失，異常運動および数カ月の間に急速に進行する認知症を含む。

ケースマネジャー Case manager
　クライアントのケアを調整する役割を行うヘルスケアの専門家。

系統的脱感作 Systematic desensitization
　恐怖を起こす誘因がはっきりしている場合，それによる不安を軽減するために，意識的なリラクセーションを利用する行動療法的技法。

結実因子 Precipitating factor
　患者にとって重要であり，不健全な反応の出現に直結するような要因や状況。それは重大な出来事(家族の死，失業など)であることも，他から見ると些細なこと(友人との喧嘩など)であることもある。その出来事の重大性を，患者がどのように感じているのかが評価するうえで重要である。

幻覚 Hallucination
　外界からの刺激にもとづかない感覚体験。視覚性，聴覚性，触覚性，嗅覚性，味覚性がある。

コラボレーティブ・ケア Collaborative care
　さまざまな学問領域からの専門技術，臨床知見および資源を含むケアを提供するために，他の学問領域のヘルスケアの専門家と協働すること。

固定した妄想→妄想，固定した

攻撃行動 Aggressive behavior
　暴力的あるいは破壊的な行動。言語的脅威から，他者を殴ることやものを投げつけることにまで及ぶ。この行動は，たいてい怒り，敵意，あるいは強烈な恐れに関連している。

後天性免疫不全症候群（エイズ） Acquired immunodeficiency syndrome; AIDS
　ヒト免疫不全ウイルス（HIV）の感染により引き起こされ，重篤で，生命にかかわる免疫システムの障害を招く。

興奮 Agitation
　活動量が多いこと，刺激への反応性が亢進していること，リラックスしたり冷静になるのが困難であることなどを特徴とする落ち着きのない状態。

合理化 Rationalization
　非合理的，非論理的，あるいは破壊的な行為や考えを合理的で正当なものにみせるための弁明。

さ行

サポートシステムまたは支援グループ Support systems or groups
　種々の問題が生じたときや実際の生活状況における対処，あるいはその処理の面で，援助や補助を提供する人々，組織，施設（たとえば，家族，友人，Alcoholics Anonymous, Weight Watchers，外来でのプログラムなど）。

先を見越しての指導 Anticipatory guidance
　事態や状況が切迫している際に，それへの対処を前もって援助するプロセス。事態の予測や，それへの実現可能な対応を探ることが含まれる。

錯覚 Illusion
　感覚刺激を誤って解釈すること。

殺人願望 Homicidal ideation
　他者を殺そうと考えること。

シェイピング Shaping
　目的とする行動の完成をめざして，ほぼ完成に近い行動が認められたときには報酬を与えていくという行動療法的技法。

しゃべり続けようとする心迫 Push of speech
　人から強いられているかのような急速な言語化。言葉は混同し非常に早く話すため，話の意味が理解できない。

自我境界 Ego boundary
　自己を非自己あるいは環境から区別する際の，自己の接点ないし境界線。

自己投薬行動 Self-medicating behavior
　患者が，気分を変えたり，症状や苦痛を和らげたり，病気を管理するために，アルコールや違法薬物を使用する，処方された用法や用量を変える，他の人からの処方薬をもらうなどの手段をとる行動。

自殺念慮 Suicidal ideation
　自殺しようと考えること，あるいは自殺の方法を考えること。

自殺のそぶり Suicidal gesture
　実際のところ自己破壊的であるが，死には至らない行動（たとえば，遺書を書いてからアスピリンを10錠だけ服用するなど）。一般に操作行動と考えられるが，自分の行動が致死的でないことを知らなかったための結果である場合もある。

自殺予防策 Suicide precautions
　自殺のそぶりや自殺企図に至らないようにクライアントを保護し，密な観察を続けるために看護スタッフがとるべき行動。

自尊感情 Self-esteem
　個人が自分自身に対してどれだけ価値があり，立派であると感じているかの程度。

失見当識 Disorientation
　時間，場所，同一性に関して自らの置かれた位置を認識，あるいは決定する能力を失った状態。

失行 Apraxia
　課題を理解する能力や健全な感覚機能や運動能力はあるにもかかわらず，運動作業を行う能力に障害があること。

失語症 Aphasia
　言語機能の障害。

失認 Agnosia
　感覚機能は損なわれていないにもかかわらず，対象を認知することができないこと。

実務機能 Executive functioning
　計画，開始，実施や複雑な行動の中止を含む抽象的な思考を用いる能力。

受動攻撃行動 Passive-aggressive behavior
　敵対感情(怒り，憤り)を直接表現せず，それらを否認する行動を通して間接的に表出するという，一種の操作行動。

重症筋無力症 Myasthenia gravis
　筋肉の脱力や筋力衰退，疲労そして呼吸困難を呈する神経系の疾患。

重要他者 Significant other
　ある人にとって重要で価値のあるもう1人の人物。それは，配偶者や近親者である場合もあるし，パートナー，友人，上司，ルームメイトであるかもしれない。

初老期認知症→認知症，初老期

情動 Affect
　個人の気分が行動として表出すること。

順応 Adaptation
　安定した状態で環境の変化に応じて適応すること。これは，適応していくプロセスである。個人のニーズを社会的環境に即してうまく処理できない場合を不適応という。

心因性多飲 Psychogenic polydipsia
　水，あるいは他の液体を過剰に飲むこと。慢性の精神疾患患者にみられることが多い。

心気症的 Hypochondrical
　器質的病変を伴わない身体症状を呈すること。心理的ストレスを原因としたり，その影響を受けたりする。

心的外傷後ストレス障害 Post-traumatic stress disorder; PTSD
　暴力犯罪，戦争体験，近親相姦のような，著しく外傷的な出来事や状況を体験した反応として現れる行動。

身体化障害 Somatization disorder
　多数の身体症状の訴えがあり，痛み，胃腸症状，性に関する訴え，神経症状が多い。歴史的には，ヒステリーと呼ばれていた。

身体的 Somatic
　生理学的現象であり，身体に関連している。

身体表現性障害 Somatoform disorder
　さまざまな身体症状の訴えがあり，自分では医学的問題があると主張するが，それらの症状の原因となるような身体的な所見はみられない。

神経性大食症 Bulimia nervosa, bulimia
　むちゃ食いとそれに引き続く下痢と嘔吐を特徴とする摂食障害。

神経性無食欲症 Anorexia nervosa
　拒食あるいはごくわずかの食物しか食べないことを特徴とする摂食障害。

振戦せん妄→せん妄，振戦

人格障害 Personality disorder
　不適応的な性質や特徴。不適応的な対処機制の結果は行動として表出されることがある。このような対処機制はストレスや問題を処理する方法として日常的に用いられ，しばしば対人関係，衝動コントロール，自己の行動に対する責任の感覚などの側面で他者を混乱させることになる。

ストレッサー Stressor
　ストレスを引き起こす刺激。

せん妄 Delirium
　短期間内で生じる認知の変化や意識の混乱。

せん妄，振戦 Delirium tremens
　最も重篤なアルコールの離脱症状で，失見当識，幻覚，攻撃的行動，自殺行動あるいは生命に危険を及ぼす身体合併症が特徴である。

精神病性うつ病 Psychotic depression
　妄想，幻覚，現実接触の喪失を特徴とし，極度の悲哀，引きこもり，関連性の崩壊を呈する感情障害。

精神病的 Psychotic
　現実の認知や他者との意味のある交流が困難となり，退行行動や奇異な行動を示し，機能障害を呈している状態。妄想，幻覚や総体的な思考，感情，行動などの障害。

双極性障害 Bipolar disorder
　躁行動の期間と抑うつ行動の期間を特徴とする感情障害で，以前は「躁うつ病」あるいは「双極性感情障害」と呼ばれていた。

躁行動 Manic behavior
　刺激に対する過剰な反応，切迫した話しかた，注意持続の短縮，衝動コントロールの欠如，フラストレーション耐性の低さ，内的にコントロールできないこと，攻撃行動や自己破壊行動の起こりやすさなどを特徴とする過活動状態。

操作行動 Manipulative behavior
　間接的に他者の反応に影響を与えることを目的とした行為。自らの否定的行動に対する当然の帰結がしばしばこの行動によって回避される。

た行

多発性硬化症 Multiple sclerosis
　中枢神経系の脱髄疾患で筋力低下，運動失調，神経過敏や気分の変調を呈する。

対処策 Coping strategy
　生活上の出来事や状況に適応しようと，その人なりに努力する際に用いられる方法。

対人（間）の Interpersonal
　2人，あるいはそれ以上の人々の間の力動的かかわりを意味する。

耐性 Tolerance（drug）
　過去に成し遂げられた同じ効果を達成するために薬物の服用量を増やす必要性のあること。

脱線思考 Tangentiality
　会話中に中心的話題から別の話題に次々脱線する会話として現れる思考パターン。会話に出てくる会話やフレーズにとらわれて，中心的な話題について話し合うことができない。

知識不足 Knowledge deficit
　情報や理解の不足。初期教育の欠如，理解し情報を保持する能力の障害，学習への抵抗，その他の問題が関連する。

知性化 Intellectualization
　ある出来事に伴う感情を，その出来事についての考えや意見から切り離し，否認，あるいは無視するという防御機制。人，出来事，状況などについて，それによって引き起こされた感情を抜きにして，事実について理解的に話し合うこと。

治療環境 Milieu
　人々の集団を含めた，ある一定の環境。

治療的環境→治療環境，環境療法

中断 Time out
　内的コントロールを取り戻す機会を与えるために，中立的な環境に退かせること。

直面化 Confrontation
　相手の行動に対する認識，あるいは言っていることと行動との矛盾をその人に提示する技法。その目標は，患者が洞察を得たり問題解決過程において進歩することである。

てんかん発作対策 Seizure precautions
　てんかん発作を起こした場合，あるいは起こす危険がある場合に，クライアントの安全を保証するためにとられる標準的対策。一般には，ベッド柵に当て物をすること，ベッドサイドにエアウェイを準備すること，発作の可能性をスタッフに伝えて態勢を整えることなどである。

デートレイプ Date rape
　被害者が社会的契約を結んでいたり，合意のうえで会った人から受ける性的暴行。被害者が性交渉を断ったにもかかわらず暴行されること。

敵意 Hostility
　他者に対する憎しみと憤りの感情。破壊的要素をもった言葉による虐待，脅迫的攻撃行動，あるいは暴力行為で表される。

適切 Appropriate
　ある一定の時期の状況，立場，生活環境に見合っている。

転換反応 Conversion reaction
　情緒的葛藤を身体症状によって表現すること。通常，感覚運動性である。

投影 Projection
　自分では受け入れがたい考え，感情，行為に対する罪責感や責任を他の人物に無意識に転換するという防御機制。

洞察 Insight
　意識的行動と感情，願望，葛藤と関連を認識することによってもたらされる理解，あるいは自覚。

な行

内的 Intrapersonal
　内的過程として，自己の内面に起こること。

二次的利得 Secondary gains
　ある一定の行動を示すことによって，あるいは病気や入院によって患者が得る利益。これは，それらの行動から直接，論理的に導かれるような帰結ではない。たとえば，患者は破壊的行動や病気

の結果，首尾よくなんらかの責任を逃れたり，関心を引きつけたり，他者を操作したりする。

二重診断　Dual diagnosis
　主要な精神疾患と物質依存の二重の診断があること(注：二重診断を精神病と精神発達遅滞，あるいは複数の主要な診断が共存する状態と定義する者もいる)。

認知症　Dementia
　物忘れや他の認知機能が進行性に低下する状態。

認知症，初老期　Presenile dementia
　脳の神経細胞の一次性変性と神経細胞の喪失によって起こる器質的精神障害の一般的総称で，行動と人格が進行性に変化する。年齢は65歳以下である。

認知症，老年　Senile dementia
　脳神経の一次性変性と消失により進行性に行動および人格の変化をきたす器質性精神障害。65歳以上で起こる。

ノンコンプライアンス　Noncompliance
　治療上の指示に対して忠実ではないこと。

能力に適った役割遂行レベル　Optimal level of functioning
　その個人が到達できる精神的，身体的健康の最高水準。これは，生来の能力，環境，対処機制，内的，外的ストレス因子に影響される。

は行

ハンチントン病　Huntington's chorea
　脳萎縮，髄鞘の消失や脳室肥大を伴う遺伝性疾患。踊っているような動き，随意運動の消失や進行性の精神機能低下を呈する。

パニック　Panic
　急性不安のため，何もできなくなってしまう状態。

パラノイア　Paranoia
　不信と疑念を特徴とする行動。誇大妄想や被害妄想を呈することがある。

パーキンソン病　Parkinson's disease
　進行性の神経系の疾患で，振戦，筋強剛，姿勢反射の喪失などを呈する。

反社会的行動　Antisocial behavior
　社会的，道徳的そして(あるいは)法的規範としばしば衝突する行動。

反応性うつ病，抑うつ神経症　Reactive depression, depressive neurosis
　感情障害の1つ。一般に大うつ病よりも軽症で，しばしば了解できる出来事や状況，ストレスなどが先行している。

ヒステリー性→演技性

ヒト免疫不全ウイルス　human immunodeficiency virus; HIV
　エイズの原因であるウイルス。

ピック病　Pick's disease
　器質的精神障害で，前頭葉と側頭葉の萎縮が起こり，言語喪失，運動機能の低下，重篤な行動と人格の変化を呈し，2～5年で死に至る。

引きこもり　Withdrawn behavior
　外界から，情緒的および物理的な距離をとるという行動。自己と他者，あるいは環境との間の関係性の障害の結果として現れる。

否定主義　Negativism
　悲観的な認知や反応を引き起こすような気分に満ちていること。

否認　Denial
　観念，葛藤，問題，その他どのようなものであれ，それが感情的不快をもたらしていることを認めないという無意識的過程。これは，当面の危機に対処するために考えを整理し，方策を準備する機会をもたらす健全な反応(たとえば，悲嘆のプロセスの一段階のような)となることもある。しかしながら，この反応のみで終わったり，遷延するようであれば，それらは不健全であり，問題や葛藤を回避する手段となってしまう。そして，これらは他の非生産的な方法で行動化される可能性がある。

悲嘆，悲嘆にくれる，悲嘆作業　Grief, grieving, grief work
　喪失を嘆き悲しむことに関連する行動。喪失は他から観察できることも，本人しか自覚できないこともある。これは喪失に適応していくために必要な一連の段階(喪失の認識→それに伴う感情の表現→喪失を組み入れたライフスタイルへの変

革)ととらえることができる。

フィードバック Feedback
洞察を深め，問題解決のプロセスを助長し，あるいは行動を外部から解釈するために個人に提供される情報。

不安 Anxiety
自己評価，価値観，信念が脅かされたことをきっかけとして生じる恐れの感情。

不安定 Labile
変わりやすいこと。すぐにそして簡単に変わることで，たいていは極端から極端に変わる。

夫婦間レイプ Marital rape
法的配偶者による性的暴行。

物質使用 Substance use
気分，行動，感覚を変える化学物質の摂取。

物質乱用，化学物質依存 Substance abuse, Chemical dependence
特定の効果を得るためになんらかの物質を体内に取り入れること。早晩，この効果を得ることが人生のいかなる重要な関心事よりも優先するようになる。使用される物質としては，薬物(アルコール，有機溶剤，薬剤)が多い。身体的あるいは精神的健康に対して有害であったとしても物質は欲せられ，使用される。

ホメオスタシス Homeostasis
個人の身体過程において，安定と均衡を保とうとする傾向。

保護施設 Sheltered setting
ある一定の期間に限って滞在することができる環境。さまざまなことが管理されており，利用者を支持するために行われる活動は，適切に自分を守ることができないクライアントの保護という目的に見合ったものである(たとえば，病院，リハビリテーションを提供する環境，グループホーム，監視つきのアパート)。

ボディイメージ Body image
身体的自己に対する個人の知覚であるが，非身体的な属性も含まれる。

防衛機制 Defense mechanism
自己，あるいは自我を不安から保護するために機能する無意識的過程。対処機制の1つである。

ま行

満足させること Gratification
相手を満足させる，あるいは意に適うような方法で要求に応えること。

無感情 Apathy
感情あるいは情緒的反応の表面上の欠如。取り巻く環境，境遇，状況に対して，無関心であるようにみえる。

無気力 Anergy
正常水準の活動力，意欲，衝動が欠如していること。

無視 Withdraw attention
望ましくない行動や相互関係を減らす，あるいはなくす目的で，患者を無視したり，物理的に患者を1人にすること。これは，患者にとって他者の関心が重要であり，かつ望ましい行動に対しての関心が向けられる場合に限り効果をもつ。

妄想 Delusion
現実的裏づけのない，誤った確信。

妄想，一過性の Delusion, transient
向精神薬，治療，時間の経過に応じて減退する誤った確信。

妄想，固定した Delusion, fixed
長期にわたり持続し，向精神薬や治療にまったく反応しない誤った確信。

問題解決過程 Problem-solving process
問題解決のための論理的で，段階的な対処方法。その段階は，問題の特定，可能な解決策の特定と評価，可能な解決策の選択と実施，効果の評価。

や行

役割のモデリング Role-modeling
実際に行動してみせて教育する技法。

抑うつ Depression
悲哀感，罪責感，低い自己評価などを特徴とする感情の状態。しばしば，喪失と関連する。

抑うつ神経症→反応性うつ病

ら行

リラクセーション技法　Relaxation techniques

　身体的，精神的なリラックスを促進する一定の技法で，看護者から患者に指導される。呼吸法（意識的にゆっくりと，深く，規則的に呼吸する）や骨格筋の緊張と弛緩を促す運動，ぬるめの風呂や温かいミルクなどを就寝前に習慣づけるなどが含まれる。

離脱状態　Withdrawal syndrome

　化学物質の使用を突然に中断したときに生じる症状や行動。

連合弛緩　Loose associations

　思考過程の障害。連続した観念が無秩序に，あるいはごくわずかの関連性のみで表出される。

老年認知症→認知症，老年

蠟屈症　Waxy flexibility

　クライアントの四肢を他者が簡単に動かすことができ，とらされた姿勢がいかに不都合で，居心地悪くても，そのままの姿勢を長時間保続する状態。

付録 A

DSM-Ⅳ-TR の分類

- ◆NOS＝特定不能。
- ◆診断コード番号の中の x は，コードに特定の数字を入れる必要があることを示す。
- ◆点線（…）は，病名を記録するとき，疾患名の中に特定の精神疾患名，または一般身体疾患名を入れなければならないことを示す（例：293.0　甲状腺機能低下症によるせん妄）。
- ◆括弧内数字は記載頁を示す。
- ◆現在，基準を満たしている場合，診断後に以下の重症度の特定用語のどれか1つを記してもよい。
  - ・軽症
  - ・中等症
  - ・重症
- ◆もはや基準を満たさなくなった場合，以下の特定用語のどれか1つを記してもよい。
  - ・部分寛解
  - ・完全寛解
  - ・既往歴

通常，幼児期，小児期または青年期に初めて診断される障害（55頁）

精神遅滞

注：これらはⅡ軸にコードされる。

317	軽度精神遅滞
318.0	中等度精神遅滞
318.1	重度精神遅滞
318.2	最重度精神遅滞
319	精神遅滞，重症度特定不能

［訳注］　診断カテゴリーは，高橋三郎，大野裕，染矢俊幸（訳）：DSM-Ⅳ-TR　精神疾患の診断・統計マニュアル　新訂版，p.15-38，医学書院，2004（一部改変）の訳文を使用。頁は同書の掲載頁を表記。なお，「痴呆」は「認知症」に統一した。

学習障害

315.00	読字障害
315.1	算数障害
315.2	書字表出障害
315.9	特定不能の学習障害

運動能力障害

315.4	発達性協調運動障害

コミュニケーション障害

315.31	表出性言語障害
315.32	受容-表出混合性言語障害
315.39	音韻障害
307.0	吃音症
307.9	特定不能のコミュニケーション障害

広汎性発達障害

299.00	自閉性障害
299.80	レット障害
299.10	小児期崩壊性障害
299.80	アスペルガー障害
299.80	特定不能の広汎性発達障害

注意欠陥および破壊的行動障害

314.xx	注意欠陥/多動性障害
.01	混合型
.00	不注意優勢型
.01	多動性-衝動性優勢型
314.9	特定不能の注意欠陥/多動性障害
312.xx	行為障害
.81	小児期発症型
.82	青年期発症型
.89	発症年齢特定不能
313.81	反抗挑戦性障害
312.9	特定不能の破壊的行動障害

幼児期または小児期早期の哺育, 摂食障害

307.52	異食症
307.53	反芻性障害
307.59	幼児期または小児期早期の哺育障害

チック障害

307.23	トゥレット障害
307.22	慢性運動性または音声チック障害
307.21	一過性チック障害
	◖該当すれば特定せよ：単一エピソード，反復性
307.20	特定不能のチック障害

排泄障害

___.__	遺糞症
787.6	便秘と溢流性失禁を伴うもの
307.7	便秘と溢流性失禁を伴わないもの
307.6	遺尿症（一般身体疾患によらない）
	◖病型を特定せよ：夜間のみ，昼間のみ，夜間および昼間

幼児期，小児期，または青年期の他の障害

309.21	分離不安障害
	◖該当すれば特定せよ：早発性
313.23	選択性緘黙
313.89	幼児期または小児期早期の反応性愛着障害
	◖病型を特定せよ：抑制型，脱抑制型
307.3	常同運動障害
	◖該当すれば特定せよ：自傷行動を伴うもの
313.9	特定不能の幼児期，小児期，または青年期の障害

せん妄，認知症，健忘性障害，および他の認知障害 (141頁)

せん妄

293.0	［一般身体疾患を示すこと］…によるせん妄
___.__	物質中毒せん妄（物質特定のコード番号は物質関連障害を参照せよ）
___.__	物質離脱せん妄（物質特定のコード番号は物質関連障害を参照せよ）
___.__	複数の病因によるせん妄（各特定の病因をコード番号をつけて記録しておくこと）
780.09	特定不能のせん妄

認知症

294.xx*	アルツハイマー型認知症，早発性（III軸にも331.0アルツハイマー病とコード番号をつけて記録しておくこと）
.10	行動の障害を伴わないもの
.11	行動の障害を伴うもの
294.xx*	アルツハイマー型認知症，晩発性（III軸にも331.0アルツハイマー病

---

* ICD-9-CM コード番号（2000年10月1日以降有効）

とコード番号をつけて記録しておくこと）
- .10 　行動の障害を伴わないもの
- .11 　行動の障害を伴うもの

290.xx　血管性認知症
- .40 　併発症状のないもの
- .41 　せん妄を伴うもの
- .42 　妄想を伴うもの
- .43 　抑うつ気分を伴うもの

　　▶該当すれば特定せよ：行動の障害を伴うもの

一般身体疾患による認知症に対して行動の障害の有無を第5位数字にコード番号をつけて記録しておくこと：
　0＝行動の障害を伴わないもの
　1＝行動の障害を伴うもの

294.1x*　ヒト免疫不全ウイルス（HIV）疾患による認知症（Ⅲ軸にも042 HIV感染とコード番号をつけて記録しておくこと）

294.1x*　頭部外傷による認知症（Ⅲ軸にも854.00頭部外傷とコード番号をつけて記録しておくこと）

294.1x*　パーキンソン病による認知症（Ⅲ軸にも332.0パーキンソン病とコード番号をつけて記録しておくこと）

294.1x*　ハンチントン病による認知症（Ⅲ軸にも333.4ハンチントン病とコード番号をつけて記録しておくこと）

294.1x*　ピック病による認知症（Ⅲ軸にも331.1ピック病とコード番号をつけて記録しておくこと）

294.1x*　クロイツフェルト・ヤコブ病による認知症（Ⅲ軸にも046.1クロイツフェルト・ヤコブ病とコード番号をつけて記録しておくこと）

294.1x*　［上記以外の一般身体疾患を示すこと］…による認知症（Ⅲ軸にも一般身体疾患とコード番号をつけて記録しておくこと）

＿＿.＿＿　物質誘発性持続性認知症（物質特定のコード番号は物質関連障害を参照せよ）

＿＿.＿＿　複数の病因による認知症（各特定の病因をコード番号をつけて記録しておくこと）

294.8　特定不能の認知症

健忘性障害

294.0　［一般身体疾患を示すこと］…による健忘性障害
　　▶該当すれば特定せよ：一過性，慢性

＿＿.＿＿　物質誘発性持続性健忘性障害（物質特定のコード番号は物質関連障害を参照せよ）

294.8　特定不能の健忘性障害

他の認知障害

294.9　特定不能の認知障害

一般身体疾患による他のどこにも分類されない精神疾患（181頁）

293.89　　［一般身体疾患を示すこと］…による緊張病性障害
310.1　　　［一般身体疾患を示すこと］…によるパーソナリティー変化
　　　　　◆病型を特定せよ：不安定型，脱抑制型，攻撃型，無欲型，妄想型，その他の型，混合型，特定不能型
293.9　　　［一般身体疾患を示すこと］…による特定不能の精神疾患

物質関連障害（191頁）

次の特定用語は以下のように物質依存に適用される。
　[a] 生理学的依存を伴う/生理学的依存を伴わない
　[b] 早期完全寛解/早期部分寛解/持続完全寛解/持続部分寛解
　[c] 管理された環境下にある
　[d] アゴニストによる治療中
次の特定用語は以下のように物質誘発性障害に適用される。
　[I] 中毒中の発症/[W] 離脱中の発症

アルコール関連障害
アルコール使用障害
303.90　　アルコール依存[a,b,c]
305.00　　アルコール乱用
アルコール誘発性障害
303.00　　アルコール中毒
291.81　　アルコール離脱
　　　　　◆該当すれば特定せよ：知覚の障害を伴うもの
291.0　　　アルコール中毒せん妄
291.0　　　アルコール離脱せん妄
291.2　　　アルコール誘発性持続性認知症
291.1　　　アルコール誘発性持続性健忘性障害
291.x　　　アルコール誘発性精神病性障害
　.5　　　　妄想を伴うもの[I,W]
　.3　　　　幻覚を伴うもの[I,W]
291.89　　アルコール誘発性気分障害[I,W]
291.89　　アルコール誘発性不安障害[I,W]
291.89　　アルコール誘発性機能不全[I]
291.89　　アルコール誘発性睡眠障害[I,W]
291.9　　　特定不能のアルコール関連障害

アンフェタミン（またはアンフェタミン様）関連障害
アンフェタミン使用障害
304.40　　アンフェタミン依存[a,b,c]

305.70　　アンフェタミン乱用
アンフェタミン誘発性障害
292.89　　アンフェタミン中毒
　　　　　◘該当すれば特定せよ：知覚の障害を伴うもの
292.0　　 アンフェタミン離脱
292.81　　アンフェタミン中毒せん妄
292.xx　　アンフェタミン誘発性精神病性障害
　　.11　　妄想を伴うもの[I]
　　.12　　幻覚を伴うもの[I]
292.84　　アンフェタミン誘発性気分障害[I,W]
292.89　　アンフェタミン誘発性不安障害[I]
292.89　　アンフェタミン誘発性機能不全[I]
292.89　　アンフェタミン誘発性睡眠障害[I,W]
292.9　　 特定不能のアンフェタミン関連障害

カフェイン関連障害

カフェイン誘発性障害
305.90　　カフェイン中毒
292.89　　カフェイン誘発性不安障害[I]
292.89　　カフェイン誘発性睡眠障害[I]
292.9　　 特定不能のカフェイン関連障害

大麻関連障害

大麻使用障害
304.30　　大麻依存[a,b,c]
305.20　　大麻乱用
大麻誘発性障害
292.89　　大麻中毒
　　　　　◘該当すれば特定せよ：知覚の障害を伴うもの
292.81　　大麻中毒せん妄
292.xx　　大麻誘発性精神病性障害
　　.11　　妄想を伴うもの[I]
　　.12　　幻覚を伴うもの[I]
292.89　　大麻誘発性不安障害[I]
292.9　　 特定不能の大麻関連障害

コカイン関連障害

コカイン使用障害
304.20　　コカイン依存[a,b,c]
305.60　　コカイン乱用
コカイン誘発性障害
292.89　　コカイン中毒

◨該当すれば特定せよ：知覚の障害を伴うもの

292.0	コカイン離脱
292.81	コカイン中毒せん妄
292.xx	コカイン誘発性精神病性障害
.11	妄想を伴うもの[I]
.12	幻覚を伴うもの[I]
292.84	コカイン誘発性気分障害[I,W]
292.89	コカイン誘発性不安障害[I,W]
292.89	コカイン誘発性機能不全[I]
292.89	コカイン誘発性睡眠障害[I,W]
292.9	特定不能のコカイン関連障害

幻覚剤関連障害

幻覚剤使用障害

304.50	幻覚剤依存[b,c]
305.30	幻覚剤乱用

幻覚剤誘発性障害

292.89	幻覚剤中毒
292.89	幻覚剤持続性知覚障害（フラッシュバック）
292.81	幻覚剤中毒せん妄
292.xx	幻覚剤誘発性精神病性障害
.11	妄想を伴うもの[I]
.12	幻覚を伴うもの[I]
292.84	幻覚剤誘発性気分障害[I]
292.89	幻覚剤誘発性不安障害[I]
292.9	特定不能の幻覚剤関連障害

吸入剤関連障害

吸入剤使用障害

304.60	吸入剤依存[b,c]
305.90	吸入剤乱用

吸入剤誘発性障害

292.89	吸入剤中毒
292.81	吸入剤中毒せん妄
292.82	吸入剤誘発性持続性認知症
292.xx	吸入剤誘発性精神病性障害
.11	妄想を伴うもの[I]
.12	幻覚を伴うもの[I]
292.84	吸入剤誘発性気分障害[I]
292.89	吸入剤誘発性不安障害[I]
292.9	特定不能の吸入剤関連障害

ニコチン関連障害

ニコチン使用障害

305.1 　　　ニコチン依存[a,b]

ニコチン誘発性障害

292.0 　　　ニコチン離脱
292.9 　　　特定不能のニコチン関連障害

アヘン類関連障害

アヘン類使用障害

304.00 　　アヘン類依存[a,b,c,d]
305.50 　　アヘン類乱用

アヘン類誘発性障害

292.89 　　アヘン類中毒
　　　　　◧該当すれば特定せよ：知覚の障害を伴うもの
292.0 　　　アヘン類離脱
292.81 　　アヘン類中毒せん妄
292.xx 　　アヘン類誘発性精神病性障害
　　.11 　　妄想を伴うもの[I]
　　.12 　　幻覚を伴うもの[I]
292.84 　　アヘン類誘発性気分障害[I]
292.89 　　アヘン類誘発性機能不全[I]
292.89 　　アヘン類誘発性睡眠障害[I,W]
292.9 　　　特定不能のアヘン類関連障害

フェンシクリジン（またはフェンシクリジン様）関連障害

フェンシクリジン使用障害

304.60 　　フェンシクリジン依存[b,c]
305.60 　　フェンシクリジン乱用

フェンシクリジン誘発性障害

292.89 　　フェンシクリジン中毒
　　　　　◧該当すれば特定せよ：知覚の障害を伴うもの
292.81 　　フェンシクリジン中毒せん妄
292.xx 　　フェンシクリジン誘発性精神病性障害
　　.11 　　妄想を伴うもの[I]
　　.12 　　幻覚を伴うもの[I]
292.84 　　フェンシクリジン誘発性気分障害[I]
292.89 　　フェンシクリジン誘発性不安障害[I]
292.9 　　　特定不能のフェンシクリジン関連障害

鎮静剤，催眠剤，または抗不安薬関連障害

鎮静剤，催眠剤，または抗不安薬使用障害

304.10 　　鎮静剤，催眠剤，または抗不安薬依存[a,b,c]

305.40　　鎮静剤，催眠剤，または抗不安薬乱用

鎮静剤，催眠剤，または抗不安薬誘発性障害

292.89　　催眠剤，催眠剤，または抗不安薬中毒
292.0　　 鎮静剤，催眠剤，または抗不安薬離脱
　　　　　◆該当すれば特定せよ：知覚の障害を伴うもの
292.81　　鎮静剤，催眠剤，または抗不安薬中毒せん妄
292.81　　鎮静剤，催眠剤，または抗不安薬離脱せん妄
292.82　　鎮静剤，催眠剤，または抗不安薬誘発性持続性認知症
292.83　　鎮静剤，催眠剤，または抗不安薬誘発性持続性健忘性障害
292.xx　　鎮静剤，催眠剤，または抗不安薬誘発性精神病性障害
　　 .11　　妄想を伴うもの[I,W]
　　 .12　　幻覚を伴うもの[I,W]
292.84　　鎮静剤，催眠剤，または抗不安薬誘発性気分障害[I,W]
292.89　　鎮静剤，催眠剤，または抗不安薬誘発性不安障害[W]
292.89　　鎮静剤，催眠剤，または抗不安薬誘発性機能不全[I]
292.89　　鎮静剤，催眠剤，または抗不安薬誘発性睡眠障害[I,W]
292.9　　 特定不能の鎮静剤，催眠剤，または抗不安薬関連障害

多物質関連障害

304.80　　多物質依存[a,b,c,d]

他の（または不明の）物質関連障害

他の（または不明の）物質使用障害

304.90　　他の（または不明の）物質依存[a,b,c,d]
305.90　　他の（または不明の）物質乱用

他の（または不明の）物質誘発性障害

292.89　　他の（または不明の）物質中毒
　　　　　◆該当すれば特定せよ：知覚の障害を伴うもの
292.0　　 他の（または不明の）物質離脱
　　　　　◆該当すれば特定せよ：知覚の障害を伴うもの
292.81　　他の（または不明の）物質誘発性せん妄
292.82　　他の（または不明の）物質誘発性持続性認知症
292.83　　他の（または不明の）物質誘発性持続性健忘性障害
292.xx　　他の（または不明の）物質誘発性精神病性障害
　　 .11　　妄想を伴うもの[I,W]
　　 .12　　幻覚を伴うもの[I,W]
292.84　　他の（または不明の）物質誘発性気分障害[I,W]
292.89　　他の（または不明の）物質誘発性不安障害[I,W]
292.89　　他の（または不明の）物質誘発性機能不全[I]
292.89　　他の（または不明の）物質誘発性睡眠障害[I,W]
292.9　　 特定不能の他の（または不明の）物質関連障害

統合失調症および他の精神病性障害 (291頁)

295.xx　　統合失調症
次の長期的経過分類は統合失調症のすべての病型に適用される：
　挿話性でエピソードの間欠期に残遺症状を伴うもの（▶該当すれば特定せよ：顕著な陰性症状を伴うもの）
　挿話性でエピソードの間欠期に残遺症状を伴わないもの
　持続性（▶該当すれば特定せよ：顕著な陰性症状を伴うもの）
　単一エピソード，部分寛解（▶該当すれば特定せよ：顕著な陰性症状を伴うもの）
　単一エピソード，完全寛解
　他のまたは特定不能の経過型
　　.30　　妄想型
　　.10　　解体型
　　.20　　緊張型
　　.90　　識別不能型
　　.60　　残遺型
295.40　　統合失調症様障害
　　　　　▶該当すれば特定せよ：予後のよい特徴を伴わないもの，予後のよい特徴を伴うもの
295.70　　失調感情障害
　　　　　▶病型を特定せよ：双極型，うつ病型
297.1　　妄想性障害
　　　　　▶病型を特定せよ：色情型，誇大型，嫉妬型，被害型，身体型，混合型，特定不能型
298.8　　短期精神病性障害
　　　　　▶該当すれば特定せよ：著明なストレス因子のあるもの，著明なストレス因子のないもの，産後の発症
297.3　　共有精神病性障害
293.xx　　［一般身体疾患を示すこと］…による精神病性障害
　　.81　　妄想を伴うもの
　　.82　　幻覚を伴うもの
＿＿.＿＿　物質誘発性精神病性障害（物質特定のコード番号は物質関連障害を参照せよ）
　　　　　▶該当すれば特定せよ：中毒中の発症，離脱中の発症
298.9　　特定不能の精神病性障害

気分障害 (335頁)

第5位数字に大うつ病性障害または双極I型障害の現在の状態をコードせよ：
　1＝軽症
　2＝中等症

3＝重症，精神病性の特徴を伴わないもの
4＝重症，精神病性の特徴を伴うもの
◫特定せよ：気分に一致した精神病性の特徴，気分に一致しない精神病性の特徴
5＝部分寛解
6＝完全寛解
0＝特定不能

次の特定用語は以下のように（現在または最も新しいエピソードについて）気分障害に適応される。

[a] 重症度/精神病性/寛解の特定用語
[b] 慢性
[c] 緊張病性の特徴を伴うもの
[d] メランコリー型の特徴を伴うもの
[e] 非定型の特徴を伴うもの
[f] 産後の発症

次の特定用語は以下のように気分障害に適応される

[g] エピソードの間欠期に完全回復を伴う，または伴わないもの
[h] 季節型
[i] 急速交代型

うつ病性障害

296.xx		大うつ病性障害
	.2x	単一エピソード[a,b,c,d,e,f]
	.3x	反復性[a,b,c,d,e,f,g,h]
300.4		気分変調性障害
		◫該当すれば特定せよ：早発性，晩発性
		◫特定せよ：非定型の特徴を伴うもの
311		特定不能のうつ病性障害

双極性障害

296.xx		双極Ⅰ型障害
	.0x	単一躁病エピソード[a,c,f]
		◫該当すれば特定せよ：混合性
	.40	最も新しいエピソードが軽躁病[g,h,i]
	.4x	最も新しいエピソードが躁病[a,c,f,g,h,i]
	.6x	最も新しいエピソードが混合性[a,c,f,g,h,i]
	.5x	最も新しいエピソードがうつ病[a,b,c,d,e,f,g,h,i]
	.7	最も新しいエピソードが特定不能[g,h,i]
296.89		双極Ⅱ型障害[a,b,c,d,e,f,g,h,i]
		◫特定せよ：（現在のまたは最も新しいエピソード）：軽躁病，うつ病
301.13		気分循環性障害
296.80		特定不能の双極性障害

293.83	［一般身体疾患を示すこと］…による気分障害
	◘病型を特定せよ：うつ病性の特徴を伴うもの，大うつ病様エピソードをもつもの，躁病性の特徴を伴うもの，混合性の特徴を伴うもの
___.__	物質誘発性気分障害（物質特定のコード番号は物質関連障害を参照せよ）
	◘病型を特定せよ：うつ病性の特徴を伴うもの，躁病性の特徴を伴うもの，混合性の特徴を伴うもの
	◘該当すれば特定せよ：中毒中の発症，離脱中の発症
296.90	特定不能の気分障害

不安障害 (413頁)

300.01	広場恐怖を伴わないパニック障害
300.21	広場恐怖を伴うパニック障害
300.22	パニック障害の既往歴のない広場恐怖
300.29	特定の恐怖症
	◘病型を特定せよ：動物型，自然環境型，血液・注射・外傷型，状況型，その他の型
300.23	社会恐怖
	◘該当すれば特定せよ：全般性
300.3	強迫性障害
	◘該当すれば特定せよ：洞察に乏しいもの
309.81	外傷後ストレス障害
	◘該当すれば特定せよ：急性，慢性
	◘該当すれば特定せよ：発症遅延
308.3	急性ストレス障害
300.02	全般性不安障害
293.84	［一般身体疾患を示すこと］…による不安障害
	◘該当すれば特定せよ：全般性不安を伴うもの，パニック発作を伴うもの，強迫性症状を伴うもの
___.__	物質誘発性不安障害（物質特定のコード番号は物質関連障害を参照せよ）
	◘該当すれば特定せよ：全般性不安を伴うもの，パニック発作を伴うもの，強迫性症状を伴うもの，恐怖症性症状を伴うもの
	◘該当すれば特定せよ：中毒中の発症，離脱中の発症
300.00	特定不能の不安障害

身体表現性障害 (467頁)

300.81	身体化障害
300.82	鑑別不能型身体表現性障害
300.11	転換性障害

◨病型を特定せよ：運動性の症状または欠陥を伴うもの，感覚性の症状または欠陥を伴うもの，発作またはけいれんを伴うもの，混合性症状を示すもの

307.xx　疼痛性障害
　　.80　心理的要因と関連した
　　.89　心理的要因と一般身体疾患の両方に関連した
◨該当すれば特定せよ：急性，慢性
300.7　心気症
◨該当すれば特定せよ：洞察に乏しいもの
300.7　身体醜形障害
300.82　特定不能の身体表現性障害

虚偽性障害 (493頁)

300.xx　虚偽性障害
　　.16　心理的徴候と症状の優勢なもの
　　.19　身体的徴候と症状の優勢なもの
　　.19　心理的および身体的徴候と症状を併せ持つもの
300.19　特定不能の虚偽性障害

解離性障害 (499頁)

300.12　解離性健忘
300.13　解離性とん走
300.14　解離性同一性障害
300.6　離人症性障害
300.15　特定不能の解離性障害

性障害および性同一性障害 (513頁)

性機能不全
以下の特定用語はすべての原発性性機能不全に適用される：
・生来型，獲得型
・全般型，状況型
・心理的要因によるもの，混合性要因によるもの

性的欲求の障害
302.71　性的欲求低下障害
302.79　性嫌悪障害

性的興奮の障害
302.72　女性の性的興奮の障害

302.72　男性の勃起障害

オルガズム障害
302.73　女性オルガズム障害
302.74　男性オルガズム障害
302.75　早漏

性交疼痛障害
302.76　性交疼痛症（一般身体疾患によらないもの）
306.51　腟けいれん（一般身体疾患によらないもの）

一般身体疾患による性機能不全
625.8　　［一般身体疾患を示すこと］…による女性の性的欲求低下障害
608.89　［一般身体疾患を示すこと］…による男性の性的欲求低下障害
607.84　［一般身体疾患を示すこと］…による男性の勃起障害
625.0　　［一般身体疾患を示すこと］…による女性の性交疼痛症
608.89　［一般身体疾患を示すこと］…による男性の性交疼痛症
625.8　　［一般身体疾患を示すこと］…による女性の他の性機能不全
608.89　［一般身体疾患を示すこと］…による男性の他の性機能不全
＿＿.＿＿　物質誘発性性機能不全（物質特定のコード番号は物質関連障害を参照せよ）
　　　　◧該当すれば特定せよ：欲求の障害を伴うもの，興奮の障害を伴うもの，オルガズムの障害を伴うもの，性交疼痛を伴うもの
　　　　◧該当すれば特定せよ：中毒中の発症
302.70　特定不能の性機能不全

性嗜好異常
302.4　　露出症
302.81　フェティシズム
302.89　窃触症
302.2　　小児性愛
　　　　◧該当すれば特定せよ：男性に性的魅力を感じる，女性に性的魅力を感じる，両性ともに性的魅力を感じる
　　　　◧該当すれば特定せよ：近親姦に限定
　　　　◧病型を特定せよ：純粋型，非純粋型
302.83　性的マゾヒズム
302.84　性的サディズム
302.3　　服装倒錯的フェティシズム
　　　　◧該当すれば特定せよ：性別に不快感を伴うもの
302.82　窃視症
302.9　　特定不能の性嗜好異常

性同一性障害

302.xx	性同一性障害
.6	小児の性同一性障害
.85	青年または成人の性同一性障害
	◨該当すれば特定せよ：男性に性的魅力を感じる，女性に性的魅力を感じる，両性ともに性的魅力を感じる，両性ともに性的魅力を感じない
302.6	特定不能の性同一性障害
302.9	特定不能の性障害

摂食障害 （559頁）

307.1	神経性無食欲症
	◨該当すれば特定せよ：制限型，むちゃ食い/排出型
307.51	神経性大食症
	◨病型を特定せよ：排出型，非排出型
307.50	特定不能の摂食障害

睡眠障害 （571頁）

原発性睡眠障害
睡眠異常

307.42	原発性不眠症
307.44	原発性過眠症
	◨該当すれば特定せよ：反復性
347	ナルコレプシー
780.59	呼吸関連睡眠障害
307.45	概日リズム睡眠障害
	◨病型を特定せよ：睡眠相後退型，時差型，交代勤務型，特定不能型
307.47	特定不能の睡眠異常

睡眠時随伴症

307.47	悪夢障害
307.46	睡眠驚愕障害
307.46	睡眠時遊行症
307.47	特定不能の睡眠時随伴症

他の精神疾患に関連した睡眠障害

307.42	［Ⅰ軸またはⅡ軸の障害を示すこと］…に関連した不眠症
307.44	［Ⅰ軸またはⅡ軸の障害を示すこと］…に関連した過眠症

他の睡眠障害

780.xx	［一般身体疾患を示すこと］…による睡眠障害
.52	不眠症型

```
      .54    過眠症型
      .59    睡眠時随伴症型
      .59    混合型
___.___      物質誘発性睡眠障害（物質特定のコード番号は物質関連障害を参照せよ）
             ▶病型を特定せよ：不眠症型，過眠症型，睡眠時随伴症型，混合型
             ▶該当すれば特定せよ：中毒中の発症，離脱中の発症
```

他のどこにも分類されない衝動制御の障害 (631頁)

312.34	間欠性爆発性障害
312.32	窃盗癖
312.33	放火癖
312.31	病的賭博
312.39	抜毛癖
312.30	特定不能の衝動制御の障害

適応障害 (645頁)

```
309.xx    適応障害
    .0    抑うつ気分を伴うもの
    .24   不安を伴うもの
    .28   不安と抑うつ気分の混合を伴うもの
    .3    行為の障害を伴うもの
    .4    情緒と行為の混合した障害を伴うもの
    .9    特定不能
          ▶該当すれば特定せよ：急性，慢性
```

パーソナリティ障害 (651頁)

注：これらはⅡ軸にコードされる。

301.0	妄想性パーソナリティ障害
301.20	シゾイドパーソナリティ障害
301.22	失調型パーソナリティ障害
301.7	反社会性パーソナリティ障害
301.83	境界性パーソナリティ障害
301.50	演技性パーソナリティ障害
301.81	自己愛性パーソナリティ障害
301.82	回避性パーソナリティ障害
301.6	依存性パーソナリティ障害
301.4	強迫性パーソナリティ障害
301.9	特定不能のパーソナリティ障害

臨床的関与の対象となることのある他の状態 (697頁)

身体疾患に影響を与えている心理的要因

316　　　［一般身体疾患を示すこと］…に影響を与えている［特定の心理的要因］

　　　　要因の特質に基づいて以下の名称を選ぶこと：
　　　　　　身体疾患に影響を与えている精神疾患
　　　　　　身体疾患に影響を与えている心理的症状
　　　　　　身体疾患に影響を与えているパーソナリティ傾向または対処様式
　　　　　　身体疾患に影響を与えている不適切な保健行動
　　　　　　身体疾患に影響を与えているストレス関連生理学的反応
　　　　　　身体疾患に影響を与えている他のまたは特定不能の心理的要因

投薬誘発性運動障害

332.1　　神経遮断薬誘発性パーキンソニズム
333.92　 神経遮断薬悪性症候群
333.7　　神経遮断薬誘発性急性ジストニア
333.99　 神経遮断薬誘発性急性アカシジア
333.82　 神経遮断薬誘発性遅発性ジスキネジア
333.1　　投薬誘発性姿勢振戦
333.90　 特定不能の投薬誘発性運動障害

他の投薬誘発性障害

995.2　　特定不能の投薬の副作用

対人関係の問題

V61.9　　精神疾患または一般身体疾患に関連した対人関係の問題
V61.20　 親子関係の問題
V61.10　 配偶者との関係の問題
V61.8　　同胞との関係の問題
V61.81　 特定不能の対人関係の問題

虐待または無視に関連した問題

V61.21　 小児への身体的虐待（関与の対象が犠牲者ならば995.54とコード番号をつけて記録しておくこと）
V61.21　 小児への性的虐待（関与の対象が犠牲者ならば995.53とコード番号をつけて記録しておくこと）
V61.21　 小児への無視（関与の対象が犠牲者ならば995.52とコード番号をつけて記録しておくこと）
＿＿.＿＿　　成人への身体的虐待
V61.12　 （配偶者による場合）
V62.83　 （配偶者以外の者による場合）

(関与の対象が犠牲者ならば995.81とコード番号をつけて記録しておくこと)

___.__ 成人への性的虐待
V61.12 (配偶者による場合)
V62.83 (配偶者以外の者による場合)
(関与の対象が犠牲者ならば995.83とコード番号をつけて記録しておくこと)

臨床的関与の対象となることのある状態，追加

V15.81 治療遵守不良
V65.2 詐病
V71.01 成人の反社会的行動
V71.02 小児または青年の反社会的行動
V62.89 境界知能
注：これはII軸にコードされる
780.9 年齢に関連した認知能力の低下
V62.82 死別反応
V62.3 学習上の問題
V62.2 職業上の問題
313.82 同一性の問題
V62.89 宗教または神の問題
V62.4 異文化受容に関する問題
V62.89 人生の局面の問題

追加コード（709頁）

300.9 特定不能の精神疾患（非精神病性）
V71.09 I軸における診断または状態なし
799.9 I軸における診断または状態の保留
V71.09 II軸における診断なし
799.9 II軸における診断の保留

多軸システム

I軸　臨床疾患
　　　臨床的関与の対象となることのある他の状態
II軸　パーソナリティ障害
　　　精神遅滞
III軸　一般身体疾患
IV軸　心理社会的および環境的問題
V軸　機能の全体的評定

DSM-Ⅳ-TR 機能の全体的評価（GAF*）尺度

精神的健康と病気という1つの仮想的な連続体に沿って，心理的，社会的，職業的機能を考慮せよ。身体的または環境的）制約による機能の障害を含めないこと。（*Global Assessment of Functioning）

コード	（注：例えば，45，68，72のように，それが適切ならば，中間の値コードを用いること）
100 ― 91	広範囲の行動にわたって最高に機能しており，生活上の問題で手に負えないものは何もなく，その人に多数の長所があるために他の人々から求められている。症状は何もない。
90 ― 81	症状がまったくないか，ほんの少しだけ（例：試験前の軽い不安）。すべての面でよい機能で，広範囲の活動に興味をもち参加し，社交的にはそつがなく，生活に大体満足し，日々のありふれた問題や心配以上のものはない（例：たまに家族と口論する）。
80 ― 71	症状があったとしても，心理的社会的ストレスに対する一過性で予期される反応である（例：家族と口論した後の集中困難）。社会的，職業的，または学校の機能にごくわずかな障害以上のものはない（例：一時的に学業で遅れをとる）。
70 ― 61	いくつかの軽い症状がある（例：抑うつ気分と軽い不眠），または社会的，職業的，または学校の機能にいくらかの困難はある（例：時にずる休みをしたり，家の金を盗んだりする）が，全般的には機能はかなり良好であって，有意義な対人関係もかなりある。
60 ― 51	中等度の症状（例：感情が平板で，会話がまわりくどい，時にパニック発作がある），または社会的，職業的，または学校の機能における中等度の困難（例：友人が少ししかいない，仲間や仕事の同僚との葛藤）
50 ― 41	重大な症状（例：自殺念慮，脅迫的儀式が重症，万引きの常習），または社会的，職業的，または学校の機能におけるなんらかの深刻な障害（例：友達がいない，仕事が続かない）
40 ― 31	現実検討かコミュニケーションにいくらかの欠陥（例：会話は時々非論理的，あいまい，または関係性がなくなる），または仕事や学校，家族関係，判断，思考，または気分など多くの面での重大な欠陥（例：抑うつ的な男が友人を避け，家族を無視し，仕事ができない。子どもがしばしば年下の子どもをなぐり，家庭では反抗的であり，学校では勉強ができない）
30 ― 21	行動は妄想や幻覚に相当影響されている，またはコミュニケーションか判断に重大な欠陥がある（例：時々，滅裂，ひどく不適切にふるまう，自殺の考えにとらわれている），またはほとんどすべての面で機能することができない（例：1日中床についている，仕事も家庭も友達もない）。
20 ― 11	自己または他者を傷つける危険がかなりあるか（例：はっきりと死の可能性を意識しない自殺企図，しばしば暴力的になる，躁病性興奮），または時には最低限の身辺の清潔維持ができない（例：大便を塗りたくる），またはコミュニケーションに重大な欠陥（例：大部分滅裂か無言症）
10 ― 1	自己または他者をひどく傷つける危険の継続（例：暴力の繰り返し），または最低限の身辺の清潔維持が持続的に不可能，またははっきりと死の可能性を意識した重大な自殺行為
0	情報不十分

付録 B

NANDA 分類法 II 領域・類・診断概念・看護診断 (NANDA Nursing Diagnoses: Definitions & Classification 2000-2001)

領域（ドメイン）1　ヘルスプロモーション　Health promotion

安寧または機能の正常性の自覚，およびその安寧または機能の正常性のコントロールの維持と強化のために用いられる方略

- 類（クラス）1　健康自覚　Health awareness—正常機能と安寧の認知
- 類（クラス）2　健康管理行動　Health management behaviors—健康と安寧を維持するための活動を明らかにし，コントロールし，実行し，統合すること

診断概念	採択されている看護診断
治療計画管理	00082　効果的治療計画管理
	00078　非効果的治療計画管理
	00080　非効果的家族治療計画管理
	00081　非効果的地域社会治療計画管理
健康探求行動	00084　健康探求行動（特定の）
健康維持	00099　非効果的健康維持
家事家政	00098　家事家政障害

領域（ドメイン）2　栄養　Nutrition

組織の維持と修復，およびエネルギーの産生の目的で，栄養素を摂取し，同化し，利用する活動

- 類（クラス）1　摂取　Ingestion—食物や栄養素を体内に摂取すること

診断概念	採択されている看護診断
乳児哺乳パターン	00107　非効果的乳児哺乳パターン
嚥下	00103　嚥下障害
栄養	00002　栄養摂取消費バランス異常：必要量以下
	00001　栄養摂取消費バランス異常：必要量以上
	00003　栄養摂取消費バランス異常リスク状態：必要量以上

- 類（クラス）2　消化　Digestion—食品を吸収や同化に適した物質に変換する物理的・化学的活動
- 類（クラス）3　吸収　Absorption—身体組織を通過させて栄養素を吸収する活動
- 類（クラス）4　代謝　Metabolism—原形質の生成と利用，およびエネルギーと老廃物の産生のために，細胞や生体内で起こっているあらゆる生命過程のためのエネルギーの放出を伴う化学的および物理的過程
- 類（クラス）5　水化　Hydration—水電解質の摂取と吸収

診断概念	採択されている看護診断
体液量	00027　体液量不足
	00028　体液量不足リスク状態
	00026　体液量過剰
	00025　体液量平衡異常リスク状態

領域（ドメイン）3　排泄　Elimination

身体からの老廃物の分泌と排出

類（クラス）1　泌尿器系　Urinary system―尿の分泌と排出の過程

診断概念	採択されている看護診断
排尿	00016　排尿障害
尿閉	00023　尿閉
尿失禁	00021　完全尿失禁
	00020　機能性尿失禁
	00017　腹圧性尿失禁
	00019　切迫性尿失禁
	00018　反射性尿失禁
	00022　切迫性尿失禁リスク状態

類（クラス）2　消化器系　Gastrointestinal system―消化管からの老廃物の排出と排除

診断概念	採択されている看護診断
便失禁	00014　便失禁
下痢	00013　下痢
便秘	00011　便秘
	00015　便秘リスク状態
	00012　知覚的便秘

類（クラス）3　外皮系　Integumentary system―皮膚を通過する分泌と排出の過程

類（クラス）4　呼吸器系　Pulmonary system―肺，または気管からの代謝副産物や分泌物，異物の除去

診断概念	採択されている看護診断
ガス交換	00030　ガス交換障害

領域（ドメイン）4　活動/休息　Activity/Rest

エネルギー資源の産生，保存，消費，またはバランス

類（クラス）1　睡眠/休息　Sleep/Rest―眠り，休養，安静，くつろぎ，無活動状態

診断概念	採択されている看護診断
睡眠パターン	00095　睡眠パターンの混乱
	00096　睡眠剝奪

類（クラス）2　活動/運動　Activity/Exercise—身体の一部を動かすこと（可動性），働くこと，またはしばしば（しかしながら常にではなく）抵抗に抗して活動を行うこと

診断概念	採択されている看護診断
不使用性シンドローム	00040　不使用性シンドロームリスク状態
可動性/移動	00085　身体可動性障害
	00091　床上移動障害
	00089　車椅子移動障害
移乗能力	00090　移乗能力障害
歩行	00088　歩行障害
気分転換活動	00097　気分転換活動不足
徘徊	00154　徘徊
セルフケア不足	00109　更衣/整容セルフケア不足
	00108　入浴/清潔セルフケア不足
	00102　摂食セルフケア不足
	00110　排泄セルフケア不足
術後回復	00100　術後回復遅延

類（クラス）3　エネルギー平衡　Energy balance—資源の摂取と消費の調和の動的状態

診断概念	採択されている看護診断
エネルギーフィールド	00050　エネルギーフィールド混乱
疲労	00093　消耗性疲労

類（クラス）4　循環/呼吸反応　Cardiovascular/Pulmonary responses—活動/休息を支える循環-呼吸のメカニズム

診断概念	採択されている看護診断
心拍出量	00029　心拍出量減少
換気	00033　自発換気障害
呼吸パターン	00032　非効果的呼吸パターン
活動耐性	00092　活動耐性低下
	00094　活動耐性低下リスク状態
人工換気離脱	00034　人工換気離脱困難反応
組織循環	00024　非効果的組織循環（特定のタイプ：腎・脳・心肺・消化管・末梢血管）

領域（ドメイン）5　知覚/認知　Perception/Cognition

注意，見当識，感覚，知覚，認知，コミュニケーションなど，ヒトの情報処理システム

類（クラス）1　注意　Attention—気がつくため，または観察するための精神的レディネス

診断概念	採択されている看護診断
無視	00123　片側無視

類（クラス）2　見当識　Orientation—時間，場所，および人の自覚

診断概念	採択されている看護診断
状況解釈	00127　状況解釈障害性シンドローム

類（クラス）3　感覚/知覚　Sensation/Perception—触覚・味覚・嗅覚・視覚・聴覚・運動覚を通して情報を受け入れること，そして感覚データの理解から命名し，連想し，そして/またはパターン認識すること

診断概念	採択されている看護診断
感覚知覚	00122　感覚知覚混乱 （特定の：視覚・聴覚・運動覚・味覚・触覚・嗅覚）

類（クラス）4　認知　Cognition—記憶，学習，思考，問題解決，抽象化，判断，洞察，知的能力，計算，言語の使用

診断概念	採択されている看護診断
知識	00126　知識不足（特定の）
混乱	00128　急性混乱
	00129　慢性混乱
記憶	00131　記憶障害
思考過程	00130　思考過程混乱

類（クラス）5　コミュニケーション　Communication—言語的および非言語的な情報を送り，受け取ること

診断概念	採択されている看護診断
言語的コミュニケーション	00051　言語的コミュニケーション障害

領域（ドメイン）6　自己知覚　Self-perception

自己についての自覚

類（クラス）1　自己概念　Self-concept—総体としての自己についての知覚

診断概念	採択されている看護診断
自己同一性	00121　自己同一性混乱
	00125　無力
	00152　無力リスク状態
	00124　絶望
孤独感	00054　孤独感リスク状態

類（クラス）2　自己尊重　Self-esteem—自分の価値，能力，重要性，および成功の評価

診断概念	採択されている看護診断
自己尊重	00119　自己尊重慢性的低下
	00120　自己尊重状況的低下
	00153　自己尊重状況的低下リスク状態

類（クラス）3　ボディイメージ　Body-image—自分の身体についての精神的なイメージ

診断概念	採択されている看護診断
ボディイメージ	00118　ボディイメージ混乱

領域（ドメイン）7　役割関係　Role relationships

人と人の間，またはグループとグループの間の肯定的および否定的な結合や連携，そして，そのような結合が表す意味

類（クラス）1　介護役割　Caregiving roles—社会的に期待される，ヘルスケア専門職の資格を持たないでケアを提供している人の行動パターン

診断概念	採択されている看護診断
家族介護者役割緊張	00061　家族介護者役割緊張
	00062　家族介護者役割緊張リスク状態
ペアレンティング	00056　ペアレンティング障害
	00057　ペアレンティング障害リスク状態

類（クラス）2　家族関係　Family relationships—生物学的に関連のある，または選択によって関連のある人のつながり

診断概念	採択されている看護診断
家族機能	00060　家族機能破綻
	00063　家族機能障害：アルコール症
愛着	00058　親子（乳児）間愛着障害リスク状態

類（クラス）3　役割遂行　Role performance—社会的に期待される行動パターンにおける機能の質

診断概念	採択されている看護診断
母乳栄養	00106　効果的母乳栄養
	00104　非効果的母乳栄養
	00105　母乳栄養中断
役割遂行	00055　非効果的役割遂行
	00064　親役割葛藤
社会的相互作用	00052　社会的相互作用障害

領域（ドメイン）8　セクシュアリティ　Sexuality

性同一性，性的機能，および生殖（再生産）

類（クラス）1　性同一性　Sexual identity—セクシュアリティ，そして/またはジェンダーにおいて固有の人物である状態

類（クラス）2　性的機能　Sexual function—性的活動に参加する力量または能力

診断概念	採択されている看護診断
言語的コミュニケーション	00051　言語的コミュニケーション障害
性的機能	00059　性的機能障害
性パターン	00065　非効果的セクシュアリティパターン

類（クラス）3　生殖　Reproduction—新しい個体（人）が生み出されるあらゆる過程

領域（ドメイン）9　コーピング/ストレス耐性　Coping/Stress tolerance

人生の出来事/生活過程に取り組むこと

類（クラス）1　心的外傷後反応　Post-trauma responses—身体的または心理的トラウマの後に起こる反応

診断概念	採択されている看護診断
移転ストレス	00114　移転ストレスシンドローム
	00149　移転ストレスシンドロームリスク状態
レイプ-心的外傷	00142　レイプ-心的外傷シンドローム
	00144　レイプ-心的外傷シンドローム：沈黙反応
	00143　レイプ-心的外傷シンドローム：複合反応
心的外傷後反応	00141　心的外傷後シンドローム
	00145　心的外傷後シンドロームリスク状態

類（クラス）2　コーピング反応　Coping responses—環境ストレスを管理する過程

診断概念	採択されている看護診断
恐怖	00148　恐怖
不安	00146　不安
	00147　死の不安
悲哀	00137　慢性悲哀
否認	00072　非効果的否認
悲嘆	00136　予期悲嘆
	00135　悲嘆機能障害
適応	00070　適応障害
コーピング	00069　非効果的コーピング
	00073　家族コーピング無力化
	00074　家族コーピング妥協化
	00071　防御的コーピング
	00077　非効果的地域社会コーピング
	00075　家族コーピング促進準備状態
	00076　地域社会コーピング促進準備状態

類（クラス）3　神経行動ストレス　Neurobehavioral stress—神経および脳機能を反映した行動的反応

診断概念	採択されている看護診断
レフレキシア機能障害	00009　自律神経性レフレキシア機能障害
	00010　自律神経性レフレキシア機能障害リスク状態
乳児行動	00116　乳児行動統合障害
	00115　乳児行動統合障害リスク状態
	00117　乳児行動統合促進準備状態
頭蓋内許容量	00049　頭蓋内許容量減少

領域(ドメイン)10　生活原理　Life principles

真実である,または本質的に価値が高いとみなされる行動や習慣,あるいは制度に関する道徳上の振る舞い,思考,および行動の基礎をなす原理

類(クラス)1　価値観　Values—好みの振る舞いの様式または最終的な状態の同定と序列づけ

類(クラス)2　信念　Beliefs—真実である,または本質的に価値が高いとみなされる行動や習慣,あるいは制度についての意見,期待,または判断

診断概念	採択されている看護診断
霊的安寧	00068　霊的安寧促進準備状態

類(クラス)3　価値観/信念/行動の一致　Values/Belief/Action congruence—価値観や信念,および行動の間で達成される調和またはバランス

診断概念	採択されている看護診断
霊的苦悩	00066　霊的苦悩
	00067　霊的苦悩リスク状態
意思決定葛藤	00083　意思決定葛藤(特定の)
ノンコンプライアンス	00079　ノンコンプライアンス(特定の)

領域(ドメイン)11　安全/防御　Safety/Protection

危険や身体損傷または免疫システムの傷害がないこと,喪失からの保護,そして安全と安心の確保

類(クラス)1　感染　Infection—病原体の侵入に続発する宿主の反応

診断概念	採択されている看護診断
感染	00004　感染リスク状態

類(クラス)2　身体損傷　Physical injury—身体上の危害または傷害

診断概念	採択されている看護診断
口腔粘膜	00045　口腔粘膜障害
身体損傷	00035　身体損傷リスク状態
	00087　周手術期体位性身体損傷リスク状態
	00155　転倒リスク状態
身体外傷	00038　身体外傷リスク状態
皮膚統合性	00046　皮膚統合性障害
	00047　皮膚統合性障害リスク状態
組織統合性	00044　組織統合性障害
歯生	00048　歯生障害
窒息	00036　窒息リスク状態
誤嚥	00039　誤嚥リスク状態
気道浄化	00031　非効果的気道浄化
末梢性神経血管性機能	00086　末梢性神経血管性機能障害リスク状態
抵抗力	00043　非効果的抵抗力

類（クラス）3　暴力　Violence—身体損傷または虐待を起こすための過剰な腕力や能力の行使

診断概念	採択されている看護診断
自己傷害	00139　自己傷害リスク状態
	00151　自己傷害
暴力	00138　対他者暴力リスク状態
	00140　対自己暴力リスク状態
	00150　自殺リスク状態

類（クラス）4　危険環境　Environmental hazards—周辺にある危険の発生源

診断概念	採択されている看護診断
中毒	00037　中毒リスク状態

類（クラス）5　防御機能　Defensive processes—非自己から自己を自分で守る過程

診断概念	採択されている看護診断
ラテックスアレルギー反応	00041　ラテックスアレルギー反応
	00042　ラテックスアレルギー反応リスク状態

類（クラス）6　体温調節　Thermoregulation—有機体を守る目的で体内の熱とエネルギーを調節する生理的過程

診断概念	採択されている看護診断
体温	00005　体温平衡異常リスク状態
体温調節機能	00008　非効果的体温調節機能
	00006　低体温
	00007　高体温

領域（ドメイン）12　安楽　Comfort

精神的，身体的，社会的な安寧または安息の感覚

類（クラス）1　身体的安楽　Physical comfort—身体的な安寧または安息の感覚

診断概念	採択されている看護診断
疼痛	00132　急性疼痛
	00133　慢性疼痛
悪心	00134　悪心

類（クラス）2　環境的安楽　Environmental comfort—自分の環境のなかで安寧または安息の感覚/自分の環境に安寧または安息の感覚

類（クラス）3　社会的安楽　Social comfort—自分の社会的な状況に安寧または安息の感覚

診断概念	採択されている看護診断
社会的孤立	00053　社会的孤立

領域（ドメイン）13　成長/発達　Growth/Development

身体面や臓器系統，そして/または発達指標の獲得の，年齢に即した増大

類（クラス）1　成長　Growth―身体面の増大または臓器系統の成熟

診断概念	採択されている看護診断
成長	00113　成長不均衡リスク状態
気力体力減退	00101　成人気力体力減退

類（クラス）2　発達　Development―発達指標の獲得または喪失，あるいは獲得したものの喪失

診断概念	採択されている看護診断
発達	00111　成長発達遅延
	00112　発達遅延リスク状態

［訳注］看護診断名および説明は，中木高夫（訳）：NANDA看護診断　定義と分類　2001-2002，（監訳）：日本看護診断学会，p.269-281，医学書院，2001 を使用。

付録 C

心理社会的アセスメント用紙（例）

```
日時：
クライアントのイニシャル：              年齢：         性別：
アレルギーの有無：
入院日時：
入院時の状態：
事前意思表明（署名あり）：
診断：Ⅰ軸：
      Ⅱ軸：
      Ⅲ軸：
      Ⅳ軸：
      Ⅴ軸：
入院理由：
クライアントの知覚：
他者の知覚：
悪化の要因：
発病のリスク要因（家族歴）：
治療歴：
現在服用している薬物
    （サプリメント，ビタミン剤，ハーブ製剤を含む）：
物質使用あるいは依存：
第1言語：
生活状況：
倫理/文化：
文化的あるいは霊的信念と習慣：
保健信念と習慣：
教育歴および職歴（ボランティア活動や所得を含む）：
精神状態：
一般的外観（服装，行動，姿勢，アイコンタクト）：
動き方：
話し方：
気分および感情：
思考過程（どのように考えているか，認知も含む）：
```

思考内容（何について考えているか，妄想を含む）：
感覚的および知的過程
　　（見当識，記憶，集中力，注意力，知的機能，幻覚症状）：
自殺および他殺の願望：
判断力および洞察力：
自己概念：
役割および対人関係：
生理的およびセルフケアに関連する事項
　　（身体的症状，身体的損傷あるいは障害，セルフケアの不足，さまざまなシステムの再調査）：

クライアントの体力：
コーピングスキルと防衛機制（効果的もしくは非効果的）：
関心事や趣味：
クライアントの日常生活の過ごし方：
知りたいこと：
学習障害：
ケアに対するクライアントの期待：
看護ケアの優先度：
退院計画：

署　　名：

付録 D

コミュニケーション技法

治療的技法	定義	例
沈黙 Silence	クライアントに関心を向け続けながら，言語的コミュニケーションを意図的に行わないこと。	うなずく；視線を合わせる。
受容 Accepting	クライアントに耳を傾け，それを理解しているということを（言語的，非言語的に）示すこと。クライアントの言ったことへの同意を示す必要はない。	うなずく；「ええ」「フムフム」「あなたの言っていることはわかります」
認知 Giving recognition	気づいていることを知らせること。気づいていることを示す。	「髪をとかしてきましたね」「今朝は着替えてきたんですね」
情報提供 Giving information	事実を知らせること。質問に答える。	「面会時間は2時から4時までです」「クライアントは全員，グループミーティングへの参加が予定されています」
献身 Offering self	無条件で，何でも期待せずに自分自身の存在を利用させること。	「一緒に座りますよ」「15分くらいの間，一緒にいますよ」
開示 Giving broad openings	話題の導入に関して，クライアントに主導権を与えること。	「どこから始めましょうか？」「今朝はどんな気分ですか？」
概括的リード Offering general leads	話を続けられるように働きかけること。	「それから？」「続けてください」
順序立て Placing the event in time or sequence	その出来事の時間，あるいは出来事間の関係を明確にすること。	「それは…の前ですか？後ですか？」「その直前に何が起こりましたか？」
観察 Making observations	クライアントに関して，観察したことや気がついたことを，言葉にして伝えること。	「あなたが…だと気がつきました」「あなたは…だと察しがつきました」「あなたは…のようですね」
表現の促し Encouraging description of perceptions	知覚したことを言葉にするように求めること。	「何が起こったのですか？」「聞こえていることを話して下さい」
比較の促し Encouraging comparison	類似点と相違点をクライアントに尋ねること。	「こんなことが以前にもありませんでしたか？」「このことで，何か思い出しませんか？」

治療的技法	定義	例
反射 Reflecting	クライアントの考えや感情をそのまま返すこと。	「…が不思議なのですね？」「…と考えるのですね？」
探索 Exploring	考えをより深く探求すること。	「そのことについて，もっと話して下さい」「それを私に説明してください」
明確化 Seeking clarification	意味をより明確にするように，クライアントを促すこと。	「あなたの言っていることを聞いてもよくわかりません」「…ということを言おうとしているのですか？」
現実提示 Presenting reality	脅威を与えないようにして，現実的な情報を提示すること。	「私には，誰の声も聞こえません」「私は看護師で，ここは病院です」
疑念の表明 Voicing doubt	看護者の現実的な知覚をさしはさむこと。	「私には信じがたいことです」「それは，ありえないように思います」
言語化 Verbalizing the implied	クライアントがにおわせたり，ほのめかしたことを言葉にすること。	クライアント「家内は私にあれこれと強いるのです。ちょうど母や姉がそうであったように」看護者「女性は支配的だという印象を持っているのですね？」
感情理解の試み Attempting to translate into feelings	さまざまな出来事や自分の言ったことに伴う感情について確認できるよう援助すること。	クライアント「私は死んだも同じです」看護者「見捨てられたような気持ちなのですね？」
行動計画の促し Encouraging formulation of a plan of action	将来のためにいかなる行動をとればよいか考える機会をクライアントに与える。	「次は，どうしたらうまくいくでしょうね？」「あなたの怒りを表出できるような安全な方法は何でしょう？」
要約 Summarizing	話の要点を明確にし，打ち切ること。	「今日はあなたのおっしゃったことがよくわかりました」

非治療的技法	定義	例
保証 Reassuring	心配する理由はないことを説明する。	「万事うまくいくでしょう」「私だったらそんな心配しませんよ」
是認 Approving	クライアントの思考，行動，あるいは感情を個人的に認めること。	「おお，私の考えるとおりです」「すばらしい」
否認 Disapproving	クライアントの思考，行動，あるいは感情を非難すること。	「それはよくありません」「お母さんに対してそんな気持ちをもつのは間違っています」
拒否 Rejecting	クライアントの考えや感情に耳を傾けるのを拒否すること。	「その話は聞きたくありません」「気の滅入るような話題を話すのはやめましょう」
勧告 Advising	クライアントに何をすべきか伝えること。	「…すべきだと思います」「どうして…しないのですか？」

非治療的技法	定義	例
詮索 Probing	執拗に質問すること。	「あなたの精神科の病歴を話して下さい」
挑戦 Challenging	クライアントに立証を求めること。	クライアント「私は悪魔の生け贄にされました」看護者「もしそのとおりなら，どうしてここで私と話していられるのでしょうか？」
防衛 Defending	クライアントの否定的な陳述に反論を試みること。	「ここにいるスタッフは全員，人の世話をしているんです」「あなたの主治医はこの町でいちばん優秀なのですよ」
説明の要求 Requesting an explanation	答えようのない質問（通常「なぜ」という問い）をすること。	「どうしてそんなことを言うのですか？」「なぜそんなふうに思うのですか？」
外的要因の指摘 Indicating the existence of an external source	クライアントの陳述，思考，感情，行動の根拠が他者あるいは外部の影響力によると考えること。	「何があなたにそうさせているのでしょう？」「何があなたにそう言わせているのでしょう？」
感情の軽視 Belittling feeling	クライアントは，努めて陽気に振る舞おうとしていることが多いが，そういう感情の重要性を簡単に片づけたり，軽視したりすること。	クライアント「何のために生きているのかわからない」看護者「あなたを愛している奥さんがいらっしゃるでしょう」あるいは「以前，私もそんな気持ちだったことがありますよ」
紋切り型 Making stereotypical comments	心のこもらない型どおりの表現。	「明日にはいいことがありますよ」「きっとよくなります」
字義どおりの応答 Giving literal responses	比喩的な発言に対し，意味するところではなく，その内容に応答してしまうこと。	クライアント「私の心は石でできています」看護者「そのとおりだったら，鼓動が聞こえるはずがありません」
無関係な話題の導入 Introducing an unrelated topic	看護者が不快に感じたときに話題を変えること。	クライアント「同胞が死んでしまえばよいと思います」看護者「彼女はあなたよりも年上，それとも年下？」

付録 E

防衛機制

　防衛機制とは，耐え難い，あるいは不快な考えや感情，行動を，その人の自我が処理するプロセスである。このような機制には，本来，良否，善悪の区別はない。日常の生活のなかでしばしば用いられ，対処様式として容認されるものである。しかし，ストレスや不安に対する防衛機制のプロセスが長引いたり，特定の防衛機制のみを使うことになると，生活のさまざまなニーズを満たしていくうえで困難を感じ始める。

機制	定義	例
補償 Compensation	他の分野における欠陥（事実の場合もあるし，本人がそう思っているだけの場合もある）を埋め合わせるために，ある分野で絶大な成果を上げること。	スポーツに興味のない学生が優等生名簿に名を連ねるために学業に励む。
転換 Conversion	身体症状，多くは感覚運動性の症状を呈することによって，情緒的な葛藤を表出させること。	大学進学を期待されている子どもが視力を失っても，本人がそのことに関心を示さない。
否認 Denial	情緒的な苦痛，あるいは不安を引き起こすような観念，葛藤，状況を知覚していながら，認知しないこと。	不治の病を宣告されたばかりの人が，陽気に振る舞い，病気のことについて何も話さない。
置き換え Displacement	ある人物によって強い感情を引き起こされたときに，その人物よりもより脅威の少ない人物に向けて感情を表出すること。	上司に対して腹を立てている人が，自分の配偶者を怒鳴りつける。
解離 Dissociation	情緒的葛藤を，意識や同一性の一時的な変容によって処理すること。	ある成人が子どものときの虐待を何も覚えていない。
同一視（同一化） Identification	別の人物の行動，態度，価値体系を無意識的に模倣すること。	十代の若者は，知らず知らずのうちに自分の敬愛する近親者の信念や行動を信奉している。
知性化 Intellectualization	苦痛をもたらすような出来事や状況に関する感情を，関連する事実から切り離すこと。その事実は認識するが，感情については自覚しない。	大きな交通事故に巻き込まれた人が，感情の表出なしにその出来事について話す。

機制	定義	例
取り入れ Introjection	他の人間の価値体系，信念，態度を自分自身のものとして受け入れること。	銃を嫌っていた人が，まるで銃が最愛の友人であるかのような熱烈なハンターになる。
投影 Projection	受け入れがたい思考，感情あるいは行為を誰かほかの人物に属するものと考えること。	多くの偏見をもっている人が，他者を偏狭な人として声高に主張する。
合理化 Rationalization	受け入れがたい思考，感情あるいは行為に一見論理的な理由を付与して，正当化すること。	試験でカンニングをする学生が，誰もがやっていることで，つまりは進級するためにはカンニングをすることが必要なのだと主張する。
反動形成 Reaction formation	受け入れがたい思考と感情が，反対方向の行動をとることによって処理されること。	男女差別主義的な考えの人が女性組織のためのボランティア活動を行う。
抑圧 Repression	情緒的な苦痛をもたらす，あるいは不安を引き起こすような思考や感情を意識的な認識から排除すること。	他の学生の奨学金授与に嫉妬している学生が，その感情に気がつかない。
昇華 Sublimation	その人にとって受け入れがたい衝動や願望を社会的に容認される行動に置き換えること。	喫煙をやめようとしている人が，絶えずガムを噛んでいる。
抑制 Suppression	受け入れがたい思考や感情を意識的な認識から意図的に排除すること。	学生が試験勉強をするために，親の病気のことを考えまいとする。
打ち消し Undoing	過去の受け入れがたい行動を埋め合わせる，あるいは取り消すために容認される行動をとること。	妻に隠れて浮気をしてきた人が，妻にバラの花束を贈る。

付録 F

精神科治療薬

抗うつ薬

抗うつ薬は中等度ないし重度の抑うつ気分に関連する症状を有する患者の苦痛を軽減するために投与される。

三環系および四環系抗うつ薬は十分な治療効果を現すまでに4〜6週を要することが多い。

一般名	商品名	商品名(日本)
アミトリプチリン	Elavil, Amitid, Amitril, Endep	トリプタノール
デシプラミン	Norpramin, Pertofrane	未発売
ドキセピン	Adapin, Sinequan	未発売
イミプラミン	Tofranil	トフラニール
ノリトリプチリン	Aventyl	ノリトレン
プロトリプチリン	Vivactil	未発売
トリミプラミン	Surmontil	スルモンチール
アモキサピン	Asendin	アモキサン
マプロチリン	Ludiomil	ルジオミール
ミルタザピン	Remeron	未発売
クロミプラミン	Anafranil	アナフラニール
	(強迫性障害の治療に使用される)	

三環系，四環系抗うつ薬の副作用として，口渇，便秘，起立性低血圧，不安，焦燥，失見当識，傾眠，失調，消化器系の不調，血糖値異常，肝機能異常などが知られている。

モノアミン酸化酵素阻害薬(MAO阻害薬)は作用発現が遅く，十分な治療効果を現すまでに2〜4週を要することがある。また，患者はチラミン含有量の多い食物を避ける必要があり，これはMAO阻害薬とチラミンの相互作用により高血圧クリーゼが引き起こされるからである。

一般名	商品名	商品名(日本)
イソカルゴキサジド	Marplan	未発売
フェルネジン	Nardil	未発売
トラニルシプロミン	Parnate	未発売

MAO阻害薬の副作用として，起立性低血圧，めまい，不眠，消化器系の不調，頭痛，振戦，食欲不振，口渇，かすみ目，排尿障害，動悸，体重増加，ナトリウム貯留，浮腫，インポテンスなどが知られている。

選択的セロトニン再取り込み阻害薬(SSRI)は中枢神経系のセロトニン再取り込みを抑制することによって，抗うつ薬として作用する。

一般名	商品名	商品名(日本)
シタロプラム	Celexa	未発売
フルオキセチン	Prozac	未発売
パロキセチン	Paxil	パキシル
サートラリン	Zoloft	ジェイゾロフト
ネファゾドン	Serzone	未発売
フルボキサミン	Luvox (強迫性障害の治療に使用される)	ルボックス，デプロメール

SSRIの副作用として，口渇，かすみ目，便秘，食欲不振，悪心，下痢，頭痛，疲労感などが知られている。

上記分類以外の抗うつ薬には，ベンラファキシン(Effexor)とブプロピン(Wellbutrin)がある。これらの薬剤の副作用として，焦燥，不眠や眠気，頭痛，振戦，口渇，便秘，めまい，頻脈，過敏などが知られている。

抗精神病薬

抗精神病薬は神経遮断薬，精神安定剤，メジャートランキライザーと呼ばれることもあり，幻覚，妄想およびそれらに関連する行動を改善するために使用される。

注意：抗精神病薬の使用は，生命にかかわる神経遮断薬悪性症候群(MNS)を引き起こす可能性がある。MNSの主要な徴候は筋強剛，42.2°C(華氏108°)にも達する発熱，注意障害からせん妄にまで至る意識障害，白血球とCPKの著明な上昇などである。行動面の症状のみでMNSを発見することは難しい。なぜならば，まさにそのために治療が行われている増悪しつつある精神病の症状とよく似ているからである。ハロペリドール(Haldol)とフルフェナジン(Prolixin)などの高力価抗精神病薬がもっとも一般的なMNSの原因薬剤である。

フェノチアジン系抗精神病薬

一般名	商品名	商品名(日本)
クロルプロマジン	Chlor-PZ, Promachel, Promapar, Sonazine, Thorazine	ウィンタミン，コントミン
フルフェナジン フルフェナジン・デカン酸	Prolixin	フルメジン，フルデカシン
メソリダジン	Serentil	未発売
ペルフェナジン	Trilafon	ピーゼットシー，トリラホン
トリフロペラジン	Stelazine	トリフロペラジン
チオリダジン	Mellaril	メレリル(販売終了)

フェノチアジン系薬剤の副作用として，眠気，低血圧，錐体外路症状(非協調性律動運動，不随意性運動不穏，パーキンソン症候群)，口渇，かすみ目，体重増加，性欲減退，排卵遅延，光線過敏症，黄疸などが知られている。不随意性の舌運動，舌なめずり，口噛みなどを呈し，有効な治療法のない遅発性ジスキネジアが長期間の使用後に出現する可能性がある。

ブチロフェノン系抗精神病薬

一般名	商品名	商品名(日本)
ハロペリドール	Haldol	セレネース

ブチロフェノン系薬剤の副作用はフェノチアジン系薬剤と同様だが，錐体外路症状の頻度が高い一方，鎮静や低血圧は少ない傾向がある。自殺企図に至るような重度の抑うつが起こる可能性がある。

チオキサンチン

一般名	商品名	商品名(日本)
クロールプロチキセン	Taractan	未発売
チオチキセン	Navane	未発売

チオキサンチンの副作用としては，眠気，起立性低血圧，口渇などの頻度が高い。錐体外路症状は他の抗精神病薬に比較すると多くはない。

非定型抗精神病薬

一般名	商品名	商品名(日本)
クロザピン	Clozaril	未発売
リスペリドン	Risperdal	リスパダール
オランザピン	Zyprexa	ジプレキサ
クエチアピン	Seroquel	セロクエル
ジプラシドン	Geodon	未発売

これらの抗精神病薬の副作用として，不眠，不安，焦燥，頭痛，起立性低血圧，悪心，嘔吐，便秘，眠気，鎮静，さらに長期に投与されたときの遅発性ジスキネジアなどが認められる。また，クロザピン(Crozaril)は一部の人に無顆粒球症を引き起こすことが知られている。したがって，定期的な白血球のモニターが必要である。

ジベンゾキセピン

一般名	商品名	商品名(日本)
ロキサピン	Loxitane	未発売

ジハイドロインドロン

一般名	商品名	商品名(日本)
モンリンドン	Lidone, Moban	未発売

ジハイドロインドロンとジベンゾキセピンの副作用は，他の抗精神病薬と同様である。

抗不安薬

抗不安薬は，マイナートランキライザーとも呼ばれ，不安の軽減やアルコール離脱の治療に用いられる。

ベンゾジアゼピン

一般名	商品名	商品名（日本）
ジアゼパム	Valium	セルシン，ホリゾン
クロルジアゼポキサイド	Librium, Libritabs	バランス，コントール
クロラゼプ酸	Tranxene	メンドン
オキサゼパム	Serax	セレナール
アロプラゾラム	Xanax	コンスタン，ソラナックス
ロラゼパム	Ativan	ワイパックス
クロナゼパム	Klonopin	ランドセン，リボトリール
テマゼパム	Restoril（睡眠導入に使用）	未発売
フルラゼパム	Dalmane（睡眠導入に使用）	ベノジール，ダルメート
ミダゾラム	Versed（鎮静に使用）	ドルミカム

ベンゾジアゼピンの一般的な副作用は，眠気，脱力，失調，注意障害，頭痛，失神，口渇，便秘，尿閉，低血圧，体重増加，抑うつなどである。

プロパンジオール

一般名	商品名	商品名（日本）
メプロバメート	Equanil, Miltown	発売中止

プロパンジオールの副作用はベンゾジアゼピンと同様である。

抗躁薬

抗躁薬は過活動，観念奔逸，攻撃などの急性の躁状態および軽躁状態をコントロールするために用いられる。

抗躁薬

一般名	商品名	商品名（日本）
炭酸リチウム	Eskalith, Lithane, Lithonate, Lithobid	リーマス

副作用として，口渇，味覚異常（金属味），甲状腺腫，糖尿，高血糖，体重増加，浮腫などが知られている。中毒症状として悪心，下痢，振戦，かすみ目，不明瞭な発語などが認められる。

抗けいれん薬

一般名	商品名	商品名（日本）
カルバマゼピン	Tegretol	テグレトール
バルプロ酸	Depakote, Depakene, Valproate	デパケン

　ある種の抗てんかん薬の副作用として気分に対する影響がある。このため，抗てんかん薬は躁病，とくにリチウムによる効果が得られない躁病をコントロールする目的で用いられている。一般的な副作用としては，悪心，嘔吐，眼振，尿閉，血圧の変化などがあげられる。中毒症状はめまい，失調，不穏，失見当，注意障害，興奮，振戦，昏睡などである。

抗パーキンソン薬

　抗パーキンソン薬は，メジャートランキライザー使用により引き起こされる薬剤起因性錐体外路症状の治療のために用いられる。

抗コリン薬

一般名	商品名	商品名（日本）
トリヘキシフェニジール	Artane, Hexyphen, Pipanol, Tremin, Trihexidyl	アーテン
ベンツトロピン	Cogentin	未発売
ビペリデン	Akineton	アキネトン，タスモリン
クロルフェノキサミン	Phenoxene	未発売
プロシクリジン	Kemadrin	未発売

　抗コリン薬の一般的な副作用として，口渇，かすみ目，めまい，悪心，イライラなどがあげられる。高齢者では注意障害や傾眠なども出現しうる。

抗ヒスタミン薬

一般名	商品名	商品名（日本）
ジフェンヒドラミン	Benadryl, Phenamine	ベナ，レスタミン
オルフェナドリン	Disipal	未発売

　抗ヒスタミン薬の一般的な副作用として，口渇，排尿困難，便秘，傾眠などがあげられる。

パーキンソン病治療薬

一般名	商品名	商品名（日本）
レボドーパ，カルビドーパ	Sinemet	ドパストン，ドパゾール
アマンタジン	Symmetrel	シンメトレル

　パーキンソン病治療薬の一般的な副作用として，悪心，嘔吐，ジストニア，抑うつ，精神病症状，注意障害，焦燥感などがあげられる。

交感神経刺激薬

交感神経刺激薬は過活動，微細脳損傷，注意欠陥多動性障害などの治療に用いられる。

一般名	商品名	商品名（日本）
アンフェタミン	Adderall	未発売
メチルフェニデート	Methidate, Ritalin	リタリン
ペモリン	Cylert	ベタナミン

一般的な副作用は，不眠，食思不振，一過性体重減少，頭痛，頻脈，口渇，血圧変動などである。

付録 G

Mini-Mental State (MMS)

[訳注]
原書では付録 G に "MINI-MENTAL STATE". A PRACTICAL METHOD FOR GRADING THE COGNITIVE STATE OF PATIENTS FOR THE CLINICIAN. Journal of Psychiatric Research 12(3): 189-198, 1975 が収載されている。これを邦訳したものがあるので，許諾を得て以下に掲載する。検査の使用目的と特徴，使用方法，判定方法については直接以下の文献を参照されたい（北村俊則：Mini-Mental State(MMS).大塚俊男・本間昭（監修）；高齢者のための知的機能検査の手引き，ワールドプランニング，1991）。

Mini-Mental State (MMS)

検査日：平成　　　年　　　月　　　日　　　曜日

検査者：＿＿＿＿＿＿＿＿＿＿＿＿＿＿＿＿＿＿＿＿

氏名　　　　　　　　　　　男・女　生年月日：明・大・昭　年　月　日生　歳

	質問内容	回答	得点
1（5点）	今年は何年ですか。	年	
	いまの季節は何ですか。		
	今日は何曜日ですか。	曜日	
	今日は何月何日ですか。	月	
		日	
2（5点）	ここはなに県ですか。	県	
	ここはなに市ですか。	市	
	ここはなに病院ですか。		
	ここは何階ですか。	階	
	ここはなに地方ですか。（例：関東地方）		
3（3点）	物品名3個（相互に無関係） 検者は物の名前を1秒間に1個ずつ言う，その後，被検者に繰り返させる。 正答1個につき1点を与える。3個すべて言うまで繰り返す（6回まで）。 何回繰り返したかを記せ＿＿＿回		
4（5点）	100から順に7を引く（5回まで），あるいは「フジノヤマ」を逆唱させる。		
5（3点）	3で提示した物品名を再度復唱させる。		
6（2点）	（時計を見せながら）これは何ですか。 （鉛筆を見せながら）これは何ですか。		
7（1点）	次の文章を繰り返す。 「みんなで，力を合わせて綱を引きます」		
8（3点）	（3段階の命令） 「右手にこの紙を持ってください」 「それを半分に折りたたんでください」 「机の上に置いてください」		
9（1点）	（次の文章を読んで，その指示に従ってください） 「眼を閉じなさい」		
10（1点）	（何か文章を書いてください）		
11（1点）	（次の図形を書いてください）		
		得点合計	

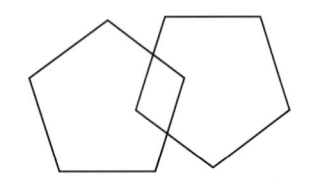

索 引

■あ行

アセスメント　27
アセスメントデータ　46
アダルトチルドレン　460
アルコール依存症の親をもつアダルトチルドレン
　　460
アルコール幻覚症　152
アルコール離脱　152
アルツハイマー病　140
安全な環境　12
依存性パーソナリティ障害　364
一次的利得　270, 277
陰性症状　80, 175
エイズ　22
栄養状態の不均衡：身体要求量以下　468
栄養摂取消費バランス異常：身体必要量以下
　　304, 315
栄養摂取消費バランス異常：身体必要量以上　316

■か行

介護者症候群　72
介護者のサポート　72
解離性健忘　293
解離性障害　293
解離性同一性障害　293
解離性遁走　293
家事家政障害　55
過食症　314
家族介護者役割緊張　73
家族機能破綻　129
過眠症　325
感覚知覚混乱　189, 199

看護
　——の実施　30, 46
　——の責任と機能　37
看護過程　26
看護師-患者の相互作用　32
看護者-クライアント関係の諸段階　48
看護診断　29, 46
患者
　——, 法的問題を抱える　40
　——の権利　39
　——の責任　41
　——の役割　40
　——の擁護　39
患者教育　35
感情の表現　34
記憶障害　144
危機介入　26
期待される成果　30, 46
気分転換活動不足　86
基本的信念　11
虐待　405
　——, 情緒的　405
　——, 身体的　405
　——, 性的　405
虐待行動　405
急性混乱　136
急性増悪期のケア　89
境界性パーソナリティ障害　356
強迫行動　253
強迫思考　253
強迫性障害　253
恐怖　249
恐怖症　248
　——, 特定の　248
記録　32
筋萎縮性側索硬化症　441

クロイツフェルト・ヤコブ病　140
ケアプラン　5,11
血管性痴呆　140
月経前症候群　205
幻覚　188
健康管理　81
幻聴　153
行為障害　117
更衣/整容セルフケア不足　142,180,211,235,381
攻撃行動　393
後天性免疫不全症候群　22,140,433
高齢の患者　21
孤独　21
コミュニケーション・スキル　32
孤立感リスク状態　104
コルサコフ症候群　198

■さ行

在宅ケアサービス　97
在宅治療　15
産後のうつ病　205
思考過程混乱　183,195,233,337,378
自己傷害リスク状態　295,357
自己尊重状況的低下　130,431
自己尊重慢性的低下　214,226,414,463
自己同一性混乱　175
自殺企図　217
自殺行動　216
自殺念慮　217
自殺のそぶり　217
自殺予防　217
自殺リスク状態　218
シゾイドパーソナリティ障害　346
持続性重度精神病　80
自尊感情の確立　13
失調型パーソナリティ障害　346
社会恐怖　248
社会的孤立　75,178,361
社会的相互作用障害　49,85,114,138,147,210,342,382
重症筋無力症　442
受動攻撃性パーソナリティ障害　369
状況解釈傷害性シンドローム　146
情緒的虐待　405
職業的スキル　81

初老期認知症　141
心因性多飲　89
心気症　284
神経疾患　441
神経性大食症　314
神経性無食欲症　302
振戦　152
振戦せん妄　153
身体化障害　269
身体疾患に関連する精神病的行動　198
身体損傷リスク状態　112,154,160,201,402,448
身体的虐待　405
心的外傷後シンドローム　261,407
心的外傷後ストレス障害　259
信頼関係　13
　──の樹立　48
水分バランスの障害　89
睡眠遮断　198
睡眠障害　325
睡眠パターン混乱　326
スタッフの要件　38
ストレス　25
スピリチュアリティ　17
制限の設定　13
精神安定剤　159
精神科看護師の役割　37
精神看護ケアプラン　45
成人期の適応障害　330
精神疾患の診断と統計の手引：改訂版　29
性的虐待　405
性的欲求　16
青年期の適応障害　125
摂食セルフケア不足　142,180,211,235,381
絶望　437
せん妄　135
専門家としての役割　37
双極性障害　229
相互作用，看護師-患者の　32
相互作用スキル　4
躁病エピソード　229
ソーシャルスキル　81

■た行

退院計画　54
大うつ病性障害　205

耐性　158
対他者暴力リスク状態　120, 192, 230, 264, 386, 394
多動性障害　111
多発性硬化症　441
食べようとしないクライアント　467
地域社会への移行　54
地域での暴力　25
知識不足　61
知識不足(特定の)　62, 237
注意欠陥　111
中枢刺激薬　159
中枢神経系鎮静薬　159
治療チーム　32
治療的環境　11
治療目標　31
敵意　385
適応障害　90, 125, 330, 347, 449
　──, 成人期の　330
　──, 青年期の　125
敵対行動　385
転換性障害　277
転換反応　277
統合失調症　173
　──の症状　173
　──のタイプ　174
頭部外傷　447
特定の恐怖症　248

■ な行

内分泌障害　198
二次的利得　270, 277, 285
二重診断　165
日常生活活動　81
入院　14
　──, 部分的　97
入浴/清潔セルフケア不足　142, 180, 211, 235, 381
認知症　140
　──, 初老期　141
　──, 老年期　141
ノンコンプライアンス　65, 66, 118, 166, 389

■ は行

パーキンソン病　141, 442
パーソナリティ障害　335
　──, 依存性　364
　──, 境界性　356
　──, シゾイド　346
　──, 失調型　346
　──, 受動攻撃性　369
　──, 反社会性　351
　──, 妄想性　336
排泄セルフケア不足　142, 180, 211, 235, 381
パニック発作　248
反社会性パーソナリティ障害　351
ハンチントン病　441
引きこもり　377
非効果的健康維持　82, 93, 99, 155, 161, 185, 246
非効果的コーピング　122, 126, 168, 207, 224, 244, 256, 271, 278, 285, 297, 309, 318, 331, 352, 359, 365, 370, 391, 400, 412, 457, 461, 472
非効果的治療計画管理　69, 91, 344, 438
非効果的否認　274, 282, 455
非効果的役割遂行　444
悲嘆　205, 417
　──のプロセス　418
悲嘆機能障害　419
悲嘆作業　417
ピック病　140
評価と修正　30
広場恐怖　248
不安　58, 241, 243, 254, 291
　──のレベル　242
不安行動　241
物質依存　454
物質依存治療プログラム　454
物質離脱　158
部分的コミュニティサポート　97
部分的な施設ケアプログラム　15
部分的入院　97
不眠症　325
文化　18
包括型地域生活支援プログラム　15
防御的コーピング　232, 340
法的問題を抱える患者　40
訪問看護　14
暴力, 地域での　25
ホームレス　25
北米看護診断協会　30
発作　152
ボディイメージ　424

ボディイメージ混乱　424, 426, 443

■ま行

麻薬　158
慢性あるいは終末期の疾患とともに生きる　433
慢性精神病　80
水中毒　89
無力　367
妄想　182
妄想性障害　194
　──のタイプ　194
妄想性パーソナリティ障害　336

■や行

薬物に起因する精神病　198

薬物離脱　158
陽性症状　80, 175
余暇活動のスキル　81
予期悲嘆　434

■ら行

離人症性障害　293
離脱　158
リハビリテーションプログラム　15
老年期認知症　141